Hugo Hertwig, 1891 in Saalfeld geboren, studierte in Jena und Göttingen Jura, Staatswissenschaften, Philosophie, Literatur und Naturwissenschaften. Zunächst vorwiegend literarisch interessiert – er schrieb Gedichte, Romane und Dramen –, begann Hugo Hertwig nach dem Ersten Weltkrieg als Schriftsteller auf dem Gebiet Sozialbiologie zu arbeiten. In der Erkenntnis, daß alle Lebensbereiche direkt oder indirekt mit biologischen Fragen zusammenhängen, schrieb er über Pflanzen und Ernährung, über gesundes Leben, über anthropologische, psychologische und biologische Themen. Er betrachtete es als seine wesentliche Aufgabe, nachzuweisen, daß aus einer biologischen Weltanschauung ein neues Ethos geboren werden kann. Hugo Hertwig ist 1959 in Berlin gestorben.

Vollständige Taschenbuchausgabe mit 50 mehrfarbigen
Pflanzendarstellungen, gezeichnet von Marta Astfalck-Vietz

Gesamtherstellung Ebner Ulm
Printed in Germany · 11 · 3 · 585
ISBN 3-426-07197-5

Gesamtauflage dieser Ausgabe: 74 000

Hugo Hertwig:
Knaurs Heilpflanzenbuch

Ein Hausbuch der Naturheilkunde

Mit 50 mehrfarbigen Pflanzendarstellungen

Knaur®

ISBN 3-426-07197-5 1280

Mein Heilpflanzenbuch
ist dem Andenken des Pflanzenforschers und Homöopathen
Dr. med. Carl Müller, Hamburg,
gewidmet, der mich zuerst 1921 in die Heilpflanzenkunde einführte. Zugleich danke ich den Männern, die mich auf dem Wege der Pflanzenforschung begleiteten,

Prof. Dr. O. Schmeil
als Lehrer,
Dr. med. Wolfgang Bohn
als Freund, und
Dr. med. G. Madaus

als Mitkämpfer für eine biologische Therapie. Allen dreien bin ich besonders dankbar dafür, daß sie sich in den vergangenen Jahren, als noch um die Heilpflanzenfrage gekämpft wurde, überzeugt für mein Buch einsetzten.

Hugo Hertwig

INHALT

Welche Heilpflanzen verwenden wir bei Kinderkrankheiten

IV

Die Pflanze im Hause

V

Natürliche Hilfsmittel, mit denen wir die Wirkung der Heilkräuter unterstützen

VI

Die Bedeutung der Pflanze in der Ernährungsfrage

VII

Die Heilpflanzen im Garten

Schluß

VORWORT

Es freut mich, daß ich meinen Freunden und Lesern jetzt die sechste erweiterte und nach den neuesten Heilpflanzenforschungsergebnissen ergänzte Auflage meines Buches «Gesundheit durch Heilpflanzen» vorlegen kann.

Seit frühester Jugend verlief mein Leben immer eng naturverbunden. Die Pflanzen und die Bäume verschwanden nie aus meiner Nähe – vor allem nicht in geistiger und seelischer Beziehung. So verließen mich zum Beispiel niemals die Birken, unter deren Schutz ich geboren wurde.

Aber erst 1919, als ich mit Freunden aufs Land ging, um zu siedeln – ich tat das später noch öfters – fing ich bewußt an, mich mit dem Wesen der Pflanzen und ihren Wirksamkeiten im Zusammenhang mit Boden-, Ernährungs- und Gesundheitsfragen zu beschäftigen. Dabei erkannte ich bald: «Die Pflanze ist unser Schicksal!» Das bedeutet: Mit der Pflanze wird das Schicksal von Mensch und Tier gestaltet, sowohl was die Ernährung als auch, was Gesundheit, Charakter, Leistungsfähigkeit angehen.

Der Mensch ist in einer umfassenden Weise von der Pflanze abhängig, was ihm nicht immer zum Bewußtsein kommt. Mit den großen Pflanzenvergangenheiten unter der Erde, den Kohlenlagern, Erdölquellen und so weiter, gestaltet er sein gesamtes Arbeits- und Wirtschaftsleben. Hinter allen Energien, die er entdeckt, und mit denen er heute bereits den Raum zu erobern und das Leben auf der Erde zu verändern sucht, steht immer die Vergangenheit oder Gegenwart der Pflanze, deren Mysterium erkannt und erforscht werden muß. Nicht einen einzigen Gedanken kann das Menschenhirn ausbilden ohne die Kraft der Pflanze.

Es ist die Pflanze, die die Sonnenenergie, in engster Verbindung mit dem Wasser, in die tausendfachen physischen, psychischen und geistigen Energien unseres Lebens verwandelt. Und stets beruhen diese Wandlungen auf dem ständigen Tauschprozeß: Pflanze–Tier–Mensch, die aufeinander angewiesen sind und voneinander leben.

Mein Heilpflanzenbuch beschäftigt sich im wesentlichen immer wieder mit der Frage: Wie können wir den Menschen in gesunden Tagen mit der Pflanze, die immer ein Nahrungsmittel ist, gegen Krankheiten und Infektionen widerstandsfähig machen und wie ihn im Ernstfall mit ihr von solchen Erscheinungen befreien?

Grundsätzlich meint mein Buch stets die lebendige, nach eigenen Gesetzen wild lebende Pflanze, die ihre Nahrung selbst sucht und dadurch ganz bestimmte Wirkungsstoffe entwickelt. Im Laufe der Zeit ist allerdings der Heilpflanzenanbau schon so weit fortgeschritten, daß wir auch mit den kultivierten Heilpflanzen rechnen müssen. Es ist zu wünschen, daß ihre eigentlichen Lebensbedingungen beim Anbau immer besser erkannt werden. Das wesentliche Problem ist hier, ähnlich wie in unserer gesamten übrigen Land- und Gartenwirtschaft, die Düngungsfrage. Mein alter Satz: «Mist heißt Mysterium», das heißt die Mistfrage ist eine Mysterienfrage, ist heute recht aktuell geworden. Der Mist war nicht ohne Überlegung für die alten Völker eine «heilige Materie», auf der nach ihrem Wissen die Zukunft von Mensch und Tier beruhte.

Mit den fabrikmäßig hergestellten Drogen beschäftigt sich mein Buch nicht, dafür betrachtet es aber die Homöopathie, soweit sie mit Pflanzenstoffen heilt, als ein der Heilpflanzenkunde verwandtes Gebiet, das immer wieder berücksichtigt wird. Gerade die Giftpflanzen, auf die auch die Heilpflanzentherapie oftmals praktisch angewiesen ist, werden von der Homöopathie am zweckmäßigsten und dem Kranken angepaßtesten verabreicht. Das heißt stets in einer so hohen Verdünnung, daß man nicht mehr von einem giftigen Pflanzenstoff reden kann.

Völlig ausschöpfen läßt sich das Problem der Pflanze, weder das der Nahrungs- noch das der Heilpflanze, nicht, da die Forschungen hinsichtlich ihrer Wirkungsstoffe, Vitamine, Hormone usw. ständig weitergehen. Fast täglich werden neue Erfahrungen gemacht, bzw. alte neu entdeckt. Grundsätzlich habe ich seit Jahren verlangt: Der Kreis unserer Nahrungs- und Heilpflanzen für den täglichen Gebrauch muß erweitert werden, er ist im Laufe der letzten hundert Jahre ständig, was die natürlichen Produkte angeht, kleiner, zu klein geworden. Dafür bekommen wir technische, synthetische Erzeugnisse angeboten, die zunehmend von immer größeren Bevölkerungskreisen, die biologisch aufgeklärt sind, abgelehnt werden. Man verlangt das Naturprodukt der Nahrung und Heilstoffe. In diesem Sinne sehe ich deutlich, daß der modernen Heilpflanzenbewegung wieder eine große Entwicklung bevorsteht. Das ist seit Jahrhunderten nie anders gewesen: Nach Zeiten der Entartung und Vorliebe für eine unnatürliche Lebensweise kehrte der Mensch stets wieder «zurück zur Natur». Dieser Ruf J. J. Rousseaus wurde oft verunglimpft, aber er bedeutete keinen Rückschritt. Der Mensch wächst lediglich mit der wissenschaftlichen Erkenntnis der Natur und kommt ihr dadurch immer näher. Dabei geht er «vorwärts zur Natur»!

Die Lebens-, Arbeits-, Ernährungs- und Heilweise unseres Volkes hat heute den innigen Anschluß an die Natur dringend nötig und kann sich eine überspitzte technische, chemische, hochindustrialisierte Lebensweise nicht mehr lange leisten, wenn es nicht frühzeitig aussterben will. Geradezu sensationell im negativen Sinn, aber durchaus verständlich für den Denkenden wirkt die Mitteilung des Bundesministers Dr. Würmeling, der die Familienfragen bearbeitet. «Das deutsche Volk ist im Begriff, ein aussterbendes Volk zu werden. Die Überalterung und die niedrige Geburtsziffer werden in wenigen Jahren einen Sterbeüberschuß hervorrufen. Diese Gefahr muß abgewendet werden.»

Die Pflanze zeigt dem Menschen den Weg, sich von dieser Gefahr zu befreien. Wir brauchen für unsere Menschen von Kindheit an gesunde und natürliche Lebens- und Arbeitsverhältnisse. Dazu gehören in erster Linie nicht nur viele neue Nahrungs- und Heilmittel, die aus einem gesunden Boden kommen, sondern vor allem auch der seelische und geistige Einfluß der Pflanze, die im Symbol des Ölbaumzweiges den Frieden verherrlicht.

Wie tief ist doch der Sinn der Pflanze und wie groß ist ihre natürliche Kraft! Die ganze Welt spricht heute von einem kleinen Aloeblatt, das nach der von einem Arzt erfundenen Methode unter bestimmten Voraussetzungen dem Körper eingepflanzt wird, um den kranken oder alternden Menschen wieder gesund zu machen oder gar zu verjüngen.

Wenn schon ein einzelnes Pflanzenblatt solche Energie besitzt, die nur richtig erkannt zu werden braucht, um das gesamte körperliche, seelische und geistige Leben eines Menschen umzustimmen und zu regenerieren, dann dürfte es sicher sein, daß wir in unseren zahlreichen Heilpflanzen ebenfalls noch viele ungewöhnliche und starke Heilkräfte finden werden.

MIT DER SONNE BEGINNT DAS LEBEN

Was wäre unser Erdball ohne die gigantische Sonnenkraft, die alles Leben unserer Erde hervorruft? Er wäre ein vereistes Gestirn, das dunkel durch den Raum wandert. Sonne ist es, die die Luft- und Wassermassen zum Strömen bringt, und dabei erhält unsere kleine Erde nur einen Bruchteil ihrer gewaltigen Energie, den zweitausendmillionsten Teil ihrer Gesamtausstrahlung.

Diese Tatsache war der Grund, daß die Sonne schon vor Jahrtausenden von den Völkern angebetet wurde. Aus dieser frühen religiösen Verehrung, die später das Christentum (im Heiligenschein) übernahm, entwickelte sich die astronomische Wissenschaft.

Noch heute sind alle unsere Mythen, Märchen und Sagen angefüllt mit den Kämpfen, die sich zwischen der Sonne und ihren Feinden abspielen, die sie verschlingen wollen. Ungeheuerlich waren einst die Ängste der Menschen in der dunklen Winterzeit, die eine einzige lange Wartezeit auf die Wiederkehr der Sonne war. Und welchen panischen Schrecken rief eine Sonnenfinsternis hervor.

Die alten mythischen Sonnenkulte sind heute abgeschlossen, aber dafür gehen die neuen wissenschaftlichen Sonnenuntersuchungen rastlos weiter und bringen immer neue Erkenntnisse von der Sonnenenergie und ihrer Arbeitsleistung, die das gesamte Erdenleben antreibt.

Die Sonnenstrahlen erwärmen am Äquator die Luft, die aufgelockert in die Höhe steigt, an beiden Polen als Polarwind zum Äquator zurückkehrt und so die Windbewegung hervorruft. Sonnenwärme ist es, die das Wasser verdunsten läßt, das dann als Regen wieder die Erde befruchtet.

Der Ursprung aller Arbeitsleistungen unserer Kraftmaschinen liegt in den Sonnenstrahlen, ebenso der jeder tierischen und menschlichen Arbeit. Da festgestellt wurde, daß im Sonnenkern eine Wärme von 100 000 Grad vorhanden ist, lag die Frage nahe: wer «heizt» eigentlich die Sonne? Es ist klar, daß die ständige Sonnenstrahlung auch einen regelmäßigen Energieverlust bedeutet. Immerhin ist die Sonne etwa 8 Billionen Jahre alt!

Die Forschungen auf dem Gebiet der Atomphysik haben das Rätsel gelöst. Der ungeheure Energiebedarf der Sonne wird aus der Energie ihrer Atome gespeist. Es werden in der Sonne ununterbrochen Atome vernichtet. Wir Menschen können uns von dem gewaltigen Temperaturausmaß im Innern der Sonne und der Sterne überhaupt keine Vorstellung machen. Hier befindet sich die Materie tatsächlich noch in einem Urzustand. Bei dieser sogenannten Zerstrahlung der Materie verliert die Sonne enorm an Gewicht. Aber das macht ihr gar nichts aus, denn selbst bei einem solchen ständigen Umsatz würde sie mit ihrem Atomvorrat immer noch 15 Billionen Jahre reichen.

Bei diesen Betrachtungen müssen wir uns darüber klar sein, daß uns der atomare Vorgang im Innern der Sonne nicht nur ihre Strahlenenergie erklärt, sondern auch die Energie der Materie im Weltmaßstab. Aus der ununterbrochenen Vernichtung der Materie geht die Sonnenwärme hervor, die das Leben von Pflanzen, Tieren und Menschen bestimmt. Die Sonnenfleckentätigkeit, diese unerschöpfliche atomare Energiequelle des Gestirns, beeinflußt die biologischen Abläufe der Erde.

Wir wissen, daß alle körperlichen, geistigen und seelischen Vorgänge im menschlichen Organismus von meßbaren elektrischen Strömen begleitet sind. Das schließt die Möglichkeit nicht aus, daß sich die Sonnenfleckenperioden auch als Krankheitserscheinungen und als Stimmungsanomalien bei einzelnen Menschen oder sogar im Gesellschaftsleben auswirken. Man hat diese Zusammenhänge statistisch untersucht, ohne allerdings bisher zu einem einwandfreien Ergebnis zu kommen.

Grundsätzlich wird der Zusammenhang zwischen kosmischen und erdbiologischen Vorgängen, bei deren Auslegungen wir noch vorsichtig sind, nicht geleugnet. Schon von Linné wurde festgestellt, daß sich manche Blütenblätter nach einem ganz bestimmten Rhythmus, der von ihrer Ortszeit gesteuert wird, öffnen und schließen. Die Zellteilungsvorgänge bestimmter Pflanzen sind ebenfalls an bestimmte Tageszeiten gebunden. Dasselbe gilt für die Produktion an Wachstumshormonen. Beim Menschen unterliegen die Körpertemperatur, der Sauerstoffverbrauch, die Kohlensäureabgabe, Puls, Blutdruck, die Stoffwechselprozesse der roten und weißen Blutkörperchen, der Leber, Galle und Nieren, einem ganz bestimmten Rhythmus, der kosmisch bedingt ist.

Hier sollen nicht kosmobiologische Einheitsvorstellungen im einzelnen präzise erörtert werden. Sie wurden lediglich erwähnt, um eine medizinisch längst bewiesene Tatsache noch um vieles deutlicher zu machen und diese als den ersten großen und wichtigen Faktor herauszustellen: die Heilkraft der Sonnenenergie.

Damit sind wir – zumal wenn wir an die Sonne als Atomofen denken, den man heute auf die Erde zu holen versucht – beim bescheidensten Punkt der Verwertung kosmischer Energie angekommen. Allerdings ist dieser Versuch, mit der Sonnenenergie, das heißt mit den heilkräftigen Sonnenstrahlen, das menschliche Körper- und Seelenleben zu aktivieren, zu verbessern und gegebenenfalls zu verlängern, Jahrtausende alt.

Wenn man früher davon sprach, daß kosmische Strahlen unser Leben beeinflussen können, geriet man in den Verdacht, ein «Mystiker» zu sein. Heute beschäftigen sich die bedeutendsten physikalischen Institute der Welt mit der Erforschung der «kosmischen

Strahlung»: die Pariser Sternwarte mit Prof. Dr. M. Paul Couderq, das Göttinger Planck-Institut, die Bristol Universität England, das Carnegie-Institut in Amerika und das Moskauer Kosmobiologische Institut unter Prof. A. L. Tschigewski.

Der Pariser Gelehrte stellte ausdrücklich fest: «Es unterliegt keinem Zweifel, daß die periodischen Schwankungen der von der Sonne kommenden Strahlen einen noch wenig bekannten Einfluß nicht nur auf die Biologie im allgemeinen, sondern insbesondere auch auf den Menschen ausüben.»

Prof. A. L. Tschigewski schreibt: «Sicherlich haben Temperatur, Luftdruck und Feuchtigkeit Einfluß auf den Menschen. Aber ich habe erkennen müssen, daß der stärkste Einfluß, dem die lebenden Organismen unterworfen sind, auf die besondere, von der Sonne ausgehende Strahlung zurückzuführen ist. Von den Astrophysikern wurden zwei total verschiedenartige Strahlenarten nachgewiesen. Einmal die sogenannte Radiofrequenz-Strahlung und dann die als kosmische Strahlung bekannte Höhen-Ultra-Strahlung, die aus unvorstellbar kleinen atomaren Geschossen besteht.»

Längst untersuchen wir wissenschaftlich das ungeheure Bombardement der Weltenergien, das dauernd unsere Erde erreicht. Unsere Erdatmosphäre wird laufend von einem Strahlenregen höchster Energien überfallen, der so gewaltig ist, daß er noch Hunderte von Metern in die Erde eindringt.

Dabei ist es verständlich, daß hundert Millionen Teilchen dieser Energien auch unseren Körper durchdringen. Von den zuständigen Astrophysikern wurde nachgewiesen, daß der größte Teil der uns erreichenden kosmischen Strahlungen von der Sonne stammt.

Für uns bleibt in dieser Beziehung zu überlegen, wie die mit ungeheuren Energien geladenen atomaren Teilchen der Sonne auf den Körper wirken. Rufen sie Veränderungen hervor? Denken wir z. B. an die Sonnenfleckentätigkeit. Gibt es Zusammenhänge zwischen starker kosmischer Strahlung und dem Auftauchen von Seuchen und Epidemien?

Die Forschungen sind noch nicht abgeschlossen. Aber es scheint so, daß manche Epidemien dem Zyklus der Weltraumstrahlen folgen. Bei der Grippe ist es erwiesen. Besonders interessant sind die Feststellungen von Prof. A. L. Tschigewski, der die Sterblichkeitsziffern in Rußland von 1870 bis 1910 mit der Sonnenaktivität verglich. Er schreibt dazu: «Es ist nicht erstaunlich, daß unter der Einwirkung der Sonnenstrahlung die Lebenstätigkeit der verschiedenen Mikroorganismen gesteigert oder ausgelöscht wird und sich die Empfänglichkeit und Reizbarkeit unseres Organismus entsprechend ändert.»

Das dürfte ein deutlicher Beweis dafür sein, daß das menschliche Körper- und Gesellschaftsleben zum mindesten indirekt mit dem kosmischen Rhythmus verbunden ist. Aus diesem Zusammenhang heraus wird uns die Wissenschaft schon bald mit neuen Resultaten ihrer kosmobiologischen Forschungen hinsichtlich einzelner Lebensvorgänge, z. B. Sterblichkeit, Epidemien usw., zur Verfügung stehen. Ebenso einseitig und falsch wie es früher war, sich einzubilden, unsere Erde wäre der Mittelpunkt des Raumes, ebenso verkehrt ist anzunehmen, wir gehörten nicht mit zu der Einheit des Weltalls.

Im Zusammenhang mit solchen Gedanken leuchtet es ohne weiteres ein, daß eine vernünftige, ärztlich geleitete Sonnenkur den gesamten menschlichen Organismus, zumal bei den verschiedensten Krankheiten, gründlichst regenerieren und auf einen Höhepunkt der Gesundheit und Leistungsfähigkeit führen kann. Aber beim falschen, unüberlegten Sonnenbaden können die an sich so wirkungsvollen und bei richtiger Anwendung geradezu sensationell belebenden ultravioletten Sonnenstrahlen gefährlich, ja tödlich werden. Der Mensch kann sogar erblinden, wenn er zu lange in die Sonne schaut.

Ein noch tieferer Beweis dafür, wie entscheidend die Sonnenenergie das gesamte organische Leben beeinflußt, ist folgendes:

Wie wir wissen, ist die Pflanze die Vorstufe tierischen und menschlichen Lebens auf der Erde. Ständig erneuert sie sich auf dem Nahrungswege. Es ist kein Zufall, sondern das Ergebnis biologischen Wissens, daß auch heute noch, ähnlich wie schon zu Goethes Zeiten, das «grüne Blatt» ein Symbol des Lebens geblieben ist. Die Pflanze ist es, die uns Sonnenkräfte vermittelt.

Nachdem die Nobelpreisträger Prof. Dr. Otto Warburg und Dr. Dean Burk das Problem der Photosynthese lösten, kann man mit gutem Recht sagen: Die Pflanze bestimmt das Schicksal von Mensch und Tier.

Photosynthese heißt wörtlich: Aufbau durch Licht. Die Pflanze allein produziert aus der Kohlensäure der Luft und dem Wasser – unter Einfluß des Sonnenlichtes – Kohlenwasserstoffe, zu denen Zucker, Stärke, Eiweiß u. a. gehören. Bei diesem Prozeß wird der Sauerstoff, der in Wasser und Kohlensäure enthalten ist, in die Luft abgegeben. Dabei verbrauchen die grünen Organe in den Zellen der Pflanze, ihr Farbstoff Chlorophyll, nur ein Quant Sonnenlicht. Dem Chlorophyll verdankt die Pflanzenwelt ihre entscheidende Fähigkeit, eingestrahltes Licht in chemische Energie zu verwandeln.

Als uns zum erstenmal die künstliche Herstellung organischer Stoffe, wie Fette, Fettsäuren, Zucker, Harnsäurederivate (Theobromin), selbst komplizierter Stoffe, wie Nikotin, Atropin u. a., gelungen war, glaubten wir bereits, die letzten Geheimnisse der Pflanzenarbeit entdeckt zu haben. Jetzt müßte es gelingen, künstliches Eiweiß zu erzeugen und die Kohlensäure der Luft in alle Arten von Kohlenstoffverbindungen (vom Zucker bis zum Benzin) zu verwandeln. Damit würden wir die Macht über das Leben in die Hand bekommen, denn das Leben ist an Kohlenstoffverbindungen geknüpft, und alle Kohlenstoffverbindungen stammen aus der Luft, die uns in beliebiger Menge zur Verfügung steht.

Aber es ist noch nicht soweit. Noch immer ist die Pflanze, wie schon seit Jahrtausenden, der größte Chemiker der Welt geblieben, die in ihren Chlorophyllaboratorien und Zellfabriken, unmittelbar angeschlossen an die Zentralenergie der Sonne selbst, unumschränkt herrscht. Tag und Nacht geht ihre Arbeit rastlos vor sich. Mit elektrisch arbeitenden Wurzeln, die manchmal über 200 km reichen, saugt sie die Rohstoffe aus der Erde und bereitet daraus die Nahrung für Mensch und Tier.

In allen Ländern der Welt, zumal in unseren Breitengraden, wo man so viele Monate auf die Sonne verzichten muß, erwartet man sehnsüchtig den Frühling, dessen Sonnenstrahlen wieder das erste grüne Wunder aus dem Wasser und der Erde zaubern. Wie sind wir Menschen doch auf dieses Blattgrün, das Chlorophyll, angewiesen! Es nährt uns nicht nur mit seinen vielen Nahrungsmitteln, die es erzeugt, sondern gibt uns auch seelische und geistige Kräfte. Kein Wunder, daß in der nördlichen Welt die Frühlingsfeste von Ostern bis zum Mai von jeher so begeistert als Auferstehungsfeste gefeiert wurden.

Wie drängt es uns in dieser Zeit, allein oder in großer Gesellschaft, hinaus in die Wälder und auf die Blumenwiesen. Allein schon die Farben und der erste Duft der Vegetation ziehen uns unwiderstehlich an. Groß ist um diese Zeit auch das Verlangen der Menschen, recht viel Frühlingsblumen und -pflanzen einzusammeln und mit in die Wohnungen zu bringen. In der Umgebung größerer Städte ist das unzulässig, weil damit zu viel Pflanzenwuchs vernichtet wird.

Hinter diesem Sammeltrieb verbirgt sich das instinktive menschliche Verlangen nach Chlorophyll. So erfreuen uns im Frühling bis in den Mai hinein nicht nur Veilchen, Windröschen und Leberblümchen, die unser Auge entzücken. In allen grünen Blättchen draußen in der freien Natur oder in unseren Hausgärten, z. B. in Löwenzahn, Gänseblümchen, Brennessel oder in Gartenmelde, Salat und Schnittlauch, ist in den ersten Monaten des Jahres das Chlorophyll besonders aktiv. Das gilt auch für die ersten zarten Blättchen und Blüten unserer Bäume, der Birken, Erlen, Haselnüsse, Linden u. a. Mit jedem Monat kommen neue. Stets können wir Kleinigkeiten von den ersten zarten Blättchen und Blüten essen. Alle bieten uns Chlorophyll, Vitamine, Hormone und Nährsalze. Abends sind die Pflanzenzellen am reichsten mit Sonnenenergie geladen. Nur Giftpflanzen müssen wir selbstverständlich meiden.

Der Wissenschaft ist es längst bekannt, daß das grüne Wunder der Natur, das Chlorophyll, eng verbunden mit dem Rätsel des

Lebens selbst ist. Stammen doch alle Lebensenergien von der Sonne, die uns die Pflanze am sanftesten vermittelt, zumal wenn wir unsere Haut nicht unmittelbar den Sonnenstrahlen aussetzen dürfen.

Das Chlorophyllmolekül ist ähnlich aufgebaut wie das Molekül des «Hämoglobins», des roten Blutfarbstoffes. Nur mit dem Unterschied, daß sich die Kohlenstoff-, Wasserstoff-, Sauerstoff- und Stickstoffatome des Hämoglobins um ein Eisenatom gruppieren, während die des Chlorophylls sich um ein Magnesiumatom ordnen.

Beide sind Farbstoffe, deren medizinische Wirksamkeit noch längst nicht völlig erforscht ist. Das Chlorophyll ist grün und das Hämoglobin rot. Die entscheidende Funktion beider ist der Gasaustausch. Das Chlorophyll nimmt in den Blättern Kohlensäure auf und gibt Sauerstoff ab. Hämoglobin seinerseits nimmt in der Lunge Sauerstoff auf und gibt Kohlensäure ab. Aus diesem Grunde sagten die alten Ärzte: aus Blatt wird Blut.

Untersuchungen zeigten, daß das Chlorophyll zwar nicht direkt Bakterien, die in den Körper eindringen, vernichtet, aber es verstärkt die Abwehrkraft der Zellen derartig, daß sie leicht mit den Bakterien fertig werden. Auch auf Herzkrankheiten, selbst auf Lungentuberkulose und andere Krankheiten wurde mit Chlorophyllpräparaten erfolgreich eingewirkt, so daß man das Chlorophyll gern im Sinne des Paracelsus ein «Arcana», ein Allheilmittel, nannte.

Das darf nicht falsch verstanden werden. Das Chlorophyll erhöht die Funktion des Herzens, der Gefäße, des Darms, Uterus, der Nieren, Nerven, blutbildenden Organe und steigert den Grundumsatz. Es ist ein Tonikum, d. h. es erhöht ganz allgemein die Spannkraft des Körpers.

Daran sollten wir denken, wenn wir uns – besonders im Frühjahr – an der Schönheit der Pflanzen erfreuen und viele von ihnen so, wie die Natur sie uns bietet, als frische Nahrungsmittel (Rohkost) verwenden. Immer ist es Sonnenenergie, mit der wir uns körperlich, seelisch und geistig aktivieren.

Es gibt heute bereits viele Chlorophyllpräparate, aber die natürliche Synthese der Wildpflanzen mit ihrer eigenartigen Lebensgemeinschaft von Blattgrün und Nährsalzen – letztere holen sich die Wildpflanzen eigenwillig aus dem Boden – ist chemisch schwer nachzuahmen. Nur in den Wildpflanzen, die wir roh oder als Tee zu uns nehmen können, sind diese Stoffe im natürlichen Zustand vorhanden, die noch dazu in den einzelnen Wildpflanzen ganz verschieden zusammengesetzt und dosiert sind. An diese Wildpflanzentees sollten wir uns wie an andere gewöhnliche Nahrungsmittel in abwechslungsreicher Folge gewöhnen und so Sonnenenergien in unserem Körper, zumal für die Wintermonate, speichern. Es kann grundsätzlich keinen besseren Körperschutz gegen Krankheiten geben als das lebendige frische Blattgrün, das Chlorophyll, das uns Sonnenenergien vermittelt.

Wenn ich mich nun im Verlaufe dieses Buches in der Hauptsache auf das Verhältnis von Pflanze und Krankheit beschränken muß, so möchte ich doch immer wieder betonen, daß die Pflanze entscheidend für unsere gesamte Ernährung ist. Auch die sogenannten Heilpflanzen enthalten Nahrungsstoffe, die dem Körper regelmäßig in kleineren oder größeren Mengen zugeführt werden müssen, und zwar möglichst abwechslungsreich, wenn er im Lebenskampf und seinen zahlreichen Wachstumsvorgängen gesund und widerstandsfähig bleiben soll.

Der menschliche Körper nimmt mit allen Sinnen fortgesetzt Nahrung zu sich. Es gibt kein Heilmittel, das wir durch Magen und Darm schicken, das nicht zugleich stets Nahrung für den Körper wäre. Dies zeigt uns, wie weit wir das Problem Pflanze zu fassen haben. Im Grunde ist jede Pflanze unter Umständen nicht nur nährend, sondern zugleich heilend. Hieraus lernen wir wieder, daß jede Heilung eines kranken Körpers eine Frage richtiger Ernährung ist; wobei natürlich auch oft Fastenkuren (neben der Behandlung durch Wasser, Luft, Licht usw.) zur Diät gehören.

Es ist ausgeschlossen, im Verlauf eines Buches sämtliche Pflanzen zu besprechen und ihre Wirkungen in gesunden und kranken Tagen zu zeigen. Ich kann gewissermaßen nur einen Querschnitt durch den Körper legen und seine wichtigsten Krankheiten in Verbindung mit den entsprechenden Pflanzen, die sie verhüten oder heilen können, zeigen. Ich werde mich dabei bemühen, ältestes und modernstes Pflanzenwissen zu zeigen, was jedoch niemand zu einer eigenen Behandlung in Krankheitsfällen verleiten soll.

Wir werden sehen, wie interessant es ist, das alte Wissen unserer Vorfahren von den Pflanzen mit dem heutigen zu vergleichen. Dabei müssen wir immer berücksichtigen, daß die Alten anschaulich dachten, während wir heute vorzugsweise an begriffliches Denken gewöhnt sind. Wir müssen uns daran gewöhnen, daß in Mythen, Aberglauben, Märchen oft tatsächliche Erfahrungen versteckt sind, die uns nur durch ihre Ausdrucksweise fremd geworden sind.

Viele oft verlachten Heilmethoden grauer Vergangenheit (ich denke an Aderlässe, Blutübertragungsversuche, Behandlungen mit Frauenmilch, Heilungen mit Tierleber, -magen, Besprechungen, Heilungen mit Kröten, Schlangen usw.) haben wir längst wieder nachgeahmt, von den Pflanzenstoffen gar nicht zu reden. Uns scheidet die Entwicklung unserer Technik-Industrie von der Zeit unserer Ahnen, deren Arbeitsverfahren noch natürlich war. Sie lebten in engster Berührung mit der sie umgebenden Pflanzen-Tierwelt, die sich ihnen wechselnd mit den Jahreszeiten nahte und jeden Tag ihres Lebens bestimmte, was natürlich auch kultisch seinen Ausdruck fand. In Pflanzen und Tieren lebten Seelen (oft die der Ahnen), die verehrt wurden. Weise Frauen offenbarten, welche Lebensgeister in den einzelnen Pflanzen untergegangen waren und nun in ihnen zu bestimmten Jahreszeiten wieder auferstehen wollten.

Denken wir z. B. nur an einen der nördlichsten Pflanzengeister, den in der Birke, die alle Feste des Bauern das Jahr hindurch begleitete. In ihr lebte der ausgesprochene Wachstumsgeist für Tier und Mensch. Sie war der Baum, der Kälte und Nässe am besten widerstand. Mit ihm gerbte man jung und alt, auch den Tieren, gern die Haut, ließ den Tee der Rinde, der Blätter oder den Saft des Baumes trinken, um damit ebenfalls Mensch und Tier gegen Wasser- und Kältekrankheiten widerstandsfähig zu machen. Birkenzweige steckte man in Felder, die nicht fruchtbar werden wollten, nagelte sie an Türen und Häuser, an die Kirchen. Für den Norden war dieser Baum einer der ältesten und heiligsten Bäume. Kulturell wie auch rein medizinisch (was bei den Alten nie zu trennen war) spielte die Birke eine wichtige, tief ins tägliche Leben einschneidende Rolle. Wir denken heute kaum noch daran, daß wir, wenn wir uns im Frühjahr ein paar Birkenkätzchen anstecken, damit den Wachstumsgeist beschwören, der uns das kommende Jahr Glück und Erfolge bringen soll. Wir werden auch selten Birkenblättertee trinken. Und wenn wir ihn trinken, denken wir nur an die rein stoffliche, gesundheitliche Seite – ohne Ehrfurcht vor dem gewaltigen Geist, der in der Birke lebendig sein soll.

Die Vergangenheit aber dachte einheitlich. Für sie war der Arzt noch ein Priester, der mit einem Birkenstoff nicht nur Medizin vermittelte, sondern wirklich einen Pflanzengeist brachte, an den man glaubte. Wir bilden uns heute geradezu etwas darauf ein, nichts mehr zu glauben; wie sollen da die Stoffe lebendig werden, die wir als tote Körper zu uns nehmen?

Dies soll nur als Beispiel den Unterschied zwischen dem Fühlen und Denken von früher und heute zeigen. Deshalb finde ich es so wichtig, daß wir, wenn wir schon von Pflanzen sprechen, stets altes und neues Wissen vergleichen und danach trachten, uns altes Fühlen und Denken von der Pflanze zu übersetzen. Wir werden dabei stets auch zu den so sehr verlangten praktischen Ergebnissen kommen.

Aber bevor wir unsere Wanderung durch den Körper und seine wichtigsten Krankheiten beginnen und uns nach den Pflanzen umsehen, die hier ein Wort mitzureden haben, und uns über die Gründe klarwerden, warum, wollen wir uns erst einmal orientieren, was von der Geschichte der Heilpflanzen im allgemeinen bekannt ist.

I

DIE PFLANZE IN VERGANGENHEIT UND GEGENWART

AUS DER GESCHICHTE DER HEILPFLANZENKUNDE

«... uralt wie das Menschengeschlecht ist die Benutzung der Heilpflanzen», sagt der Altmeister der Pharmakognosie, A. Tschirch. Ich verwies schon darauf, daß die Pflanze aus dem Kult der Völker gar nicht wegzudenken ist, daß vielmehr jede ursprüngliche, kultische Handlung aus der heiligen Flora hervorging. Für die Vorzeit war jede Pflanze verehrungswürdig, die zur Nahrung, Kleidung, Heilung, zu festlichen Gebräuchen diente.

Man darf sagen, daß unser heutiges botanisches Wissen und ganz besonders das der vielen älteren oder neueren Kräuterbücher aus uralter Zeit stammt. Die Überlieferungen wurden höchstens im Laufe der Zeiten verfälscht, was uns heute das Studium so manchen alten Kräuterbuches erschwert.

Bereits 300 v. Chr. wurden nach den botanischen Schriften des Aristoteles 500 Pflanzenfamilien beschrieben, in der «Naturgeschichte der Pflanzen» von Theophrast, einem Schüler des Aristoteles. Schon in diesem Werk tauchen die Erfahrungen alter Ärzte und Bauern auf. 50 n. Chr. beschrieb dann Dioskorides etwa 600 Arzneipflanzen in seiner «Materia medica», die nun weit in das Mittelalter hinein die immer wieder neu entstehenden Kräuterbücher beeinflußt. Weniger Einfluß auf die großen Massen gewann die wertvolle und äußerst aufschlußreiche «Naturgeschichte» von Plinius, der 79 v. Chr. beim Ausbruch des Vesuvs starb. Er teilte uns eine Fülle vom Wissen damaliger Zeit – besonders auch über Pflanzen – mit.

Von Ärzten aus der vorchristlichen Zeit besitzen wir außerdem die sogenannte hippokratische Schriftensammlung (Corpus Hippocraticum), die ebenfalls über 200 Heilpflanzen führt. Der bekannteste Schüler des Hippokrates im zweiten nachchristlichen Jahrhundert war der kleinasiatische Arzt Galenus. Galenus versuchte, das Wissen von Hippokrates, Aristoteles, Dioskorides und Theophrast zu vereinen. Seine Arbeiten wurden im Mittelalter hauptsächlich durch arabische Ärzte verbreitet. Noch heute kennt die Pharmazie sogenannte «Galenica», das sind Arzneistoffe aus ausgesprochen pflanzlichen Stoffen im Gegensatz zu synthetisch hergestellten. Wobei ich nicht vergessen möchte zu erwähnen, daß sich die Apotheker in den letzten Jahren erneut entschlossen, Heilpflanzen zu führen.

Bis in das späte Mittelalter hinein waren es hauptsächlich die

Klöster, welche uns die Überlieferungen der alten Ärzte und Kräuterbücher in emsiger Kleinarbeit bewahrten. In der Bamberger Klosterbibliothek, welche uralte, teilweise echt goldene Schätze verwahrt, habe ich mich selbst von der Liebe und dem Fleiß überzeugen können, mit denen der mittelalterliche Mönch das Geheimnis der Pflanze hütete. Unvergänglich werden Namen wie die des Mönches Walafridus Strabo und der heiligen Hildegard von Bingen sein. Strabo, der 847 Abt im Kloster Reichenau am Bodensee war, schrieb in der Art, wie wir sie von den Chinesen kennen, ein Lehrgedicht über den Gartenbau; in seinem «Hortulus» (Gärtchen) erwähnt er manche Heilpflanze. Hildegard von Bingen schrieb als Äbtissin die «erste Naturgeschichte Deutschlands» (Fischer Benzon), welche viele Pflanzenkenntnisse enthält, die noch im Volke erhalten waren und welche die gelehrte Frau sammelte.

Im 13. Jahrhundert war es in erster Linie der berühmte Dominikanermönch und spätere Bischof von Regensburg, Albertus Magnus, der über alte Arzneipflanzen Berichte gab, die er teilweise eigenen Beobachtungen verdankte. Trotzdem kann man mit Vergnügen feststellen, daß sich die Angaben der alten Bücher immer weitervererbten, so daß sie uns noch heute erhalten sind. Dem heutigen Kenner der Pflanzenheilkunde dürfte es schwerfallen, durch eigene Erfahrungen das Wissen von Jahrhunderten zu ersetzen. Ungewöhnliche Quellen zu entdecken, ich spreche da aus Erfahrung, bedeutet immer ein großes Glück. Das Wissen und Sammeln des einzelnen Menschen bedeutet wenig, wenn man es mit dem Wissen und den Sammlungen der Jahrhunderte vergleicht.

Das «Buch der Natur» von Conrad v. Megenberg, das im 15. Jahrhundert stark gelesen wurde, stammt von Albertus Magnus, dessen Schüler es herausgab.

Die frühere Pharmakognosie wurde durch die entscheidenden Entdeckungen und Erfindungen an der Wende des 15. Jahrhunderts (Entdeckungen von Amerika, Erfindung der Buchdruckerkunst) entschieden gefördert. Neue Drogen wurden jetzt eingeführt, und Kräuterbücher konnten verbreitet werden.

Es ist interessant, daß sich schon zu jener Zeit ein so berühmter Arzt wie Theophrastus Paracelsus gegen das Überhandnehmen fremder Drogen beklagte. Heute zwingt uns der allgemeine Notstand, auf fremde Drogen zu verzichten und Pflanzen, die auf unserem Boden gewachsen sind, zur Heilung zu verwenden.

Den einheimischen Heilpflanzen schenkte am Ende des 15. Jahrhunderts besonders das Volksbuch: «Gart der Gesundheit» (1485), das in Mainz bei Peter Schöffer erschien, Beachtung. Auch Paracelsus zu Anfang des 16. Jahrhunderts verdanken wir wertvolle Einsichten in das Verhältnis von Pflanze und Mensch; er war einer der ersten Ärzte des Mittelalters, der tiefer in das Wesen der Natur eindrang.

Um die Mitte des 16. Jahrhunderts beschränkte man sich nicht mehr allein auf die überlieferten alten Kräuterbücher, sondern begann, wieder praktisch botanische Studien zu treiben. Der Professor Doktor der Medizin Leonhart Fuchs gab 1543 sein Kräuterbuch heraus. 1537 war schon das Kräuterbuch von dem Theologen und späteren Mediziner Otto Brunfels erschienen, dem 1546 das Kräuterbuch des Pfarrers Hieronymus Bock folgte. Wir sehen, wie früh sich schon die Pastoren mit der Pflanzenheilkunde beschäftigten. Heute sind uns die Erfahrungen der Pfarrer Kneipp und Künzle bekannt. Wenn man sich überlegt, daß der Glaube der Menschen mit der Vegetation verbunden war und ursprünglich nur ein wirklicher Priester heilen konnte, wird uns diese Seite der früheren Geistlichen verständlich. Gerade von Bock zum Beispiel wird uns bestätigt, daß er die Heilpflanzen des Wasgaus, die er beschreibt, selbst alle kannte, ebenso die Überlieferungen über ihre Wirksamkeit. Solche Tatsachen sollten die Wissenschaft unserer Tage veranlassen, alle alten Angaben über Heilpflanzen genau nachzuprüfen. Denn es ist sicher, daß die Vergangenheit, die noch nicht oberflächlich und mechanisch in einer technischen Zeit lebte, Erfahrungen mitteilte, welche durch lange Zeit erprobt waren. Oft genug stellten unsere Expeditionen bei den Eingeborenen Amerikas oder Afrikas usw. ebenfalls Erfahrungen mit Pflanzen fest, die auf den ersten Blick erstaunen lassen, nachgeprüft sich aber als wahr erwiesen. Kein Geringerer als der Altmeister der deutschen Sprachforschung und Mythologie, Jacob Grimm, schrieb: «Plinius hat über seine Naturgeschichte dadurch einen eigenen Reiz ausgearbeitet, daß er auch die abergläubischen Meinungen des Volkes von Tieren und Pflanzen umständlich anzuführen nicht verschmäht. Wie stechen seine Ehrfurcht vor dem Altertum, seine sprachgewandte Darstellung ab von dem trockenen Ernst unserer heutigen Naturforscher, die keinen Blick auf den Brauch der Heimat verwenden.»

Es gibt auch heute bei uns rein materiell denkende Menschen, die keine Ahnung haben, was sich an lebensvoller Geschichte und an biologischem Wissen in unseren mythologischen Überlieferungen, in Sagen und Märchen verbirgt; wir sind noch nicht so weit, hier die Entzifferungen vornehmen zu können. Noch immer nicht ist die «Deutsche Mythologie» von Jacob Grimm in das Bewußtsein unseres Volkes gedrungen.

Von Grimm erfahren wir auch folgendes: «Nach Galen schrieb ein Grieche, Pamphilus, etwa unter Claudius, alphabetisch von den Kräutern, sammelte ihre Namen und die abergläubischen Meinungen von ihrer Kraft, von Opfern und Beschwörungen. Hätte sich dies Buch erhalten, so würde es für die Mythologie und Sprache wichtig sein.»

Sehr interessant wäre zum Beispiel eine Sammlung der ältesten

Volksnamen unserer Heilpflanzen, weil wir auf diesem Wege am besten feststellen könnten, was für Vorstellungen und Erfahrungen im Laufe langer Zeiten mit den verschiedensten Pflanzen verbunden waren.

Bis ins 18. Jahrhundert hinein sammelten sich in zahllosen Pflanzenwerken durch viele Einzelbeobachtungen so viele Erfahrungen, daß sie nach einer Sichtung und Ordnung verlangten. Diese riesengroße Arbeit, das in ein System zu bringen, was die Jahrhunderte wie ein Meer an den Strand geworfen hatten, bewältigte der schwedische Botaniker Linné, der ebenfalls ein Pastorensohn war. Allerdings hatte auch er seine Vorgänger, die ihm das Material für seine botanischen Theorien lieferten, aber er verstand wie kein anderer zu klassifizieren. Mehr als die systematischen Arbeiten Linnés, die sich hauptsächlich auf die Gattungen, Klassen, Familien, Arten und die morphologischen Eigenschaften der Staubgefäße und Karpelle (Fruchtknoten) beschränken, interessieren mich seine viel weniger bekannten Erfahrungen mit Pflanzen, von denen wir gewöhnlich nur wissen, daß die Erdbeere seine Gicht heilte. Leider sind seine medizinischen Arbeiten noch nicht übersetzt.

Als sich gegen Ende des 19. Jahrhunderts die Chemie kräftig entwickelte, gelang es den Chemikern, aus den Heilpflanzen wirksame Stoffe zu isolieren. Man lernte die Atomgruppen und die Moleküle kennen, an die die spezifischen Wirkungen der Pflanzen gebunden sind, und fabrizierte nun rasch und in einem immer wachsenden Maße, unter dem heute unsere Apotheken und die Kranken zu leiden haben, dauernd neue und angeblich bessere künstliche Heilmittel. Man unternahm den Versuch, den kranken Menschen auf chemischem Wege gesund zu machen, und die alte Kräuterkunde mußte von der Bildfläche verschwinden.

Nach vielen Fehlschlägen, nachdem man feststellen mußte, daß sich der lebendige Organismus des Menschen weder technisch ernähren noch heilen läßt und daß dieser Organismus sich nie damit abfindet, daß man nur extrahierte Teile von Pflanzen oder Tieren zu seiner Gesundung einbaut, sondern immer sich mit dem ganzen Wesen auseinandersetzen will, kehrt man wieder auf der ganzen Linie zu einer Gesamtauffassung des Menschen und seiner Krankheit einerseits und seiner Heilmittel andererseits zurück.

Natürlich wurden auch in den langen Zwischenzeiten von einsichtigen Ärzten die Heilpflanzen immer weiter mit Erfolg verwandt. Nach Linné war es zum Beispiel der große Pflanzenkenner Hahnemann, der Gründer der Homöopathie, der tief in den Sinn und die Wirkungsweise der Pflanze selbst eindrang und dabei feststellte, daß gerade die schwächsten und verdünntesten Anwendungen der ganzen Pflanze die größten Wirkungen in Krankheitsfällen erzielen. Im Zusammenhang mit der Homöopathie bekam auch die chemische Analyse der Pflanzen und ihre Einteilung nach der besonderen Wirkungsweise einen Sinn, wenn auch eine solche Ordnung natürlich niemals vollständig sein kann.

Es würde zu weit führen, alle Erfolge der Pflanzenheilkunde in neuerer Zeit aufzuzählen und auf die vielen Kräuterbücher im einzelnen näher einzugehen. Natürlich wollen wir die Namen von Ärzten, die so große Erfolge mit Pflanzen erzielten, wie Dr. Rademacher, Dr. Bolle, Dr. Buck, Kneipp, Dr. K. Kahnt, Prof. Winternitz, Prof. Bergmann, Dr. Ramm, Dr. W. Bohn und andere, nicht vergessen. Unvergessen bleiben die großen Pflanzenwerke von Dinand und Losch und die ethnobotanischen Arbeiten Dr. H. Marzells. Zu begrüßen ist auch eine Zusammenstellung L. Kroebers, die vor allem die reichen Erfahrungen des Verfassers mit dem Chemismus der Arzneipflanzen veröffentlicht. Ausgezeichnet sind ferner die «Grundlagen zur praktischen Pflanzenheilkunde» von W. Ripperger und vor allem die Pflanzenforschungen von G. Madaus, W. Schwabe und H. Schulz.

Die Botanik selbst ging seit Erfindung des Mikroskops andere Wege als die spezielle Pflanzenheilkunde und beschäftigt sich mehr mit anatomischen und physiologischen Fragen. Aber die chemischen und physikalischen Pflanzenerkenntnisse, die so wichtig für die Ernährung, Krankheit und Vererbungslehre der Pflanze sind und die uns – besonders durch die Arbeiten des verstorbenen Botanikers und Arztes Prof. E. Baur – so wertvolle Eiweißpflanzen für Futterzwecke brachten (die eine Einfuhr ersparen, die dem Volksvermögen viele Millionen erhält), stehen dennoch in engster Verbindung mit der Pflanzenheilkunde. Wir können nie die Boden- und Düngungsfrage, die Wachstums- und Krankheitsgesetze und vor allem das Vererbungsrätsel von der Pflanzenforschung trennen, in der auch die Heilpflanzen eine so große Bedeutung für die menschliche Gesundheit haben.

Deshalb muß ich immer wieder betonen (und ich glaube, mich hier mit der Vergangenheit der Heilpflanzenforschung zu verstehen), daß die Heilpflanze zu allen Zeiten dem Menschen als Nahrung, wenn auch oft nur ausnahmsweise oder zusatzweise, diente. Es kann heute kein Zweifel mehr sein, daß die Pflanze für Europa – zumal, wenn wir in die Zukunft blicken – immer mehr der entscheidende Ernährungsfaktor wird, so daß wir alle Ursache haben, uns ihr wildes und kultiviertes Wachstum, das von so vielen Umständen beeinflußt wird, zu überlegen.

Ich stütze mich auf viele ärztliche Autoritäten, wenn ich sage, daß *«heilen»* in letzter Linie immer wieder *«richtig ernähren»* bedeutet. Und wenn ich in diesem Buche summarisch auf die wichtigsten Krankheiten des Körpers und seine Heilpflanzen zu sprechen komme, so bitte ich zu bedenken, daß ich immer nur von natürlichen Nahrungsstoffen rede, welche die Pflanzen in ihrer großen

Vielfältigkeit den einzelnen Organen des Körpers von Kopf bis zu Fuß anbieten.

Es ist im Laufe der Zeit vom Mythos der Pflanze zuviel verlorengegangen, um in jedem Falle richtig und überzeugend zeigen zu können, wie die einzelne Heilpflanze einst kultisch für Mensch und Tier im Sinne der Aufzucht der ganzen Rasse verehrt und entsprechend den Jahreszeiten und ihrer Feste (so wie wir das noch bei einzelnen Eingeborenenvölkern finden) auf dem Nahrungswege, mit Erfolg für jung und alt, verwandt wurde. Es wäre sehr schön, wenn man das im Zusammenhang einer geschlossenen Flora-Fauna zeigen könnte; aber solche Lebenskreise sind in unserer Zeit kaum noch erhalten. Genau so wie unter Menschen ist auch zwischen Pflanzen und Tieren im Laufe der Zeit so viel Verschiedenartiges und Widerspruchsvolles gekreuzt worden, daß uns nur noch selten ganz reine Bestände begegnen werden.

Immerhin werden wir bei einzelnen wichtigen Pflanzen noch deutlich erkennen, wie tief ihr Einfluß auf das Leben von Mensch und Tier reichte und wie sehr sie den Charakter und nicht zuletzt die Gesundheit eines ganzen Volkes bestimmten und erhielten. Auch bei dieser Gelegenheit wird uns klarwerden, daß das Mysterium unseres Lebens wirklich in der Pflanze ruht, durch die allein wir Einfluß auf Körper und Seele des Menschen gewinnen. Und wie sollte es anders sein, da wir alle Kinder der Mutter Erde sind, deren grünes Pflanzenblut sich in unseren Adern rötet und die Mensch und Tier durch das Wunder der Pflanze wachsen läßt!

Es tut mir leid, daß ich mich in den folgenden Teilen des Buches auf eine bestimmte Zahl von Pflanzen begrenzen muß, da ihre Fülle unübersehbar ist und im Grunde viel mehr zu unserem Leben gehören, als wir ahnen. Erst wenn wir bei anderen Völkern sehen, zu wie vielen Familien ihrer Pflanzenwelt sie in den verschiedensten Beziehungen stehen, sozusagen mit allen Sinnen, erst dann wird uns unsere Armut auf dem Gebiete der Ernährung, Heilung und Verehrung, der Freude und der Schönheit klar.

Es wird genug Menschen geben, die sich im Gegensatz zu mir mehr von der Wunderwelt des konstruktiven Geistes des Menschen und seiner technischen Welt angezogen fühlen. Meine Heimat ist seit Generationen der stärkste Ausdruck aller Vegetation: der Wald. Aber solange wie ich lebe, verehrte ich jeden Ausdruck der Natur. Ich ging ihrem Lächeln und ihrem Seufzer nach, und ich kann den Menschen nichts Besseres geben, als was sie mich im Laufe der Jahre erkennen ließ.

Die Vorzeit hatte ein viel lebendigeres Verhältnis zur Pflanze, als wir es heute haben. Dafür ist schon die später von Paracelsus entschieden vertretene *Signaturenlehre* ein Beweis, die sich ja nicht nur auf die Formen und Farben der Pflanzen beschränkte, sondern auch dem Geruch und dem Geschmack nachging und daraus ihre Schlüsse zog. Die Vorzeit war davon überzeugt, daß zwischen Raum und Erde eine ununterbrochene Verbindung herrsche. Sie glaubte, daß die Sonne die Erde befruchtet. Die Vermittlung dafür sei das Wasser, das alle Wunder und Wandlungen, alles Wachstum im Leben der Wesen bewirke.

Es herrschte also im Denken der frühen Zeit die Vorstellung von der Einheit des Lebens, die den Rhythmus aller Wesen erfaßt. Man wußte zwar nicht immer, wie und inwieweit die verschiedensten Wesen, also Pflanzen, Tiere und Menschen, voneinander abhängig waren, aber man war davon überzeugt, daß hier ein Gesetz der Ganzheit herrsche. Deshalb war man auch überzeugt, daß alle Vorgänge im Menschenkörper, zum Beispiel die Tätigkeit der einzelnen Organe, sich im Tier- und Pflanzenorganismus wiederfänden und daß sie sich im Notfall unterstützen könnten. Eine gesunde Tierleber mußte einer kranken Menschenleber helfen können. Und da der Milchsaft des Schöllkrautes gelb aussah und bitter schmeckte, mußte er der menschlichen Galle gleichen und ihr in Krankheitsfällen dienen. Wenn Steinbrechgewächse, wie zum Beispiel der Körnersteinbrech (Saxifraga granulata), mit ihren zierlichen Wurzeln Felsblöcke zerbrechen konnten (was allerdings ein Irrtum ist), dann mußten sie auch bei menschlichen Steinleiden helfen können (was sie in einzelnen Fällen tatsächlich tun).

Richtig war jedenfalls der Gedanke, daß zwischen allen Wesen auf der Erde, ob nun direkt oder indirekt, eine Lebensgemeinschaft besteht, die nicht ohne bestimmte Gefahren vernichtet werden kann.

Wir machen uns heute kaum eine Vorstellung davon, wie vorsichtig die Vergangenheit daran ging, als der Ackerbau begann, in die Geheimnisse der Lebensgemeinschaft «Wald» einzudringen, diesen Wald zu Kulturzwecken zu roden usw. Man war zu jenen Zeiten noch gläubig an das heilige Waldleben gebunden, verehrte das Leben von Pflanzen und Tieren, gab nur bestimmte Arten zu Nahrungszwecken frei und hätte sich gehütet, dieses Leben einfach auszuräubern, wie das heute vielfach auf der Erde geschieht.

Wir besitzen nicht mehr den Glauben der Vorzeit. Aber wir haben doch an vielen Stellen der Erde erfahren, was das sinnlose Durchbrechen ihrer Lebenseinheiten für die menschliche Kultur an Schäden bedeutet. Deshalb nähern wir uns auf anderen Wegen wieder den Anschauungen unserer Ahnen von dem Gesetz allen Lebens. Und dabei gewinnen ganz von selbst auch unsere Heilpflanzen, von denen wir so viele im Laufe der Zeit lediglich zu den «Unkräutern» zählten, wieder ihre tiefere Bedeutung. Wir lernen sie in vieler Beziehung als für unser Leben notwendige Pflanzen kennen, und manches von dem, was unsere Vorfahren darüber dachten, wird wieder verständlicher.

Ich habe in meinem Ernährungsbuch deutlich mit der Vorstellung gebrochen, daß die sogenannten Heilpflanzen immer nur für Krankheitszwecke in Betracht kommen. Diese Auffassung ist nicht richtig. Viele Heilpflanzen sind direkt Nahrungsmittel und andere wieder gegen Krankheiten vorbeugende Nahrungsmittel.

Wir haben uns im Laufe unserer technischen Entwicklung und einer mechanischen Denkungsweise daran gewöhnt, nur noch wenige unserer Wildpflanzen als Nahrungspflanzen anzusprechen, obwohl schließlich auch unsere Kulturpflanzen erst im Laufe der Zeit aus Wildpflanzen gezüchtet wurden. Dabei ist der Kreis unserer Nahrungsmittel viel zu klein und oftmals zu minderwertig geworden. Weil uns zum Beispiel Zucker recht angenehm schmeckt, essen wir reichlich Zucker, manchmal zu reichlich, und hüten uns ängstlich vor Bitterpflanzen. Dabei spielen gerade die Bitterstoffe eine große Rolle in unserem Körperhaushalt, und wir schalten sie auf die Dauer nicht ungestraft aus unserem Nahrungskreise aus. Sehen wir uns doch die Ernährung der noch wildlebenden Tiere an, wie gern fressen Rehe, Hasen usw. Bitterpflanzen. Ist es nicht komisch, daß wir erst, wenn wir krank werden, wieder viele der uns unbekannt gewordenen sogenannten Heilpflanzen unserer Ernährung als «Medizinen» hinzufügen? Vielleicht könnten wir das schon früher tun und dadurch mancher Krankheit vorbeugen. Auf alle Fälle muß unsere Auffassung vom Leben wieder umfassender werden, wir dürften dann gesünder und leistungsfähiger werden.

Um den biologischen Ganzheitsgedanken, für den ich schon so viele Jahre werbe, in seiner Notwendigkeit für unser Leben deutlicher zu machen, will ich am Beispiel des Waldes und später mit Hilfe des Naturschutzgedankens, der sich bei uns wieder durchgesetzt hat, einmal zeigen, daß es sich hier um ein Lebensgesetz handelt, das wir für unser Körper- wie für unser Staatsleben gleichermaßen berücksichtigen müssen.

Wenn schon im Grunde das Erdenschicksal ein Gemeinschaftsschicksal aller Wesen ist, so ist es das natürlich auch in jedem einzelnen Lande. Schon im Menschenleben begreifen wir, daß der einzelne Mensch nichts ist ohne die Gesamtheit, er muß sich einfügen in die Gesamtheit und seine Fähigkeiten erkennen, die ihr am besten dienen. Davon hängt sein eigenes und das Glück der Gesamtheit ab.

Wir können das am besten an der Lebensgemeinschaft des Waldes studieren. Wald, der in der Nähe von Gebirgen lebt, die reichlich das Wunder des Lebens, das Wasser spenden, kommt gut vorwärts. Der frei heranwachsende Wald ist kein Getreidefeld, dessen Pflanzen regelmäßig jedes Jahr geschnitten werden, dessen Boden ständig umgegraben wird. In freier Gemeinschaft wachsen hier Moose, Gräser, Farne, Pilze, Blumen und Kräuter mit all den Vögeln, Tieren, Würmern und Insekten heran. Fortgesetzt geht hier die Verarbeitung von Pflanzen und Tieren zu neuen Wesen vor sich. Ein Wesen dient dem anderen zur Nahrung. Wer will die stattlichen Pflanzen und Tiere wiedererkennen, die eines Tages auf dem Wege durch die Leiber der Mäuse, Würmer, Schnecken, Käfer, der Tausendfüßler, Ameisen und schließlich durch die Millionen mikroskopisch kleinster Lebewesen verkrümelt werden. Man muß einmal eine Handvoll Walderde in die Hand nehmen und daran riechen. Das ist lebendige und richtig gedüngte Erde, in der der Aufbau gesunder und leistungsfähiger Wesen erfolgen kann.

Wenn wir diese Erde in der Hand halten und betrachten, stehen wir vor einem Mysterium. Jahrtausende altes Leben hat sich in ihr unaufhörlich verwandelt, wir haben keine Ahnung von den Riesenkräften, die in ihm, dem unverdorbenen Leib unserer Mutter Erde, stecken, aber wir wissen, daß aus ihr in ewiger Jugend die Riesen unseres Waldes aufwachsen, die auch die unzerstörbare Kraft der Völker verbürgen. An diesem Eigenleben ist das Leben der Kleinsten auf dem dunklen Waldesboden beteiligt, nie könnten die Größten ohne die Kleinsten existieren, und viele der kleinen Tiere und Pflanzen des Waldes tragen vergangenes Riesenleben in sich. Diese Art freier Verbindung und Lebensgemeinschaft vieler verschiedenartiger Lebewesen zu einem einzigen kehrt in jedem Lebewesen, in Pflanze und Tier und auch in jedem menschlichen Organismus, wieder, nur daß hier die Lebensgemeinschaft bereits so innig verschmolzen ist, daß wir sie schwer erkennen können, handelt es sich doch um eine Verschmelzung von Jahrtausenden.

Wir wissen heute wieder, daß die empfindlichsten Schäden in unserem Menschenleben, ob wir nun an Störungen in unserer Landwirtschaft oder gar in unserem Körperleben denken, darauf beruhen, daß wir in Unkenntnis wichtiger Naturgesetze den Tauschvorgang der verschiedensten Wesen, die im Erdleib so gut wie im Menschenleib in Lebensgemeinschaft leben, zerstörten. Wir reden hier oft von «Fehlern», denken aber nicht stets daran, daß die Art unserer Lebenshaltung im Laufe der Jahrhunderte immer reicher an «Fehlern» wurde, das heißt, daß immer größere «Fehlbestände» entstanden. In unserer Landwirtschaft können so manche Pflanzen nicht mehr gedeihen, weil ihnen zum Beispiel wichtige Begleitpflanzen fehlen. Unser Körperleben verliert seine Harmonie, wenn wir ihm wichtige Pflanzenstoffe in der täglichen Ernährung entziehen oder wenn wir versuchen, dieses Körperleben mit Pflanzen und Tieren zu ernähren, die aus einem fehlerhaften Boden stammen, deren Ernährung also selbst schon empfindliche Lücken aufweist.

In der Vergangenheit züchtete man nicht wie heute vielfach massenweise Heilpflanzen, ohne sich ihre Lebensbedingungen zu überlegen, sondern man suchte möglichst vollwertige Pflanzen in Wald und Flur, die zur günstigsten Zeit gepflückt wurden, und suchte mit ihnen «Fehler», das heißt Fehlbestände im Körperhaushalt, auszugleichen. Oft bot man dem Körper, zumal wenn man sich über die Ursache einer Krankheit nicht klar war, eine Mischung verschiedener wichtiger Heilpflanzen an, damit er sich die ihm fehlenden Stoffe selbst aussuchen konnte. Auf solchen Versuchen beruhte das alte Bauernsprichwort: «Iß dich gesund», wobei dem Körper die verschiedensten Nahrungsmittel angeboten wurden, damit er von selbst Fehlendes ergänzen konnte.

Wenn man heute von Fehlbeständen in unserer Ernährung redet und wieder für eine Erweiterung unseres zu klein und zu minderwertig gewordenen Nahrungskreises eintritt, dann wird einem oft gesagt: «Warum unsere Ernährung abwechslungsreicher gestalten? Unsere Vorfahren kamen mit einer einfachen, anspruchslosen Kost aus, bei der sie gesund und leistungsfähig blieben.» Ich habe selbst in alten Walddörfern und Bauernhöfen der Vorkriegszeit gelebt und weiß, wie dort die Menschen lebten, denen es erträglich ging. Sie lebten von einem unverdorbenen Boden, ihre Tiere lebten im Freien, bekamen gutes Futter. Brot, Speck, Eier, Butter, Milch, Gemüse und Obst waren vorzüglich und wurden noch nicht geldgierig oder -bedürftig verkauft, nur das Überflüssige gab man weiter. Außerdem gab es die verschiedensten Pflanzentees, Nüsse, Beeren, Pilze usw. aus dem Walde. Die eine Gegend mochte an Nahrungsmitteln der jeweiligen Flora und Fauna reicher und mannigfaltiger sein als die andere. Jedenfalls aber wanderte alles Eßbare einer bestimmten Gegend auch durch den Magen seiner Bewohner, sie lebten wirklich noch vom eigenen Boden. Das tun die heutigen Landbewohner vielfach nicht mehr, ihr Gesundheitszustand ist oft recht schlecht. Mit den Wildpflanzen, die wir der heute üblichen Ernährung wieder hinzufügen, können wir sie vollwertiger gestalten.

Dasselbe werden wir auch erreichen, wenn wir die Gesetze der Lebensgemeinschaften in der freien Natur gründlich studieren und diese Erkenntnisse der Kultur unserer üblichen Nahrungspflanzen, der Aufzucht unserer Tiere und auch dem Anbau von sogenannten Heilpflanzen zugute kommen lassen. Wir werden dadurch die Ernährung des gesunden wie des kranken Menschen besser und vollkommener gestalten und unserem Volke dienen.

Was der Pflanzenwuchs für Mensch und Tier bedeutet und wie sehr von seiner Ausbreitung alles Leben abhängig ist, davon machen wir uns nicht immer die richtige Vorstellung. Man muß es beobachtet haben, wie ausdauernd die Gräser, man denke zum Beispiel nur an den Strandhafer und -roggen, um jeden Schritt Boden kämpfen, bis ihnen Algen, Flechten und Moose helfen können. Wie andere Flechten wiederum nackte Felsen überziehen, bis der Boden für andere Pflanzen vorbereitet ist und schließlich Sträucher und Bäume in die Höhe wachsen können. Dabei ist natürlich alles notwendig, was zu Boden fällt und sich in der wachsenden Gemeinschaft wiederauflöst. Hier sind es dann die Bakterien, die das untergehende Leben wieder aufschließen.

Wir müssen uns bei der künstlichen Düngung unserer Kulturböden am Beispiel des freien Waldlebens genau überlegen, ob wir den richtigen Dünger heranbringen. In der Lebensgemeinschaft des freien Waldes wird das Bodenleben dadurch erhalten, daß in den Boden als Dünger nun hineinkommt, was sein Leben auf ihm verbrachte. Pilze (Bakterien) der verschiedensten Art helfen bei der Verarbeitung der toten Stoffe im Boden, und wieder andere Pilze sind den Baumwurzeln bei der Aufnahme von Nahrung aus dem Humus behilflich. Und genau so wie über dem Boden die größeren Tiere ununterbrochen Pflanzen fressen und verdauen, so fressen und verdauen im Boden selbst wieder die kleinsten Tiere, auch der Regenwurm, durch den alles wandert, was einmal wieder auferstehen soll, das, was niederfällt. Wir sehen, wie in der freien Natur auf einem fortgesetzten Wege lebendiger Wandlungen alles Leben wiedergeboren wird als Nahrung für die Wurzeln der Pflanzen.

Je reicher solch ein Boden ist, desto größer sind natürlich die Lebensmöglichkeiten, die er gewährt. Künstliche Eingriffe, also alle Arten von Wasserregelungen, sinnlose Abholzungen der Wälder, können leicht den Grundwasserspiegel ungünstig verändern und zur Verkarstung und Versteppung führen. Der Wald will als stärkster Vegetationsausdruck und Wasserregler die Fruchtbarkeit alles Wachstums erhalten; er ist es, der den Boden bestimmt, von dem der Mensch leben muß.

Unser Boden ist sehr, sehr alt, und es ist nicht auszudenken, wie viele Generationen von Pflanzen-, Tieren- und Menschenrassen schon in ihm auf- und untergingen. Es ist klar, daß hier auch das Klima einen großen Einfluß ausübt. Je kälter es wird, desto mehr müssen sich die kälteempfindlichen Pflanzen zurückziehen, mit zunehmender Wärme aber kommen sie wieder. Ständig sehen wir mit der zunehmenden (heißen) oder abnehmenden (kalten) Liebe zwischen Sonne und Erde (Wasser) auch das Leben der Pflanzen, Tiere und Menschen zu- und abnehmen, ständig und untrennbar verbunden. Ich kann nur immer wieder auffordern, hier die Gesetze des Lebens zu studieren, denn sie gelten für alles Leben.

Manche glauben, daß im dichten Walde keine kleineren Pflanzen gedeihen können, ihre Arten sind aber überaus zahlreich, da ja jeder Baum ganz verschiedene Mengen Licht durchläßt. Es hat wohl nie etwas Sinnloseres gegeben als jene Zeiten, die mit ihren Einheitswäldern das vielseitige kleine Pflanzenleben als störend von dem großen zu trennen versuchten, um den ewigen Wald wie ein langstieliges Getreidefeld auszuschlachten.

Heute weiß man wieder, wie wichtig auch im Walde die kleineren Pflanzen sind, die den Boden lockern und mit Stickstoff anreichern. Deshalb gibt man den einzelnen Baumarten manche kleineren Pflanzen, die man früher als Unkraut bekämpfte, als Begleit- und Schutzpflanzen bei. Die Forstwirtschaft hat kein Interesse mehr daran, eine Masse von minderwertigem, äußerlich vielleicht hübsch gleichmäßig aussehendem Wald zu züchten, sondern sie pflegt wieder die Kraft und Qualität; sie schützt die Lebensgemeinschaft verschiedener und wertvoller Familien. Dabei entwickeln sich Bäume, die dem Käfer- und Raupenfraß von Natur aus besser widerstehen.

Der Wald wird heute in einzelnen Ländern nicht mehr ausgeschlachtet, sondern überlegt geerntet, damit sein ständiges Wachsen, seine Lebensgemeinschaft mit anderen Pflanzen und sein Bodenleben nicht gestört werden. Natürlich ist es nicht leicht, auf erträgliche Weise zu gleicher Zeit zwei Herren zu dienen, einmal den natürlichen Waldwuchs im Dauerwald zu erhalten und andererseits der notwendigen Holzerzeugung gerecht zu werden. Mit der Lösung dieses Problems ist man noch beschäftigt.

Selbstverständlich wird heute auch wieder für Nistgelegenheiten der Vögel im Walde gesorgt, welche mit den Kerbtieren aufräumen. Man pflegt Ameisen wieder, weil sie Raupen vernichten, und hat die biologisch notwendige Rolle des einstigen Raubwildes im früheren Walde neu erkannt. Das Raubwild vertilgte schwache und kranke Tiere und sorgte für eine natürliche Auslese, die heute der Mensch besorgen muß. Man erkannte, daß, wenn schon irgendein Tier im Walde schädlich wird, es daher kommt, weil der Mensch den Gegenspieler dieses Tieres ausrottete. Stets ist es der Mensch gewesen, der die natürliche Lebensgemeinschaft der Wesen, ob nun im Walde oder anderswo, zerstörte, weil er ihre gegenseitigen Lebensbeziehungen nicht kannte. Damit schadete der Mensch sich nur selbst. Meine Leser werden merken, daß ich diese Dinge nicht ohne tiefere Absicht so eingehend, wenn auch längst nicht gründlich genug, erörterte; sie zeigen uns das Problem unseres heutigen Lebens, das bereits weit über Europa hinausreicht. Allerdings bezieht es sich auch auf unsere Heilpflanzenfrage. Wir müssen erkennen, daß wir mit ihrer Entfernung aus unserem

Leben eine empfindliche Gleichgewichtsstörung herbeiführten. In den Heilpflanzen, wenigstens in denen, die wild wachsen oder richtig kultiviert werden, müssen wir Pflanzen aus eigenem Boden erkennen, die uns gesund und leistungsfähig erhalten können.

Interessant ist, daß verschiedene ausländische Bäume, die wir in unseren Wäldern heimisch zu machen suchten, nach längeren Jahren doch wieder eingingen. Es ist selbstverständlich, daß Boden und Klima für Pflanzen-, Tier- und Menschenwuchs ihre eigenen Gesetze haben. Nun werden wir später aber bei der Betrachtung unserer Gärten und ihrer Pflanzen sehen, daß im Laufe der Jahrhunderte so manche Pflanze zu uns kam, die sich tatsächlich bei uns einlebte. Sicher gibt es viele Pflanzen überall in der Welt, die in mancher Beziehung für unser Leben (wirtschaftlich wie medizinisch) wichtig werden könnten, mit denen wir noch keine Versuche unternahmen, sie in die Lebensgemeinschaft unserer Pflanzen, Tiere und Menschen einzugemeinden, was bestimmt in manchen Fällen gelingen würde, wodurch uns großer Nutzen entstehen könnte.

Ich habe in meinen Büchern immer wieder darauf hingewiesen, daß wir in der Waldkraft die stärkste Lebenskraft erkennen müssen und daß wir im Walde jene Lebensgesetze am besten studieren können, von denen auch die Kraft, Gesundheit und Zukunft unseres Volkes abhängen. Alle Landwirtschaft war einst Waldwirtschaft. Die seltensten und wirksamsten Heilpflanzen wurden immer im Walde gesucht.

Unser Wald ist heute auch gesetzlich geschützt, besonders dort, wo er noch richtiger Urwald ist. Über die Schutzbestimmungen für die verschiedenen Pflanzenarten unterrichtet die Übersicht «Welche Pflanzenarten sind heute geschützt?» am Schluß dieses Bandes.

UNSERE HEILPFLANZEN ALS NAHRUNGS- UND HEILMITTEL

Wer sich seit vielen Jahren mit Pflanzenfragen beschäftigt und sich erinnert, wie die Bedeutung der Pflanze für das menschliche Leben einst belächelt wurde, der freut sich über den Aufschwung, den die Heilpflanzenbewegung in den Jahren nahm, als wir wieder natürlich zu denken begannen. Ich weiß noch gut, wie herablassend man mich einst anlächelte, wenn ich in einer Apotheke Heilpflanzen kaufen wollte.

Welcher Hochschullehrer, wenn wir einmal von einer Autorität auf dem Gebiete der Pflanzenheilkunde wie H. Schulz absehen wollen, beschäftigte sich in früheren Jahren, also vor und nach dem Ersten Weltkrieg, ernsthaft mit der Wirkung unscheinbarer

Pflanzen? Wer kannte die Arbeiten A. P. Dinands, Dr. W. Bohns, Dr. Madaus', Dr. A. Tschirchs usw.?

Im Volke allerdings war das Interesse und die Nachfrage nach den Heilpflanzen nie erloschen. Aus dem Volksinteresse einerseits und der wissenschaftlichen Uninteressiertheit andererseits ergab sich die Tatsache, daß verhältnismäßig wenig Heilpflanzen gesammelt oder gar angebaut, dafür aber beträchtliche Mengen eingeführt wurden.

Die Dinge änderten sich etwas, als gegen Ende des Ersten Weltkrieges eine zunehmende Knappheit an Nahrungs- und Heilmitteln entstand und wir uns wieder auf die Kräfte des eigenen Bodens besinnen mußten. So manches im Laufe früherer Jahre unbekannt gewordene Nahrungsmittel, und darunter manche sogenannte Heilpflanze, ist damals wieder gegessen und verfüttert worden.

Trotzdem nun bei uns in Deutschland das Sammeln und der Anbau von Heilpflanzen wieder wuchs, mußten wir leider immer noch jährlich für viele Millionen Heilpflanzen einführen. Darunter viele, die bei uns wild wachsen oder angebaut werden könnten. Ganz werden wir den wachsenden Bedarf an Heilpflanzen auf eigenem Boden nicht decken können. Unsere heutigen Großflächen gebrauchen wir für unsere wichtigsten Nahrungspflanzen und die Viehwirtschaft.

Trotzdem beschreiten wir schon alle Wege, die zu einer Eigenversorgung Deutschlands mit Heilpflanzen führen. Damit stellen wir einen Zustand wieder her, der bei uns in früheren Zeiten bestand, als wir daran gewohnt waren, wildwachsende Heilkräuter zu sammeln und Arzneipflanzen anzubauen.

Heute sind die Zeiten überholt, wo man in medizinischen Kreisen nur künstlich hergestellte Arzneimittel schätzte und nur gelegentlich mit einzelnen isolierten Pflanzenstoffen zu heilen wagte. Wir verwenden wieder – wie in sehr frühen Zeiten – die ganze frische oder getrocknete Pflanze. Wir sind ebenfalls davon überzeugt, daß in früheren Zeiten manche Pflanze, die wir heute nur noch in Krankheitsfällen verwerten, auch für die Ernährung benutzt wurde.

Wenn wir uns bei den verschiedensten Völkern, vor allem bei den Eingeborenen und alten Kulturvölkern umsehen und feststellen, was diese essen oder aßen, dann werden wir oft erstaunt sein, was alles an Pflanzen bei ihnen zu Ernährungs- und Futterzwecken verwandt wird oder doch einmal verwandt wurde.

Die zunehmende Zivilisierung unseres Landes hat unseren Bestand an Nahrungsmitteln immer mehr eingeengt, was durchaus unerwünscht ist, weil darunter die menschliche Gesundheit und Leistungsfähigkeit leiden müssen.

Ich führte bereits an, daß uns erst die Notzeit des Krieges mit so manchem lang vergessenen Nahrungsmittel bekannt machte. Die Not ist stets eine gute Lehrmeisterin, die unser Gedächtnis auffrischt. Seit Jahren werbe ich für manche Meeresalgen als Nahrungsmittel, die einst gut bekannt waren, gern gegessen und noch heute bei manchen Völkern zu Ernährungszwecken verwendet werden.

Heute versucht man auch in England, wieder Algengemüse aus dem Meere zu gewinnen. Nach Plutarch soll schon Cäsar 46 v. Chr. in Notzeiten seinen Pferden Seetang als Futter gegeben haben. Im Weltkriege war Seetang als Tangmehl, das man mit Weizen-, Roggen- und Kartoffelmehl vermischte, ein gutes Futtermittel. In Ostasien ist Seetang ein bekanntes Gemüse. In Norwegen ißt man ein Seetangbrot. Heute wirbt man für ein Brot mit Seetangzusatz wegen des hohen Vitamingehaltes, der dem Nährwert einer Apfelsine entsprechen soll.

Solche Fälle zeigen uns, wie eng die Heilpflanzenfrage mit der Ernährungsfrage verbunden ist. Die sogenannten Avitaminosen oder Mangelkrankheiten beweisen deutlich, daß bestimmte Krankheiten auftreten, weil dauernd oder zeitweise bestimmte Stoffe in unserer üblichen Ernährung fehlen. Das gilt bei uns vor allem für die Wintermonate und das zeitige Frühjahr, in denen wir die sogenannten Vitamine besonders dringend brauchen. Gerade in diesen Zeiten werden aus manchen Heilpflanzen wichtige Nahrungsmittel.

Schon seit Jahren trete ich dafür ein, unsere Nahrungs- und Heilmittel im Zusammenhang zu betrachten. Ich habe festgestellt, daß sich die einzelnen Völker ursprünglich so ziemlich aus ihrer gesamten, klimatisch bedingten Flora und Fauna ernährten. Sicher wird die Ernährung im Laufe eines Jahres mit den Jahreszeiten wechseln. Nicht jede Heilpflanze wird ein dauerndes Nahrungsmittel werden, aber sie wird im Laufe der Monate immer einmal nötig werden und den Körper mit Stoffen versorgen, die er zur Abwehr von Krankheiten braucht. Da es bestimmte Zeiten gibt, wo die einzelnen Heilpflanzen, genau so wie auch Obst und Gemüse, besonders inhalts- und wirkungsvoll sind, würde sich die Aufstellung eines Heilpflanzenkalenders lohnen, der uns zeigt, welche Heilpflanzen wir in den einzelnen Monaten als frische Pflanzen, Säfte oder Tees öfters oder gelegentlich zu uns nehmen sollten.

Ich habe in diesem Buche wiederholt darauf hingewiesen, welche der bekanntesten Heilpflanzen (oder der bereits kultivierten Pflanzen) als Salate, Gemüse, Rohkost und Gewürze in der Küche gebraucht werden können und welche bei einzelnen Krankheiten mit besonderer Aussicht auf Erfolg verwandt werden.

Die meisten unserer vielen alten Volksheilpflanzen sind chemisch und pharmakologisch noch längst nicht genügend erforscht, die wissenschaftlichen Untersuchungen bei manchen beginnen erst. Die

Apothekerschaft hat in der Schrift: «Das ärztliche Teerezept» die wichtigsten Arzneipflanzen bekanntgegeben und wertvolle Teerezepte veröffentlicht.

In vielen Kräuterbüchern und vor allem in den zahllosen Prospekten der Kräuterfirmen wimmelt es von Vorschlägen über Krankheitsbehandlungen mit den verschiedensten Heilpflanzen. Die Fülle häuft sich langsam genau so wie die der Ernährungsvorschläge. Hier ist noch alles im Fluß, da die systematische Forschung erst eingesetzt hat. Der menschliche Körper ist individuell verschieden, er braucht deshalb auch eine individuell verschiedene Ernährung und Krankheitsbehandlung. Aus dieser individuellen Verschiedenheit ergibt sich die Fülle der bei den einzelnen Krankheiten vorgeschlagenen Teerezepte in unseren alten Kräuterbüchern. Es gibt für die einzelne Krankheit niemals ein Allheilmittel. Der Arzt ist dafür da – zumal als Hausarzt –, den Menschen ständig zu betreuen und ihn durch seine Ratschläge vor Krankheiten zu bewahren. Es ist völlig verkehrt, den Arzt erst im Augenblick der eingetretenen Krankheit aufzusuchen und von ihm sofortige Hilfe vielleicht für eine Krankheit zu erwarten, die im Laufe von Jahren herangewachsen ist. Der Arzt muß seinen Patienten lange Zeit kennen, erst dann kann er die für ihn persönlich geltenden Vorschläge für richtige Ernährung und Anwendung von Heilpflanzen machen.

Meine Vorschläge sollen dem Leser dazu dienen, sich mit den einzelnen Heilpflanzen vertraut zu machen. Viele Heilpflanzen sollen für ihn zusätzliche Nahrungsmittel werden, welche Fehlendes in seiner Ernährung ergänzen. Die einzelnen Heilpflanzen, die bei bestimmten Krankheitszuständen verwandt werden, sollen von dem Kranken in Verbindung mit seinem Arzt daraufhin studiert werden, ob sie für seinen besonderen Fall in Betracht kommen und in welchen Mengenverhältnissen sie von Fall zu Fall zu gebrauchen sind. Dafür kann es keine festen Vorschriften geben.

Die älteste Form der Anwendung unserer Heilpflanzen ist, wenn wir von der einfachen Verwendung der Pflanze als rohes oder mitverkochtes Nahrungsmittel absehen wollen, die Teeform. Diese Form hat sich seit Jahrhunderten erhalten und uns auch die meisten Erfahrungen überliefert, deren Nachprüfung den kommenden Jahren vorbehalten bleibt.

Wenn wir uns die Mühe machen und unsere bekannten Nahrungsmittel pflanzlicher Art mit den bekannteren Pflanzen vergleichen, die als Heilmittel gelten, dann werden wir immer wieder feststellen, daß alle Pflanzen stets beide Eigenschaften in sich vereinen, nämlich die der Nähr- und Heilmittel. Insofern behält auch Paracelsus recht, der sagte: «Unsere Lebensmittel sollen unsere Heilmittel und unsere Heilmittel unsere Lebensmittel sein.»

Wenn ich daran denke, wie einseitig wir in unserer üblichen Ernährung gewisse Stoffe wie Zucker bevorzugen, während wir dagegen Bitterstoffe ablehnen, dann erkenne ich darin einen schweren und verhängnisvollen Fehler gegen das Ganzheitsgesetz der Natur. Es kann der Wille der Natur nicht sein, daß wir uns einseitig ernähren. Unsere Ernährung mag entsprechend dem Klima und der Flora–Fauna, in der wir leben, einfach und anspruchslos sein, das bedeutet aber niemals einseitig. Ich muß es also grundsätzlich ablehnen, daß man bei der Anwendung von pflanzlichen und tierischen Stoffen, die wir uns einverleiben, einen Unterschied zwischen Nahrungs- und Heilmittel macht. Als Heilmittel werden wir tatsächlich immer nur die Pflanzen- oder Tierstoffe aufnehmen, die wir in der üblichen Ernährung aus einseitigen Geschmacksgewohnheiten zu lange wegließen. Ich weiß sehr wohl, daß es sich hier um ein Problem handelt, aber ich weiß auch, daß dieses Problem im Interesse der Gesundheit und Widerstandsfähigkeit unseres Volkes gelöst werden muß. Ich bin wegen meiner Stellungnahme oft angegriffen worden, inzwischen finde ich aber meine Anschauungen durch die Forschungen von Dr. med. Madaus, des Apothekers W. Rippberger und seines Mitarbeiters Dr. med. et phil. nat. C. Coester usw. unterstützt, die wieder den Totalitätsgedanken in Ernährungs- und Heilpflanzenfragen und in der biologischen Medizin überhaupt vertreten.

Ich kann hier unmöglich alle sogenannten Heilpflanzen aufzählen, die selbst weiten Kreisen als Nahrungsmittel bekannt sind, denken wir nur an die vielen Nußsorten, Obst und Salate, die uns nicht nur gut ernähren, sondern auch unsere Nerven beruhigen, den Schlaf verbessern, neues Blut bilden, für gute Knochenbildung sorgen und die Haut pflegen. Denken wir an die vielen Wildgemüse wie: Schafgarbe, Melde, Boretsch, Rapunzel, Hirtentäschel, Brunnenkresse, Hopfen, Portulak, Ampfer, Vogelmiere, Löwenzahn, Huflattich, Brennessel usw. Vergessen wir nicht die vielen Küchenkräuter wie: Schnittlauch, Kerbel, Zwiebeln usw., ferner die vielen Gewürzkräuter wie: Basilikum, Beifuß, Liebstöckel, Dill, Salbei usw., dann die unzähligen gebräuchlichsten Tees aus Lindenblüten, Holunderblüten, Erdbeer-, Brombeer-, Himbeer- und Heidelbeerblättern, Wacholderbeeren usw. Alle diese Pflanzen waren einmal gebräuchliche Nahrungs- und Gesundheitsmittel in einer Person und sind es auch geblieben. Erst unsere Verstädterung hat uns so viele davon vergessen lassen.

Es geht nicht, daß wir erst, wenn, wie in Grönland, der einst reiche Beeren- und Pflanzenwuchs zurückgeht, ein Verständnis dafür bekommen, wie wichtig für die Ernährung der Eskimos der Zusatz von Heidel-, Multe-, Preißel- oder Moosbeeren ist, um Mangelkrankheiten zu vermeiden. Es genügt nicht zu wissen, daß das Rautenöl der Apotheken ein gutes Desinfektionsmittel ist, wir müssen auch wissen, daß man noch heute im Osten im Frühjahr ein Brot verzehrt, das man mit Rautenhäcksel bestreut, um damit zugleich den Appetit anzuregen und den Magen zu reinigen.

Obwohl wir in Deutschland fast überall Heil- und Gewürzpflanzen ziehen können, liegen oder lagen unsere Hauptanbaugebiete im Reg.-Bez. Aurich, in der Provinz Sachsen, in Thüringen, Mainfranken, Schlesien, bei Berlin und in Anhalt. Bei Schweinfurt gibt es richtige Heilkräuterdörfer, deren Kräuter als Qualitätsware in die ganze Welt gehen. Die Pflanzenfamilien sind nicht auf ein bestimmtes Land beschränkt, sondern richten sich nach Klima und Boden. Wir haben alle Ursache auch bei uns nach Möglichkeit zu suchen, manche ausländischen Pflanzen anzusiedeln. Dort, wo viel Sonne scheint, wie an der Bergstraße, in der Pfalz und am Bodensee, hat man schon erfolgreich Paprika, Melonen, Aubergien, Oporto- und Süßzwiebeln, Zuckermais, Feigen, Granatäpfel, selbst Oliven und Zitronen angebaut.

Wo aber unser Klima solches nicht zuläßt, müssen wir versuchen, heimische Wildpflanzen zu finden, die uns Stoffe mit ähnlicher Wirksamkeit wie bestimmte ausländische Pflanzen liefern. Der Heimatboden wird uns in unseren heimatlichen Pflanzen alle notwendigen Stoffe für Ernährungs- und Heilzwecke liefern, wir müssen nur die Untersuchungen fortsetzen. Wir wollen nie die Worte des Paracelsus vergessen, der einmal sagte: *«Die ganze Welt ist eine Apotheke.»* Wir werden uns in Zukunft oft wundern, was für Heilstoffe wir im einzelnen in unseren üblichen Nahrungsmitteln und Pflanzen finden werden.

Überall bauen heute Bauern und Siedler auf geeignetem Boden Heilpflanzen an. In jeder Siedlerecke entsteht ein kleiner Kräutergarten mit Heil- und Gewürzpflanzen. Aber auch in den Großstädten werden von Apothekern und Drogisten Kräutergärten angelegt, und das ständig wachsende Interesse in Fachkreisen und bei Laien für die einheimischen Heil- und Gewürzkräuter ruft Organisationen ins Leben, die sich mit der Kräuterkunde von gesundheitlichen, wirtschaftlichen und wissenschaftlichen Gesichtspunkten aus befassen.

Dies beweist, daß wir außerordentlich viel von einer ständigen Vermehrung unserer Heilpflanzen erwarten, was nicht ohne Einfluß auf Körper, Seele und Geist des deutschen Menschen bleiben wird.

Ich bin sicher, daß uns all diese Bestrebungen wieder enger mit der Natur verbinden werden. Wir werden die untrennbare Lebensgemeinschaft zwischen Mensch und Pflanze wieder erleben. So mancher Mensch fährt heute in einer Großstadt wie Berlin mit einem akuten oder chronischen Bronchialkatarrh oder einem veralteten Asthmaleiden in der Stadtbahn durch die Gegend und sieht aus dem Wagenfenster draußen auf den Bahndämmen die goldgelben Königskerzen stehen, deren vollendete Schönheit seinen Blick anzieht. Aber er weiß meistens nicht, daß er dauernd an der Pflanze vorüberfährt, die seine Leiden heilen kann.

Es nützt uns also nichts, wenn wir nur die Namen unserer Pflanzen kennen, ihre Schönheit, Farben und ihren Duft bewundern. Jede Pflanze ist ein Lebewesen mit einer langen Geschichte, die wir in vielen abergläubischen Berichten niedergelegt finden. Wir müssen diese Berichte und das alte Wissen von Menschen, die einmal enger als wir mit diesen Pflanzen zusammenlebten, zu enträtseln suchen. Manchen Aufschluß werden wir daraus für die Bedeutung unserer Pflanzen als Nahrungs- und Heilmittel gewinnen und das heutige wissenschaftliche Heilpflanzenstudium dadurch fördern.

II

DIE NATÜRLICHEN VORAUSSETZUNGEN FÜR DIE WIRKSAMKEIT DER PFLANZEN IM KÖRPER

DAS WASSER

Ich habe schon darauf hingewiesen, daß es im menschlichen Leben keine Gesundheit und die damit engverbundenen Erfolge (Glück) ohne gewisse unbedingt erforderliche Voraussetzung geben kann. Das sind: Sonnenlicht, gesunde Luft, lebendiges Wasser und reine, hochwertige Nahrung. Wie schon gesagt, rechne ich die Heilpflanzen unter die Nahrungsmittel. Es hieße uns selbst betrügen, wollten wir annehmen, daß es bei der besten, richtigen Nahrung und vernünftiger Lebensweise möglich wäre, ohne natürliches Licht, gute Luft und lebendiges Wasser auf die Dauer gesund zu bleiben. Auch Licht, Luft und Wasser sind Nahrungsmittel, die von der Haut, den Lungen, Magen-Darm aufgenommen und an die Organe weitergegeben werden. Beginnen wir mit dem *Wasser*.

Mit Recht sehen die Völker im Wasser den Ursprung des Lebens, werden wir Menschen doch alle aus dem Fruchtwasser der Mutter geboren.

Der Glaube an die Wunderkraft des Wassers, der seit Jahrhunderten von der Volksmedizin gepflegt wurde, wird heute größtenteils wieder von der Wissenschaft anerkannt, wenn sie sich auch nicht mehr der Ausdrucksweise der Vergangenheit bedient.

Wenn wir uns allerdings unser heutiges Leitungswasser vorstellen, zumal in den Großstädten, die gewöhnlich auf einer beschränkten Fläche eine verhältnismäßig viel zu große Menschenmasse unterbringen müssen, dann kann man dieses Wasser wohl kaum noch ein lebendiges und vollwertiges nennen. Der beste Beweis dafür ist, daß die Riesenstädte, deren natürliches Wasser meistens unter Fabrikabwässern, Bleiröhren, unreinen Seen, Flüssen usw. zu leiden hat, dieses Wasser wohl nur selten einmal im vorhandenen Zustand der Bevölkerung anzubieten wagen würden. In den meisten Fällen müssen sie es recht energischen Reinigungsmethoden unterwerfen. Sie chloren es, durchströmen es mit Luft, die durch einen Wechselstrom von 10000 Volt ozonisiert wurde, behandeln es mit hocherhitzten Quecksilberdämpfen und verwandeln also das einstmals lebendige Wasser aus recht begreiflichen Gründen (Ansteckungsgefahr) in ein totes, dem wir nicht mehr die ursprüngliche Nähr- und Heilkraft zusprechen können.

Unter solchen Umständen kann es uns nicht erstaunen, daß sich eine große Stadt wie Bremen veranlaßt sah (aus gesundheitlichen wie aus wirtschaftlichen Gründen) ihr sehr hartes und hochgechlortes

Weserwasser durch einen enormen Zusatz von Harzwasser zu verbessern. Bremen legte eine Hunderte von Kilometern lange Leitung an, um seiner Bevölkerung jährlich 5 Millionen Kubikmeter Wasser aus den Bergen des Harzes zuzuführen.

Daraus dürfte wohl zu ersehen sein, wie wichtig die Wasserfrage für größere Massen ist.

Die Forschungen von Liebig, Hensel und anderen haben uns längst bewiesen, daß gesunde Quellen, Brunnen (Mineralheilquellen) in ihrem Wasser Minerale enthalten, welche die Voraussetzungen für gesundes Blut sind. Längst sind durch Technik-Industrie die ursprünglich richtigen Ansichten alter Ärzte überholt, daß man zur Erholung nicht in die Bäder zu reisen brauche, weil ja jede Gegend ihr gesundes, heilkräftiges Wasser besitze. Nicht in jeder Gegend sind Landschaft und Wasser den technischen Ansprüchen gewachsen. Die Bevölkerung hat diese Dinge praktisch längst in zunehmendem Maße begriffen und sucht heute – soweit die Mittel dazu reichen – die zahlreichen deutschen Bäder auf oder gebraucht häusliche Trinkkuren. Ich kann hier nicht auf die vielen wertvollen Mineralwasser unserer Quellen eingehen, an denen Deutschland so reich ist.

Fest steht jedenfalls, daß sich im Volke – unterstützt von dem ständig wachsenden Einfluß der Naturbewegung auf vielen Gebieten – die Erkenntnis immer mehr verbreitet, daß Gesunde wie Kranke bei einer Ernährung, die zuwenig Minerale enthält, nie vollwertige und seuchenfeste Säfte bekommen können, die allein widerstandsfähig gegen Krankheiten machen und körperliche wie geistige Leistungen heben.

Ich muß hier schon als bekannt voraussetzen, daß man weiß, für welche Krankheiten, Ernährungsfragen, Erholungen usw. im einzelnen unsere vielen Bäder in Frage kommen. Es gibt kaum eine einzige Quelle, die eine Summe aller Mineralstoffe enthielte und ganz allgemein für alle Leiden zu empfehlen wäre.

Da verlohnt es schon, sich einmal den großen Kreislauf des Wassers auf der Erde zu vergegenwärtigen, das vom Meere kommt und wieder zum Meere geht. Es ist recht bezeichnend, daß unsere Ahnen in der Tiefe des Meeres, also dort, wo alle Quellen der Erde mit ihren Mineralen enden, die Seele suchten. Das Seelenwort ist sprachlich ein Salzwort. Salz vermutete die Vorzeit in jedem lebendigen Wasser und meinte damit das, was wir heute unter Mineralsalzen verstehen. Die Gewalt der Seele, also des Salzes, vermutete man in der Tiefe der See (daher das See-len-Wort).

Alle Quellen und Flüsse strömten ihre Wasser und Salze in das Meer, und das Meersalz war es, mit dem die Vorzeit einst salzte.

Wir können uns kaum noch vorstellen, wie wichtig einst für unsere Ahnen dieses Salz war, in dem sie wirklich das zu erkennen glaubten, was wir heute Seele nennen. Sie gewannen es, indem sie primitiv Meereswasser über glühende Holzstöße gossen. Nach unserer heutigen Vorstellung würden wir sagen, sie glaubten, daß in diesem Salz große elektrische Spannungen stecken, die unser Blut und unsere Nerven ungemein kräftigen und wirklich beseelen können.

Heute vermutet auch die Wissenschaft wieder, daß alles Leben aus dem Meere stammt. Es ist interessant, daß gerade Meerwasser mit 1 % Salzgehalt der physiologischen Konzentration des Blutserums entspricht. Prof. Abderhalden ist der Ansicht, daß die Körpersäfte (Blut und Lymphe) meerwasserähnliche Flüssigkeiten darstellen.

Wir müssen daran denken, daß der Mensch aus dem Fruchtwasser aufwächst und seine Nieren die Organe im Körper sind, welche den Wasserhaushalt regeln. Wenn schon die Quellwasser in erster Linie Leber, Nieren, Schleimhäute anregen und den gesamten Stoffwechsel beeinflussen, wieviel mehr erst das Meerwasser, in dem alle Quellwasser münden. Wir brauchen uns nur die Analyse des Meerwassers aus der Nordsee anzusehen, die uns Dr. Hans Roempler in seiner Arbeit: «Der Wert des Meerwassers als Mineralwasser» (Medizin. Klinik der Universität Kiel 1932/33) gibt. Er schreibt zum Beispiel: «Es gibt kaum ein Mineralwasser, das so viel Mineralien und deren Salze enthält wie das Meerwasser, und die französische Ansicht, daß das Meerwasser la première des eaux minérales sei, scheint nicht zu optimistisch.» Heute wird viel über die Schädlichkeit des üblichen Kochsalzes geschrieben und davor gewarnt, es in größeren Mengen in der Ernährung zu verwenden. Es ist richtig, daß das bekannte Steinsalz unserem Körper bei starker Zufuhr nicht bekommt. Das Salz aus dem Meere aber ist ein Vollsalz, das, in kleinen Mengen regelmäßig genossen, das natürlichste Salz für unsere Ernährung sein dürfte. Aus diesem Grunde empfehlen viele Ärzte kleine Mengen Meerwasser gegen: Blutarmut, Stoffwechselstörungen, gegen Säuremangel und -überschuß, Skrofulose, Rheuma und Gicht, Zucker, Hautleiden, sogar gegen Tuberkulose und Krebs als Vorbeugungsmittel. Sicher dürfen wir, vom natürlichen Gesichtspunkt aus, im Meeressalz das Speisesalz der Zukunft sehen. Wichtig ist auch, daß das Meerwasser geringste Mengen von Brom und Jod enthält, wie sie der Stoffwechsel des menschlichen Körpers braucht. Heute holt man gewöhnlich die Jod- und Bromverbindungen aus der Kaliindustrie, also aus vorzeitlichen Meeresablagerungen, und benutzt sie zu Bädern, um über die Haut auf die innere Sekretion zu wirken.

Eine Reihe von Ärzten berichtet über die Erfolge der Jodbehandlung bei Regulierung des Blutdruckes, bei Haarausfall, bei Erkrankung der Drüsen mit innerer Sekretion, bei Fettsucht, Kropf, Idiotie, vor allem soll die Zusammenarbeit von Zwischenhirn, Hypophyse und Schilddrüse dadurch günstig beeinflußt werden. Wichtig ist hier die richtige Dosierung.

Die Erfolge der Jodbehandlung führten zu Versuchen mit Joddüngung beim Gemüseanbau, wobei allerdings das rein chemische Denken auch zu Schaden führte. Wir müssen es lernen, homöopathisch zu düngen.

Ganz was anderes ist es natürlich, wenn man gelegentlich zur Verbesserung des üblichen Wassers, neben den vielen zur Verfügung stehenden Quellwassern, Meerwasser in der Ernährung berücksichtigt.

Wir werden später noch bei den einzelnen Krankheiten und ihren Heilpflanzen im Zusammenhang erfahren, daß auch, was Jod und Brom angeht, die Pflanze uns mit den für den Stoffwechsel notwendigen Mengen versorgt. Und es wird sich zeigen, daß hier gerade die Meeresflora eine wesentliche Rolle spielt. An dieser Stelle soll erst einmal genügen, die Notwendigkeit von vollwertigem Wasser angedeutet zu haben, welche eine der großen Voraussetzungen dafür ist, daß die Wachstumsvorgänge in unserem Körper richtig verlaufen können.

Da wir nun nicht nur durch den Magen Wasser aufnehmen, sondern auch durch die Haut, will ich hier andeuten, wie wichtig Bäder in Quellen und Meereswasser sind und wie notwendig außerdem Bäderzusätze von ausgekochten Pflanzen von der Haut gebraucht werden, die ebenfalls ihrerseits für die Ernährung des Körpers sorgt. Ich werde später noch des öfteren im einzelnen darauf zu sprechen kommen. Jetzt möchte ich mich erst einmal mit der *Luft- und Atemfrage* beschäftigen.

LUFT UND ATEM

Schon nach dem Ersten Weltkrieg stellte der Präsident der Amerikanischen Gesellschaft für wissenschaftlichen Fortschritt, Prof. Henry Russel, fest, daß nach den neuesten Forschungen das Ende des irdischen Lebens in einer berechenbaren Zeit durch Sauerstoffmangel eintreten werde. Sei doch eine laufende Verminderung des Sauerstoffvorrates zu verzeichnen. Natürlich handelt es sich hier um Zahlen, die für die lebenden Menschen keine Bedeutung haben, denn die Sauerstoffverminderung wird das menschliche Leben erst in 1 000 000 Jahren ernstlich gefährden. Russel glaubt nicht an eine Anpassungsmöglichkeit an die veränderten Luftbedingungen, weil die menschlichen Organe schon zu hoch entwickelt wären.

Ich erwähne diese Feststellung, um zu zeigen, wie wichtig die Luft für den Menschen ist. Es sollte uns zu denken geben, daß zum Beispiel im westlichen Industriegebiet Deutschlands, in einem Umkreis von 30 km die Vegetation unter dem Einfluß giftiger Industriegase usw. verkrüppelt. Wie die Luft in den Industriebezirken und schließlich auch in den Großstädten beschaffen ist, davon zeugt nicht etwa immer nur die Sorge der Gelehrten und Forscher für unsere Lungen, sondern auch für unsere – – Wäsche. Wenn wir in Industriegegenden Wäsche zum Trocknen auf die Leine hängen, dann üben die in der Luft befindlichen Beimengungen von Schwefelsäure einen unaufhaltsamen Zerstörungsprozeß aus. Die feinen Gewebestücke beginnen zu reißen, und wenn die Wäsche dreißigmal gewaschen ist, ist die Gewebsfestigkeit verschwunden. Durch Hinzufügung von Calciumbicarbonat verliert bei der Wäsche (das Mittel kommt in das letzte Spülwasser) die versäuerte Luft ihre schädliche Wirkung. Wie steht es aber mit unseren Lungen?

Es ist selbstverständlich, daß auch manche Arbeitsprozesse der heutigen Technik die Luft und damit auch die Lungen verschlechtern. Ich erinnere nur an die Lungenkrankheit englischer Arbeiter und Arbeiterinnen in Asbestfabriken. Es handelt sich um eine Krankheit, die man «Asbestose» nennt. Kleinste, nur mikroskopisch wahrnehmbare Asbestteilchen geraten in Luftröhre und Lungenbläschen und rufen hier einen chronischen, oft lange Jahre andauernden Entzündungszustand hervor. Ähnliche Erscheinungen kennen wir auch bei der Arbeit der Steinschleifer, Gesteinsbohrer und Kohlenarbeiter.

Jeder natürlich denkende Mensch wird sich vorstellen können, wie die Luft in unseren Großstädten beschaffen ist, welche in manchen Gegenden nicht einmal mehr der Regen sauber waschen kann. Tausende von Tonnen Asche gehen jährlich auf solch eine Großstadt nieder, und die vollkommen unzureichende Verbrennung der ausgestoßenen Automobilauspuffgase erhöht den Giftgehalt der Luft zunehmend.

Wir denken gewöhnlich nicht darüber nach, was alles in einer Großstadt die Luft verschlechtern kann. Selbst unser abgenutztes Schuhzeug geht in die Luft, ferner der Gummi der Fahrzeuge, das Eisen der Wagen und Verkehrsfahrzeuge. Bei der U-Bahn in Berlin beträgt der Verschleiß an Schienen, Rädern, Bremsklötzen über 200 Tonnen im Jahr. Hinzu kommt die Zerreibung der Straßenasphaltdecke. Kein Wunder, daß die Staubmassen der Großstädte oft die Sonne verdunkeln und das Sonnenlicht nicht mehr seine keimtötende Kraft auswirken kann. In Liverpool (England) hat man festgestellt, daß sich auf einen Quadratkilometer im Jahr 250 Tonnen Staub niedersenken.

Wie sollen sich unter solchen Umständen große Seuchen wie die Tuberkulose wirksam bekämpfen lassen? Auch die Industrie sollte sich hier die große Wirksamkeit der Pflanze überlegen. Ist doch gerade die Pflanze hervorragend dazu geeignet, auf natürlichem Wege Schäden, welche durch die Industrie oder auf anderem Wege entstehen, wirksam zu bekämpfen. So reinigt man zum Beispiel Schmutzwasser durch kleinste Mikroben, welche Fäulnisstoffe des Wassers auffressen. Wenig bekannt ist auch die desinfizierende

Wirkung des Linoleums, welche auf die bakterientötende Kraft eines Leinöls zurückzuführen ist, das sogenannte Linoxyin, das bei der Herstellung von Linoleum verwandt wird. Es sind also nicht allein die Zwiebeln, welche zum Beispiel den Milzbrand-Bazillus und einen anderen Bazillus, der bei der Lungenentzündung vorkommt, am Wachstum hindern, fähig, Bakterien zu töten. Wir müssen ganz allgemein lernen, die Pflanzen auf vielen Wegen bei der täglichen Arbeit überlegt zu verwenden. Dabei wird immer in erster Linie die Volksernährung zu berücksichtigen sein. Wichtige Nahrungs- und Heilpflanzen müssen öffentlich empfohlen werden.

Jeder weiß heute, daß unser Kulturleben nicht mehr von Technik-Industrie zu trennen ist. Es kommt aber darauf an, daß die Industrie der Natur gerecht wird, sich nicht, verleitet durch mechanisch-materielles Denken, in Widerspruch zur Natur setzt, sondern auf einen notwendigen Gleichgewichtszustand hinarbeitet, der nach meiner Überzeugung die Gesundung europäischer Verhältnisse einleiten würde.

Aber ich darf hier nicht zu weit abschweifen und hoffe, daß mein Buch davon überzeugen wird, wie umfassend der Einfluß der Pflanze, die ja nur der einfache Ausdruck aller Wachstumsvorgänge im Leben ist, begriffen werden muß. Man darf sagen, daß es stets die Pflanze ist, welche das Leben der Völker bestimmt.

Mit voller Absicht habe ich das Beispiel der vergifteten Großstadtluft, die nach dem Urteil von Fachleuten sogar die Neigung und Anlage zur Thrombosenbildung begünstigen soll, angeführt, um damit zu betonen, welch eine notwendige Voraussetzung für gesundes Körperwachstum und Gesundheit erstklassige Luft ist und wie sehr der Mensch unserer Zeit auf seinen Atem achten muß.

Schon in alter chinesischer und indischer Zeit wurde der Atem als das Lebensprinzip erkannt. In den Upanishaden heißt es: «Im Anfang war Atma.»

Es war ein alter religiöser Brauch in Indien, den Atem täglich öfters zurückzuhalten, um dadurch eine Reinigung der Organe durchzuführen. Die Chinesen führten die Beobachtung, daß der Mensch zu atmen aufhört, wenn sein Leben erlischt, zu der Folgerung, daß der Atem das Leben selbst darstelle. Sie waren der Ansicht, daß der Mensch durch das Einatmen der Luft fortgesetzt Seelensubstanz in sich aufnehme und durch überlegte Atemübungen sein Leben nicht nur verlängern, sondern vor allem mit dem Tao des Weltalls verschmelzen könne. Infolgedessen entwickelte sich im alten China ein weitverzweigtes System der Atemgymnastik, das eine große Rolle in der Heilkunst spielte.

Die Ägypter glaubten, daß die Luft Nahrung sei und hielten deshalb übelriechende für schädlich, wohlriechende für nützlich. Sie waren auch der Meinung, daß bewegte Luft stagnierendes Blut in Bewegung brächte. Gleichzeitig verstanden sie die enge

Beziehung zwischen Lungen und Darm und begriffen, daß unsere Organe (zumal die Drüsen) durch einen lebhaften Wechsel von Ein- und Ausatmung fortwährend angeregt werden (Hormonbildung).

Es war eine Grunderkenntnis der alten Völker, daß guter Atem das Leben verlängert und glücklich macht, sie nannten ihn deshalb auch ehrfürchtig: der große Atem.

«Ne cede malis, sed contra spirantior ito»: «Weiche nicht dem Übel, sondern begegne ihm mit tiefem Atemzug», sagten die Römer.

Heute hat man auch bei uns längst wieder begriffen, wie wichtig das Atmen für die körperliche und seelische Erziehung des Menschen ist, mit der sich inzwischen viele Atemschulen beschäftigen. Ich kann hier nur auf wesentliche Einzelheiten des Atemproblems eingehen.

In der Leber mit dem Pfortadersystem vollzieht sich das Geheimnis der Blutbereitung. Je besser unsere Lungen arbeiten, desto gründlicher kann der Sauerstoff die Kohlehydrate verbrennen und damit erhöhte Lebenstätigkeit im ganzen Organismus schaffen. Tief greift der Atem – der lebendige Odem Gottes – in unser Körpergeschehen ein und belebt es, macht es widerstandsfähiger gegen so manche Krankheit.

Voller Rätsel ist der große Atem, der aus dem Raum kommt, das Leben von Fauna–Flora in der Natur anregt, durch das Menschenleben streicht und es wieder verläßt. Tief müssen wir diesen lebendigen Atem durch unseren Körper und unsere Seele gehen lassen, damit er uns wandelt.

Gerade die ägyptische Erkenntnis, daß die Luft Nahrung ist, und zwar wichtigere als die übliche, wird leicht übersehen.

Menschen, die dauernd in guter Luft arbeiten, viel und rasch gehen müssen, Sport treiben, werden unwillkürlich tiefer atmen und entwickeln dadurch gute Lungen und kräftige Herztätigkeit. In den Großstädten, zumal bei ungesunden Arbeiten (schlecht gelüfteten Arbeitsräumen), bei überwiegend sitzender oder stehender Lebensweise läßt die Atmung leicht nach, wird flacher, die Lungen arbeiten nur noch teilweise, und die Luft selbst ist oft verdorben.

Unsere erste Sorge muß sein, in den Räumen, in denen wir leben, Tag und Nacht für frische Luft zu sorgen. Außerdem müssen wir jede Gelegenheit benutzen, in beste Luft zu kommen und uns an Tiefatmung von Kindheit an gewöhnen. Selbst ein Büroleben erlaubt, mehrmals am Tage ein paar Minuten am offenen Fenster langsam tief auszuatmen und dann ruhig und ohne jede Anstrengung langsam und tief einzuatmen. Es ist gut, beim Ausatmen in Gedanken zu zählen, um sich mit der Zeit an ein recht intensives Ausatmen zu gewöhnen und dann das Einatmen um so tiefer zu gestalten.

Dieses Tiefatmen ist ein einfaches Mittel, an das sich jeder zum Schutze seiner Gesundheit leicht gewöhnen kann. Es führt mit der

Zeit dazu, ganz von selbst auf gute Luft zu achten und sich mit dem Atem zu beschäftigen. Langsam wird man sich dann auch daran gewöhnen, nach dem tiefen Einatmen den Atem etwas anzuhalten, womit man schon bewußt Atemübungen treibt, wie sie bereits die ältesten Völker pflegten.

Tief, frei und krampflos holt man Atem und bestimmt dadurch ganz von selbst schon früh die Kinder dazu, eine schöne und vollkommene Körperhaltung einzunehmen. Wenige wissen, daß der Atem das beste Mittel ist, einen frischen, aufrechten Menschen zu erziehen. In der Tat vermag tiefes Ein- und Ausatmen auch bei Erwachsenen mit der Zeit Minderwertigkeitsgefühle, Hemmungen, Zwangsvorstellungen und die typischen Angstgefühle des nervös überreizten Europäers zu beseitigen. Dafür kommt dann etwas von der Ruhe und Ausgeglichenheit über uns, die wir in Museen vor ägyptischen, griechischen, vor allem aber vor indischen Plastiken bewundern.

Auch unsere Ahnen haben diese naturverbundene Sicherheit des Atmens besessen, und wir können uns freuen, daß heute unsere Schulen wieder Atemübungen vornehmen und damit der Gefahr entgegenarbeiten, die unseren Kindern aus einem ständigen «Sitzen» zu einer Zeit entsteht, wo sich der Organismus unaufhörlich bewegen muß.

Es gibt keine Bewegung, die nicht vom Atmen abhängig wäre, und je harmonischer wir atmen, um so schöner wird auch, das ist eine alte Erkenntnis, unser Aussehen und Körperrhythmus. Es heißt, daß ein tiefatmender Mensch nicht kleinlich und selbstüberhebend wird.

Je tiefer wir einatmen, desto besser ist die Verdauung im Körper, und um so besser arbeiten alle Organe, auch das Gehirn. Ganz besonders intensiv wird der Vagusnerv (Lungen-Magennerv), der für Magen, Leber, Nieren, Nebennieren, Atmungsorgane und Herz sorgt, erfaßt. Aber der tiefe Atem wirkt auch auf die Geschlechtsdrüsen, Thymusdrüse, Schilddrüse, Zirbeldrüse.

Man weiß heute, daß der Atem eins der besten Reinigungsmittel unserer inneren Organe ist. Bei Lungenerkrankungen und Katarrhen spielt die Atemvertiefung eine besonders große Rolle.

Wenn die Alten der Ansicht waren, daß der Atem Prana-Lebenskraft vermittelt und das Leben sogar verlängern kann, so verstanden sie darunter richtiges Atmen, das auch heute wieder von ärztlichen Autoritäten dafür empfohlen wird.

Unter dem richtigen Atmen verstand der chinesische Philosoph Laotse die Zwerchfellatmung. Man erkennt auch heute wieder in der kräftigen Bewegung des Zwerchfells, dem Hauptatmungsmuskel, einen starken Einfluß auf die Blutbewegung in den Unterleibsorganen und damit auf den gesamten Stoffwechsel.

Bei der Einatmung geht das Zwerchfell in die Tiefe und zieht die große Brustschlagader (Aorta) in die Länge, während sie sich bei der Ausatmung – wenn das Zwerchfell wieder höher rückt – wie ein Gummiball zusammenzieht. Die Zwerchfellatmung ist also eine passive Gymnastik für die Aorta, welche die Gefäße lange lebenstüchtig erhält. Mit Einschränkungen wird diese Gymnastik der Körperschlagader als Atemgymnastik auch Kranken mit erhöhtem Blutdruck und Arterienverkalkung empfohlen.

Wenn man weiß, wie sehr der Sauerstoff indirekt im Körper für Bewegung sorgt, dann wundert man sich nicht, daß Leber-, Gallenleiden, Fettsucht, Bleichsucht, Blutarmut, Herzleiden, Schlaflosigkeit ebenfalls durch die Tiefatmung mit Erfolg bekämpft werden.

Bei Menschen mit schwacher Brust nimmt bei regelmäßiger Tiefatmung die Fassungskraft der Lungen schnell zu. Gegen Lungenkrankheiten und Schwindsucht kann es kein besseres Vorbeugungsmittel geben als der tiefe Atem, an den man sich gewöhnt hat.

Für die Atemübungen spricht besonders der Umstand, daß sie auch von den schwächsten Personen bei einiger Vorsicht täglich ausgeübt werden können, da sie keine Kraft erfordern und ganz zwanglos (ohne jede turnerische Stellung) beim Gehen, Laufen, Sitzen, Stehen vorgenommen werden können. Nirgendwo sind Systematik, Drill, Schablone weniger angebracht als bei der Brust- und Zwerchfellatmung.

Es gibt keine Körperbewegung, welche die Atemgymnastik übertreffen kann, weil sich soviel mit ihr verbinden läßt.

Der große Atem ist stets das führende Prinzip und die einzige gymnastische Disziplin, der keine geistigen Grenzen gesetzt sind. Es ist wiederum uraltes Wissen, daß die Beschäftigung mit dem Atem den Menschen fortgesetzt vergeistigt und ihm langsam ungewöhnliche Kräfte über sich und andere verleiht, und zwar immer im edlen Sinne. Der Atem verbindet den Menschen mit dem Mysterium der Natur.

Wenn der Mensch tief einatmet und dann ruhig seine Gedanken ausspricht, vertieft und verschönt sich unwillkürlich seine Stimme, sie wird kräftiger und vermag selbst den Gegner durch ihre Ruhe und das Verbundensein mit etwas Höherem zu überzeugen. Tiefes Ein- und Ausatmen schafft Charaktere, vor allem aber Menschen, die in ihrer eigenen inneren Entwicklung Glück und Genüge finden.

Wir wissen, welche künstlerischen und religiösen Höhepunkte der Atem in Liedern und Versen findet, wenn es menschlichem Atem gelingt, sich mit göttlichem Odem zu verbinden. Daß solche Lieder mit magischer Kraft auf alle Körperzellen wirken und in Krankheitsfällen oft wunderbare Heilungen erzielten, erzählen uns die alten Zauberlieder.

Bei so vielen Krankheiten muß der Arzt, der seinen Patienten genau kennt, bestimmen, welcher Luftkurort der beste für ihn ist, ob seine Atemintensität sich im Küsten-, Gebirgs-, Wald- oder Seeklima verstärken wird und ob Frühlings-, Sommer-, Herbst- oder Winterkuren für ihn angebracht sind.

Man muß die Fauna–Flora, die in jedem Menschen steckt und durch alle Geschlechter herangewachsen ist, schon gut kennen, um genau sagen zu können, in welcher Gegend und bei welcher Arbeit der einzelne nicht nur zur vollen Entfaltung seines eigenen Atems, sondern auch dem ewigen Atem am nächsten kommen wird.

«Der Atem ist das Autochthone» (Urerdgeborene), sagte Kant. Der große Atem verbindet den Menschen wieder mit seinem Ursprung. Kürzlich entdeckte Prof. Dr. Otto Warburg auch die «innere» Atmung, die sich in allen lebenden Geweben abspielt. Sie wird veranlaßt durch chemische Prozesse, wobei die Nährstoffe (Eiweiß, Fett, Kohlehydrate) gespalten werden. Dabei spielt das Eisen die Rolle eines wichtigen Aktivators. Die Atmung erfaßt also das gesamte Zellenleben.

DIE SONNE

Beim Atmen müssen wir immer an die *Haut* denken, die unseren ganzen Körper umgibt und sich sozusagen aus vielen kleinen Lungen zusammensetzt, die alle atmen wollen. Ich werde noch oft auf die erstaunlichen Fähigkeiten der Haut zu sprechen kommen, die dem Blinden im gewissen Sinne das Sehen ersetzt, indem sie Licht wahrnimmt und die inneren Organe den Wechsel von Hell und Dunkel empfinden läßt.

Wie stark die Pflanzenintelligenz im Wesen der Haut lebendig ist, beweisen uns klinische Versuche, die auf die Wange einer Versuchsperson, die im verdunkelten Zimmer mit verbundenen Augen und ausgestreckten Armen saß, plötzlich farbiges Licht fallen ließen. Der Versuchsperson unbewußt, wandten sich die ausgestreckten Arme unwillkürlich nach der Lichtquelle. Es war die Haut der Wange, welche das Licht wahrnahm und reflektorisch die Arme in Bewegung setzte. Genau so wendet sich im Keller eine Pflanze nach jedem Lichtschimmer.

Auch noch andere erstaunliche Eigenschaften hat die Haut. So wissen wir heute, daß sie eine bakterientötende Kraft hat, verdaut sie doch Bakterien, die auf die Oberfläche gebracht werden, in kurzer Zeit. Ebenso nimmt sie Nahrung auf; ich selbst kannte einen Forscher, der sich durch die Haut zu ernähren suchte. Wenn wir eine Salbe mit ätherischen Ölen (Terpentin, Thymian, Zypresse, Eukalyptus) auf die Haut bringen, so wird genügend davon aufgenommen. Man benutzt diese Fähigkeit zur Hustenbehandlung.

Unter solchen Umständen können wir uns vorstellen, daß die Haut unseres Körpers einen großen Luft- und Lichthunger hat, den wir gewöhnlich durch eine völlig falsche Kleidung unterdrücken, so daß wir schon dadurch oft manche Krankheit heraufbeschwören und manche Selbsthilfe des Körpers in Krankheitsfällen verhindern. Wir haben aber alle Ursache, uns im Interesse unseres Körpers eine gut arbeitende und leistungsfähige Haut zu erwerben. Wir werden später bei Besprechung der verschiedenen Krankheiten sehen, welche Pflanzen für die Haut in Frage kommen. Es ist recht bezeichnend, wie gut gerade Pflanzen in den verschiedensten Zubereitungsformen auf die Haut wirken.

Wir können zu allen Jahreszeiten, wenn wir es richtig verstehen, gar nicht genug *Luft- und Sonnenbäder* nehmen. Wenn wir sie das ganze Jahr hindurch regelmäßig durchführen, bleiben wir bei guter Gesundheit auch im Winter. Zumal wir unseren Körper nur dadurch abhärten können, daß wir ihn daran gewöhnen, mit recht heißen und kalten Jahreszeiten fertig zu werden. Natürlich müssen wir nach unseren Kräftebeständen individuell verfahren.

Während wir die Luft durch Lungen und Haut zugleich aufnehmen, bekommen wir die *Sonnenenergien,* welche heute auch nach der Auffassung der Wissenschaft die stärksten sind, die es überhaupt für unseren Körper gibt, durch die gesamte Hautfläche, die wir bestrahlen lassen. Auf die Sonnenenergie selbst ging ich bereits ein.

Zweifellos wissen das heute – zum mindesten instinktiv – schon viele Menschen, die sich von der Sonne gern recht braun brennen lassen und oft sogar einen Sonnenbrand riskieren.

Aber wir wissen auch aus dem Kult der Völker, daß sie stets in der Sonne die stärksten Heilkräfte für Körper und Seele verehrten. Niemals hat etwas in der Welt den Menschen tiefer bewegt und erschüttert als das Geheimnis der Sonne, in dem jeder Zauber der Natur verborgen ruht.

Wunderschön sind die Verse im Atharwaweda, die Friedrich Rückert übersetzte und die sich an die «Göttin Besonnenheit» richten:

«Mit der Besinnung mach du, o Agni, mich besonnen heut. Besinnung spät, Besinnung früh, Besinnung mitten um den Tag. Besinnung mit der Sonne Strahl, lad' ich zu mir mit Worten ein.»

Es gibt keinen Lebensvorgang, in den das Sonnenlicht nicht eingreift und uns mit seiner Kraft belebt.

Man hat durch Versuche festgestellt, daß sich die roten Blutkörperchen und ebenfalls die Gesamtblutmenge durch Besonnung vermehren, wobei die Sonnenkraft gleichzeitig bis auf das Knochensystem wirkt. Hierbei spielt die Haut stets die vermittelnde Rolle. Es hat sich sogar herausgestellt, daß selbst Teilbestrahlungen der Haut dem ganzen Körper zugute kommen. Das wird manchen freuen, dem die Umstände nur eine gelegentliche Bestrahlung von Gesicht oder Oberkörper erlauben.

Unter den Krankheiten, die man mit Sonnenlicht behandelt, fällt die den meisten Heilmitteln trotzende Tuberkulose auf. Prof. Dr. A. Rollier, Schweiz, ließ bei der Sonnenbehandlung der sogenannten chirurgischen Tuberkulose die Sonnenstrahlen auf die ganze Körperoberfläche einwirken, um den ganzen Organismus zu kräftigen. Er ist der Ansicht, daß das Sonnenlicht, wenn es den Körper durchdringt, in der Haut Wirkungen erzielt, die sich auf alle Organe ausdehnen.

So werden zum Beispiel unter der Wirkung der Sonnenstrahlen die Lipoidsubstanzen der Haut so umgeformt, daß das für den Knochenaufbau unentbehrliche Vitamin D entsteht. Rollier glaubt, daß das von der Sonne auf der Haut hervorgerufene Pigment, also die Hautbräunung, direkt an der Umformung von Lichtenergie in Lebensenergie teilnimmt. Er verweist dabei auf eine dreißigjährige Arbeit im Höhenklima (wo also die Sonnenkur das ganze Jahr hindurch angewandt werden konnte), die bewies, daß Tuberkulose der Knochen, Gelenke, Drüsen, Haut, des Brust- und Bauchfells usw. durch Sonnenbehandlung heilt. Er wandte die Heilkraft der Sonne auch bei chronischen Knochenmarkentzündungen, schwer heilenden Wunden, Schwächezuständen nach Operationen und nichttuberkulösen Hauterkrankungen an.

Sonnenbehandlungen verwendet man heute ebenfalls bei Fettsucht, Rheumatismus, Gicht, Ischias, Neuralgie, Zuckerkrankheit, Magen-Darmgeschwüren, Arteriosklerose und dort, wo alle anderen Mittel versagen. Von manchen Krankheiten, zum Beispiel der Skrofulose, spricht man direkt von einer Schattenkrankheit.

Beim gesunden Menschen ist die Braunfärbung der Haut beim Besonnen immer mit einer stärkeren Blutfülle verbunden, während die Haut von Kranken trotz brauner Färbung dennoch welk und spröde bleibt. Natürlich begünstigt die Blutfülle auch die Heilungsaussichten bei Sonnenbehandlung. Braunwerden der Haut und Eintritt stärkerer Blutfülle sind also auf alle Fälle günstige Zeichen dafür, daß der Körper mit Sonnenenergie geladen wird.

In der Oberhaut liegen die Pigment-(Farbstoff-)körnchen, welche die dunklere Farbe mancher Rasse (aber auch die Farbflecke hellhäutiger Menschen, Sommersprossen, Leberflecke usw.) bedingen. Neugeborene Kinder sind bei allen Rassen fast pigmentlos und daher rot (durchscheinendes Blut). Durch die Menge des in der Epidermis vorhandenen Pigments entstehen die Farbunterschiede, die vom hellsten Gelb bis zum dunkelsten Braun wechseln. Man nimmt an, daß bei besonders hellfarbigen Menschen und Tieren ein gewisser Pigmentverlust vorliegt (durch Domestikation – Zähmung).

Man weiß zwar nicht genau, wie das Pigment sich bildet, aber zweifellos steht es unter dem Einfluß des Sonnenlichts in den tiefsten Zellen der Epidermis und schützt die Haut gegen zu starken Lichteinfluß, so daß also das Braunwerden zugleich der beste Selbstschutz des Körpers gegen alle Gefahren des Sonnenlichtes darstellt. Es ist selbstverständlich, daß Menschen, die ständig in der Natur leben, eine schöne, dunkelbraune und schützende Pigmenthülle tragen, die sich so mancher Städter gern erwerben möchte.

Auch der hellhäutige Mensch wird lichtbraun, wenn er ständig im Freien lebt. Sogar der Tierzüchter weiß, daß seine dunkleren Tiere widerstandsfähiger sind. Das Pigment wird eben durch den ständigen Kontakt mit der Natur erworben. Man braucht nur eine Blutprobe zu machen, um festzustellen, daß der Hautfarbstoff an den Kreislauf zur Stärkung der inneren Drüsensekretion abgegeben wird. Damit wird bewiesen, daß es für den Körper kein stärkeres Erlebnis geben kann, als sich mit der Sonne auseinanderzusetzen, das heißt möglichst viel von ihren Kräften aufzunehmen.

Wie steht es nun mit dem Sonnenbrand, vor dem alle Hellhäutigen begreiflicherweise Angst haben, da sie am wenigsten dagegen geschützt sind?

Sie müssen sich langsam an die Sonne gewöhnen, dann bleiben ihnen unliebsame Erscheinungen erspart: wie Hautentzündungen, Kopfschmerzen, fieberhafte Zustände oder sogar Sonnenstiche. Schon das ganze Jahr über sollten die Hellfarbigen bei jeder Gelegenheit ihre Haut durch Luftbäder abhärten. Wenn sie sich zuerst im Freien sonnen, sollen sie sich nicht in die pralle Sonne legen. Vor allem aber müssen sie sich dauernd zwischen Licht und Schatten bewegen. Bei der Behandlung von Hauttuberkulose hat sich zum Beispiel gezeigt, wieviel besser die Sonnenbestrahlung wirkt, wenn die Kranken sich bewegen und leichte Arbeit verrichten. Nie soll man mit einem sonnenheißen Körper ins Wasser gehen, und bei heißer, hochstehender Sonne bedeckt man Kopf und Nacken. Herz-, Lungenkranke und Nervöse müssen sich außerdem stets von ihrem Arzt die Art ihrer Sonnenbäder anweisen lassen.

Auch Menschen, die eine schlecht arbeitende Haut haben, die schlaff, welk und trocken ist, tun gut, sich auf Sonnenbäder frühzeitig durch Luft- und Wasserbäder (Duschen, Bürstenbäder, Trockenabreibungen) und poröse Kleidung vorzubereiten. Hier spielt dann die richtige Ernährung mit den verschiedensten Pflanzen, auf die ich ausführlich eingehen werde, eine große Rolle. Der Gebrauch von reinen, besten Ölen schützt vor dem Sonnenbrand und begünstigt das Braunwerden, zumal wenn sich mit dem Einölen eine gute Haut- und Knetmassage verbindet, damit das Öl richtig in die Haut hineingearbeitet wird.

Um den Heliotropismus aller Wesen zu begreifen, muß man einmal die Zeitlupenaufnahmen von Pflanzen gesehen haben, die schwere Steine und Erdmassen hochheben, um ans Licht zu gelangen. Es gibt in gemäßigten Zonen nichts Schöneres und Süßeres als das Licht der Sonne, und gerade wer es scheinbar nicht verträgt und nicht braun werden kann, sollte die Sonne immer wieder suchen, bis sie ihn erhört.

Und jeder braucht sich von ihr nur so viel zu holen, wie er verträgt. Der Europäer zum Beispiel kann nur ein bestimmtes Maß vertragen. Er wird, da er an wechselndes Wetter gewöhnt ist, unter der tropischen Sonne leicht blutarm, während ihn dieselbe Sonne in seiner Heimat gerade von der Blutarmut heilt. Man muß also immer auf das Klima und die eigene Konstitution achten, um Fehler zu vermeiden.

Jedenfalls ist die welke, wachsfarbene Haut ein Zeichen dafür, daß sich der Mensch von der Natur entfernt hat, während die rotbraune Farbe anzeigt, daß Sonnenkräfte in ihm wirksam sind.

Goldbraun wollten zu allen Zeiten die Völker werden, welche die Sonne liebten. In einem alten Sonnenliede heißt es:

Ich verehre dich,
deine Schönheit ist in meinen Augen,
dein Glanz spiegelt sich auf meiner Haut.
Ich lasse die Wahrheit aufsteigen
zu deiner Majestät, der täglich strahlenden.

DIE SEELE

Nachdem wir uns mit den unerläßlichen natürlichen Voraussetzungen für das gesunde Wachsen aller Wesen – mit Wasser, Luft, Licht – befaßt haben, darf ich es nicht versäumen, an dieser Stelle auch das Grundproblem der Seele zu zeigen.

Ich deutete schon bei der Wasserfrage an, daß unsere Ahnen das Wesen der Seele in der Tiefe des Wassers suchten. Nie werden wir etwas von dem Sinn und der Wirksamkeit dessen, was wir «Seele» nennen, verstehen lernen, wenn wir nicht begreifen, daß die Vorzeit aller Völker uns in ihren Mythen das Wesen der Seele gleichsam als den Geist des Wassers schilderte.

Für diese noch mit dem Urgrund des Lebens verbundenen Menschen war das Wasser sozusagen das weibliche Element der Natur selbst, dessen unfaßbare Seele alles Wachstum als Fruchtbarkeit im Leben pflegte. Dieses Element wurde in allen weiblichen Wesen, also auch in der Frau, wiedererkannt, weshalb die meisten Völker die Frau viel tiefer mit den Wurzeln der Natur verbunden glaubten als den Mann.

Daher galt im Norden das Wesen der Frau als heilig, magisch, hellseherisch und mit der Kraft der Weissagung begabt. Die heiligen germanischen Frauen weissagten und offenbarten aus dem Wasser. Weil ihre Natur weiblich und fruchtbar wie das Wasser war, das die Voraussetzung für alles Wachsen ist, hielt man sie auch für fähig, das Schicksal – diesen gewaltigen mystischen Wachstumsprozeß für alle Wesen – enträtseln zu können.

Die Seele aber, die im Wasser ruht, wird von der Pflanze ergriffen und weitergetragen als der materiell nicht ohne weiteres faßbare Inhalt alles vegetativen Geschehens. Es wäre ein Unding, ein Buch über das Verhältnis von Pflanze und Mensch schreiben zu wollen, ohne den Seelenbegriff zu klären.

Gerade der Pflanzenheilkunde wird so oft der Vorwurf gemacht, daß sie immer nur den Nähr- und Heilwert der Pflanzen, also ihren groben Nützlichkeitswert, betone. Ich will nicht bestreiten, daß die wirtschaftliche Not die Menschen vielfach zu einem rein materiellen Fühlen und Denken erzieht, daß der Hunger, die Notwendigkeit, jahrein und jahraus Nahrung für Mensch und Tier herbeizuschaffen, sie nur noch fragen läßt, ob die zahlreichen Gewächse der Natur giftig oder nahrhaft und heilkräftig sind.

Gerade deshalb aber ist es notwendig, bei jeder Gelegenheit, und ganz besonders, wenn man von Pflanzen spricht, zu zeigen, wie tief frühe Zeiten noch glaubensmäßig mit dem eigentlichen Wesen der Pflanzen, eben mit ihrer Seele, verbunden waren. Es läßt sich der Nachweis führen, daß die Glaubenskraft der Völker genau von dem Zeitpunkt an zu versiegen beginnt, wo diese nur noch der Nützlichkeitswert ihres Bodens und seiner Pflanzen interessiert, wo sie aufhören, an das Mysterium der Vegetation zu glauben, aus dem allein jeder Glaube erst geboren wird.

Es wird schon so sein, daß dieses rein materielle Denken mit der Entfernung des Menschen von Wald, Acker und seiner Zusammenballung in immer größer werdenden Städten und der dort entstehenden Industrie und Technik begann, die ihn langsam, aber sicher natürlichem Fühlen und Denken entfremden.

Es ist eine Notwendigkeit, erdverbundenes Fühlen und Denken auf jedem nur gangbaren Weg wieder in unser heutiges technisches Leben hineinzutragen, den Geist der Pflanze, die dieses materialisierte Leben wieder beseelt.

Ich sagte schon, es wäre ein Unding, hier von dem Nahrungs- und Heilwert der Pflanze reden zu wollen, ohne zuvor die Realität dessen festzustellen, was wir Seele nennen, die die Pflanzen in so mannigfacher, so unscheinbarer Weise und in oft so großer Schönheit auch durch unsere Zeit tragen.

Das ist der Grund, warum ich in so vielen meiner Arbeiten immer wieder schrieb, daß es auch in Zukunft der Geist der Pflanze sein wird, der auf den meisten Gebieten des heutigen Lebens den Menschen erlösen wird. Sicher ist, daß kein Volk untergehen kann, das den Geist, die Seele der Pflanze begreift.

Schon vor Jahrtausenden haben uns zum Beispiel die Chinesen mit einer organisierten Wasserwirtschaft und ihrer Ackerbeetkultur gezeigt, wie es der Pflanze gelingt, einen überfüllten Raum zu erweitern. Wenn es für Europa in der Zukunft noch Wege friedlicher

Entwicklung gibt, dann nur die, welche der noch immer unerforschte Geist der Pflanze uns zeigt.

Aber bleiben wir noch einen Augenblick bei dem Problem der Seele; und machen wir uns klar, wie man in der Philosophie der Völker darüber dachte und wie man heute darüber denkt.

Überall finden wir bei den Völkern die Vorstellung, daß im menschlichen Körper noch ein zweites Ich lebt, als dessen Träger neben Wasser und Luft auch Atem, Blut und Schatten gelten.

Wir sehen, wie Demokrit die Seele im Feueratom sucht, die Pythagoreer in den Sonnenstäubchen. Bei Sokrates, Plato und Aristoteles wird die Lehre von der Seele immateriell, und sie beginnen zwischen Pflanzen-, Tier- und Menschenseelen zu unterscheiden. Einfach deshalb, weil man noch nicht weiß, daß alle Wesen von der Pflanze stammen.

Noch im Mittelalter glaubt man, daß die Seele die den Körper formende Kraft sei. Erst in der Neuzeit verwendet die Wissenschaft infolge fortgesetzter Spezialisierung den Seelenbegriff im engeren Sinne zur Bezeichnung der Vorgänge des menschlichen Innenlebens.

Der Kampf der Philosophen um die materielle oder immaterielle Substanz der Seele hörte seit der ältesten Zeit bis heute nie auf. Plato erzählt uns noch, daß unsere Ideen Erinnerungen der Seele sind und aus einer anderen, idealen Welt stammen. Er beweist uns, daß der Mensch, je mehr er sich von seiner unzulänglichen Sinnenerkenntnis befreit, wieder in die Ideenwelt – wie in das verlorene Paradies – eingeht.

Wenn man im Sinne der Pflanze denkt, muß man Plato auch heute recht geben; denn wer anders als die Pflanze kann uns Intelligenz vermitteln? Wir wissen, daß es Pflanzen gibt, die uns erstaunliche, wenn auch nicht bleibende Fähigkeiten vermitteln können, und unsere heutigen Pflanzenforschungen lassen bereits vermuten, daß wir Pflanzen finden werden, mit denen wir die körperlichen und geistigen Fähigkeiten des Menschen erweitern werden.

In den 90er Jahren des 19. Jahrhunderts beginnt man das Seelenleben (Gedächtnis, Gefühl, Denken, Willen) experimentell zu erforschen, und in der Gegenwart ist es zuerst wieder C. G. Jung, der das Seelenproblem nicht mehr wie viele seiner Vorgänger rein mechanisch erfaßt, sondern deutlich ausspricht, daß alle seelischen Störungen des modernen Menschen in einem überentwickelten Intellekt und in einem Verlust dessen, was ich «Pflanze» nenne, zu suchen sind. Jung erklärt, daß der europäische Mensch in Gefahr ist, seine Seele zu verlieren, und er führt Asien als Beweis an, daß die dort lebenden und noch im unbewußten Zustand mit der Natur gläubig verbundenen Menschen der Gefahr des Seelenverlustes nicht ausgesetzt sind.

Jung übersieht nach meiner Auffassung nicht die ganze Reichweite des Seelenproblems, aber er ahnt sie richtig.

Auch ich habe mich viele Jahre mit den Kulturen der Erde beschäftigt und fand mich stets von primitiven Völkern angezogen, die noch mit dem Herzen der Natur verbunden sind. Der Grund, daß solche Völker bessere Nerven als wir Europäer haben und ihre seelischen Erlebnisse noch tief und kraftvoll sind, beruht darauf, daß diese Völker mit allen Sinnen einer unverbrauchten Fauna–Flora verbunden sind, die zum mindesten nicht in dem Maße domestiziert ist wie unsere. Sie sind noch nicht durch das Erlebnis der Technik und Industrie gegangen, das das entscheidende Erlebnis Europas ist.

Selbstverständlich werden heute auch die nichteuropäischen Völker langsam in das Problem «Industrie–Technik» hineingezogen, und die Entseelung der Welt wird so lange fortschreiten, bis man die Notwendigkeit «natürlicher» Erdwirtschaft unter Berücksichtigung aller Eigenarten der Nationalitäten begriffen haben wird. Sobald der große Tausch ihrer natürlichen Funktionen beginnt, der ein notwendiger Wachstumsprozeß im kosmischen Sinne unter dem Gesetz der Pflanze ist, wird auch die Idee wieder sichtbar werden, die im Erdorganismus ruht und von seelischer Qualität ist. Die Notwendigkeit, zu einer «natürlichen» Lebensform zurückzufinden, ist in den europäischen Industrienationen inzwischen allgemein erkannt worden. Man weiß, wie wichtig eine gesunde Umwelt für die seelische Entwicklung des Menschen ist. Die Reinerhaltung von Wasser und Luft ist von unschätzbarem Wert; die Erhaltung der Vegetation lebenswichtig.

Ich wies schon in dem Absatz über das Wasser darauf hin, wie biologisch richtig unsere Vorfahren gefühlt und gedacht haben, wie «natürlich» sie die Funktionen der Seele begriffen und schon sprachlich mit dem Wort «Seele» selbst ihren naturverbundenen Glauben ausgedrückt haben.

Ich schrieb, daß die Seele weiblich und als dem Wasser identisch gedacht war. Deshalb zeigt uns auch die Sprache die Seele als weibliches Wesen. Seele stammt aus dem gotischen «saivala», althochdeutsch «sêlo» (saivs = See). Unter saivs (mare = Meer) verstand der Norden die wogende, flutende Kraft, die im Meere ihre tiefste Stärke erreicht und aus der das erste Leben der Pflanze aufgeht. Heute bestätigt uns auch die Wissenschaft, daß alles Leben aus dem Meere gekommen ist.

Es ist logisch, daß deshalb in der Mythologie des Nordens das Geheimnis der Unsterblichkeit in der Tiefe des Wassers (im Meer) ruht. Von hier aus nimmt jedes Leben wieder seinen Ausgangspunkt. Deshalb holt sinngemäß der Storch im alten Volksglauben die Kinder aus dem Wasser. Und deshalb wurde schon früh mit dem Wasser getauft, das der Ausgangspunkt aller Vegetation war.

Es muß ursprünglich immer Meerwasser sein, das auch das Wasser der kirchlichen Taufbecken war. Man tauchte den Menschen im Wasser unter oder benetzte ihn damit, um ihm die «Seele» zu geben, den unfaßbaren Inhalt jedes alten Glaubens, der immer rein vegetativ zu verstehen ist.

Es ist nicht schwer zu begreifen, daß alle Völker, die in ähnlicher Weise glaubten, daß die Welt aus dem Urwasser geboren sei, auch dort das Geheimnis der Seele suchten.

Es gibt wohl keine Vorstellung, die dem rein materialistisch denkenden Menschen unangenehmer wäre als die der Seele. Nicht einmal dem Dichter möchte er erlauben, sie zu verwenden, obwohl gerade jedes Kunstwerk seine Unsterblichkeit dem seelischen Inhalt verdankt.

Bei den Melanesiern sagt man von einem Menschen, der sich von anderen durch ungewöhnliche Kräfte, durch ein seltsam anziehendes Wesen auszeichnet: er hat «Mana». Man versteht darunter Seelenkraft, denn die Seele verhält sich zu «Mana» wie der Teil zum Ganzen.

Auch wir spüren sehr gut, ob von einem Menschen – mag er noch so klug sein – ein Seelenfluidum ausgeht oder ob er seelisch leer ist und trotz großen Wissens doch keinen Eindruck auf uns macht, uns nicht erwärmt und nicht überzeugt.

Diese seelische Kraft, die uns mit dem göttlichen Mysterium im Raum verbindet, kann sich dem Materialisten nicht offenbaren, weil ihm wahrscheinlich das Erkenntnisvermögen dafür schon vererbungsgemäß fehlt, er hat kein Gefühl dafür mitbekommen oder sein intellektuelles Grübeln hat es ihm geraubt. Vielleicht war in der Reihe der Geschlechter vor ihm durch viele Fehler schon lange die innige Verbindung zur Natur und ihren Mysterien erloschen. Vielleicht hatten seine Ahnen wie Peter Schlemihl, der seinen Schatten verlor, ihre Seele gegen Geld verkauft, oder seine Eltern hatten ihn ohne Liebe, ohne den Glauben an das Mysterium der Natur, erzeugt.

Groß ist heute für den Europäer die Gefahr, umgeben von allen Annehmlichkeiten der Technik, die ihm immer mehr Bewegung, Strapazen usw. erspart und ihn oft von der Geburt bis zum Tode gegen alle lebendigen Erlebnisse und Wachstumsvorgänge unempfindlich macht, die seelische Tiefe des Glaubens zu verlieren, die man nur behält, wenn man immer wieder mit der Natur ringt und in ihren Verjüngungsbrunnen steigt.

Goethe hat uns in seinem Faust gezeigt, daß wir zu den Erdmüttern gehen müssen, daß wir immer wieder – körperlich wie geistig – das Mysterium der Fauna–Flora in uns erneuern müssen, um die Verbindung zur göttlichen Liebe nicht zu verlieren, die unserer Seele jene Nahrung gibt, ohne die sie verkümmert. Töricht ist es, wenn sich Glaubensbekenntnisse darum streiten, welche

Nahrung die bessere ist, die doch klimatisch ganz verschieden ausfällt.

Ich erwähnte schon, daß der große Seelenforscher Jung darauf aufmerksam machte, daß in Europa ein Bestand an Menschen unaufhörlich zunimmt, der seine Seelenbestände verliert und nur noch rein materiell zu denken und empfinden fähig ist. Biologisch gesehen ist es kein Wunder, wenn dann die Neurosen entstehen. Nur wenn im Menschen die Glaubenskräfte wachsen und er sich wieder in unbewußter Liebe den Mysterien der Natur hingibt, was noch heute wahrhaftige Religionen vermitteln können, nimmt in ihm die Seelenkraft zu. Dann strömt aus tausend Wegen das Blut aus dem grünen Herzen der Natur in seins, die Wunder in seinem Leben beginnen wieder, es fängt an, in ihm zu grünen, und die Neurosen verschwinden. Goethe sagt: «Die Träne quillt, die Erde hat mich wieder.»

Wo also immer der Seelensamen ruhen mag, ob in der Luft, im Wasser, in den Sonnenstrahlen, mag er auch im Reagenzglas noch nicht gefunden sein, wir wissen, fühlen und die tausendjährigen Erfahrungen aller Glaubensbekenntnisse der Welt sagen es uns: er ist eine unfaßbare Realität. Und es ist Glück, daß heute auch die modernste Seelenforschung wieder beweist, daß im Verlust der Seele die größte Gefahr für das körperlich-geistige Wohl des einzelnen, wie ganzer Völker liegt.

Auf keinen Fall darf man aber, wenn man das Verhältnis zwischen Pflanze und Mensch in seinen wesentlichen Punkten zeigt, versäumen, den seelischen Kern alles Vegetativen zu erklären, der die große Liebeskraft der Natur enthält.

DIE BEWEGUNG

Ich möchte noch einen Augenblick bei dem Problem der Bewegung verweilen, das immer wichtiger für europäisches Körperleben wird und ebenfalls aufs engste mit unserer technischen Zeit zusammenhängt.

Es gibt heute keinen Arzt der natürlichen Heilweise mehr, der uns nicht versichert, daß der Kulturmensch in erster Linie an Bewegungsmangel leidet, da ihm die Technik zunehmend fast jede Bewegung abnimmt. Es ist in dieser Beziehung schon ein großer Fortschritt, daß moderne Krankenhäuser bei den meisten Krankheiten die Bewegungsbehandlung berücksichtigen.

Wir müssen auch hier natürlich denken lernen. Ursprünglich war der Mensch gezwungen zu gehen, zu klettern und zu schwimmen, um sich seine Nahrung zu verschaffen. Er hatte dabei die verschiedensten Anstrengungen und Gefahren zu überwinden. Selbst noch als seßhafter Ackerbauer muß er sich ständig rühren und viel schwitzen, was allein schon seine Säfte verbessert, die Hormone anregt und Krankheiten vorbeugt. Immer ist der ganze Körper in Bewegung, was sich auf den gesamten Stoffwechsel auswirkt.

In unserer Zeit, da wir uns auf so vielen Gebieten spezialisieren, was sich zum Beispiel auf dem Gebiet der Medizin oft sehr unglücklich auswirkt, haben wir die Neigung, uns auch körperlich zu spezialisieren. Die einen arbeiten nur mit den Beinen, die anderen mit den Armen und die Intellektuellen nur mit dem Kopf usw. Ich will zugeben, daß hier der Sport etwas ausgleichend zu wirken sucht. Aber gerade der Sport bildet ebenfalls vielfach nur Rekordspezialisten aus, meistens aus finanziellen Gründen.

Sicher ist auch systematische Gymnastik (Atemgymnastik usw.) ein gewisser Ersatz für natürliche Bewegung und körperliche Arbeit, aber wirklich ersetzen kann sie diese nicht. Es ist ein großer Unterschied, ob ich bewußt (zumal im Zimmer) Gymnastik und Atemübungen treibe oder draußen in Licht, Luft und im Schweiße meines Angesichts dem Boden Nahrung abringe.

Sicher ist die harmonische Bewegung für den Menschen die beste. Unter einer solchen verstehe ich eine Bewegung, die sowohl den Körper als auch den Verstand trainiert. Beide Bewegungsarten müssen im Gleichgewicht stehen und sich gegenseitig ergänzen. Eine einseitige körperliche Bewegung, zumal wenn sie wie im Rekordsport übersteigert wird, führt nicht nur zu körperlichen Schäden, sondern schwächt auch die Gehirntätigkeit. Genau so wie eine einseitige Gedankentätigkeit langsam schwere Störungen im Körper heranwachsen läßt.

Nach meiner Auffassung beruht zum Beispiel das rein materielle Denken, das nur auf Geldverdienen und äußere Erfolge eingestellt ist und alle Glaubensgefühle verachtet, darauf, daß diese Art Menschen keine Verbindung mehr zur Natur haben und auf der ganzen Linie die Pflanzenbestände in ihnen aussterben. Bei solchen Menschen geht die Vegetation langsam ein, sie stehen nicht mehr genügend mit Sonne, Luft, Wasser und lebendiger Natur in Verbindung, und in ihnen lebt nicht mehr das, was ich als Seele kennzeichnete. Wir erleben das manchmal bei alten Völkern und einzelnen Familien, die durch Inzucht usw. aussterben. Immer sind es die Naturkräfte, die langsam in solchen Familien oder in einzelnen Menschen aussterben und der Zynismus, den sie dafür erwerben, verbunden mit einer völligen Hoffnungslosigkeit und krassem Pessimismus, ist bereits krankhaft und deutet an, daß das Wachstum (also die Vegetation) in ihnen erlischt. Natürlich können derartige Erscheinungen bisweilen schön und ergreifend wirken – wie ein untergehendes Gestirn, wofür wir ja die Beispiele großer Künstler haben. Aber das kann doch nicht darüber hinwegtäuschen, daß dies mit einer tiefen Gefährdung der menschlichen Existenz einhergeht.

Menschen mit elementarer Lebenskraft sind tief mit der Vegetation verbunden und stammen oft noch aus dem Wald, dem stärksten Ausdruck aller Vegetation, oder doch vom Lande. Sie tragen unverbrauchte Naturkräfte in ihrem Inneren und sind Bewegungsnaturelle. Wobei ich nicht bestreite, daß es auch bei geistigen Menschen eine so starke innere Bewegung gibt, daß sie zugleich eine äußere wird.

Beschäftigen wir uns nun etwas näher mit dem menschlichen Gang, aus dem die Bewegung geboren wird.

«Durch ihren Gang offenbarte sich die Göttin», sang einst Virgil.

Wenn wir den menschlichen Gang genauer beobachten, werden wir finden, daß er sich mit dem Klima und der Landschaft verändert wie der ganze Mensch. Mit dem Einfluß der Sonne, des Wassers und der Luft muß sich auch der menschliche Rhythmus verändern. Die Natur ist so vielseitig, daß sie nicht einmal in derselben Landschaft und in einzelnen Familien der Pflanzen, Tiere und Menschen gleiche Exemplare schafft. Wie oft denken wir, daß auch die Natur wie wir Massenwaren erzeugt, genormte Artikel und einheitliches Denken. Das ist aber nicht der Fall. Die Natur schafft nur Individuen, aber ihr Sinn ist so umfassend und ihr Ziel so unendlich, daß die gemeinsame Tauscharbeit aller Wesen nie zu einer Störung der Naturgesetze führt. Die Natur ist so großzügig, daß sie Millionen von Individuen ertragen kann; ohne daß sie dadurch gestört würde. Schließlich stammt ja jede Regung dieser Millionen von ihr, aus ihrem großen Herzen.

Genau so wie alle Bewegung, die wir im täglichen Gang durchs Leben wiederholen, aus dem Raume stammt. Es wird wenig daran gedacht, daß der Gang des Menschen eigentlich ein kosmischer Rhythmus, ein Echo des großen Ganges im Raume ist.

Wir sind gewöhnlich der Meinung, daß sich die Pflanzen nicht bewegen. Aber Zeitlupenaufnahmen belehren uns eines besseren. Alles an der Pflanze ist bewegtes Wachstum nach unten und oben, nach Wasser und Licht. Und aus diesen beiden Trieben entsteht schließlich jede Bewegung. Seien wir uns darüber klar, wenn wir von Bewegung sprechen, daß die Dominante der Bewegung für uns Menschen ebenfalls wieder die Pflanze ist, die als Nahrung zu uns kommt. Ich werde später bei den verschiedenen Pflanzen erwähnen, welche Pflanzen unsere Bewegung beschleunigen und welche sie verlangsamen, ist doch auch alles in unserem Körper auf Bewegung eingerichtet.

Welche Mutter wäre nicht von den ersten stammelnden Gehversuchen ihres Kindes entzückt – zumal in jener Zeit, in der sich die kleinen Perlen der Finger und Zehen noch nicht unterscheiden und die Zehenspitzen einen zierlichen Bogen bilden, der so sanft ist wie ein junges Blatt.

Das Gehen will gelernt werden. Es ist ein langer Wachstumsvorgang, bis die zarten Fußwurzeln fest geworden sind. Das Baby geht noch mit dem äußeren Fußrand, aber das regelmäßige Gehen trainiert den schwachen Fuß, in dem viele Arbeitskräfte organisiert sind, die alle um das Gelenk orientiert sind und sofort zugreifen, sobald einmal die Stütz- und Führungsflächen nicht das leisten, was als Gesamtbewegung gewollt wird. Die Geburt des Fußes, dieses Kunstwerkes, das aus dem vollendeten Gang entsteht, fesselte besonders die Ägypter, die es in vielen Bildern und Plastiken darstellten.

Das Fußgewölbe, aus dem die Elastizität des Ganges wie Musik hervorbricht, ist sehr kunstvoll aufgebaut. Es würde zu weit führen, hier auf die wunderbare Verbindung von Architektur und Musik einzugehen, die in unserem Fuße ruht und die von wirklichen Künstlern des Tanzes zum Ausdruck gebracht wird. Es genügt zu wissen, daß unser Fußgewölbe ein Kreuzgewölbe ist, welches sich aus Gelenkflächen mit aufeinanderstoßenden Knoten und Bändermassen aufbaut. Und nur weil unser gesamtes Fußgewölbe eine komplizierte Durchdringung vieler Kreuzgewölbe ist, von dem jedes seine eigene Muskulatur besitzt, können wir so leicht über unebenes Gelände gehen. Jedes einzelne Gewölbe des Fußes paßt sich dem Boden an.

Es leuchtet ein, daß ein Schuster – wie letzten Endes jeder Handwerker – ein Künstler sein muß, um die Architektur des Ganges in einem Schuh völlig zu erfassen, der unter heutigen Verhältnissen oft genug unseren Gang entscheidet.

Bei manchem zierlichen Damenschuh denkt man unwillkürlich an die chinesische Sitte, welche kleinen Mädchen die Füße einband, um die berühmten «goldenen Lilien» zu züchten. Wollen auch wir noch immer unseren Mädchen und Frauen das Gehen verleiden, das jene für Körper und Geist so notwendige Bewegung schafft, von der ein zeitgemäßer Satz des Aristoteles sagt: «Das Leben besteht in der Bewegung und hat seinen Sinn in ihr»?

Die Schuhherstellung beschäftigte sich in den letzten Jahren sehr lebhaft mit der Biologie des menschlichen Fußes und seinem Gang. Schon vor einiger Zeit erfand sie zum Beispiel einen orthopädischen Gebrauchsschuh für Berufstätige, die viel gehen müssen, also Kellner, Friseure, Briefträger, Fabrikarbeiter, Landleute usw. Man bekämpfte ganz bewußt all die Nagelkrankheiten, Verkrüppelungen der Zehen, Plattfuß, Schwielen, Hühneraugen und selbst die schmalen, hohen Absätze der Damenschuhe, die zu Überstreckungen des Fußes und Trittunsicherheit führen, die gerade in letzter Zeit manchmal mit dem Tode bezahlt werden mußten.

Menschen, die schon mit schwachen Füßen geboren wurden, sollte man raten, Berufe zu meiden, die zu vielem Stehen oder Überanstrengungen der Füße zwingen: Wäscherinnen, Büglerinnen, Kellner usw.

Moderne Schuhgeschäfte werden uns hoffentlich bald wieder genügend Schuhwerk, das Eleganz mit gesundheitlichen Ansprüchen verbindet, bieten. Längst wird zwischen Wander-, Arbeits-, Sport-, Freiluft- und Hausschuhwerk unterschieden. Wer unter Senkungen im Fußgewölbe, Knick-, Platt- und Spreizfüßen zu leiden hat, wird in guten Geschäften sachgemäß beraten.

Der richtige Schuh hat für die Hygiene des Fußes und die Harmonie des Ganges unendlich viel zu bedeuten.

Schon Balzac beschäftigte sich mit der Theorie des Ganges. Im Verlag Georg Müller erschien 1913 von W. Fred eine Übersetzung seiner Arbeit: «Eine Theorie des Ganges.» Da lesen wir zum Beispiel zeitgemäße Sätze wie: «Die Zivilisation verdirbt alles! Sie verfälscht alles, selbst die Bewegung! Sollte ich nicht eine Reise um die Welt unternehmen, um den Gang der Wilden zu studieren?» Oder an anderer Stelle ein Seufzer: «Am Tiere ist ja nichts falsch!» und dann: «Jede Bewegung hat einen ihr eigenen Ausdruck, der aus der Seele kommt. Die falschen entstammen vorzüglich der besonderen Art des Charakters, linkische Bewegungen aber sind angenommene Gewohnheiten.» Was Anmut ist, hat Montesquieu ausgesprochen, als er nur von der Geschicklichkeit zu sprechen glaubte und lächelnd sagte: «Es ist eben die richtige Verteilung der Kräfte, die man besitzt.»

Treffender als mit diesem letzten Satz kann man den menschlichen Gang, zumal wenn man ihn biologisch betrachtet, nicht bestimmen. Wir fragen so oft einen Menschen, ohne uns gewöhnlich den Sinn der Worte zu überlegen: «Wie geht es Ihnen?» Wenn er dann sagt: «Gut», meint er, daß sich seine körperlichen und geistigen Kräfte im Gleichgewicht befinden. Heute versteht auch die medizinische Wissenschaft jede Krankheit als eine Gleichgewichtsstörung des gesamten Stoffwechsels.

Es ist erstaunlich, wie unglaublich scharfsinnig und tief im biologischen Sinne Balzac bereits dachte. Er erkannte schon im Oktober 1833, als er seine Theorie über den Gang schrieb, eines der wesentlichsten Probleme unserer Zeit: den Mangel an Bewegung. Aber er sah nicht nur die eine Seite, auch übertriebene Bewegung (wie sie uns die erwähnten Rekordtorheiten des Sportes zeigen) erkannte er als schädlich und konnte deshalb schreiben: «Der Mangel an Bewegung oder entartete Bewegung führen zu Verletzungen, die sich strahlenförmig über den Organismus ausbreiten. So wie die Paralyse im Gehirn ihre Verheerung beginnt, so führt auch jede Verkümmerung der Bewegung vielleicht dahin zurück.» Alle großen Tatmenschen sind nach seiner Ansicht Bewegungsnaturelle gewesen. Er beschreibt, wie man am wiegenden Gang der Bourbonen die Entartung ihrer Rasse beobachtete, wie manche bürgerliche Berufe durch Mangel an Bewegung langsam verblöden usw.

Uns sind diese Feststellungen heute nicht mehr neu, da wir

wieder anfangen, schon in den Schulen die ewige «Sitzerei» der Kinder zu unterbrechen, die auch für unsere Beamtenwelt eine so große Gefahr bedeutet. Heute hat bei uns die Wissenschaft den Mangel an Bewegung als den größten Kulturfeind erkannt, aus dem unzählige Stoffwechselstörungen (körperliche wie geistige) erwachsen, und bekämpft ihn auf der ganzen Linie. So wie sie auch gegen die übertriebene Bewegung im Sport vorgeht, die letzten Endes verdummend wirkt.

Jede Straße in der Stadt, im Dorf oder irgendwo drinnen im Land bietet uns Gelegenheit, den menschlichen Gang zu beobachten. Oft genug kommt uns draußen in der Natur ein Mensch entgegen, dessen erdverbundener Schritt uns den verschwiegenen Geist der Landschaft verrät.

Vom Norden bis zum Süden der Welt ist der Gang der Menschen, ob sie nun in Massen gehen oder allein eine einsame Spur über ein Stück Erde ziehen (wie einsam ist oft solch eine Fährte), ganz verschieden. Der traditionsbewußte Engländer geht anders als der Südseeinsulaner mit seiner ungezwungenen Lebensart. Wie verschieden müßte der Musiker den Gang der beiden komponieren.

Auch im menschlichen Gang können wir vier Temperamente wie in der Psychologie unterscheiden: den cholerischen, melancholischen, sanguinischen und phlegmatischen Gang. Die Lehre von den Temperamenten erfand Galenos. Sie hat sich bis heute erhalten, wenn die Wissenschaft auch seine Ansicht nicht mehr teilt, daß unsere körperlichen und seelischen Eigenarten durch das Überwiegen des einen oder anderen der Hauptsäfte unseres Körpers bedingt werden. Aber gerade die Medizin hat sich schon so oft korrigiert, daß sie vielleicht Galenos doch noch einmal wieder recht gibt. Mir jedenfalls erscheint es sehr begreiflich, daß im menschlichen Gang der gesamte Kreislauf unseres Stoffwechsels bis zu seiner letzten geistigen Konsequenz rhythmisch zum Ausdruck kommt. Jeder Mensch scheint mir bei näherer Betrachtung seine ganz persönliche Linie zu haben, sowohl wenn er schreibt, als auch wenn er geht und läuft.

Es ist nicht immer einfach, den Gang eines Menschen zu entziffern, da sich die Temperamente ja auch mischen. So sehr uns der grobe, gewöhnliche, rein cholerische Gang zum Beispiel des Parvenu mißfällt, so eindrucksvoll kann der des Menschen sein, der, aufrecht und selbstbewußt, eine gute Mischung des cholerischen und sanguinischen Temperaments darstellt. Der phlegmatische Gang braucht nicht immer nur träge zu sein, er kann uns die verschiedene Art der Ruhe von Bauern, Seeleuten, Handwerkern usw. zeigen. Der melancholische Gang ist charakteristisch für alte, aussterbende Völker, letzte Mitglieder von Familien, die, wie ich schon beschrieb, durch Inzucht usw. aussterben. Man spürt in solchem Gang Todessehnsucht.

Es wäre aber verkehrt, sich bei Gangstudien nur auf die bekannten Temperamente zu beschränken. Vom biologischen Gesichtspunkt aus müssen wir aus dem Rhythmus des menschlichen Ganges festzustellen versuchen, wie es dem Menschen, den wir beobachten, körperlich und seelisch geht, ob es ihm gelingt aus der Flucht der Erscheinungen, die täglich materiell und immateriell durch seinen Organismus ziehen, eine Harmonie zu gewinnen. Mag sich sein Lebenskampf nun schneller oder langsamer, heiterer oder schwermütiger, oberflächlicher oder tiefer, positiv oder negativ abspielen, stets wird uns sein Gang zeigen, wie es ihm geht. Nicht jeder wird ein Tänzer auf den Wellen des Schicksals sein, und nicht jeder Lebensweg wird zu den Sternen führen. Sicher ist, daß der einzelne Mensch seinen eigenen Rhythmus hat wie auch seinen eigenen Weg, den nur er allein gehen kann und auf dem er selig wird. Unselig ist nur die Bewegungslosigkeit in jeder Form.

III

DIE BEKANNTESTEN KRANKHEITEN UND IHRE HEILPFLANZEN

DAS DRAMA DES DARMS (MAGEN- UND DARMKRANKHEITEN)

Ich beginne unseren Spaziergang durch den menschlichen Körper, im Zusammenhang mit den bekanntesten Krankheiten und ihren Heilpflanzen, im Darm; denn die Darmbewegung ist eine Voraussetzung für das Nötige im Körper.

Man hat die chronische Darmträgheit als eins der entscheidenden Leiden unserer Zeit bezeichnet, als eine nicht weniger gefährliche Seuche als Tuberkulose und Krebs. Der Hygieniker Professor Metschnikoff erklärte: «Der Mensch wird nur alt und krank durch seinen Darm. Durch die im Darm vorhandenen schädlichen Darmbakterien werden Giftstoffe gebildet, welche in die Säfte übergehen, die Organe angreifen und spezielle Nervengifte sind.»

Es kann nicht bestritten werden, daß die heutigen Menschen immer häufiger an Verdauungsstörungen leiden, und wir haben alle Ursache, uns mit dem Drama des Darms zu beschäftigen, das viele menschliche Dramen erklärt, die oft Jahrzehnte dauern, selten heiter sind und meistens tragisch enden.

Die Alten sagten, daß der Verdauungsprozeß des Menschen vom Mund bis zum After reicht. Sie stellten sich die Digestio, die Verdauung (wurmartig), recht lebendig – wie übrigens jeden Vorgang im Körper – vor und glaubten, daß eine Schlange im menschlichen Organismus ruhe, die mit der Zunge alle Nahrung erfasse und verschlucke, welche sich dann in peristaltischer Welle fortbewege. Jedenfalls stimmt es, daß die Vorwärtsbewegung im Verdauungsrohr der Schlangenbewegung gleicht. Es sind die Muskelhäute des Darms, welche aus äußeren Längsfasern und inneren Ringfaserschichten bestehen, die die peristaltischen Darmbewegungen bewirken.

Es wird noch zu wenig beachtet, daß die Verdauung bereits im Munde beginnt, und zwar durch richtige Zerkleinerung der Speisen und ihre Einspeichelung, wobei das im Speichel enthaltene Ptyalin, ein stickstoffartiger Stoff, als Ferment, als Gärung erregender Körper, wirkt. Gerade das richtige Kauen arbeitet der Magenverdauung vor.

Wenn man sich auch den ganzen Verdauungsgang als ein einheitliches Gebilde von der Zunge bis zur Kotgrube im Mastdarm denken kann, so ist doch der Magen, welcher eine sackartige Erweiterung des Darmkanals darstellt, ein physiologisch besonders wichtiger Teil des gesamten Magen-Darmschlauches.

Man könnte sich vorstellen, daß in seiner entodermalen Schleimhautschicht, die durch zahlreiche Drüsen Magensaft aussondert, gewissermaßen noch die einfach aufsaugende Tätigkeit einstiger Amöben erhalten wäre.

Die Schleimhautschicht des Magens enthält neben Schleimhautdrüsen auch Labdrüsen, welche den Magensaft sammeln, um ihn als eine Flüssigkeit von stark saurer Reaktion im Grunde des Magens auszuscheiden.

Lab befindet sich im Magen von Tieren und Menschen, läßt zum Beispiel die Milch gerinnen, und Pepsin ist ein eiweißauflösendes Ferment.

Pepsis heißt griechisch Verdauung, und Peptika nennen wir die Mittel, welche die Verdauung fördern (Gewürze, Bitterstoffe usw.). Wenn aber die Verdauung zum Beispiel durch die Aufnahme von zuviel Eiweiß gestört wird, sollten wir keine die Verdauung fördernden Mittel gebrauchen, sondern den Eiweißüberschuß eindämmen.

Wenn wir bei der Magenschleimhaut an einstige Amöbentätigkeit und ihr Meerleben denken, verstehen wir auch, warum das Kochsalz, das ursprünglich aus dem Meere stammt (also Natrium und Chlor) sich noch heute als Salzsäure im Magen befindet. Es soll den Speisebrei zerlegen, ohne ihn zu zerstören. Wir wissen, daß eine anomale Steigerung und Herabsetzung der Salzsäureabsonderung im Magen gewöhnlich die erste Ursache von Magenerkrankungen ist.

Nun arbeitet der Magen aber nicht allein, sondern in engster Verbindung mit dem gesamten Darm und seinen drüsigen Anhängen von Leber und Bauchspeicheldrüse, so daß im Magen die Salzsäure eine große Rolle spielt.

Allgemein kann man sagen, daß die gemeinsame Tätigkeit von Magen und Darm eine Nahrung aufsaugende und zerlegende ist, unter engster Mitarbeit von Leber–Galle und Bauchspeicheldrüse.

Aber auch die Nieren greifen entscheidend in die Darmtätigkeit ein. So wie die Nieren, diese typischen Wasserorgane des Körpers, für geregelte Ausscheidung des Flüssigen sorgen und den Darm gleichsam trockenlegen, so sorgen Salzsäure und Galle als die beiden Hauptfaktoren der Magen–Darmtätigkeit mit Hilfe der Spaltpilze und Bakterien (als natürliche Gärungs- und Fäulniserreger), unter ständiger Mitwirkung der Peristaltik für eine fortgesetzte richtige Zerlegung des Nahrungsbreies, dessen Reste (Exkremente) erst im Dickdarm geformt werden.

Erst wenn uns im Gesamtbild des Verdauungsvorganges die vielen Zusammenhänge der Organe klarwerden, erfassen wir den Zweck der Organisation in unserem Körper. Was hier vorgeht, ist bis heute unaufgeklärt geblieben. Jede mechanische Unterstützung des Verdauungsprozesses ist unnatürlich, da die Natur in uns aus dem Innersten heraus arbeitet.

Die Dramatik des Darms im Leben des Menschen, der sich nur zu leicht davon überzeugen läßt, daß man auch künstlich heilen und der Körper manche Organe (zum Beispiel den Blinddarm) entbehren kann, würde sich oft nicht so schwer auswirken, wenn man mehr vom Leben der Pflanzen wüßte. Sie bewirken eine ähnliche Tätigkeit wie die Häute und Drüsen unseres Körpers, und wir brauchen sie auf dem Wege regelmäßiger oder gelegentlicher Ernährung nur in die Magen- und Darmtätigkeit einzubauen, um diese zu kräftigen.

Es wird sich darum handeln, Nahrungsstoffe in den Pflanzen zu finden, welche unseren Organen fehlen.

Es stimmt, daß die Magen- und Darmerkrankungen typische Krankheiten unserer Zeit sind. Selten beruhen sie darauf, daß aus sozialen Gründen zu wenig gegessen wird, wenn ich auch die Unterernährung und die zunehmende naturwidrige Ernährung mancher Bevölkerungskreise nicht leugnen will. Meistens leiden wir heute an einer Eiweißüberfütterung, die in keinem Verhältnis zu unserer Tätigkeit und Bewegung steht. Es wird zu viel und zu falsch gegessen.

Jeder Berufsstand müßte sich entsprechend seiner Tätigkeit ernähren und in erster Linie die Pflanzen kennen, welche er braucht. Ich kann nur immer wiederholen, daß wir gerade über eine der wichtigsten Fragen, die Züchtung, bei Tieren mehr nachdenken (was sie als Nahrung bekommen müssen, um besonders leistungsfähig zu werden) als bei Menschen.

Die Darmschwäche, über welche heute viel geklagt wird, kann vererbt sein, da unsere Vorfahren vielfach nicht mehr natürlich lebten und in mancher Weise sündigten.

Um so wichtiger wird es sein, unsere Kinder richtig zu erziehen. Vor allem sollten wir Abführmittel vermeiden, die mit der Zeit nur die Darmnerven reizen und ihre Arbeit lähmen. Die Selbstvergiftung durch den Darm, die sich zu schweren Depressionen steigern kann, nimmt heute zu, und die Leiden durch schädliche Darmgase, die nicht immer erkannt werden, sind recht vielseitig. Es wäre aufschlußreich, wenn wir die im Menschen vererbten oder früh entwickelten Krankheiten näher kennenlernen würden, so manches in seiner Arbeit und in seinem Benehmen würde uns dann erklärlicher werden. Es gibt kein Vorkommnis in unserem Innern, das nicht die Frucht eines längeren oder kürzeren Mißbrauches in der Ernährung wäre.

Die häufigsten Magenerkrankungen sind die akuten Magenkatarrhe, die sich individuell verschieden auswirken und leicht auf den Darm übergreifen. Bei schlechter Magenverdauung setzt der Appetit aus, Sodbrennen, Magenkrämpfe, Erbrechen treten auf. Abmagerung beginnt langsam, und die Vorbedingungen für die kommenden Magengeschwüre usw. sind zu erwarten.

Da die Magennerven vom Nervus vagus und vom Nervus sympathicus bedient werden, erklärt sich auch der enge Zusammenhang zwischen Nervensystem und Verdauung, aus dem sich so viele Magenneurosen erklären (Magenkrämpfe, nervöse Dyspepsie, Appetitstörungen, nervöses Erbrechen, Depressionen, Schwindelanfälle usw.).

Auch Magenerweiterung (durch Verengung des Pförtners, Narbenbildung durch Geschwüre usw.) und Magensenkung (durch schwächliche Konstitution) können eintreten.

Bei den Darmkatarrhen haben wir es mit ähnlich sich auslassenden Entzündungen der Schleimhaut zu tun wie beim Magen, sie sind meistens mit dem Magen verbunden. Auch hier spielen falsche und schädliche Nahrung, Erkältungen und vor allem die regelmäßig genommenen Abführmittel eine große Rolle. Es ist müßig, hier von Dünn- und Dickdarmkatarrhen zu reden.

Darmneurosen und die starken Darmschleimerzeugungen, Geschwülste, Darmkrebs wachsen alle langsam heran. Sie beginnen mit einem leichten Katarrh und einer Verstopfung; sie führen ganz zuletzt zu schweren Bauchoperationen. Oft nur deshalb, weil wir niemals etwas von Ernährung und dem Wunder der Pflanze verstanden haben oder doch achtlos an ihrem Segen vorbeigingen.

Aus dem Angeführten über Magen–Darm ergibt sich, daß es grundsätzlich verkehrt ist, chemisch durch ein Präparat eine künstlich stärkere Magentätigkeit, etwa durch Salzsäure, herbeizuführen. Es ist das zum mindesten keine Lösung des Problems und begreift nichts von dem, was die Krankheit erreichen möchte.

Schon durch Pepsineinspritzungen (Prof. Dr. Glaesner, Wien) bei Magengeschwüren soll die Verdauungskraft des Magensaftes gehoben werden. Man ist sich heute darüber klar, daß der Mensch seinen Magen wie jedes andere Organ erbt und daß auch Magenkrankheiten (wie alle Krankheiten) – zum mindesten die Vorbedingungen dazu – vererbt sein können. So zeigt zum Beispiel eine Statistik, der Untersuchungen an 6679 Magenkranken zugrunde liegen, daß der Magensäuregehalt des Menschen schon von Geburt an weitgehend bestimmt ist. Das ist natürlich, denn jeder von uns tritt körperlich und geistig das Erbe seiner Vorfahren an – bis in jede Kleinigkeit.

Man darf also nicht sagen, daß zum Beispiel Magengeschwüre die Ursache des Säurezustandes unseres Magens sind, sondern der Säurezustand ist gerade ihre Vorbedingung. Wobei außerdem hinzukommt, daß zwischen Alter und Menge der Magensäure wiederum ein weiterer Zusammenhang besteht. Das erklärt uns, warum dieselbe Krankheit bei den einzelnen Menschen so verschieden verlaufen kann. Vererbung, Alter, Art der Ernährung, Lebens- und Arbeitsweise, Klima, Bodenverhältnisse, die notwendigen Voraussetzungen von Luft, Licht, Wasser, ja selbst die

Partner, mit denen ein Mensch täglich verkehrt, müssen wir berücksichtigen, wenn wir ein klares Bild über den Ursprung einer sich verstärkenden Indisposition ergründen wollen.

Es ist kein Zufall, daß gerade in unserer nervösen Zeit Magenkatarrhe so häufig sind. Der Chirurg Krecke berichtete, daß die Hälfte von tausend Magenkranken, die ihn mit der Befürchtung aufsuchten, ein Magengeschwür oder einen Magenkrebs zu haben, keine organische Magenerkrankung besaßen; sie hatten höchstens einen nervösen Katarrh. Das Absonderungsprodukt der Drüsen der Magenschleimhaut reagiert eben auf psychische Einflüsse genau so gut wie auf chemische.

Eine gute Magentätigkeit ist für unsere körperliche Entwicklung wie auch für unsere Leistungsfähigkeit unbedingte Voraussetzung. Bezeichnenderweise nehmen Expeditionen in die Arktis, in die Tropen oder ins Hochgebirge nicht gern Magenschwache mit, da sie leicht versagen.

Wenn heute so sehr und mit Recht vor einem übermäßigen Kochsalzgenuß gewarnt wird, muß man genau so dringend vor der heutigen Unsitte des übermäßigen Zuckergenusses warnen, da bei einer Zuckerkonzentration im Magen die normale Absonderung von Salzsäure durch die Kohlehydrate des Zuckers *vermindert* wird.

Es ist nicht möglich, alle Pflanzen anzuführen, die für den Magen wichtig sind. Ich muß mich auch im folgenden, bei der Erörterung der wichtigsten Krankheiten, stets auf ihre wichtigsten Heilpflanzen beschränken. Ich halte es für richtiger, die einzelnen Krankheiten im Zusammenhang mit ihren Pflanzen zu besprechen, als so zu verfahren wie gewöhnlich üblich, die Pflanzen einfach der Reihe nach aufzuzählen und ihre Wirksamkeiten zu erläutern.

Eine Krankheit beschränkt sich selten auf nur ein Organ im Körper. Es ist oft schwer, Magen-, Darm-, Leber-, Gallenleiden zu trennen. Im Körper besteht ein Austausch zwischen allen Organen, und auch die einzelne Pflanze hat Stoffe, welche für verschiedene Organe zugleich wirksam sein können.

Für den Leser ist es sicher verständlicher, für die einzelnen Organe in erster Linie die Pflanzen anzuführen, welche für die Krankheiten dieser Organe vorzugsweise in Frage kommen. Wo und warum solche Pflanzen unter Umständen auch für andere Organe zu verwenden sind, werde ich an Ort und Stelle erklären.

Zuerst werden wir uns also mit den Heilpflanzen für Magen und Darm beschäftigen.

Da ist zuerst die *Pfefferminze* (Mentha piperita) zu nennen, die zu den Lippenblütlern gehört und schon durch ihre Duftstoffe natürlich empfindende Menschen auf den Gedanken bringt, daß besondere Heilkräfte in ihr schlummern müssen. Wir brauchen nur an die berühmten Verwandten der Pfefferminze zu denken:

Lavendel, Salbei, Thymian, Majoran, Melisse, Rosmarin, von denen wir verschiedene kennenlernen werden, wenn wir tiefer in die Welt der Pflanze eindringen. Gerade die Lippenblütler sind hervorragende Heilpflanzen.

Der Anbau der Pfefferminzpflanzen ist uralt, im Norden lernte man sie mit einer Reihe ausländischer Gewürzkräuter durch die Römer im 5. Jahrhundert kennen. In den mittelalterlichen Gärten ist sie wie so viele Pflanzen zugleich Küchengewürz und Heilpflanze. Sie stand mit dem Totenkult in Beziehung. Reste von ihr fand man schon in Blumengewinden ägyptischer Gräber, und auch unsere Vorfahren weihten sie in Kräuterbüscheln ihren Toten.

Der Name Mentha erinnert an die griechische Sage, nach der die liebliche Minthe die Geliebte des Hades war, dessen eifersüchtige Gattin sie zerriß, und die als duftende Pflanze wieder auf der Welt erschien.

Wir finden die Pfefferminze in vielen alten Kräuterbüchern erwähnt (bei Konrad v. Megenberg, Bock, auch bei Plinius, Strabo usw.).

Der mittelalterliche Aberglaube rief die Pflanze und ihre Heilkraft mit rührend kindlichen Worten an: « Ich flehe dich an, Kraut, bei dem, auf dessen Gebot du wächst, komme freundlich zu mir mit deinen Kräften und deiner Wirkung und leiste mir das, was ich mit Zutrauen zu dir verlange.» Von vielen wurde die Minze in der Not angerufen. Die Mutter, deren Kind krank war, bot ihr Brot und Salz, wenn sie hülfe. Neunmal mußte sie bitten, dann starb die Pflanze und das Kind gesundete. Das sind Beziehungen zwischen Pflanze und Mensch, die wir nicht mehr erklären können. Die Pflanze sollte ganz im Menschen aufgehen. Man war noch nicht so weit, sie einfach auszukochen und einzunehmen, wie wir das heute mechanisch tun.

Was teilen nun erfahrene Praktiker über die Heilkraft der Pfefferminze mit? Kneipp zählt sie zu den Hauptmitteln, welche den Magen stärken, die Verdauung fördern und das Aussehen frisch und gesund machen. Er gab sie Kranken, die geschwächt waren, leicht Herzklopfen bekamen, an Übelkeit und Erbrechen litten, bei Leibschmerzen und schlecht riechendem Atem, auch bei unreiner Haut. Der Kräuterpfarrer Künzle erzählt, daß sie verhockte Stoffe auflöst, kranke ausscheidet (bei Menschen und Tieren). Dr. Bohn empfiehlt sie zur Belebung der Magentätigkeit, bei Verdauungsschwäche, Blähungen, Aufstoßen, Durchfall, zur kräftigen Ausscheidung von Schweiß und Urin und zur Belebung der Herz- und Nerventätigkeit. Dr. Asmus empfiehlt sie bei Koliken, aufgetriebenem Leib durch Darmgase. Dr. I. A. Schilling bei Verstimmung der Magennerven, besonders, wenn es sich um eingebildete Kranke und Hysteriker handelt. Dr. Walser bei Verdauungsbeschwerden; er verschreibt bei allen Schwächezuständen auch

Bäder unter Zusatz von Pfefferminze, in Verbindung mit Thymian und Rosmarin.

In vielen Kräuterbüchern finden wir die Pfefferminze als beruhigend für die Magennerven und als wirksam bei akutem Magenreiz und -katarrh angegeben (auch als Zusatz für Bäder und Umschläge). In neuesten Kräuterbüchern wird sie ebenfalls für Magenkrämpfe, Blähungen, überhaupt für die kranken Verdauungsorgane empfohlen. Besonders wegen ihres Mentholgehaltes. Heute wird dem ätherischen Öl der Pfefferminze, ihrem wichtigsten Bestandteil, auch eine gallenfördernde Wirkung zugeschrieben, vor allem, wenn sich in den Gallenwegen krampfartige Zustände zeigen. Das gilt auch für eine träge Nierentätigkeit mit krampfartigen Schmerzen.

Die Alten sagten, man muß sich die Pfefferminze unter das Kopfkissen legen, um im Traum das Gestirn kennenzulernen, unter dessen Schutz man steht; vielleicht dachten sie dabei an die Wirkung des ungewöhnlichen Duftes der Pflanze.

Das «*Tausendguldenkraut*» (Erythraea Centaurium) verdankt seinen Namen einem Mann aus der griechischen Sagenwelt, der seine heilkräftige Wirkung entdeckte. Es soll der Lehrer des Herkules und des Achilles, der weise Chiron aus der Familie der Centauren, gewesen sein, der nach Homer die Söhne der Götter und Helden zuerst über die Heilkraft der Pflanze belehrte.

Seit alter Zeit ist der Bitterstoff des Tausendguldenkrauts ein gesuchtes Magenmittel. Die Kräuterbücher erzählen uns von Fällen schmerzhafter Magenleiden, die einzig und allein durch diese Pflanze geheilt worden sein sollen.

Schon die Hippokratiker empfehlen das Tausendguldenkraut; wir finden es im Mittelalter verwandt, das Kräuterbuch von Bock behandelt es, und auch in neuester Zeit wird es als Magenstärkungsmittel empfohlen.

Nach Dr. Bohn werden gerade Magenleiden und Magenschwäche nach schweren akuten Krankheiten durch diese Pflanze geheilt.

Kneipp berichtet, daß das Tausendguldenkraut Magenwinde verdränge, unbrauchbare und ungesunde Säuren fortschaffe, dadurch die Magensäfte verbessere und auf diesem Wege sich auch günstig auf Leber und Nieren auswirke, was ja indirekt jede Pflanze tun muß, welche den Magensaft verbessert. Kneipp nennt die Pflanze auch ausdrücklich als das beste Mittel gegen Sodbrennen. Sodbrennen ist oft mit der Neigung zu Magengeschwüren verbunden, eine Folge gestörter Salzsäureausscheidung, und hier regelt der Bitterstoff der Pflanze, den man Erythrocentaurin nennt (eine terpentinartige Masse), die Verdauung und die mangelhafte Salzsäure- und Pepsinbildung.

Gegen Magenschmerzen (Sodbrennen) bei gestörter Magensäurebildung empfiehlt auch Prof. Löffler, vier Tage wenig zu essen und

3–4mal täglich ein Weinglas voll Tausendguldenkrauttee zu trinken. Auch H. Schulz empfiehlt den Tee bei chronischem Magenkatarrh, und wenn wir den Tee in vielen Kräuterbüchern gegen Hautkrankheiten und die Zuckerkrankheit empfohlen finden, dann ist das Ausschlaggebende wohl stets die durch die Pflanze erreichte bessere Magentätigkeit.

Früher war die Pflanze Bestandteil mancher bitterer Magentropfen, und es wird oft berichtet, daß sie durch den Stuhl schlechte Säfte ausführe. Man kann dieses wirksame Bittermittel bis zu 2 Gramm täglich als Tee verwenden. Mancher versichert uns, daß allein das Tausendguldenkraut ihn von schmerzhaftem Magenleiden geheilt habe.

Viele mögen wohl achtlos am Wegrand an den kleinen, etwas gelblichen, manchmal rosig schimmernden Blüten der *Schafgarbe* (Achillea millefolium) vorübergehen, die, ähnlich wie die Pfefferminze und die Kamille, eine unserer bekanntesten Heilpflanzen ist.

Nach Plinius war es ein Arzt Achilles, der zuerst die Heilkraft der Schafgarbe bei Wunden entdeckte; wir wissen heute, daß sie auf das Blutgefäßsystem wirkt und Blutungen stillt. Nach langer Anwendung wurden Erfolge bei Lungen-, Darm- (besonders Hämorrhoiden-), Blasen- und Uterusblutungen festgestellt.

Bitterstoffe und ätherische Öle verwendet man bei chronischen Magenkatarrhen. Das ätherische Öl, das die Magensekretion anregt, wirkt gleichzeitig günstig auf die Gallensekretion, indirekt werden Leberstörungen (auch Leberschwellung) günstig beeinflußt.

Der Gehalt an Bitterstoff und ätherischem Öl beschränkt die Schafgarbe nicht nur auf die Heilung von Magenkatarrhen, sondern macht sie zum Beispiel auch zu einem guten Frauenmittel (bei Weißfluß, Katarrhen der Gebärmutter, des Mastdarms usw.).

Der Name der Schafgarbe läßt darauf schließen, daß die Schafe die Pflanze in Krankheitsfällen fraßen oder damit gefüttert wurden. Es ist nicht ausgeschlossen, daß die gefürchtete Drehkrankheit (oder Blasenschwindel) der Schafe, die durch den Drehwurm (Coenurus cerebralis), den Blasenwurm eines Hundebandwurms, verursacht wird, mit der Schafgarbe bekämpft wurde. Die bandwurmbehafteten Hunde sondern ihren Kot auf nassen Weiden ab, wo die Würmer gut gedeihen und mit der Nahrung in den Magen der Schafe gelangen, wo sie jene Bewegungsstörungen erzeugen, die meistens zum Tode führen. Vielleicht entzog die Schafgarbe den Würmern die Lebensmöglichkeit.

Noch heute heißt die Schafgarbe in österreichischen Gegenden «Bauchwehkraut» und wird zur Vertreibung von Würmern empfohlen, wobei sicher der Bitterstoff der Schafgarbe zur Wirkung kommt.

Wenn man in manchen Gegenden am Gründonnerstag eine

Kräutersuppe aß, welche Kraft für kommende Zeiten geben sollte, so war stets Schafgarbe dabei.

Bei chronischem Magenkatarrh wird noch heute der frische Saft der Pflanze als Frühlingskur empfohlen. K. Kahnt nennt die Pflanze ebenfalls stärkend, Verdauungsstörungen (Krämpfe), Katarrhe usw. bekämpfend.

Im Volke war sie bei Verdauungsschwäche, Darmkatarrh, schlechter Magenarbeit und bei allen Krämpfen des Magen–Darmtraktes beliebt. Als nordische Wiesenpflanze sollte die Schafgarbe, die in unserem Klima Schutz gegen Feuchtigkeit und Katarrhe geben kann, viel mehr beachtet werden. Alte Hirtenweisheit hat uns diese Pflanze geschenkt.

Wenn ich später in einem besonderen Abschnitt auf unsere alten Gewürzpflanzen zu sprechen komme, werde ich auch den *Kalmus* (Acorus Calamus) erwähnen müssen, den man bei Verdauungsschwäche, am besten verrieben, täglich in kleinsten Mengen der Ernährung zusetzt (2g). Die Pflanze ist ein sehr altes Mittel der Volksmedizin und leider lange aus unserer Küche verschwunden. Je natürlicher aber unsere Frauen wieder denken lernen, desto mehr Pflanzen werden sie wieder in ihre Küche aufnehmen. Sie sollten daran denken, daß von der Küche aus die Gesundheit der Familie erhalten und von hier aus auch Krankheiten verhütet werden. Wenn man den tieferen Sinn der Pflanze begreift, dann wird man auch die Volksmeinung verstehen, daß die Liebe durch den Magen geht.

Mit der Herkunft des Kalmus haben sich viele Botaniker beschäftigt. Killermann ist folgender Ansicht: «Die Verbreitungsverhältnisse erscheinen mir noch immer nicht geklärt. Es ist meines Erachtens nicht ausgeschlossen, daß die Pflanze doch schon, wie Engler angenommen hat, seit langem bei uns heimisch ist, wenn auch aus dem Mittelalter keine urkundlichen Belege auf uns gekommen sind. Die Kräuterbücher aus der ersten Hälfte des 16. Jahrhunderts erwähnen noch keinen heimischen Kalmus. 1574 kam er nach Wien, und im 17. Jahrhundert kann man den Kalmus in Mitteleuropa als völlig eingebürgert ansehen.»

Wir finden den Kalmus in Teichen und am Ufer langsam fließender Gewässer. Er hat etwas Ähnlichkeit mit der Schwertlilie, mit der er oft verwechselt wird, zumal im nicht blühenden Zustand. Die Ähnlichkeit liegt nur in den Blättern; denn die prächtige gelbe Blüte der Schwertlilie hat der Kalmus nicht.

Sein Geruch ist gewürzhaft, der Geschmack bitter. Wenn man den Stock durchbricht, sieht man das weiße Fleisch, das sich schwammig und weich anfühlt. Dieses Fleisch enthält das ätherische Öl, das Harz und die Bitterstoffe, welche den aromatischen bitteren Geschmack und den medizinischen Wert der Pflanze erklären.

Man verwendet die Wurzeln. Schon ein altes Kräuterbuch

schreibt: «Die Wurzel wärmet und trucknet, eröffnet und macht dünn, ist eine von den besten Magenwurzeln, sonderlich gut dem kalten, schwachen Magen, stärket und erwärmet denselben, macht guten Appetit, befördert eine richtige Dauung. Zerteilet die Blähungen, eröffnet die kalte Verstopfung der Leber und Milz, dient wider die bleiche Farbe der Jungfrauen, befördert die verhaltene Monatszeit, tut guten Effekt in den kalten Zufällen der Brust, löset den zähen Schleim in der Lunge und schafft ihn durch den Auswurf fort. Stärket den schwachen und erkälteten Magen, verzehrt die schädlichen Feuchtigkeiten darinnen, vertreibt den Magenschmerz, stillt den Ekel des Magens und das Erbrechen.»

Auch in heutigen Kräuterbüchern wird die Wurzel als Tee oder Pulver zur Magenstärkung, bei Verdauungsschwäche und Blähungen empfohlen. Dr. Walser gebraucht die Wurzel (zumal in Verbindung mit Enzian und Tausendguldenkraut, Orangenschalen) bei Magenkrämpfen. Dr. Meyer, ein Arzt, der reiche Krankenhauserfahrungen besitzt, schreibt: «Gerne wird die Wurzel des Kalmus als Bittermittel bei Dyspepsie und Flatulenz als Pulver in Gaben von 0,5 bis 2 g, im Aufguß 1 : 10, als Tinktur gegeben.» Auch Dr. Bohn schätzt den Kalmus als magenstärkendes Naschwerk und rühmt die Wurzel als «echtes Organheilmittel für das Knochensystem».

Die Wurzel sollte in keinem Küchengewürzschrank fehlen.

Äußerlich können wir Kalmus als Gurgelwasser und zu Mundspülungen verwenden, auch als Badezusatz, besonders für skrofulöse Kinder.

Eine außergewöhnlich wirksame Pflanze, die schon von vielen Völkern für die Unterleibsorgane gebraucht wurde, ist der *Wermut* (Artemisia absinthium). Der alte Kräutermann Lonicerus schrieb von ihm: «Wermutkraut oder -blumen, in Speiß und Tranck genützt, bekommt wohl dem Magen, macht däwen (verdauen), erwermet den Leib, und treibet auß Gift und Gall.»

Deutlich zeigt uns der althochdeutsche Name *wermuota*, daß wir es hier mit einem Mittel zu tun haben, das den Mut stärkt. Ich deutete schon an, daß ein guter Magen einfach eine notwendige Voraussetzung für besondere Leistungen, zumal körperlicher Art, ist. Menschen mit schlechtem Magen werden nie besonders munter sein können. Allerdings ist gerade die Wirkung des Wermuts so groß, daß ich ihn nicht nur für den Magen empfehlen möchte. Seine Kraft reicht zum mindesten vom Magen über den Darm bis zur Leber, deren Funktion er wesentlich beeinflußt. Damit regt er den Stoffwechsel an und ist ein Verjüngungsmittel, mit dem sich keine Affendrüse vergleichen kann.

Es ist einleuchtend, daß die heute immer mehr zunehmende Verdauungsträgheit des menschlichen Magen- und Darmkanals auch mit auf eine Ermüdung der Lebertätigkeit zurückzuführen ist, der durch unsere beschriebene unnatürliche Lebensweise ununterbrochen natürliche Blattgrünbestände entzogen werden, welche sie zur Herstellung gesunden Blutes braucht.

Es ist so, daß eine Pflanze, die wie der Wermut einen Bitterstoff (Absinthin) und ein wichtiges ätherisches Öl (Thujon) enthält, den Magen stärkt, schlechte Verdauung, Blähungen usw. beseitigt, also die Magensekretion anregt und damit auch die anderen Sekretionen (zum Beispiel die wichtige Gallensekretion). Grundsätzlich möchte ich dabei aber bemerken, daß sich niemand einbilden soll, wenn er sich durch seine Lebensweise einen chronischen Magenkatarrh holte, daß es nun genüge, eine der erwähnten Pflanzen als Tee zu trinken, und damit der Schaden behoben sei, das heißt, daß man nun getrost die alte Lebensweise fortsetzen könnte. Die Pflanze will den Menschen niemals allein wiederherstellen, sondern verändern.

Die Wirkung des Wermuts ist umfassend. Er greift den gesamten Stoffwechsel an, reizt die Magennerven bis in den Zwölffingerdarm hinein, beseitigt chronische Katarrhe, heilt die Gelbsucht, regt Milz und Bauchspeicheldrüse an, reguliert die Leber-, Gallen- und Nierentätigkeit und hilft bei akuter und chronischer Dyspepsie. Selbst hartnäckiger Schnupfen wird heute mit Wermut-Frischpflanzenextrakt («Eufoliat») geheilt. Gerade beim Wermut zeigt sich die Richtigkeit homöopathischer Verdünnung. In zu großen Gaben ist das ätherische Wermutöl ein Gehirngift, in richtigen Verdünnungen hebt es den gesamten Stoffwechsel.

Wir sagen wohl von einem Menschen, dem die Stimmung plötzlich verschlägt: «Ihm ist ein Wermutstropfen in den Freudenkelch gefallen.» Gewiß ist der Wermut bitter, aber es ist eine Tatsache, daß gerade Traurigkeit durch bittere Stoffe vertrieben werden kann. Als ich bei Paracelsus und Kneipp meine Beobachtungen bestätigt fand, daß der Wermut über Magen und Leber viele giftige Stoffe eines schlechten Stoffwechsels vertreibt, die leicht aufs Gemüt wirken und Melancholie erzeugen, prägte ich den Satz: Wermut heilt Schwermut!

Auf Äckern, an Wegrändern, auf unbebauten Stellen, überall blühen vom Juni bis zum August die wohlriechenden kleinen gelben Sonnenscheiben mit den weißen Strahlenblüten, die *Kamillen* (Matricaria chamomilla).

Auf dem Lande gibt es kaum ein Haus, das sich nicht während des Sommers mit einem Vorrat an Kamillen versorgte. Nur wenig Heilpflanzen sind in unserer Heimat beim Volk so beliebt wie die Kamillen. «Sie werden beinahe zu allen presten gebraucht», schreibt das alte Kräuterbuch von Bock. Noch heute sieht man sie in manchen Gegenden unserer Heimat, so im Solling (Waldgebirge in Hannover und Braunschweig), in ganzen Bündeln an den Stubenbalken hängen.

Ich muß gleich vorausschicken, daß man die Kamille mit Erfolg bei allen Krankheiten in irgendeiner Form anwenden kann; sie wirkt stets beruhigend, da sie ausgesprochen krampfstillend ist. Seit alter Zeit wird sie vor allem den Frauen empfohlen, zumal sie auf die Muskeln der Gebärmutter wirkt, die einen so entscheidenden Einfluß auf das ganze Leben der Frau besitzt.

Die Allgemeinwirkung ist stets eine entzündungswidrige, desinfizierende. Das Pulver der frischen Blütenköpfe ist ein bewährtes Schnupfmittel gegen chronischen Schnupfen.

Wo Erkältungskrankheiten auftreten (es gibt viele Leibschmerzen und Magenkatarrhe, die darauf beruhen), wird sie angewandt und besonders gern auch zur Regelung der Menstruation.

Heute setzen sich Autoritäten wie K. Junkmann, W. Wiechowski, Chr. Beguin dafür ein, daß ein früher unbekanntes Glykosid der Kamille ihr die krampflösende Wirkung verleiht. Es ist unmöglich, hier alle Fachleute aufzuzählen, welche die Wirkungen der Kamille gegen Blähungen, Winde, Magenverstimmungen, Koliken, Krämpfe loben.

Auch bei Kindern kann man sie gut bei Leibschmerzen, verdorbenem Magen, gestörter Verdauung gebrauchen. Selbst das kindliche Asthma bronchiale wurde günstig mit der Kamille behandelt.

Die um Johanni gesammelten Kamillen gelten im Volksglauben als besonders heilkräftig. Die Wirkung der Kamille erstreckt sich vom Magen über Leber und Nieren. Unterleibskranke Frauen sollten sie täglich trinken.

Wir gebrauchen die Kamille als entzündungswidriges Mittel genau so gut äußerlich für Spülungen, Bäder, Umschläge usw., auch bei schlecht heilenden Wunden und Geschwüren, wie innerlich bei allen Krampferscheinungen und Kolikschmerzen des Magen-Darmkanals, Diarrhöen u. ä. Noch 0,005 % des Kamillenöls wirken entzündungswidrig.

Wenn man von der Kamille spricht, muß man auch an eine andere und bei allen Kinderkrankheiten, besonders bei Schwäche der Verdauungsorgane, wichtige Pflanze denken, an den *Fenchel* (Foeniculum officinale). Er gehört ebenfalls zu den Pflanzen, die eine beruhigende Wirkung auf Magen und Darm besitzen, zumal wenn es sich um Gasbildungen, Leibschmerzen und Entzündungen handelt. Kneipp möchte den Fenchel bei keiner Kolik und ihren krampfartigen Begleiterscheinungen vermissen. Das Fenchelpulver läßt sich zum Beispiel als Gewürz auf Speisen streuen, wodurch Gase vertrieben werden. Wenn die alten Apotheken einen sogenannten Theriak verschrieben, also ein Universalmittel, das manchmal aus siebzig verschiedenen Stoffen bestand, dann fehlte dabei nie der Fenchel. Es hieß, daß er durch seine aromatischen Eigenschaften den Magen trockne und stärke.

Das ätherische Öl enthält als Hauptbestandteile 50–60 % süß

schmeckendes Anethol und 20 % bitteres, kampferartig schmeckendes Fenchol.

Wenn wir den Fenchel Kindern regelmäßig in der Nahrung geben, werden wir merken, daß sich schwache Konstitutionen langsam kräftigen. Andererseits soll der Fenchel einen aufgeschwemmten Organismus allmählich entfetten, allerdings muß dazu auch die Lebensweise geändert werden. Man muß endlich mit der Vorstellung aufräumen, daß es überhaupt Pflanzen gäbe, die man bloß einzunehmen brauche, um dadurch etwa dick oder dünn zu werden. Wohl kann man das mechanisch erreichen, aber dann nie ohne anderweitige Schädigungen. Wir sollen vielmehr die Pflanze in ihrer Funktion begreifen und wachstumsmäßig durch sie unseren Körper und seine Kräfte entwickeln, alles andere bleibt Flickwerk.

Das ätherische Öl wirkt auf den gesamten Verdauungsapparat, auf Magen und Dickdarm. Kneipp empfahl Fenchel wegen seiner krampflösenden Wirkung bei Lungenkrankheiten, Asthma und Keuchhusten.

Kinder nehmen den Fenchel gern in reinen Obst- und Beerensäften. Säuglingen gibt man ihn vermischt mit Milch und Wasser; stillende Mütter sollten ihn trinken, da er die Milch fördert.

Wenig bekannt als Mittel bei Magen- und Darmkrankheiten ist die Rinde der *Eiche* (Quercus pedunculata). Gewöhnlich weiß man nur, daß Eichelkaffee und Eichelkakao bei Durchfällen verstopfend wirken, oder man kennt die guten Wirkungen der Eichenrindenbäder auf die äußere Haut (bei Ekzemen). Die Abkochung der Eichenrinde wirkt (wie die verschiedensten Baumrinden) auch auf die entzündeten inneren Schleimhäute des Magendarmkanals.

Die Gerbstoffe sind ein vorzügliches Mittel bei zehrenden Krankheiten, vor allem bei allen Schwächezuständen nach und während Magen- und Darmkrankheiten. Die Rinden sind ja nichts anderes als die Häute der Bäume, schon deshalb wirken sie auch auf die menschlichen Häute, und zwar adstringierend = zusammenziehend, die Sekretion vermindernd. Ich hörte einmal von Zigeunern, daß ihnen gerade die Eichenrinde als gutes Magenmittel bekannt sei. Auf die Magen- und Darmnerven wirkt die Abkochung von Eichenrinde ebenfalls anregend. Wir werden später noch sehen, wie wertvoll jede Ernährung des menschlichen Körpers durch Baumstoffe ist, zu denen auch Blätter, Blüten, Früchte und Öle gehören. Leider haben wir uns schon viel zu lange hauptsächlich durch Zerealien und Kulturpflanzen ernährt. Die Ernährung durch Baumstoffe, wobei es sich um Bäume handeln muß, die aus Samen gewachsen sind, ist die hochwertigste, die es gibt.

Kindern, die an englischer Krankheit und Skrofulose leiden, sollte man regelmäßig Eichelkaffee geben. Wenn dadurch auch gelegentlich die Absonderung des Darmkanals beschränkt wird, so ist doch immer eine Kräftigung der Darmhäute (wie auch der

Magenhäute) damit verbunden. Es ist verkehrt, bei jeder Verstopfung immer gleich mit Abführmitteln zu arbeiten. Manchmal will der Darm Ruhe haben, um Nahrungsstoffe besser aufsaugen zu können. Im Körper erfolgt jeder Vorgang natürlich und folgerichtig, während wir immer die Neigung haben, ihn voreilig zu korrigieren und ihn falsch zu verstehen. Wir können dem Magen immer nur fehlende Stoffe anbieten, unter denen er dann selbst auswählt. Wir sind noch längst nicht so weit, seinen Willen zu erkennen, der sich im Sinne der Allgemeinheit seiner Organe vollzieht.

Die Gerbsäure der Eichenrinde ist ein gutes Mittel bei Vergiftungen durch Giftpflanzen (giftige Pilze). Auch bei Magen- und Darmblutungen und chronischem Durchfall ist die Abkochung der Eichenrinde eine gute Hilfe. Die Homöopathie bereitet aus der frischen Eichenrinde ein wirksames Mittel gegen die chronische Leber- und Milzschwellung der Alkoholiker.

Von dem *Walnußbaum* (Juglans regia) wird der Tee der Blätter gern bei Magen- und Darmverschleimung gebraucht, allerdings dürfen nur geringe Mengen genommen werden. Die Blätter enthalten ebenfalls Gerbsäure, Bitterstoff und ätherisches Öl.

Die Walnußblätter, bekannt als wichtiges Heilmittel bei der lymphatischen Blutentmischung und bei Skrofulosekrankheiten, werden mit Erfolg bei Magen-Darmentzündungen und Katarrhen gebraucht und ebenfalls als Wurmmittel.

Die *Linde* (Tilia grandifolia), von der wir meistens nur den Tee der Blüten bei Erkältungskrankheiten verwenden, ist ein wirksames Mittel bei Unterleibsbeschwerden. Bei Magenkrämpfen wirkt der Tee der Blüten krampfstillend. Kneipp empfahl pulverisierte Lindenkohle nach Krankheiten, welche die Verdauungsorgane schwächten. Der Lindenblütentee wird auch am meisten bei der Gonorrhöe (Tripper) gebraucht. Die Lindenholzkohle wirkt bei Blähungen, übermäßiger Bildung von Magensäure, Magen- und Darmentzündung, bei Vergiftungen (z. B. durch Pilze), auch bei hartnäckigen Durchfällen.

Als ein ausgezeichnetes Mittel bei chronischen Magen- und Darmstörungen, besonders bei Kindern, muß hier auch die *Möhre* (Daucus carota) erwähnt werden. Wie alle Wurzelgewächse wirkt sie auf die Unterleibsorgane und stärkt gleichsam die Wurzelkraft des Organismus. Auf das ätherische Wurzelöl ist die wurmvertreibende und harntreibende Kraft der Möhre zurückzuführen.

Die Möhre war schon früh in Deutschland ein beliebtes Nahrungsmittel, und die Klosterküche wußte es zu schätzen. Vor dem

---

TAFEL 1 · LEBER UND GALLE
Oben links: *Wegwarte;* rechts: *Odermennig;* unten Mitte: *Löwenzahn*

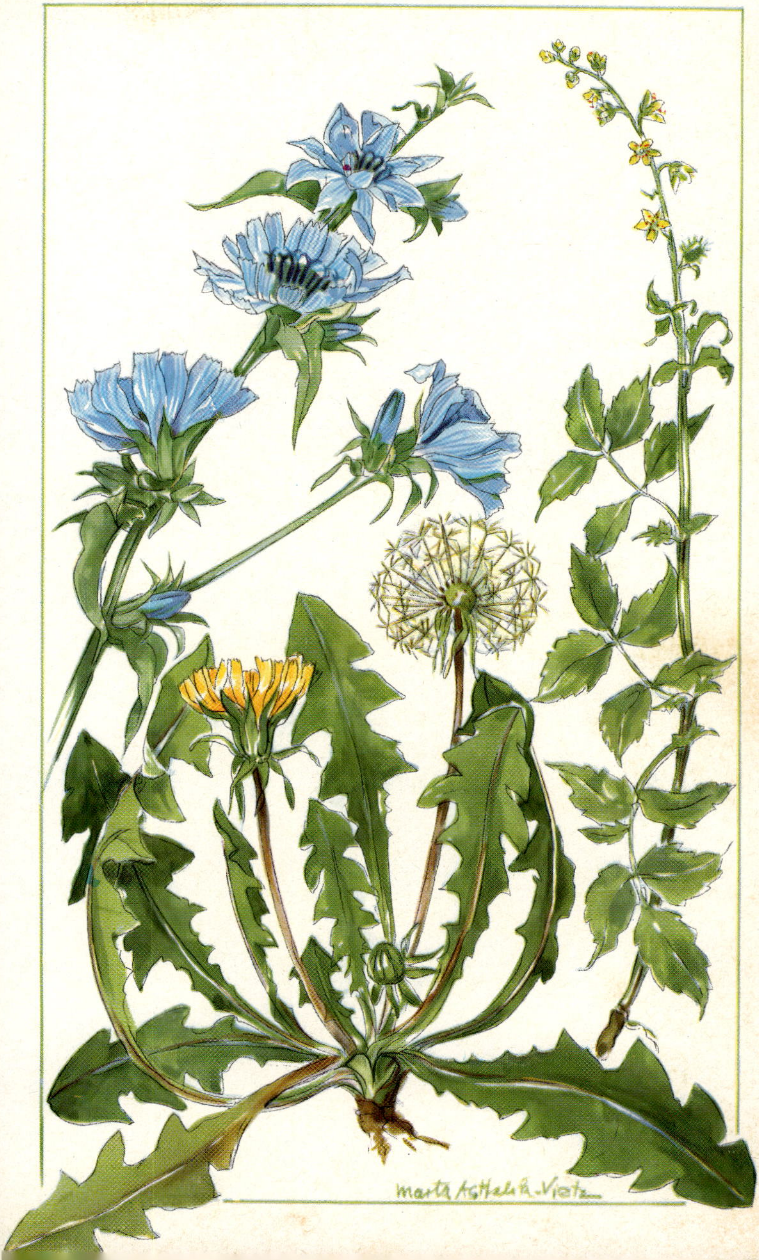
Marta Astfalck-Vietz

Kartoffelanbau gab es Möhren mit Pastinaken und als Luxusgericht ein Möhrenmus mit Mandelmilch und Wein, das stark gewürzt und mit Veilchenblüten gefärbt war. Als ein guter Fettverdauer wurde die Möhre nie bei fetten Essen vergessen.

Albertus Magnus nennt sie Stärkungsmittel; im Heilkräuterverzeichnis des H. Harpestrengl (1244) wird sie mageren Leuten und Milzkranken empfohlen. Stets finden wir sie als Mittel gegen Verstopfung und Wurmleiden (zumal für Kinder) erwähnt.

Heute gilt der Rübensaft als ein vorzügliches Kindermittel. So berichtet zum Beispiel Dr. Noro (Angabe von Dinand) über Versuche bei magendarmkranken Kindern (37 Kinder unter 16 Jahren und 11 Säuglinge): «Meist war die Suppe die einzige Nahrung, Medikamente wurden gar nicht gegeben. Bei akuten Brechdurchfällen wurde die Suppe sofort gereicht, worauf Erbrechen und Durchfall in ein bis zwei Tagen schwanden. Bei chronischen Magendarmstörungen gingen die Magendarmerscheinungen zurück, der Allgemeinzustand besserte sich, und das Gewicht nahm zu.»

Diese Kinder wurden längere Zeit, bis zu drei Wochen, ausschließlich oder vorwiegend mit Karotten ernährt ... So nahm ein zwei Monate altes Kind mit einem Gewicht von 2500 g bei dieser Diät in fünf Tagen um 1400 g zu. Die Karottensuppe stellt daher ein sehr wertvolles Mittel dar, um schwere Wasserverluste, wie man sie bei Brechdurchfällen wahrnimmt, rasch in schonender und ungefährlicher Weise wieder zu ersetzen. Sie wird von dem Säugling gern genommen, gibt ihm das Gefühl der Sättigung nach der Mahlzeit und wirkt schließlich auch gegenüber den Darmbakterien antiseptisch.

Wenn man weiß, wie eng andererseits Magendarmerkrankungen mit Lungenleiden (Katarrhen) zusammenhängen, dann versteht man die alten Kräuterbücher, welche die Möhre (Saft) stets gegen beide Krankheitserscheinungen zugleich empfehlen. Gerade im Winter sollte die Möhre ein Grundbestandteil unserer Wintersalate sein, wir bereichern dadurch unseren Körper mit organischen Salzen und sorgen so im Winter für die notwendigen Chlorophyll- und Vitaminbestände.

Die Wirksamkeit der ätherischen Öle der Umbelliferen, zu denen die Möhre gehört, ist bekannt; ich erinnere nur an Petersilie, Kümmel, Anis, Fenchel, Koriander usw.

Diese Öle wirken auf die Schleimhäute, steigern die Durchblutung, beeinflussen Magen-, Darm- und Lungengewebe und heben den gesamten Stoffwechsel. Wo eine Sekretion darniederliegt, greifen sie ein.

Neben dem ätherischen Öl enthält die Möhre das Carotin, welches eine Vorstufe des Vitamins A und der Vitamine B_1 und B_2 ist. Darunter verstehen wir den fettlöslichen Wachstumsstoff A. Sobald er fehlt, tritt im Organismus eine Schwächung ein, das heißt ein Wachstumsstillstand, worin wir, nachdem Prof. Abderhalden die Wesensverwandtschaft von Vitaminen und Hormonen entdeckte, eine Ernährungsstörung verstehen. Vitamin A ist wichtig für die Ernährung der stillenden Mütter und der Säuglinge, es fördert das Wachstum (siehe das Kapitel über Vitamine).

Wir können heute sagen: die Möhre begünstigt die Absonderung der Hormondrüsen, sie ist also ein wichtiger Faktor bei unserer Ernährung, wenn wir unser Körperleben überschauen. Wir wollen auch nicht vergessen, daß einer der vier Bestandteile des Rohchlorophylls das Carotin ist. Die chemische Verwandtschaft zwischen dem Blattgrün und dem roten Blutfarbstoff ist inzwischen wissenschaftlich bestätigt worden. Es leuchtet jetzt ein, daß zum Beispiel die blutbildende Kraft des Spinats durch Möhrensaft ergänzt wird.

Auf die Lymphdrüsenausscheidungen des Darmes, auf den Magen bis zu den Lungen wirkt die Möhre kräftigend, sie verstärkt gleichsam die Darm- und Wurzelkraft unseres Organismus und verleiht ihm Widerstandskraft gegen manche Krankheit.

Angelika (Engelwurz), Archangelica officinalis, wird in Gärten gezogen und wächst wild an feuchten Plätzen, auch im Gebirge; selbst in nördlichen Ländern wurde sie angebaut. Nach Marzell stand sie in Island sogar unter Naturschutz, von den Lappen soll sie heute noch als Nahrungspflanze geschätzt werden. In alten Kräuterbüchern lesen wir viel von ihren Ansteckung verhütenden Eigenschaften, die noch dem Kräuterpfarrer Künzle bekannt sind. Nach Dr. med. W. Bohn gehört Angelika zu den Gefäßmitteln und wirkt belebend bei erschöpfenden, nervösen Fiebern, besonders wenn dabei die Verdauungsorgane beteiligt sind, auch auf die Blutgefäße der Luftwege soll sie günstig wirken. Die Wurzel der Pflanze kann also bei allen fieberhaften Krankheitszuständen, selbst wenn man nicht weiß, woher die Infektion kommt, angewandt werden. Mit der kräftigenden Wirkung auf das Nervensystem hängt ihre anregende Wirkung auf den Magen, die Verdauung und den Gallenfluß zusammen. Bei Kroeber finden wir die Angelikawurzel als magenstärkend, schweißtreibend, nervenstärkend usw. bezeichnet. Ripperger erwähnt die Wurzel ebenfalls als magenstärkend, blähungstreibend. Auch die Pharmakologie gibt die Angelikawurzel als Hydragogum und Stomachicum an. Schon bei Dinand finden wir den Vorschlag, ein Gemisch von Wurzeln und Samen abzukochen (5 g auf 1/2 Liter Wasser). Ripperger empfiehlt ebenfalls, zum Aufguß Samen und Wurzeln zu verwenden.

Bitterorange oder Pomeranze (Citrus Aurantium L.). Der Pomeranzenbaum liefert uns in seinen Blättern und besonders in der Fruchtschale einen Bitterstoff, den wir öfters in der Ernährung verwenden sollten, zumal wir uns zu einseitig an Süßstoffe gewöhnt haben. Das Öl der Pomeranzenschale war ein wichtiger Bestandteil des Hoffmannschen Magenelixiers. Schon der regelmäßige Genuß der Bitterorange (eine täglich nüchtern) ist wirksam bei Magenschwäche, ebenso die pulverisierten Blätter (dreimal täglich eine Messerspitze) und vor allem eine leichte Abkochung der Pomeranzenschale (1–2 g täglich). Große Mengen zu nehmen, wäre verkehrt, da dadurch Magenstörungen auftreten würden. Die Pflanzen wollen in kleinen, wenn auch zeitweise regelmäßigen Mengen aufgenommen werden.

Dornschlehe, Schwarzdorn, Schlehdorn, Schlehe (Prunus spinosa L.). Jeder hat schon einmal im Frühjahr die weißen Schlehenblüten an Waldrändern und Hecken mit ihren schwarzen Rinden und dornigen Ästen blühen gesehen, und mancher hat wohl auch nach dem ersten Frost ihre schwarzen Früchte eingesammelt, die mit Zucker und Essig eingemacht oder zu einem dicken Mus gekocht werden. Nicht jeder wird freilich wie ich so gern Schlehensaft oder Schlehenwein trinken, die beide ein nervenerfrischendes Mittel sind.

In der alten Zeit, auch in Germanien, war so manche Pflanze, die wir heute kaum noch als Heilmittel kennen, ähnlich wie die Schlehe, ein Nahrungsmittel. Leider haben wir – verdorben durch eine raffinierte Kost – vielfach den Geschmack an Wildpflanzen verloren.

Wenn wir die alten Kräuterbücher durchsehen, dann finden wir die Schlehenblüten als ein mildes, abführendes, magenstärkendes und blutreinigendes Mittel empfohlen, die Rinde dient gegen Durchfall und Wassersucht. Das Mus aus den reifen Früchten dient ebenfalls gegen Magenschwäche und soll bei Nieren-, Blasen- und Harnleiden helfen. Die Dornschlehenblüten sind so harmlos, daß sie oft verwandt werden können.

Der *Faulbaum* (Rhamnus frangula), der seinen Namen dem «fauligen» Geruch der frischen Rinde verdankt, steht im lichten Laubwald. Sein alter Name «Pulverholz» erinnert daran, daß sein Holz früher einmal zu Herstellung von Schießpulver verwendet wurde. Die Wirkung der Rinde wird schon 1305 erwähnt, längere Zeit wurde sie von der wissenschaftlichen Heilkunde vergessen, setzte sich aber immer wieder durch und schlägt noch heute die Wirkung aller künstlich hergestellten Abführmittel durch die milde und regulierende Wirkungsweise. Wir haben es hier durchaus nicht mit einem Abführmittel im üblichen Sinne zu tun. Wirksam in der Rinde ist ähnlich wie im Kreuzdorn Emodin. Die Anthroglykoside Glykofrangulin und Frangulin sind die Muttersubstanzen des Emodins, das aber an zuckerhaltige Stoffe gebunden ist. Dieser Stoff entfaltet seine Wirksamkeit erst richtig im Dickdarm, er erregt die Nerven der Dickdarmschleimhaut nur ganz milde, während er die Darmbewegung beruhigt. Gewöhnliche Abführmittel wirken fast immer so drastisch, daß nach einigen Entleerungen Verstopfung folgt. Das geschieht bei der Faulbaumrinde nicht, es tritt bei ihr kein Versagen und keine Gewöhnung ein, sie reizt weder die Darmschleimhaut, noch erweitert sie die Dickdarmgefäße, auf dem mildesten Wege steigert sie die Leistungen der Organe, sie erschöpft die Darmmuskulatur nicht, sondern behebt gerade chronische Verstopfungen, die auf einer Erschöpfung der Darmmuskulatur beruhen. Die Rinde ist bei vielen Fachleuten überall bei spastischer Obstipation (krampfartiger Verstopfung), auch wenn die Gallensekretion anomal ist, empfohlen, und alle betonen, daß ihre Wirkung unschädlich ist. Die Rinde wird im April gesammelt und muß wenigstens zwei Jahre lagern, bevor sie gebraucht wird. Sie wird auch bei Leber-, Gallen- und Milzleiden, Wassersucht und Hämorrhoiden verwandt. Besonders geeignet ist sie für chronische Verstopfung mit ihren Folgeerscheinungen (Leberleiden, Neigung zur Steinbildung usw. [10 g 1/2 Stunde auskochen, öfters verdünnt trinken]).

Der *Feigenbaum* (Ficus carica) ist einer der wichtigsten Obstbäume in den Mittelmeerländern. Leider werden bei uns zumeist nur getrocknete Feigen gegessen, die sich durch ihren Basenüberschuß und ihren hohen Gehalt an Kalk und Kaliumsalzen auszeichnen. Die getrockneten Feigen eignen sich bei Störungen der Verdauungstätigkeit (Verstopfung), in Milch aufgeweicht dienen sie bei Katarrhen (Rachen, Kehlkopf).

Die *Sennesblätter* stammen vom Sennastrauch (Cassia angustifolia), der in Arabien, Ostafrika, Ostindien wächst und dessen Blätter ähnlich wie die Faulbaumrinde Emodin enthalten. In geringer Menge angewandt und warm als Tee getrunken, sind die Sennesblätter ein mildes und sicheres Abführmittel, das keine unangenehmen Nachwirkungen hat.

Ringelblume (Calendula officinalis L.). Auf Äckern, Wiesen und in Gärten finden wir die Ringelblumen mit ihren hell- oder dunkelgelben Blütenköpfen, die schon früh in der Heilkunde bekannt waren. Im 17. Jahrhundert erzählt uns der Arzt J. J. Becher in seinem «Medizinischen Parnaß» von der guten Heilwirkung der Ringelblume auf die Leber. Albertus Magnus empfiehlt sie bei Milz- und Leberverstopfung. In Schlesien gab es einst eine berühmte «Ringelrosenbutter», die aus zerquetschten Ringelblumenblättern und Ziegenbutter hergestellt war und die man dem «verdorbenen Magen» aufschmierte. Die uralte Verwendung der Pflanze gegen Gelbsucht beruhte auf der gelben Blütenfarbe (Signatur). Auffallend ist, daß wir sie in alten Berichten stets bei Erbrechen, Durchfällen, Magenkrämpfen, Magengeschwüren, Hämorrhoiden, allgemeiner Schwäche empfohlen finden. Es war zuerst wieder Kneipp, der in seinen Vorträgen von der Ringelblume berichtete: «Eine Heilpflanze ersten Ranges für die Geschwüre, namentlich für die arg giftigen, ist die Ringelblume. Sie ist nicht nur eine heilende, sondern auch eine ätzende Pflanze, welche die giftigen Geschwüre angreift, das Fleisch von den giftigen Stoffen reinigt und dieselben ausleitet.» Dr. W. Bohn, unser erfahrener Kräuterarzt, auf den sich viele moderne Heilpflanzenbücher beziehen, nennt die Ringelblume direkt eines der wichtigsten Heilmittel bei der krebsigen Blutentmischung, er läßt die Pflanze als Tee bei allen Formen von Magenblutungen trinken, wenn es sich um Magengeschwüre oder Magenkrebs handelt, auch bei Karzinom der Brustdrüsen und des Uterus und bei Drüsenverhärtungen, Darmfisteln; der beste Beweis dafür, wie wirksam die Ringelblume ist, zumal wenn wir sie von Fall zu Fall mit anderen Heilpflanzen verbinden.

Gute Erfolge sollen mit der Ringelblume bei Menstruationsstörungen, schlecht heilenden Wunden, Darmfisteln, Krampfadergeschwüren, Augenentzündungen zu erzielen sein. Bei besonders schmerzhafter Menstruation soll man die Ringelblume eine Woche vor dem Eintritt anwenden, wodurch der Verlauf leichter werden soll (Tee der Blüten 5 g). Die Anwendung von Ringelblumentrinkkuren und -salben muß der Arzt für den einzelnen Fall bestimmen. Sehr zu empfehlen ist, wie bei vielen Pflanzen, der Saft der frischen Blätter und Blüten.

Rizinus (Ricinus communis L.). Diese krautartige Pflanze, die bei uns als Zierpflanze in Gärten gepflegt wird, stammt aus den Tropen und wird wegen des Rizinusöls ihrer Samen geschätzt. Dieses Öl ist wohl das älteste Abführmittel überhaupt, das wir kennen. Die Kultur dieser Staude ist deshalb sehr alt, schon 4000 v. Chr. finden wir sie in den ägyptischen Papyrusrollen erwähnt. Von Herodot wurde das Öl in Verbindung mit Fett äußerlich als Salbe empfohlen. Man schätzt Rizinusöl bis in unsere Zeit wegen seiner milden Wirkung (bei nicht zu großen Mengen, 15 bis 20 g), zumal es nebenbei günstig bei entzündetem Magen, Darm, Nieren, Blase (Gebärmutterentzündung) wirken soll. Beim Militär wurde es zu meiner Zeit besonders geschätzt. Bei Magenverstimmung, Durchfall, Brechen, Halsschmerzen und noch bei manch anderer Unpäßlichkeit gab man immer zuerst Rizinusöl und ließ dann fasten; der Erfolg war meist sehr gut, manches Fieber wurde dadurch überflüssig. Zur rechten Zeit und in kleinen Mengen angewandt, ist es ein mildes, harmloses und gegen heraufziehende Krankheiten unschädliches Mittel. Es regt den Dünndarm an und ruft keine entzündlichen Reizerscheinungen hervor.

Mit den hier genannten Pflanzen sind alle wesentlichen für Magen und Darm erschöpft. Da ich aber im Anschluß daran die Krankheiten von Leber–Galle mit ihren Pflanzen besprechen will, werden uns auch hier Pflanzen begegnen, die Wirkungen auf Magen und Darm besitzen.

Die Leber ist die größte der uns bekannten Drüsen. Man könnte sie mit einigem Recht als das Zentrum des Körpergeschehens bezeichnen. Aber der menschliche Körper ist kein Mechanismus. Sämtliche Drüsen stehen in einem fortgesetzten Austauschverkehr des Gesamtstoffwechsels.

Die Leber liegt unmittelbar unter dem Zwerchfell und bedeckt teilweise den Magen, sie ist ein netzartiges, gelapptes Organ, das von Gallengängen und -kapillaren durchsetzt ist. Die Lebergefäße sind von den venösen Leberkapillaren, also von der Vene, die das Blut vom Darm her sammelt und zur Leber führt, umsponnen.

Das Blut, welches die venösen Kapillaren durchströmt, gibt die von ihm aus dem Darm genommene Galle wieder an die Leberzellen ab. Die Gallenblase, eine blindsackartige Erweiterung des Leber-Gallenganges, sammelt die in der Leber abgeschiedene Galle, die in den Zwölffingerdarm gelangt, wobei Schleimhautfalten das Eindringen von Speisebrei verhindern. Die Galle wird durch die Tätigkeit der Leberzellen aus Venenblut gebildet, das aus Magen, Darm und Milz stammt, sie ist besonders für die Fettverdauung wichtig. Die Galle unterstützt das fettspaltende Enzym des Bauchspeichels, löst Fettsäuren und macht sie für die Darmwand aufsaugbar, gleichzeitig regt sie die Darmbewegung an.

Wenn wir uns überlegen, daß Leber und Galle aufs engste verbunden sind und daß es die Galle ist, welche die fermentierende Tätigkeit der Bauchspeicheldrüse unterstützt, leuchtet es uns ohne weiteres ein, daß die Leber die wichtigsten Vorgänge des Stoffwechsels bestimmt, zumal man heute weiß, daß die Fermente im Körpergeschehen eine ganz außergewöhnliche Rolle spielen. Sie regeln nicht nur die Verdauung, sondern töten auch die Bakterien usw.

Wie gewaltig die in der Leber sich abspielenden chemischen Vorgänge sein müssen, läßt sich schon daraus ersehen, daß das aus der Leber abfließende Blut (der Lebervene) das wärmste des ganzen Körpers ist.

Wie der Körper sich selbst schützt, zeigen uns gerade Leber und Milz, in denen noch besondere Zellen sitzen, die teils dem Blutgefäßrand anliegen, teils quer durch sie hindurchgehen und richtige Fallen für alles darstellen, was nicht von den weißen Blutkörperchen gefressen wird. Selbstverständlich steht auch die Milz in engster Beziehung zur Leber und ist an der Blutbildung und Speicherung beteiligt, was man lange nicht wußte. Gerade sie steigert die Freßbereitschaft der weißen Blutkörperchen, ist an der Regelung und Säureabsonderung im Magen beteiligt wie auch beim Wasseraustausch von Blut und Geweben und regt die Gegengifte an, die in der Leber zur Wirkung kommen. Was das für den

Körper bedeutet, können wir schon daraus erkennen, daß auch der Speichel eine wichtige bakterientötende Kraft besitzt. Die Widerstandsfähigkeit des Körpers beruht ja darauf, daß er selbst Stoffe ausbildet, welche Krankheitserreger abtöten. Man kann sich denken, wie wichtig es ist, dem Körper auf dem Nahrungswege entsprechende Pflanzen zuzuführen.

Zweifellos besteht ein enger Zusammenhang zwischen der Tätigkeit von Magen, Darm, Leber, Galle, Milz, wozu dann noch die Bauchspeicheldrüse tritt. Die Alten hatten nicht unrecht, wenn sie in der Leber den Sitz des Lebens sahen, sie ist sozusagen der Brennpunkt des vegetativen Geschehens im Körper, in dem sich sein Schicksal entscheidet und wo die Nahrungsfrage sich in ihrer ganzen Bedeutung zeigt.

Wir können Magen, Darm, Leber usw. gar nicht genug Pflanzen im regelmäßigen Wechsel anbieten, um den Gesamtzustand des Körpers zu beeinflussen. Wir müssen auch bedenken, daß die Millionen von Lungenbläschen aus dunkelrotem Venenblut bestehen, welche durch den Sauerstoff (Atmung) in hellrotes Arterienblut verwandelt werden. Die Leber ist also auch an der Lungenvegetation beteiligt.

Nach alter Auffassung wurde in den Lungen das geschaffen, was wir in der Natur Blatt (Laub) nennen, dessen Chlorophyllwerte die Leber produzierte und von denen die Galle wieder einen besonderen Extrakt herstellt.

So wie in der Natur von den Wurzeln unter der Erde aus nach oben zu die Blatt- und Laubvegetation aufgebaut wird, so baut sich aus den Magen- und Darmsäften die Lebervegetation (Leberblut) auf, bis hinein in das Lungenlaubkleid und die riesige Hautfläche unseres Körpers – in ständiger Wandlung.

Aus der natürlichen Vegetation, die auf dem Nahrungswege, im Magen zerlegt, in den Darm gelangt, verwandelt sich also das Chlorophyll von draußen in das Hämoglobin drinnen. Wir wissen von beiden, daß sie dieselbe Muttersubstanz, das Pyrrol, haben.

In der Leber geht die große Verwandlung der Pflanze in tierisches oder menschliches Leben vor sich. Hier zeigt sich, welche Qualitäten in dieser Nahrung stecken, denn es ist klar, daß aus Minderwertigem nichts Vollwertiges gemacht werden kann. Stets baut der Körper aus dem auf, was wir in ihn hineinstecken.

Jedesmal wenn, wie in Krankheitsfällen, der natürliche Fermentierungsprozeß unserer großen Drüsen wie Leber, Galle, Milz, Bauchspeicheldrüse, die so eng durch unsere Ernährung verbunden sind, nachläßt, ist der Vegetationsprozeß im Körperinnern gestört, und fast immer – falls es sich nicht um äußere, mechanische Einflüsse handelt – fehlen uns Pflanzen in der üblichen Ernährung. Sie müssen gesucht werden und sind nicht immer leicht zu finden, da jeder Mensch die aufgenommenen Stoffe in unterschiedlicher Weise verwertet.

Die alte Volksmedizin (auch die chinesische) begann meistens ihre Heilversuche damit, daß sie die Leber-Gallentätigkeit zu regeln suchte. Ich will es mir ersparen, hier die einzelnen Krankheiten aufzuzählen, und lieber an Hand der verschiedenen Pflanzen, die hierhergehören, erörtern, wogegen sie helfen.

Jeder wird schon auf seinen Wanderungen die goldgelben Blüten des *Enzian* (Gentiana lutea) bewundert haben, der unter Naturschutz steht. Er wurde bereits von den ältesten Ärzten geschätzt, und im Kräuterbuch von Bock lesen wir: «Die aller gebreuchlichst wurtzel in Germania ist Entian ... So weiß der gemein man kein bessern Tiriack oder magenarznei als eben den Entian. Dann was sie innerliches prestens im leib und magen fülen vertreiben sie mit Entian, Calmus oder mit Ingwer ... So ist nun Entian auch nit so theur als Rhabarbara, man kann aber des Entian weniger dann Rhabarbara entrhaten.»

In Tirol und der Steiermark finden wir den Enzian am meisten im Gebrauch bei Magen- und Darmbeschwerden. Er ist ein sehr wirksames Bittermittel, das vorzüglich auf die Leber wirkt und gleichzeitig Magen und Darm günstig beeinflußt.

Schon Dioskorides und Plinius empfahlen ihn als Leber- und Magenmittel, und heute erklären ihn auch Fachleute wie Dr. Bohn als ein gutes Mittel für die Leber und die Milz, außerdem als wirksames Bittermittel, das vorzüglich auf die Leber wirkt und Gallensekretion.

Kneipp empfiehlt aus seinen Erfahrungen allen, die einen Garten haben, dort Salbei, Wermut und Enzian anzupflanzen, das würde soviel wie eine Apotheke bedeuten. Damit zeigt er, wie wichtig diese drei Pflanzen für die Blutbildung sind, die von der Leber entscheidend beeinflußt wird. (Als Tee täglich 2 g der Wurzel.)

Als Kinder machten wir aus den Blütenstielen des *Löwenzahns* (Leontodom taraxacum) kleine Blasinstrumente, flochten aus seinen Stengeln lange Ketten und benutzten später die Federkrone seiner Früchte als Liebesorakel. Damals wußten wir noch nicht, wie wichtig diese Pflanze bei allen Leberleiden ist, auch in Verbindung mit der Zuckerkrankheit. Ebenso bei Darmleiden und den sich daraus ergebenden Hautleiden. Denn so wie die Leber entscheidend für unsere Blutbildung ist, bestimmt sie auch als stärkster Vegetationsfaktor das gesamte Hautbild, weshalb uns so gute Erfolge mit Löwenzahn bei Hautkrankheiten (Flechten usw.) berichtet werden.

In manchen Gegenden ist es gebräuchlich – und das sollte man nachahmen –, die Sprossen und Wurzeln des Löwenzahns wie Spargel gekocht oder die jungen Blätter im Frühjahr als Salat zu essen. Hierbei spricht der alte und durchaus richtige Volksglaube mit, daß in jener Zeit, da die Mutter Erde sich in Millionen Pflanzen verjüngt, auch der Mensch ihrer Frühlingskräfte teilhaftig werden kann. Man sollte beachten, daß um diese Zeit jedes Tier an den frischen Pflanzentrieben und -spitzen nagt und kaut, Kinder tun es noch instinktiv. Nur wir Erwachsenen der Städte lassen uns die jüngsten und kräftigsten Triebe der Natur, so viele Baumblatt- und Pflanzensalate entgehen, die unsere Drüsen erneuern könnten.

Seit Jahren bemühe ich mich, in den Mythen unseres Volkes seine ursprüngliche Verbundenheit mit dem Jahreskreislauf des Pflanzenlebens zu zeigen. Damit möchte ich zugleich betonen, daß es zur Erhaltung der Gesundheit und zur Kräftigung des Organismus notwendig ist, wie jahraus und jahrein die Flora im steten Fluß durch den Körper und die Seele der Menschen wandert, damit in ihnen das Mysterium der Natur zur Erfüllung kommen kann.

Der Chemiker schätzt den Löwenzahn wegen seines reichen Inulingehaltes, aber in der Pflanze lebt stets eine ganze Familie der verschiedensten Eigenschaften zusammen, so daß man ihre Gesamtwirkung nur schwer chemisch richtig erfassen dürfte. Es ist ein großer Irrtum, wenn man glaubt, es genüge, aus einer Pflanze einen einzelnen Stoff herauszuziehen, um damit zu heilen. Die Pflanze will als Ganzes genommen werden, deshalb ist ihre Wirkung immer nur schwer eindeutig zu bestimmen. Die Natur ist weder draußen in Wald und Feld noch in unserem Körper einseitig eingestellt, sie ist immer zugleich vielseitig. So greift auch eine Pflanze, wenn wir sie in den Körper bringen, immer mehrere Organe an.

Man kann vom Löwenzahn sagen, daß bei ihm eine besonders günstige Mischung von Bitterstoffen (darunter Taraxin), Inulin und Gerbstoffen zur Wirkung kommt, welche schon früher die sogenannten Kämpfschen Kräuterklistiere mit Erfolg bei Leber- und Darmerkrankungen (und den daraus sich ergebenden hypochondrischen Zuständen, die meistens auf Leberleiden zurückgehen) benutzten.

Mehr als 5 g täglich sollte man für Abkochungen nicht benutzen und sie auch nicht regelmäßig verwenden. Es kommt gerade bei den Pflanzentees darauf an, öfters zu wechseln, während man sich aus Bequemlichkeit nur zu leicht an eine bestimmte Teesorte gewöhnt. Gerade das ist verkehrt. Unsere Organe wollen vielseitig, abwechslungsreich ernährt werden. Das ist das beste Mittel, sie vor Krankheiten zu schützen; denn auf diesem Wege bieten wir ihnen oft unbewußt Stoffe an, die sie brauchen.

Auch der *Rhabarber* (Rheum officinale), den die pharmazeutische Industrie soviel verwendet, gehört hierher. Man kennt seine Verwendung und Wirksamkeit bei allen Leber-, Milz-, Magen- und

Darmleiden vor allem aus China. Heute wird die Pflanze bei uns ebenfalls erfolgreich kultiviert.

Gewöhnlich kennt man den Rhabarber nur als Abführmittel. Nach längerem Gebrauch macht sich aber die verstopfende Wirkung seiner Gerbsäure bemerkbar, weshalb dann andere Abführmittel eingesetzt werden müssen. Stillende Mütter dürfen keinen Rhabarber essen, da er über die Milch auf den Säugling abführend wirken kann. Die Homöopathie verwendet ihn schon lange bei chronischen Darmkatarrhen. Gemüserhabarber schätzen wir wegen seines Gehaltes an Säuren und Nährsalzen. Seine gute Wirkung auf die Leber ist vielfach bezeugt.

Die *Quecke* (Triticum repens) ist ebenfalls ein gutes Drüsenmittel, das bei Leber- und Gallenkrankheiten (Gelbsucht) und Drüsenschwellungen gebraucht wird. Gewöhnlich kennen wir die Quecke nur als überaus lästiges Unkraut, das sich selbst den härtesten Boden erobert. Schon solche Eigenschaften sollten uns zu denken geben, irgendwie muß sich solche Kraft im Organismus wiederholen. Deshalb gab man sie früher gern dem Vieh ins Futter. Die Versuche, die man einst mit Tieren anstellte, waren nicht so grausam und unnatürlich wie unsere heutigen, weil man Nahrungsversuche unternahm, die auch in Zukunft wieder die entscheidenden sein werden.

Die Quecke besitzt die Vitamine A und B. Sie ist ein gutes Nährmittel für die Leber, was besonders wichtig für Zuckerkranke ist, da sie die Drüsenausscheidung der Bauchspeicheldrüse anregt.

Auch das *Gänseblümchen* (Bellis perennis), das unsere Wiesen mit seinen weißen Blütenköpfchen wie Sterne übersät, ist ein Freund unserer Leber. Natürlich kommt das «Maßliebchen» Shakespeares, das aus einer Träne Marias auf der Flucht nach Ägypten entstanden sein soll, auch noch für andere Organe in Frage (zum Beispiel für chronisch-katarrhalische Leiden der Bronchialschleimhaut). Bei Darmentzündungen soll es zu Einläufen gut zu verwenden sein. Als Aufguß 2–4 g.

Unterwegs begegnen wir oft der *Silberdistel* (Carduus marianus) oder Mariendistel, die wegen ihrer schönen Blätter auch im Garten gepflegt wird. Sie heilt Lebererkrankungen und Gelbsucht. Die Abkochung der Früchte (10 g) soll direkt auf Erkrankungen der Leber und Milz wirken, Rademacher soll ihre Wirkung entdeckt haben. Anschwellung und Schmerz in der Leber, Milzstechen gehen durch ihre Anwendung zurück.

Früher gab man mehr als heute dem Kaffee gern als «magenstärkendes» Gewürz die Zichorie bei, aus der Wurzel der *«Wegwarte»* (Cichorium intybus). Auch hier ist der Hauptbestandteil, wie bei vielen Korbblütlern, Inulin, das stets den gesamten Stoffwechsel anregt. Die nierenanregende Wirkung der Pflanze beruht auf ihrem Kaligehalt.

Nach allen Erfahrungen kann man manchem leidenschaftlichen Kaffeetrinker nur raten, eine Zeit mit dem echten Kaffee auszusetzen und dafür Kaffee aus der Wurzel der Wegwarte zu trinken, welche die Leberzellen anregt. Im Auslande ißt man einzelne Sorten der Zichorie (Chicorrée) auch als Gemüse, das vielleicht die Leber entgiftet. Kneipp sagte: «Die Wegwarte wartet wirklich auf jedem Weg auf dich, um dich gesund zu machen.»

Die Pflanze reinigt Leber, Milz, hebt die Verschleimungen im Magen auf und nimmt überflüssige Galle weg, weshalb man sie bei gelblicher Hautfärbung (auch wenn Magenkatarrhe damit verbunden sind) gebrauchen sollte. Ganz allgemein regt sie die Drüsen an und regelt die Verdauung. Schon bei Dioskorides, dann im Bockschen Kräuterbuch finden wir die Wurzel der Wegwarte für Leber, Galle, Milz, Magen angegeben, auch neuere Autoren wissen nichts anderes zu sagen. Es sind immer nur sehr alte Erfahrungen über die Wirksamkeit der Heilpflanzen mitzuteilen, die unsere heutigen chemischen Kenntnisse meistens bestätigen.

Von Blüten und Blättern gibt man im Aufguß 2–4 g. Von der Wurzel kocht man 2 g ab.

Die Früchte und Blüten der wilden Rose, der *Heckenrose* (Rosa canina), sind zugleich gute Mittel für Leber und Nieren. Den Tee der Blumenblätter schätzt man bei Magenkrämpfen. Die Hagebutten wurden auf dem Lande vielfach als Bandwurmmittel gebraucht. Der Tee aus den Hagebutten dient ebensogut gegen Gallen- wie gegen Nierensteine. Die Früchte sollte man häufig zu Suppen und Tunken verwenden, man wird dann einen guten Magen bekommen. Bei Gallensteinkoliken und Magenkrämpfen trinkt man den Tee der Blätter warm. Auch die Hagebuttenmarmelade ist für Steinleiden zu empfehlen, außerdem ist sie für diese Krankheiten ein gutes Vorbeugungsmittel. Selbst Kaffee-Ersatz läßt sich aus den Kernen herstellen. Das Hagebuttenmark (Hegenmark) wird in Süddeutschland mehr als im Norden verwandt, was zu bedauern ist. Unsere tägliche Nahrung ist auf viel zuwenig Pflanzen angewiesen, wir müssen fortgesetzt nach neuen suchen.

Rosa canina gehört zu den Heilpflanzen, deren Vitaminwirkstoffe besonders wichtig sind. Der Vitamin-C-Gehalt der Hagebutten steigt bis zur Vollreife und kann durch richtiges Trocknen erheblich erhalten werden. Bei unsachgemäßer Behandlung sinkt er rasch. Am wirkungsvollsten sind die frischen, rohen Hagebutten.

Ich erwähnte schon, daß Kneipp den *Salbei* (Salvia officinalis) für Magen, Darm, Leber empfahl, und zwar als ein ausgesprochenes Reinigungsmittel der Leber. Salbei wirkt ebenfalls günstig bei inneren katarrhalischen und entzündeten Zuständen, die sich naturgemäß nicht nur auf Leberschwellungen und Gallestauungen beschränken. Die therapeutisch wichtigste Wirkung des Salbeis erstreckt sich allerdings auf die Hemmung der Schweißsekretion (Nachtschweiß der Phthisiker [Tuberkulöser]).

Früher wurde der Salbei stets in Gärten gezogen. Die mittelalterliche Küche würzte regelmäßig mit ihm (Fleisch, Wein, Bier, usw.). In wie großem Ansehen der Salbei stand, zeigen uns alte Sprichwörter. So sagt man in England: "He that would live for aye, must eat sage in May" (Wenn man ewig leben will, muß man im Mai Salbei essen). Und in Sizilien heißt es: «Sarvia sarva», Salbei erhält gesund. Auch die alten Kräuterbücher erzählen uns, daß sich arme Leute mit dem Salbei teure Arzneien ersparen können.

Wir wissen, daß die ätherischen Öle, an denen ja auch der Salbei so reich ist, auf die Schleimhäute wirken und in Verbindung damit auf sekretorische Vorgänge. So wirkt der Salbei besonders auf den ganzen Darmkanal und zugleich auf das Lungengewebe. Wir haben in der Pflanze ein ausgesprochenes Drüsenmittel, das jede stockende Sekretion steigert.

Kneipp empfahl ihn in Verbindung mit Wermut bei gutartigen Magengeschwüren und für Leber und Nieren. Er entfernt Verschleimungen, kräftigt und reinigt die Häute. Bei Blähungen, Koliken, Durchfällen, also bei allen Darmleiden, benutzt man ihn erfolgreich in Verbindung mit Tausendguldenkraut. Wenn man an seinen Namen und an seine großen Wirkungen bei Verschleimungen denkt, darf man den Salbei wirklich ein gutes äußeres und inneres Salbmittel nennen, das unsere Häute brauchen, um widerstandsfähig zu bleiben. 1 g als Aufguß.

Als Universalmittel wurde früher einmal gegen Leber-, Magen-, Darmleiden der *Ehrenpreis* (Veronica officinalis) empfohlen. Es heißt von ihm: «er reinigt das geblüt, erwörmt den Magen, eröffnet die leber, dempfft die lung und miltz, reinigt die nieren, muter und blasen, treibt aus den Schweiß, das gifft, die gälsucht, den lendenstein, und allen gifftigen unraht, im gantzen leib.» Auch bei dieser Pflanze wirken Bitterstoffe, Gerbsäure, ätherisches Öl und Saponinsubstanzen, die sich vom Magen über den Darm bis zur Leber erstrecken. Ein gutes Mittel gegen chronische Hautleiden, besonders im Alter. 3 g im Aufguß.

Der *Sauerklee* (Oxalis acetosella), der ebenfalls auf die inneren Organe wirkt, wird uns gelegentlich als Mittel gegen die Gelbsucht empfohlen.

An Mauern, Hecken und Zäunen müssen wir auf die gelben Blüten und die schotenähnlichen Früchte des *Schöllkrautes* (Chelidonium majus) achten, das in den alten Kräuterbüchern gut bekannt ist. In Mecklenburg backte man es früher noch in Eierkuchen, die man – wie bei anderen Völkern – Gelbsüchtigen zu essen gab. Es gibt viele Wege, auf denen wir die Pflanzen in der Ernährung verwenden können, es ist nicht nötig, immer nur Tees davon zu trinken. Heute gibt es Pflanzenverreibungen, die sich gut als Brotaufstrich verwenden lassen, woran man bisher kaum gedacht hatte.

Das Schöllkraut war eins der wichtigsten Lebermittel Rademachers, worauf Dr. Bohn wieder aufmerksam machte. Es soll gerade bei akuter Leberentzündung und typhösem Leberleiden helfen. Da Leber- und Milzerkrankungen sich oft verbinden (Vergrößerung der Milz), wird es dabei mit Erfolg verwandt. Bock schreibt in seinem Kräuterbuch vom Schöllkraut: «der bitter safft ... eröffnet inerlich gebraucht die verstopffte Leber ...» Gegen Gallensteine, Gelbsucht, Milzleiden, Hautkrankheiten finden wir es früh verwandt. Ärztliche Autoren wie K. Kahnt bestätigen, daß die alten Ansichten richtig waren. 1/2 g im Aufguß.

Auch ein ganz gewöhnliches Unkraut in unseren Gärten und auf unseren Feldern, der *Erdrauch* (Fumaria officinalis), ist ein altes Leber- und Hautmittel, das besonders bei allen Gallenerkrankungen (Gallensteine, Gallenblasenentzündung) wirksam ist. Die Pflanze verbindet sich besonders gut mit Löwenzahn.

Dr. Bohn und K. Kahnt heben die Bedeutung des Erdrauches bei Leber- und Gallenerkrankungen hervor. Die alten Überlieferungen, daß die Pflanze auch Hypochondrie und Melancholie heilt, leuchtet ein, wenn wir uns an den Wermut erinnern. Es ist so zu verstehen, daß die Leber im Körper sozusagen der Vegetationspol ist, und Traurigkeit entsteht immer dort, wo die Vegetation eingeht. Ich habe ja schon nachzuweisen versucht, daß mit dem Eingehen der Vegetation auch die Glaubensbestände im Menschen eingehen, die im Leben die Grundlage positiver Gefühle und positiven Denkens sind. Alles, was wir fühlen und denken, geht aus der Vegetation hervor, von der ich immer nur wieder sagen kann, daß in ihr jede Realität und jedes Mysterium unseres Lebens steckt.

Und wenn der Erdrauch wie die anderen erwähnten Pflanzen ein gutes Lebermittel ist, dann ist er notwendigerweise auch dazu geeignet, die Blutbildung zu fördern und zu verbessern. Eine Blutreinigung aber verbessert unsere Gefühle und stimmt uns freudiger. 1 g im Aufguß.

Der *Andorn* (Marrubium vulgare), der eine unserer ältesten Arzneipflanzen ist und schon ein zaubervolles Bittermittel unserer Vorfahren war, zählt gleichfalls zu den zahlreichen Lebermitteln, die wir nicht erschöpfen können. Jeder, der sich die Mühe macht, wird neue finden, der Reichtum der Natur ist unerschöpflich.

Der Andorn verfügt über Bitterstoffe, ätherisches Öl, Gerbstoff, Harze usw., er wirkt auf Leber und Milzverstopfung und auf alle Folgeerscheinungen dieser Krankheiten, zum Beispiel Bleichsucht, Hämorrhoiden, Drüsenerkrankungen, Gelbsucht, Hautkrankheiten. Der zu 0,4 % in der Blüte befindliche Bitterstoff Marrubiin ist der wichtigste Wirkungsfaktor des Weißen Andorns, er fördert die Drüsensekretion und steigert die Leberfunktion. Daher gebrauchte ihn die Volksmedizin schon immer bei Magen-, Leber- und Gallenleiden. Auch hier soll die Verbindung mit dem Löwenzahn ausgezeichnet sein. Zu stark darf man ihn nicht nehmen (2–3 g), sonst wird er die Nieren angreifen und dadurch Durchfall erzeugen. Wir dürfen immer nur recht kleine Mengen der einzelnen Heilpflanzen verwenden, um zu verhüten, daß ihre günstigen Wirkungen in das Gegenteil umschlagen. Wie aus manchen Pflanzen kann man auch aus den Andornblättern mit Zucker einen Sirup herstellen, der gleichzeitig nährt und reinigt. Für die Zuckerkrankheit ist der Andorn ebenfalls zu gebrauchen. Denn jedes pflanzliche Lebermittel wird zugleich ein Mittel gegen die Zuckerkrankheit sein.

Der *Wasserdost*, auch Leberkraut, Wasserhanf genannt (Eupatorium cannabinum), ist bei uns an Waldbächen, feuchten Stellen verbreitet, hat einen scharfen, aromatischen Geruch, schmeckt bitter und wurde schon von Leonhart Fuchs (1543) bei Leber-, Milz- und Gallenverstopfung empfohlen, besonders bei hartnäckigen Hautleiden, verzögerter Menstruation. Dr. Bohn empfiehlt ihn bei Krankheiten, die nach Malaria zurückgeblieben sind. Neuere Kräuterbücher nennen ihn gegen Entzündungen der Blase, Nieren, Eierstöcke und Gebärmutter.

Die *Berberitze* – Sauerdorn – (Berberis vulgaris), die wir wegen ihrer leuchtenden gelben Blüten und der scharlachroten Beeren auch in unseren Gärten pflegen, wächst wild in Hecken und Gebüschen. Die ein bißchen säuerlichen Früchte schmecken gesüßt ganz gut und sind im Winter ein gutes Kompott. Man kann den Saft als Ersatz für Zitronensaft verwenden, früher war sie die deutsche Essigbeere. Den frischen Berberitzsaft schätzte man bei Lungenerkrankungen, Leberstauungen, Gelbsucht, Grieß- und Steinleiden; man kochte ihn mit Zucker ein.

Die alte Volksmedizin benutzte die Beerenabkochung bei Magen-, Leber- (Gelbsucht) und Nierenleiden. Man verwandte alles von der Pflanze, also Blätter, Früchte, Wurzel, Rinde. Abkochung der Blätter und Beeren gebrauchte man gegen Magenbeschwerden, Milz- und Leberleiden. Die Wurzelabkochung diente bei Leberleiden zur Anregung der Gallensekretion, die Gallenabsonderung soll durch das Berberin der Pflanze angeregt werden. Deshalb wurde die Pflanze bei Leberstauung, Gelbsucht, Grieß- und Steinbildung schon früh empfohlen. Wir haben hier also eine ähnliche Leberpflanze wie im Löwenzahn und Schöllkraut. Auch heute gilt die Berberitze als Lebermittel. Ripperger empfiehlt sie als Mittel bei chronischer Dyspepsie, die mit Appetitlosigkeit verbunden ist. Bei Leberstörungen, Neigung zu Grieß- und Steinbildung in der Gallenblase ist eine Abkochung der Wurzel angezeigt. Es genügt eine Abkochung von 2–4 g.

Immortelle (Gnaphalium arenarium L.), auch Immerschön genannt, finden wir auf trockenen Anhöhen, Feldern und Heiden; ihre gelben Blütenköpfe, die so gewürzhaft riechen und bitter schmecken, verwenden wir zu einem Tee, der gegen Stauungen im Pfortadersystem (Leber, Galle, Milz, nicht bei Entzündungen), gegen Gelbsucht und Hautkrankheiten dient.

Das *Löffelkraut* (Cochlearia officinalis L.) ist mit dem Meerrettich verwandt, wächst am Meer, an Salzquellen und wird auch angebaut. Das frische Kraut wurde früher und wird heute noch als ein Nahrungsmittel (Gemüsepflanze), das Magen und Verdauung stärkt, verwandt. Es enthält reichlich Vitamin C.

In der alten Schiffahrt wurde das Löffelkraut als ein antiskorbutisches Mittel benützt. Schon 1700 wurde die Pflanze in Schlesien angebaut, kam in die Apotheken und wurde vor allem deswegen geschätzt, weil sie das Pfortadersystem günstig beeinflußt, Stockungen in der Leber beseitigt, die Gallensekretion anregt, gleichzeitig die Nierentätigkeit fördert (Wassersucht) und Stein- und Grießbildung verhütet. Der Saft der frischen Pflanze hat sich gegen Skorbut bewährt und ist ein gutes Gurgelwasser. Wir haben also im Löffelkraut eine Pflanze, die den gesamten Stoffwechsel ausgezeichnet fördert. In der Volksmedizin wird das Löffelkraut noch heute als «Frühjahrs- und Blutreinigungskur» gebraucht, zumal bei Gicht und Rheumatismus. Im frischen Zustand zerquetscht, verwendet man das Kraut für Umschläge auf schlecht heilende Geschwüre.

Hiermit will ich die Aufzählung der Pflanzen für Leber und Galle (und damit auch im weiteren Sinn für Magen, Darm usw.) vorläufig beenden.

NIEREN UND BLASE

In der Mythologie ist es der Storch, der die Kinder aus dem Wasser oder den Wolkenseen holt und zu den Menschen bringt; diese Geschichte klingt wie ein biologisches Märchen. Jeder Mensch wird aus dem Fruchtwasser geboren, und die Nieren sind im Körper gleichsam die Wasserorgane, welche den Lebenskeim pflegen, Hoden und Eierstöcke wachsen lassen.

Wir wissen von vielen Wirbeltieren, daß die Hoden frühzeitig vom inneren Urnierenrand längs eines Leitbandes bis in die Leistengegend oder in den Hodensack wandern. Beim Menschen erfolgt diese Wanderung schon im 8. Schwangerschaftsmonat. Im Samenleiter haben wir den letzten Rest der Urniere; deutlich ist noch in den Samenzellen mit ihren für die gesamte körperliche und geistige Entwicklung so wichtigen Hormonen, diesen stärksten Anregungsstoffen, die Arbeit der Nieren zu erkennen.

Die Lebenstätigkeit der Nierenzellen ist für die Wissenschaft noch eine ungelöste Frage, die Nierentätigkeit ist noch nicht völlig erforscht. Man weiß nur, daß die Nieren den Harn absondern und die Wasservorgänge im Körper regulieren.

Ähnlich wie Magen und Darm auf ihrer ganzen Fläche den Nahrungsbrei annehmen und aufsaugen, die Lungen einatmen und ausatmen, saugen die Nieren das Wasser ein und pressen es wieder aus. Ein Forscher hat behauptet, daß sie dabei in engster Verbindung mit dem Dickdarm stehen und ihn sozusagen trockenlegen. Kräfte, die sich im Nierenbecken speichern, werden für Knochen und Nerven verwandt.

Der Ausdruck etwas «auf Herz und Nieren prüfen» ist ganz richtig gebildet, bewältigen doch die Nieren den Wasserdruck im Körper, den sie im Gleichgewicht halten. Interessant ist, den Einfluß der Nieren auf die Hautvegetation zu beobachten, die bei schlechter Nierentätigkeit eingeht, fast möchte man sagen, verwelkt. Man muß sich immer vergegenwärtigen, daß im gleichen Verhältnis, wie die Harnblase ausscheidet, der Dickdarm abgibt. Arbeitet dagegen die Harnblase nicht, dann scheidet der Dickdarm vorher schon mit seinen Ausscheidungen die Flüssigkeit aus.

Die Pflanzen, welche die Volksheilkunde seit alter Zeit bei Krankheiten der Nieren anwendet, lassen darauf schließen, daß man den Nieren schon in frühester Zeit größte Beachtung schenkte und wußte, wie groß ihr Einfluß auf das Körpergeschehen war. Ich sagte ja schon, daß die Nieren für die Kalk- und Nervenbestände im Körper arbeiten.

Es sind die Nieren, welche ausfiltrieren, ebenso wie sie aus einer so wichtigen Pflanze wie dem Schachtelhalm die Kieselsäure herausholen und für den Aufbau der Haut und der Lungen zu verwenden wissen. Aber bevor wir uns mit dieser Pflanze beschäftigen, die so gut mit allen Wasserstörungen im Organismus fertig wird, noch einen Blick auf die Krankheiten der Nieren und Harnorgane.

Nieren- und Blasenleiden hängen eng zusammen, da die von den Nieren kommenden Harnleiter in den weitesten Teil der Blase, in den Blasengrund, einmünden.

Die bekanntesten Nierenentzündungen entstehen durch chronische Vergiftungen (Geschlechtskrankheiten, Tuberkulose, Infektionen). Bekannte Infektionen sind zum Beispiel Scharlach, Diphtherie, Angina, Typhus, oft genügt schon eine Erkältung, irgendeine nachhaltige Schleimhautinfektion. Die Brightsche Nierenkrankheit

---

Tafel 2 · Nieren und Blase
Oben Mitte: *Holunder;* unten links: *Schachtelhalm;* unten rechts: *Bärentraube*

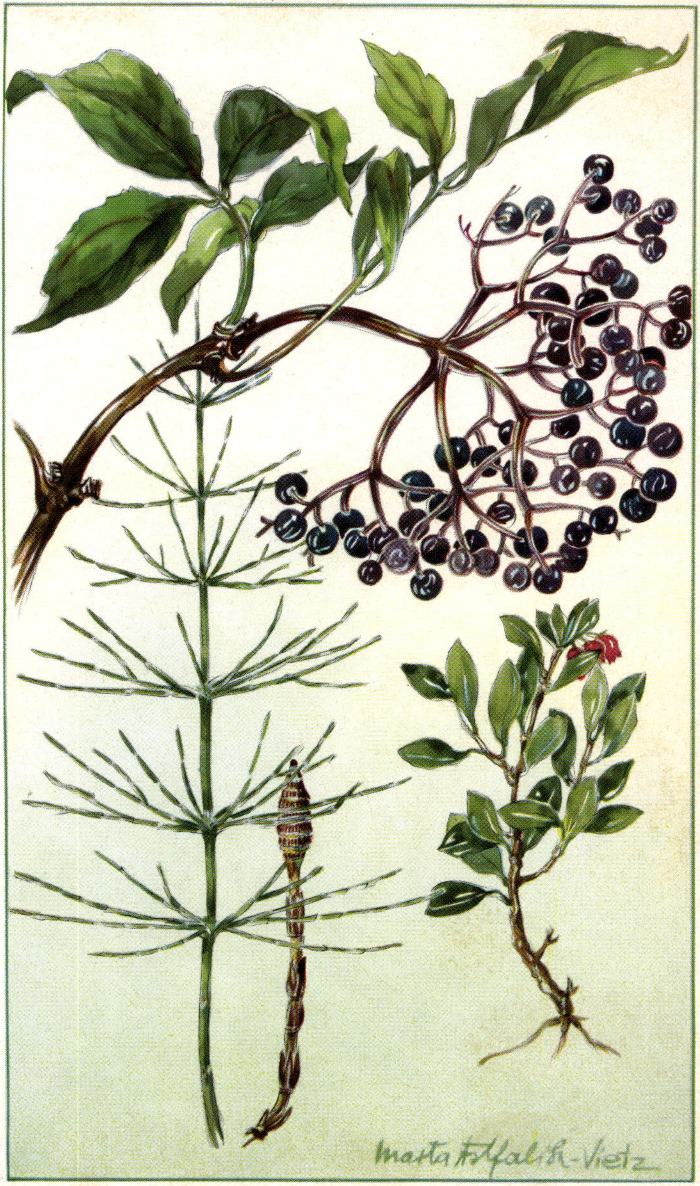
Marta Seitz-Vietz

ist eine langsame Verkleinerung der Niere, da die Glomeruli und Tubuli, in denen der eigentliche Filtrationsvorgang stattfindet, infolge vieler Reizungen durch scharfe Speisen und Getränke entarten und deshalb nicht mehr richtig arbeiten können.

Schrumpfnieren entstehen durch Alkoholismus, Syphilis, Bleivergiftung usw., wobei der Harn vermehrt ist, das Herz in Mitleidenschaft gezogen wird und physische Störungen eintreten.

Nierenleiden entstehen meistens schleichend als Störungen durch übermäßige Ernährung. Harnuntersuchungen sind immer notwendig und wurden schon in frühester Zeit ausgeführt. Nierensteinleiden, die so häufig sind und wegen ihrer Schmerzhaftigkeit besonders gefürchtet werden, sind meistens Ablagerungen durch ungeeignete Quell- und Brunnenwässer. Schon hieraus ersehen wir, wie wichtig bei allen Nierenerkrankungen richtige Nahrung (Diät) ist und welche große Aufgabe die Pflanzen haben müssen. Inzwischen ist auch dem Laien bekanntgeworden, daß das Kochsalz die Nieren, besonders natürlich kranke, auffallend schädigt. Hier spielen dann unsere pflanzlichen Würzstoffe, die ich an anderer Stelle behandle, eine große Rolle.

Es ist einleuchtend, daß gerade bei Nierenkrankheiten die Behandlungsarten der Naturheilkunde, vor allem die Kneippschen Wasseranwendungen, besonders gut wirken. Wasser über die ganze Hautfläche anzuwenden, ist indirekte Ernährung und eine Vorstufe für die ganze Pflanzenbehandlung, sie ist im Grunde nie von ihr zu trennen.

Die Blase neigt sehr zu Krankheiten, die sich oft auf Erkältungen zurückführen lassen (zumal bei Frauen). Mit leichten Blasenkatarrhen fängt es an, die nur wenige Tage dauern. Schlimmer sind die chronischen Blasenkatarrhe, die Blasenkrämpfe usw. Auch die Krankheiten der Harnröhre (Fisteln und Entzündungen) müssen wir hierher rechnen und schließlich eine so schwere Nierenstörung wie die Harnruhr, die sogenannte Diabetes insipidus, die mit den Zerstörungen der Nierenkelche zusammenhängt, welche die Nierenfunktion schon viele Jahre schädigte.

Es wird oft behauptet, daß gegen schwere Krankheiten kein Kraut gewachsen sei, aber man vergißt dabei immer, daß es falsch ist, Pflanzen, die nicht zu unserer gewohnten Ernährung gehören, als Heilpflanzen zu bezeichnen, mit denen man erst sein Heil versucht, wenn nichts mehr helfen will.

Immer wieder betone ich in dieser Arbeit im grundsätzlichen Gegensatz zu so vielen Kräuterbüchern: wir müssen mit der Auffassung brechen, daß die Heilpflanze nur für Krankheitszeiten da ist. Nein, jede Pflanze, selbst die Giftpflanze in homöopathischer Potenz, ist zur Ernährung unserer Organe da. Es wird dem Leser nach dem Studium meiner Arbeit ein leichtes sein, weitere wichtige Pflanzen für die einzelnen Organe, die vielleicht gerade zu seiner

Disposition gehören, aufzufinden; den Weg habe ich ihm deutlich gewiesen. Ich hoffe, mit meiner Arbeit das Thema Heilpflanze grundsätzlich neu erörtert und in Richtung auf das Wesen Pflanze selbst hin erweitert zu haben.

Wir müssen immer mehr zu erkennen versuchen, wie tief die Funktion der Pflanze am Auf- und Umbau unseres Organismus beteiligt ist und welche Wunder, das heißt Wandlungen, wir von ihr erwarten können.

Sehen wir uns also an, welche Pflanzen für die Nieren usw. in Betracht kommen, und beginnen wir gleich mit dem *Zinnkraut* (Equisetum arvense), das eins unserer wertvollsten «Unkräuter» ist. Man kannte es schon im Altertum, vor allem wegen der blutstillenden Kraft des Saftes, und weil es besonders als ein Mittel für Milzkranke galt.

Die heutige Auffassung, die von einer Reihe Autoritäten vertreten wird, ist die, daß der Schachtelhalm hauptsächlich ein Nierenmittel ist. Das würde sich nach meiner Ansicht mit der alten Auffassung decken, daß Zinnkraut gut auf die Milz wirkt, da die Milz nach den neuesten Forschungen ganz wesentlich am vegetativen Geschehen im Körper beteiligt ist, einmal im Magen und dann bei der Regelung des Wasseraustausches zwischen Blut und Geweben. Sie unterstützt also die Tätigkeit der Nieren, und hier wird ihr auch die Kieselsäure des Zinnkrautes helfen können.

Nach H. Schulz verwendet die Volksheilkunde das Zinnkraut (bis zu 15 g täglich) bei Nieren- und Blasenleiden (zumal bei denen auf gichtischer Grundlage), bei Wassersucht, Erkrankungen der Lungen und der Leber. Mit anderen Worten: wir sehen hier eine Pflanze, die sich von der Wassertätigkeit der Nieren über Leber und Milz bis zu den Lungen auswirkt. Nach R. Kobert und A. Kühn kann ein schwaches Lungengewebe durch frühzeitige, regelmäßige und langjährige Zufuhr von Kieselsäure des Zinnkrautes gefestigt werden. Lungentuberkulose wird bei richtiger Anwendung von Zinnkraut weniger entstehen. Da die Milz ebenfalls daraus Nutzen zieht, steigert sie die Freßbereitschaft der weißen Blutkörperchen im Kampf gegen die Tuberkelbazillen.

Wir haben hier also ein glänzendes Beispiel dafür, wie umfassend sich eine Pflanze im Organismus auswirken kann. Daß das Zinnkraut auch den Magensäureüberschuß und Magengeschwüre (nach A. v. Sztankay) günstig beeinflußt, ist wiederum der Milz zuzuschreiben, die auf die Säureabsonderung des Magens regelnd wirkt.

Kneipp, dieser große Kenner des Körpers und der Pflanzenwelt, hat sich wohl zuerst wieder für das Zinnkraut eingesetzt, wenn er auch nicht immer alle Zusammenhänge überschaute; dafür waren aber seine Einzelerfahrungen um so reicher. Er läßt bei allen Geschwüren damit waschen, gibt den Tee bei Grieß- und Steinleiden, bei beschwerlichem Urinieren, Blutflüssen. Heute wird das Zinnkraut außerdem, was im Zusammenhang selbstverständlich erscheinen muß, bei Wassersucht und zur Hautbehandlung verwandt.

Ein Teil der so wichtigen Kieselsäure, deren Natur noch immer nicht ermittelt ist, befindet sich gelöst in der lebenden Pflanze und schützt besonders gut gegen Infektionskrankheiten, weil dadurch die Aktivität der weißen Blutkörperchen gesteigert wird. Der tuberkulöse Organismus sollte sich mindestens homöopathisch (in hohen Verdünnungen) an die Kieselsäure des Schachtelhalms gewöhnen. Die Heilanzeigen bei Nierenbecken- und Blasenkatarrh und bei mechanisch ausgelösten Nierenblutungen, bei Steinleiden und Wassersucht sind auffallend. Kneipp heilte sogar den Typhus damit, ein Beweis für die antitoxische Wirkung der Pflanze.

Eine ebenso wichtige Pflanze für die Nieren ist die *Birke* (Betula alba).

Es lohnt sich schon, sich mit der Birke ein wenig ausführlicher zu beschäftigen, da in ihr deutlich zum Ausdruck kommt, wie eine Pflanze, in diesem Fall also ein Baum, den Charakter einer ganzen Landschaft ausschlaggebend bestimmt und alle Funktionen, die er sich im Kampf mit Kälte, Wasser, Nebel als nördlichster Baum erworben hat, naturgemäß auf den menschlichen Körper überträgt und hier gerade jene Organe in ihrer Arbeit und ihren Abwehrkämpfen unterstützt, die ebenfalls im Körper mit Wasser und Kälte fertig werden und auch noch anderweitig lebenswichtige Stoffe speichern müssen: die Nieren.

In jener Vegetationsperiode, die auf die Eiszeit folgte, also lange vor der Eschenzeit, gab es wohl keinen Baum, der der damaligen Landschaft in ihrer Weite und Einsamkeit so deutlich ihren seelischen Ausdruck verlieh wie die Birke. Ihrem seltsam schwermütigen und dann wieder so frohen und lebendigen Eindruck kann sich kaum ein Mensch entziehen.

Wer würde, wenn er an die Birke denkt, sich nicht auch der Heide erinnern? An diese oft so endlos weiten Flächen, über die sich im Spätsommer und Herbst bis zum Horizont das blühende rosarote Meer des anspruchslosen Heidekrauts ergießt, dessen kleine Zweige so zäh und biegsam sind, daß sie selbst die gewaltigen Schneemassen im Winter ertragen.

Die Birke lebt in der Heide, wo ihr Charakter vielleicht am schönsten und treffendsten zum Ausdruck kommt, mit einer großen Pflanzenfamilie zusammen, die ihr in mancher Eigenschaft verwandt ist und schon rein oberflächlich gesehen gut zu ihr paßt. Es gibt selten eine Landschaft, die uns seit alter Zeit noch so gut erhalten ist wie die Heide. Zwischen den Moosen und Flechten, die den armen Boden bedecken, wachsen die Preisel-, Heidel- und Moosbeeren, die Bärentraube und der Sumpfporst. Bald sehen wir die Übergänge zum Moor, dann wieder kommen Kiefern und Wacholderbäume. Manchmal gibt es noch eine richtige Wacholderwildnis mit Findlingen aus Granit. Groß ist hier die Weide für Schafe und Bienen. Und immer wieder taucht wie ein stilles, verträumtes Sinnbild all dieses Lebens von Pflanze und Tier die uralte, geheimnisvolle Schönheit der Birke auf – so unendlich fern dem Treiben, das wir heute in unseren Städten gewöhnt sind.

Wer das Leben wiedersehen will, wie es einmal vor Jahrtausenden hinter den wilden Rosenhecken der Märchen blühte, der muß schon in die Heide unter die Birken gehen. Wenn ihn der Lebensraum unserer ältesten Ahnen auch schwerlich in allzu kurzer Zeit verjüngen kann, neue Kräfte wird er ihm mit auf den Weg geben.

Erst, wenn wir begreifen, wie weit die Birke nach Norden und in die Einsamkeit der Natur selbst vordringt, sie, deren Lichtbedarf so groß ist, daß sie Gipfelfreiheit verlangt und sich auf Kahlflächen ansiedelt, wo sie schwächere Holzarten schützt, verstehen wir, daß sie immer wieder im Laufe der Jahrhunderte als Frühlingsbaum besungen wurde. Sie ist vollkommen frosthart, das Wild verschont sie, nur der Sturm kann sie bisweilen vernichten. Ist es da ein Wunder, daß man aus ihren Zweigen die Lebens- und Zuchtrute schnitt? Wenn man Menschen (Kinder so gut wie Erwachsene) und Tiere mit ihr schlug, wollte man sie widerstandsfähig gegen Krankheiten (Seuchen) und fruchtbar machen gleich diesem nordischen Baum, der zwei scheinbar so widerspruchsvolle Wesenszüge in sich vereint: Weichheit und Härte.

Es war zum Beispiel kein Zufall, daß man Besen (ebenso wie Ruten) aus Birkenreisern herstellte. Mit dem Schmutz wollte man vor allem den «bösen Geist» aus dem Hause kehren. Aus derselben Überlegung heraus ließen sich die Erwachsenen nach heißen Bädern mit Birkenzweigen kräftig schlagen, um gesund zu bleiben. Eine Sitte, die noch in Estland, Finnland usw. erhalten ist. Heute, da wir wissen, mit welchem Erfolg wir Krankheiten durch Behandlung der Hautfläche unseres Körpers bekämpfen können, leuchtet uns das Gerben der Haut mit Birkenruten ein.

Medizinisch verwendet man von der Birke Blätter, Rinde und Saft. Es ist interessant, daß dieser Baum, der ursprünglich stets im Kampfe mit Wasser, Kälte, Schnee, Nebel usw. stand, dabei Eigenschaften entwickelte, die dem Menschen bei Wasserkrankheiten (Nieren- und Blasenleiden, chronischen Hautausschlägen, Gicht, Rheumatismus usw.) zugute kommen. Die Birkenblattknospen wirken stark choleretisch (gallenabsondernd).

Von Bock und Konrad von Megenberg erfahren wir, daß schon im Mittelalter die Dorfjugend im Frühjahr die Birken anzapfte, um den Saft zu bekommen, den man den bleichsüchtigen Menschen und kleinen Kindern als Kräftigungsmittel gab. Prof. Winternitz empfahl den alten Gebrauch der Birkenblätterabkochung gegen Harnleiden (Wassersucht), und Dr. Bohn hält die Blätter für ein ausgesprochenes Mittel bei der harnsauren Blutentmischung (auch bei Gelenkanschwellungen, die mit Schmerzen verbunden sind). Die Birkenrinde hat nach L. Kroeber einen hohen Gehalt an Betulin-Betulakampfer, weshalb die Abkochung wichtig ist für Hautkrankheiten, Wassersucht, Lungenleiden, und äußerlich für Bäder (zum Beispiel bei Fußschweiß). Wenn man weiß, wie viele Leiden die harnsaure Blutentmischung heraufbeschwört, dann darf man die Birke wirklich (zumal im Norden, wo das Klima Wasserkrankheiten begünstigt), einen Lebens- und Schutzbaum unseres Volkes nennen. Wir sind durch eine Medizin, die lange mechanistisch dachte, leicht geneigt, die Heilkraft ausländischer Drogen zu bevorzugen, es ist aber eine Tatsache, daß die Vegetation einer heimischen Landschaft, die unseren Körper zu gewissen Jahreszeiten mit Krankheiten bedroht, stets auch die entsprechenden Schutzmittel enthält. Gerade hier geben uns die alte Volksmedizin und manche abergläubische Überlieferung so vieler Erzählungen im Mythos und Märchen wertvolle Fingerzeige. Wir müssen nur immer auf den tieferen Sinn dessen lauschen, was uns erzählt wird, denn in den oft so mystisch klingenden Überlieferungen der Alten verbergen sich Tatsachen, die erlebt sind.

Neben der Birke müssen wir natürlich für die Nieren auch den anderen typischen Baum unserer Heide nennen, den *Wacholder* (Juniperus communis).

Der Wacholder ist ebenfalls in die Sagen und Märchen unseres Volkes eingegangen als einer seiner Lebensbäume, als ein guter Geist von antidämonischer Wirkung. Zur Zeit der Pest wurde mit Wacholderzweigen geräuchert. Er gehört zu den Koniferen, die, wie Lärche, Kiefer, Fichte, Tanne usw., in ihren Blättern, Nadeln, Beeren, Blüten und im Holz Stoffe haben, die bald allopathisch, bald mehr homöopathisch auf Nieren, Haut und Lungen wirken, oft schon durch ihren Duft oder dem Badewasser zugesetzt. Es ist noch wenig bekannt, wie schnell gerade im Bad Pflanzenabkochungen durch die Haut ins Blut gehen und schon in kurzer Zeit in den Nieren nachzuweisen sind. Die Wirkungen solcher Stoffe sind bereits in kleinsten Mengen so nachhaltig, daß man sie zum Beispiel vom Sevenbaum, Eibe, Lebensbaum nur in homöopathischen Dosierungen anwenden darf.

Schon 1543 erzählt uns Fuchs, daß die Wacholderbeeren die Leber und Nieren (Blase) öffnen und den Harn treiben. Später erfahren wir, daß der Tee der jungen Sprossen und der reifen Beeren gegen Bauchwassersucht, Blasenleiden und alle damit verbundenen Leiden wie Gicht, Rheumatismus, chronische Verschleimungen dient. Kneipp verwandte die Beeren ebenfalls gegen Wassersucht, Verschleimung der Harnorgane usw. Er sagt, daß sie alle faulen, wässerigen, schleimigen Stoffe aus dem Körper austreiben und empfiehlt sie als vorzügliches Mittel bei Stein und Grieß, bei Nieren- und Leberleiden. Hier haben wir ein Mittel, das anregend über die Nieren auf die anderen Organe wirkt, besonders auf das Gefäß- und Nervensystem.

H. Schulz lobt das Wacholdermus bei Nierenwassersucht, chronischem Blasenkatarrh, Gonorrhöe, Schleimfluß der Lunge und in einzelnen Fällen von Harnruhr. Im Volk ist der Schnaps aus Wacholderbeeren (Steinhäger) bei chronischen Katarrhen, Nieren- und Blasenleiden, rheumatischen Leiden stets beliebt gewesen, und wir wissen von Kneipp, daß tatsächlich oft manche Pflanzen in Verbindung mit Wein zum Beispiel noch bessere Wirkungen erzielen. Auch Dr. Bohn empfiehlt die Beeren gegen Nierenleiden und Wassersucht; den Aufguß von Wacholderholz gegen hartnäckige Hautleiden und allgemein bei der harnsauren Blutentmischung. Wichtig für uns ist, daß das Wacholdermus für verschiedene Formen der Kindertuberkulose empfohlen wird, als ein Nahrungsmittel, das Gewichtszunahme bewirken soll.

Wir sehen also beim Wacholder ebenfalls eine Wirkung, die sich über die Nieren auf die Säfte erstreckt.

Auch der *Holunder* (Sambucus nigra) erhöht die Ausscheidung der Nieren. Der Saft der Beeren wird gegen Neuralgie, der aus Blüten und Blättern hergestellte und homöopathisch verdünnte Extrakt wird gegen die vielen rheumatischen Leiden und die Rinde besonders gegen die Wassersucht verwandt.

Der Holunder ist ein uralter Baum, von dem der einstige Einödbauer seine Medizin in kranken wie auch in gesunden Tagen holte. Alles von diesem Baum wurde gegessen: Blüten, Beeren, Rinde und Wurzeln. Das ist noch eine Erinnerung an die Zeit, welche der Auffassung war, daß die ganze Pflanze (also ihre Einheit) dem Menschen einverleibt werden müsse, nicht nur einzelne Teile, wie es einer Zeit eigen ist, die sich notgedrungen spezialisiert und darüber die Zusammenhänge nicht mehr beachtet.

Der Einödbauer konnte noch keine Traubenkuren machen und hielt sich an die Holunderbeeren. Heute wissen wir wieder, daß sie Nieren und Magen reinigen und besonders solchen Menschen zu empfehlen sind, die viel sitzen müssen und zu Fettleibigkeit neigen.

Im Volk ist die schweißtreibende Kraft der Holunderblüten bei Erkältungskrankheiten, sodann die harntreibende Wirkung bei Gicht und Rheumatismus bekannt. Weniger bekannt ist der verhältnismäßig hohe Vitamingehalt der frischen Beeren (Vitamin J, Vitamin C_2 – Euler), ein wichtiges Vorbeugungsmittel gegen Lungenentzündung.

Von Rademacher, dem großen Pflanzenkenner, erfahren wir, daß die *Goldrute* (Solidago virgaurea) ein sehr altes und gutes Nierenmittel ist, das Dr. Bohn bei der Brightschen Nierenkrankheit empfiehlt. Goldrutenwein trank man früher gegen Steine, und auch von der Goldrute heißt es, daß sie chronische Katarrhe, Gelbsucht beseitigt und sogar günstig bei der Zuckerkrankheit wirkt. H. Schulz und K. Kahnt empfehlen sie bei Nierenerkrankungen (Nierenentzündungen, Gicht, Harngrieß, Wassersucht, Bettnässen, Harnverhaltung usw.). Die Homöopathie führt Solidago ebenfalls als Nierenmittel. 2–4 g im Aufguß.

Vom *Attich* oder *Zwergholunder* (Sambucus ebulus) berichtet uns Kneipp, daß der Tee der Pflanze bei der Wassersucht außerordentlich viel Wasser abtreibt. Ihm sind Fälle bekannt, wo der Tee ziemlich fortgeschrittene Wassersucht vollständig aufhob (2 Messerspitzen Pulver der Pflanzenwurzel). Auch Dr. Bohn berichtet, daß die Wurzelrinde eine Urerkrankung der Niere heilt, die sich in Wassersucht, Stauung im Unterleib mit Verstopfung äußert. In vielen Geheimmitteln, die gegen Wassersucht empfohlen werden, finden wir Attich.

Der Hauptwirkstoff im Attich ist ein chemisch unerforschter Bitterstoff. In Blättern und Früchten befinden sich 0,075% ätherisches Öl, ganz geringe Mengen eines Blausäureglykosids, in den Früchten noch Gerbstoff und Anthocyan, fettes Öl im Samen und Japonin in der Wurzelrinde. Man macht den «Bitterstoff» dafür verantwortlich, daß Kinder sich manchmal an den schwarzen Beeren vergiften. Die Pflanze muß durch den Arzt verordnet werden, man benutzt sie heute fast nur noch homöopathisch.

Die *Bärentraube* (Arbutus uva ursi) gehört wie die Birke und andere zu den nordischen Pflanzen. In einem isländischen Zauberbuch aus dem 17. Jahrhundert hören wir von ihr, daß man sie am Körper trug, um sich vor Gespenstern zu schützen, und man wird sie auch gegen Nebel, Wasser usw. zum Schutz der Nieren gegessen haben. Bei manchen Völkern wird sie noch heute gegessen. Sie vermindert die Harnsäure, heilt die Wassersucht, welche von den Nieren ausgeht, und kräftigt die Schleimhäute der Nieren und Harnwege. Sie lindert chronische Blasenkatarrhe (Lähmungszustände der Harnblase).

Man erkennt in der Bärentraube so manche wertvolle Eigenschaft der Heidekrautgewächse. Sie desinfiziert den Harn, lindert die Schmerzen, die durch Harnsteine und Harngrieß entstehen, hilft bei Nierenbeckenkatarrh, Nierenentzündungen, Bettnässen und ebenfalls bei Katarrhen der Atmungsorgane.

Die Bärentraube wird wegen ihres Gehaltes an Arbutin und Methylarbutin verwandt. Diese Stoffe werden im Körper nicht verändert. Die Nieren scheiden sie wieder aus, und erst im Harn spalten sich Hydrochinon und Methylhydrochinon ab, die beide antiseptisch (desinfizierend) wirken, allerdings nur im stark alkalisch reagierenden Harn. Der anfangs noch krankhaft veränderte Harn verliert allmählich seine braune Farbe, wird hell und bekommt auch wieder seinen normalen Geruch. Bei alkalischem Urin kann die Bärentraube auch gegen Bettnässen und starke Pollutionen angewandt werden. Bei Blasenentzündungen und Entzündungen des Nierenbeckens werden gute Erfolge beobachtet. Längere Anwendung der Pflanze muß vermieden werden. Hier bewährt sich wie immer die homöopathische Verwendung der Pflanze, zumal in chronischen Fällen von Pyelitis.

Auch der *Spargel* (Asparagus officinalis) besitzt eine Wirkung auf die Nieren, er war schon den Ägyptern, Griechen und Römern bekannt. Man wußte, daß er das Wasser treibt, Nieren und Blase reinigt. Beim Spargel können wir wieder feststellen, daß er gleichzeitig auf Nieren, Leber, Milz wirkt und sein Samen auch Nierenverhärtung behebt. Das Asparagin der jungen Spargelsprossen ist ein Belebungsmittel für ältere Leute. Allerdings soll man sich hüten, durch zu starken und anhaltenden Gebrauch die Nieren zu stark zu reizen.

Die *Bibernelle* (Pimpinella saxifraga) wirkt auf alle Flächen der Organe, die Schleim absondern, und regt die Haut und Nieren zu stärkerer Arbeit an. Sie treibt infolgedessen Nieren- und Blasensteine. Auch für sie finden wir angegeben, daß sie auf die Leber wirkt und gegen Wassersucht und Schwindsucht hilft.

Wie bei den meisten Heilpflanzen wird auch bei der Bibernelle das ätherische Öl seine Wirkung tun, worauf sicher die antikatarrhalische Wirkung der Pflanze bei Angina, Rachenschleimhautentzündung, Kehlkopfentzündung und Bronchitis beruht. Sie wurde wegen ihrer harntreibenden und menstruationsfördernden Wirkung schon früh geschätzt.

Natürlich sind unter den Pflanzen, die wir gewöhnlich nur als Gemüse kennen, manche, die neben anderen Wirkungen ausgesprochen auf die Nieren wirken und oft gerade dadurch ganze Völker recht widerstandsfähig machen. So zum Beispiel alle Lauchgewächse, wie die *Zwiebel* (Allium cepa). Ihr Saft wirkt unmittelbar auf die Nieren, bringt den Nierengrieß fort und löst kleine Steine auf, darf aber nicht bei Nierenentzündung benutzt werden.

Etwas von dieser Wirkung hatte – wie wir sahen – der Spargel, der auch ein Liliengewächs ist. Die vielen anderen Liliengewächse wie *Schnittlauch* (Allium Schoenoprasum), *Porree* (Allium porrum) und vor allem der *Knoblauch* (Allium sativum) haben sie mehr oder weniger. Es ist allgemein bekannt, wie seuchenfest die Konstitution vieler Knoblauch essender Völker ist. In heißen Gegenden ist der Knoblauch schon an sich ein Gegengift gegen verdorbenes Wasser. Ein altes polnisches Sprichwort sagt: «An dem Tag, an dem man Knoblauch ißt, hat man kein Gift zu fürchten.»

Der Knoblauch (die Zwiebel wirkt ähnlich, nur etwas schwächer) greift alle schleimigen Katarrhe an, regt die Unterleibsorgane an, bekämpft Harnsteine, Wassersucht und hilft den Atmungsorganen.

Er wirkt im Körper über alle Drüsen wie ein Generalreiniger. Sein Öl kräftigt Magen, Darm, Leber, Nieren, Lungen, und neben seinem Schwefelgehalt wirken auch seine Kieselsäurebestände. Seine Stoffe sind tatsächlich äußerst glücklich zusammengesetzt, was man sich nicht in der Ernährung entgehen lassen sollte. Er ist in solch kleinen und dennoch wirksamen Mengen zu nehmen, daß er sich nicht durch unangenehmen Geruch bemerkbar macht, vor dem viele Angst haben, obwohl schon dieser Geruch vor Ansteckungen schützen kann.

Bei Lungenkrankheiten ist der Knoblauch ebenfalls von Bedeutung (Lungenbrand, Bronchialerweiterung), selbst bei der Tuberkulose wird er in Amerika empfohlen. Daß er auf Blutdruck, den er senkt, und Arterienverkalkung wirkt, ist schon länger in weiteren Kreisen bekannt. Es ist – selbst wenn es auch nicht ganz stimmt – immerhin verständlich, wenn ihn die Volksmedizin als Allheilmittel lobt. Manch einer wird länger leben, wenn er sich an kleine Knoblauchmengen in seiner Nahrung gewöhnt.

Auch die *Tomate* (Lycopersicum esculentum Miller), die zu den Nachtschattengewächsen, den Solanaceen gehört, wollen wir hier nicht vergessen. Die Italiener, die vielleicht am meisten Tomaten essen, verdanken ihr eine gute Konstitution. Das hohe Alter der Bulgaren, ihre guten Nerven und körperliche Zähigkeit werden ebenfalls auf die regelmäßige Ernährung mit Tomaten, Knoblauch und Zwiebeln zurückgeführt. Es ist auffallend, wie kräftig solche im allgemeinen, zumal in der breiten Masse, recht bescheiden lebenden Völker sind. Gewiß spielen hier einige, wichtige Stoffe enthaltende, Nahrungsmittel eine Rolle.

So enthält zum Beispiel die Tomate neben der Apfelsäure usw. Phosphor, Kalzium und Kalium, viele organische Nährsalze, außerdem Vitamine. Durch den Gehalt an Carotin (Provitamin-A) und an Vitamin C wird die Tomate besonders wertvoll. Ihr Oxalsäuregehalt, der oft gefürchtet wird, ist harmlos. Sie schützt vor frühzeitigem Alter, ist leicht bei Magenkrankheiten anzuwenden, läßt sich für Kinder roh und für Säuglinge als Saft gebrauchen. Als Heilmittel wird sie bei Leber- und Nierenleiden und allen damit zusammenhängenden Krankheiten verwandt.

Also auch gegen Magenleiden, Steine, Hautleiden, Fieber, Skorbut und manche andere Krankheiten. Man sollte sie möglichst oft roh essen.

Sellerie (Apium graveolens), das bekannte Suppengewürz, dessen Knollen als Salat und Gemüse gegessen werden, ist ebenfalls eine Pflanze für die Niere. Das sogenannte Selleriesalz, das man gerne (zumal bei Nierenkrankheiten) an Stelle des schädlichen Kochsalzes (falls man es zu reichlich verwendet!) gebraucht, ist ein getrockneter wässeriger Auszug von Sellerie mit Salz. Sellerie hat einen Überschuß von Basen und wurde schon von Dioskorides und den Ärzten des Mittelalters gegen alle Wasserkrankheiten empfohlen. Die Pflanze verhindert eine zu starke Säurebildung im Blut, schützt also vor Rheuma und Gicht. Sie wird bei chronischen Lungenkatarrhen und Nierenentzündungen gegessen. Auch im Sellerie wirkt die Keimkraft des Asparagins, die ich schon beim Spargel gegen Alterserscheinungen empfahl. Homöopathisch verwendet man die reifen Samen der Pflanze gegen hartnäckige Harnverhaltung, nervöse Unruhe, Sodbrennen und Nesselfieber.

Daß der *Rettich* (Raphanus sativus) den Urin treibt, ist wohl allgemein bekannt. Er kann sehr gut das Steinsalz ersetzen, so daß unsere Nahrung auch ohne dieses Salz recht schmackhaft sein kann. Für den Rettich ist es, wie für so manche Pflanzen, die auf die Nieren wirken, bezeichnend, daß er, der ein so bewährtes Mittel gegen Gallensteine ist, gegen alle Verschleimungen im Körper vorgeht und sich von Magen-Darm über Leber und Nieren bis zu den Lungen günstig für den Stoffwechsel auswirkt. Der schwarze Rettich wurde im Volk immer geschätzt, weil er die Darmmuskulatur reguliert und dadurch die Stuhlverstopfung aufhebt. Es ist auch bewiesen, daß er günstig auf den Gelenkrheumatismus wirkt.

Ein vorzügliches Küchengewürz, das auf Nieren-, Blasen- und Hauttätigkeit wirkt, ist die seit ältesten Zeiten geschätzte *Petersilie* (Petroselinum sativum), deren Wirkung oft genug erprobt wurde. Alle erwähnten Küchenpflanzen wirken bei gestörtem Blutumlauf, Wasserleiden und regulieren die Leber- und Nierentätigkeit. Die Petersilie wird oft bei Harnverhaltung und Blasenschwäche gebraucht (auch gegen Blutharnen, Vorsteherdrüsenentzündung, Nieren- und Blasensteine empfohlen).

Bei der Petersilie wie bei den meisten Gewürzpflanzen ist besonders das ätherische Öl reichlich vorhanden und wirksam. Die ätherischen Öle der Pflanzen gehören zu ihren Hauptwirkungsstoffen, und ich gehe deshalb noch später auf sie ein.

Die diuretische (harntreibende) Wirkung des *Meerrettichs* (Cochlearia armoracia) ist bekannt. Man führt sie auf eine Reizwirkung des Meerrettichöls auf die Nierenepithelien zurück, das natürlich auch die Magentätigkeit anregen muß. Empfohlen wird die Pflanze allgemein gegen: Wassersucht, Nierenentzündung, Eiweißharnen, Bronchialkatarrh, verschleimte Brust und Lungensucht. Wirksam auch bei Gelenk- und Muskelrheumatismus. Früher vermischte man manchmal Meerrettich mit Mandelmilch, um ihm seine Schärfe zu nehmen. Hippokrates empfahl die Pflanze allen feuchten und kalten Naturen. Die ausgesprochene Fleischküche alter Zeit setzte ihn stets Rindfleisch, Hühnern, Gänsen, Enten usw. zu, um dadurch eine bessere Verdauung zu erzielen. Früher faßte man die Probleme Vegetarismus, Rohkost usw. nicht so mechanistisch und einseitig wie heute auf. Man wußte, daß die Pflanze die Ernährung ausschlaggebend bestimmen muß, aber man hatte es nicht nötig, deshalb auf Fleisch und Fisch zu verzichten. Immer wieder betone ich: wir müssen uns richtig, das heißt umfassend ernähren, aber nicht einseitig und erst recht nicht theoretisch (d. h. daß man auf eine Formel schwört).

Wenn wir Frühjahrskuren machen, sollen wir den *Sauerampfer* (Rumex acetosa) nicht vergessen, den wir zu Suppen, Salaten, Gemüsen, zumal in Verbindung mit Brennesseln und Spinat verwenden können. Wir reden so oft von Unkräutern und bedenken selten, daß wir gerade für unsere Ernährung «wilde» Pflanzen gebrauchen, um die schon viel zu zahm gewordenen Kulturpflanzen (zum Beispiel Spinat) etwas urwüchsiger zu machen. Die blutreinigende und blutbildende Kraft des Sauerampfers, der nicht etwa in großen Mengen gegessen werden soll, ist den Naturfreunden längst bekannt. Es heißt von ihm, daß er das Gift vom Herzen wegzieht. Er fördert die Urinausscheidung und wird bei Nierensteinen empfohlen.

In der *Brennessel* (Urtica dioica) haben wir eine noch nicht ganz erforschte Pflanze vor uns. Man weiß zwar, daß sie harntreibend und schleimverflüssigend wirkt, daß sie schon früher gegen Wassersucht, Nieren- und Blasensteine und hartnäckige Urinverhaltung verwandt wurde. Aber es macht nachdenklich, daß sie auch die Verdauungstätigkeit anregt, vor allem rheumatische Erscheinungen und selbst Haarkrankheiten heilt. Sie ist auch erprobt bei chronischer Bronchitis, Muskel- und Gelenkrheumatismus, bei Anämie und juckenden Hautleiden. Der Chlorophyll-, Vitamin C- und Eisengehalt ist wertvoll. Sie ist ein harntreibendes Mittel bei Entzündung der Harnwege und Urinverhaltung. Man kennt sie als Blutreinigungsmittel. Man fragt sich mit Recht, wie diese Pflanze eigentlich wirkt.

Für mich ist ausschlaggebend, daß schon Rademacher (1859) die Nessel ein Nierenmittel nannte, das auch Magen-Darmleiden, Seitenstechen, chronische Hautausschläge heilt. In der Tat haben wir es mit einer ganz ungewöhnlich wirksamen Pflanze zu tun, die vor allem dort wächst, wo Tiere usw. urinieren. Noch heute nennt man in den transbaikalischen Hochsteppen die Wäldermassen von Nesseln, die aus dem Urin der Murmeltiere aufwachsen, den Garten der Murmeltiere. Möglich, daß auf diesem natürlichen Wege in der Pflanze Stoffe wiederkehren, die wir heute Fermente nennen (Nierenfermente), welche die ungewöhnlichen Wirkungen der Brennesseln erklären. Da alle rheumatischen Erscheinungen, Hautausschläge und das Ausgehen der Haare mit Nierenstörungen zusammenhängen, können wir uns die Heilkraft der Brennessel, die in ihren Eisen-, Kieselsäure- und Kalkbeständen über entscheidende Faktoren für das Körperleben verfügt, erklären. Es ist auch kein Zufall, daß ihr Saft früher gegen Lungenbluten angewandt wurde.

In der Brennessel ist sicher ein Stoff wirksam, der besonders auf die Nieren wirkt und damit auf eine ganze Reihe krankhafter Erscheinungen. Pfarrer Künzle, ein guter Kräuterkenner, nannte sie einen Lebensretter. Er gibt an, daß sie auch Lunge, Magen, Darm reinigt und bei längerem Gebrauch selbst Magen- und Darmgeschwüre heilen kann. Bei Haarkrankheiten sollte man sie nicht nur äußerlich, sondern auch innerlich anwenden, was ebenfalls bei der Birke zu raten ist, wenn sie als Haarmittel gebraucht wird. Genau so gut wie wir heute nach der uralten Methode der viel verspotteten Dreckapotheke Leberkrankheiten mit Tierleber, Magenkrankheiten mit Tiermagen, Zuckerkrankheiten, also menschliche Bauchspeicheldrüse, mit Speicheldrüsenhormonen von Rindern, Schweinen, Schafen heilen (es lassen sich noch weitere Beispiele anführen), könnten wir auch Pflanzen dazu verwenden, wenn ihre Wirkungen besser bekannt wären, das heißt, wenn wir wüßten, welche Stoffe in der Pflanze und den einzelnen menschlichen Organen sich tatsächlich entsprechen. Aber diese Parallelen sind noch längst nicht eindeutig bestimmt, und noch viele Versuche müssen gemacht werden. Die Homöopathie mit ihren praktischen Arzneimitteluntersuchungen am gesunden Menschen gelangt hier am weitesten. (Siehe das Kapitel über Homöopathie.)

Das *Hirtentäschel* (Capsella bursa pastoris), das Dr. Bohn ein ausgesprochenes Blutgefäßmittel (zumal bei allen Blutungen der Frauen) nennt, wird von ihm auch als Nierenmittel empfohlen, besonders bei Schlagaderverkalkung (Nierengrieß, kranken Nierengefäßen). Die Erfahrungen von Prof. Dr. Kerschensteiner, die L. Kroeber mitteilt, will ich nicht unerwähnt lassen: «In Fällen von Unterleibsblutungen, besonders bei Menorrhagien, trat in einer ganzen Reihe von Fällen eine so deutliche Besserung ein, daß ein zufälliges Zusammentreffen von Besserung und Verabreichung des Medikaments nicht wahrscheinlich ist. Die Wirkung des Extraktes scheint die des Mutterkorns und auch des Hydrastisextraktes mindestens zu erreichen, wenn nicht zu übertreffen, so daß es an Stelle dieser weiterverwandt wird.»

Die Hauptwirkungsstoffe der Pflanze sind Cholin und Acetylcholin, die anregend auf die Darmperistaltik, die Funktionen der Bronchien und des Uterus wirken und den Blutdruck regulieren. Die günstige Beeinflussung der Nierentätigkeit erfolgt sekundär, durch die blutstillende Wirkung der Pflanze.

Der *Bärlapp* (Lycopodium clavatum), ein Moosfarn, wurde auch von Hufeland als harntreibend empfohlen (bei Harnverhaltung, schmerzhaftem Harnen). Der Hinweis des Greifswalder Pharmakologen H. Schulz, den Bärlapp bei gewissen Blasenleiden zu verwenden, bedeutete eine Bestätigung für die Anschauung alter Ärzte. Im Glauben verschiedener Völker spielte die Pflanze eine große Rolle. Dr. Bohn empfiehlt sie besonders bei Blasenleiden, die mit gelben, schleimigen Absonderungen verbunden sind, und allgemein für die harnsaure Konstitution. Auch auf das Vagusgebiet soll er wirken und seelische Depressionen (homöopathisch) beseitigen. Der Bärlapp wirkt beruhigend bei allen Reizzuständen der Harnorgane, der Blase, des Nierenbeckens, der Nieren, der Leber, des Pankreas und des Nervensystems.

Der *Vogelknöterich* (Polygonum aviculare) wurde von Kneipp gegen Steinleiden angewandt. Er beschreibt den Fall eines Mannes, der viele Jahre Nierenschmerzen hatte (Steine, Grieß) und eine Zeitlang den Tee der Pflanze trank, was die Steine austrieb. Nach Kneipp löst der Tee Nieren- und Blasensteine und reinigt gleichzeitig Magen und Leber. Die Pflanze ist ein Bestandteil vieler Geheimmittel gegen Lungentuberkulose.

Kürzlich entdeckte die Wissenschaft auch das lang vergessene *Liebstöckel* (Levisticum officinale) wieder als eine ausgesprochene Nierenpflanze. Versuche, die man an Kaninchen anstellte, führten zu dem Resultat, daß nach Einspritzung geringer Mengen des Pflanzenextraktes in kurzer Zeit eine starke Steigerung der Nierentätigkeit erfolgte.

Wir finden das Liebstöckel als harntreibendes Mittel in vielen alten Kräuterbüchern erwähnt, außerdem hat es Strabo, der Abt vom Kloster Reichenau, schon in seinem «Hortulus» (Gärtchen) besungen. Die heilige Hildegard hat es empfohlen, und die Kräuterbücher von Bock und Fuchs erwähnen es.

Die Bauern der verschiedensten Gegenden gaben Liebstöckel ihrem Vieh gegen Verschleimungen der Atmungs- und Verdauungsorgane. Wir haben inzwischen oft genug gesehen, daß Nierenpflanzen gründlichst für Entschleimung der inneren Häute sorgen, die alle von den Nieren verwaltet werden.

Im Mittelalter wurde die Pflanze gebraucht, den Harn zu treiben, und der Samen sollte die Verstopfung der Leber, Milz, Nieren und der Blase beseitigen. Sie wurde zur Beseitigung von Wassersucht und Harnverhaltung angewandt, und man rühmte ihr eine ähnliche Wirkung wie dem Sellerie nach. Es wäre zu wünschen, daß das Liebstöckel wieder im Garten gezogen würde, um die Küche zu bereichern. Bei bereits bestehender Nierenerkrankung meidet man die Pflanze. 1–4 g im Aufguß.

Der *Birnbaum* (Pirus communis) dient genau so wie andere Bäume (Apfelbaum, Birke usw.) mit seinen Früchten, Blättern und Rinden nicht nur seit ältesten Zeiten zu Ernährungszwecken, sondern auch zu Heilzwecken. Verglichen mit den Äpfeln ist der Basenüberschuß der Birnen recht hoch, weshalb Birnensaft getrunken werden müßte. Birnen sind gut für Blut und Nerven und treiben den Harn. Ripperger teilt mit, daß Leclerc feststellte, daß die jungen Birnenblätter (ähnlich wie die Birkenblätter) die Harnabsonderung fördern, den Harn desinfizieren und bei Blasensteinen bei einem Gehalt des Harns an pathogenen Bakterien angewandt werden.

Die *Banane* (Musa sapientium) ist eine wichtige Tropenpflanze. In den Tropen wird sie regelmäßig und in so großen Mengen gegessen wie bei uns die Kartoffel. Auch die Banane ist eine Frucht, die uns beweist, daß Nahrungsmittel immer zugleich Heilmittel sind, denn das gelbe Fieber soll durch reichlichen Genuß frischer Bananen (ohne andere Nahrungsmittel) rasch geheilt werden. Das wäre ein Beweis dafür, daß stets auf dem Boden, wo wir leben, die Heilmittel für die dort auftretenden Krankheiten wachsen. V. Noorden empfiehlt die Banane für die verschiedensten Stoffwechselstörungen, da ihr Basenüberschuß den Harn entsäuert, so zum Beispiel als Nahrungszusatz bei der eiweiß- und kochsalzarmen Schonkost bei der Nierenentzündung, auch bei der Gicht.

Erdbeere (Fragaria vesca L.). Wem wären nicht die kleinen Walderdbeeren mit ihren weißen Blüten und ihren scharlachroten, im Schutze der Kelche reifenden Früchte bekannt? Allerdings wird heute schon mancher nur noch unsere zumeist von ausländischen Arten abstammenden Gartenerdbeeren kennen, die längst nicht so wunderbar duften und schmecken wie die viel kleineren wilden Arten.

Fragaria vesca – die kleine Duftende und Eßbare – nannten sie schon die Römer zu Zeiten Vergils, Ovids und Plinius'. Aber sicher war die Walderdbeere bei uns im Norden viel wichtiger als im Süden, wo die Früchte so zahlreich und mannigfaltig sind. Sie war für unsere Vorfahren eine wertvolle Frucht, als diese noch vom Sammeln der Nahrungsmittel lebten. Da, wie ich schon oft betonte, für die Vorzeit alles, was man essen konnte, gleichzeitig ein Nahrungs- und Heilmittel war, entdeckten unsere Vorfahren auch in der Erdbeere die verschiedensten Heilkräfte.

In Erinnerung an uralte Opfergebräuche legten zum Beispiel in Böhmen Kinder beim Walderdbeerensammeln die erste Handvoll Beeren auf einen Baumstrunk und sagten: «Melusine (uralte Meerfrau nordischer Herkunft), da hast du, du gibst es über das Jahr wieder.» Die Kirche sorgte später dafür, daß solche Opfer, wie man sie heute noch auf dem Lande beobachten kann, in den kleinen Feldkapellen niedergelegt wurden.

Natürlich besaßen auch die Walderdbeeren antidämonische Eigenschaften. Wenn man die ersten Blüten ißt, bekommt man kein Fieber. Gegen Sommersprossen, Gesichtsrose und Frostbeulen soll man sich mit Erdbeersaft einreiben. Für Umschläge gegen erfrorene Glieder werden Erdbeeren verwandt. Aus der roten Farbe (Signatura rerum) schloß man, daß Erdbeerblätter gut gegen die Bleichsucht sein müßten. Interessant ist, was Höfler über die Behandlung von erfrorenen Gliedern durch Erdbeeren mitteilt. Er schreibt: «Die kieselsäure- und eisenreichen Erdbeeren werden gegen gefrorene Füße in der Weise verwendet, daß ein Paar Mannsstiefel mit Beeren gefüllt werden; die Person, welche ‹gefrörte› Füße hat, tritt mit bloßen Füßen in die Stiefel ein und trägt sie so einige Stunden lang; auch zu Umschlägen werden die getrockneten Erdbeeren benützt bei demselben Leiden. Die ‹Signatura rerum› und die Tatsache, daß zur Zeit der Erdbeerreife die gefrorenen Füße am seltensten schmerzen, wird die Anwendung und Wirkung dieses Mittels vielleicht erklären können.» Tee aus Erdbeerwurzeln verwandte man gegen Bluthusten; und gegen Gebärmutterkrankheiten («Mutter-Siechtum») aß man gebackene Eier, die man mit Erdbeerkrautpulver bestreut hatte.

Heute werden die Erdbeeren ganz allgemein geschätzt als zusätzliche Nahrungsmittel zu Mehlspeisen, da sie reich an Eisen, Natrium, Kalzium, Kalium und Phosphor sind, also fehlende Mineralstoffe in unserer täglichen Ernährung ergänzen können. Besonders bei Walderdbeeren ist der Gehalt an Kalk und Eisen von allem Obst am höchsten, außerdem überwiegen die Basen die Säuren. Darauf mag vielleicht ihre immer wieder in Kräuterbüchern betonte Wirkung gegen Gicht (Linné behauptete zum Beispiel, seine Gicht mit Erdbeerkuren wegbekommen zu haben), Harnsteine, Harngrieß, Nieren- und Blasenleiden beruhen. Chemiker führen das darauf zurück, daß in frischen Erdbeeren Spuren von Salizylsäure nachzuweisen sind. Der Einfluß der Erdbeeren auf Blut und Nerven erklärt sich aus dem Vorhandensein von Eisen und Phosphor.

Außer der blutreinigenden Kraft sollen Erdbeeren aber auch Darmschwäche, Hartleibigkeit, Überfüllung der Blutgefäße im Unterleib beheben; hartnäckige Diarrhöen sollen Erdbeerkuren weichen. Bei der Bekämpfung der Avitaminosen spielen Erdbeerkuren ebenfalls eine Rolle, da sie reich an Vitamin C sind. Bei bestimmten Leiden (Nierenleiden, Nierensteinen, Zuckerkrankheit, harnsaurer Diathese, Kreislaufstörungen) werden längere Erdbeerkuren empfohlen, und zwar unter Ausschaltung anderer Nahrung. Das sind natürlich Kuren, die nur mit ärztlicher Hilfe gemacht werden dürfen. Erdbeeren dürfen nicht von Menschen verwandt werden, die ihren Genuß nicht vertragen (Idiosynkrasie).

Die Erdbeerblätter geben uns übrigens einen recht gesunden, blutreinigenden und erfrischenden Tee, ähnlich wie die Brombeer- und Himbeerblätter, denen sich noch Spuren von Waldmeister hinzusetzen lassen.

Auch neuere Kräuterbücher empfehlen die frischen Erdbeeren gegen Gicht, Nierensteine, Stauungen im Pfortadersystem, Leber und Milz. Der harntreibende Erdbeerblättertee empfiehlt sich gegen Leber-, Milz- und Steinleiden, gegen Gelbsucht, Durchfall, Hämorrhoiden, Darmschwäche, Asthma, Katarrhe, Nachtschweiße. Wurzelabkochungen wirken noch energischer gegen Gelbsucht und Durchfall. Wir können den Erfolg der Erdbeere Jahrhunderte hindurch verfolgen, sie ist ein schönes Beispiel dafür, daß Nahrungsmittel gute Heilmittel sein können.

Diptam (Dictamnus Albus L.). Der weiße Diptam ist aus dem Mittelmeergebiet zu uns in die Täler der Nahe und Mosel gekommen und wächst auch im Schwarzwald, in Thüringen, im Harzvorland und verwildert in Schlesien. Er braucht trockenen, sonnigen, kalkhaltigen Boden, in dichten Wäldern gedeiht er nicht. Man pflanzt ihn gern in die Gärten, seiner weißlichen oder hellroten, duftenden Blüten wegen. Man hat die Pflanze deshalb auch Jahrhunderte hindurch in die Burg- und Bauerngärten geholt und damit ihre Bestände bedroht. Selbst auf den Märkten erschienen immer wieder Diptamsträuße. Heute steht der Diptam unter vollkommenem Naturschutz.

In der Volksmedizin wird der Diptam gegen Unterleibsbeschwerden und Eingeweidewürmer gebraucht. In der Verbindung von Samen und Wurzel finden wir die Pflanze auch innerlich gegen Nieren- und Blasensteine, zur Förderung der Menstruation, gegen Weißfluß, Krämpfe, Hysterie und Neurasthenie verwandt. Äußerlich werden Blätter und Blüten (Tinktur) zu Einreibungen bei Rheuma verwendet.

Der *Mais* (Zea Mays L.) ist gleichzeitig eine Nahrungs- und Heilpflanze. Die Pflanze kommt aus Amerika, wird aber in allen Ländern, in denen das Klima es zuläßt, angebaut. Die Maisgriffel (das sind die Narben der weiblichen Blüte) werden vor dem Befruchten gesammelt. Es heißt von diesen Griffeln in ihren Heimatländern, daß sie gegen Blasenleiden (Blasenkatarrhe, Blasenkrampf, Blasensteine, -grieß) und andere Harnbeschwerden, auch gegen Nierensteine und -grieß (Wassersucht) wirksam sind, zumal sie den Harn treiben und die Steine lösen können (10 g auf 1 Liter Wasser/Aufguß). Auch hier ist die Pflanze wie stets in ihrer Wirksamkeit von Klima, Boden und richtiger Erntezeit abhängig.

Die Reihe der Nierenpflanzen ließe sich noch fortsetzen, wenn auch viele zu ihnen gehören, die sich nicht ausschließlich auf die Nieren beziehen lassen. Solche Einseitigkeit darf man von keiner Pflanze erwarten. Selbst die spezifische Wirkung einer Pflanze im Körper löst Folgen aus, da der Körper kein Mechanismus ist. Diese Folgen aber haben wir als Wachstumsprozesse zu verstehen, die durch den Einbau einer Pflanze in den Organismus stets eingeleitet werden.

TAFEL 3 · ATMUNGSORGANE (Erkältungskrankheiten)
Oben links: *Königskerze;* oben rechts: *Leinsamen;* unten links: *Huflattich;* unten rechts: *Spitzwegerich*

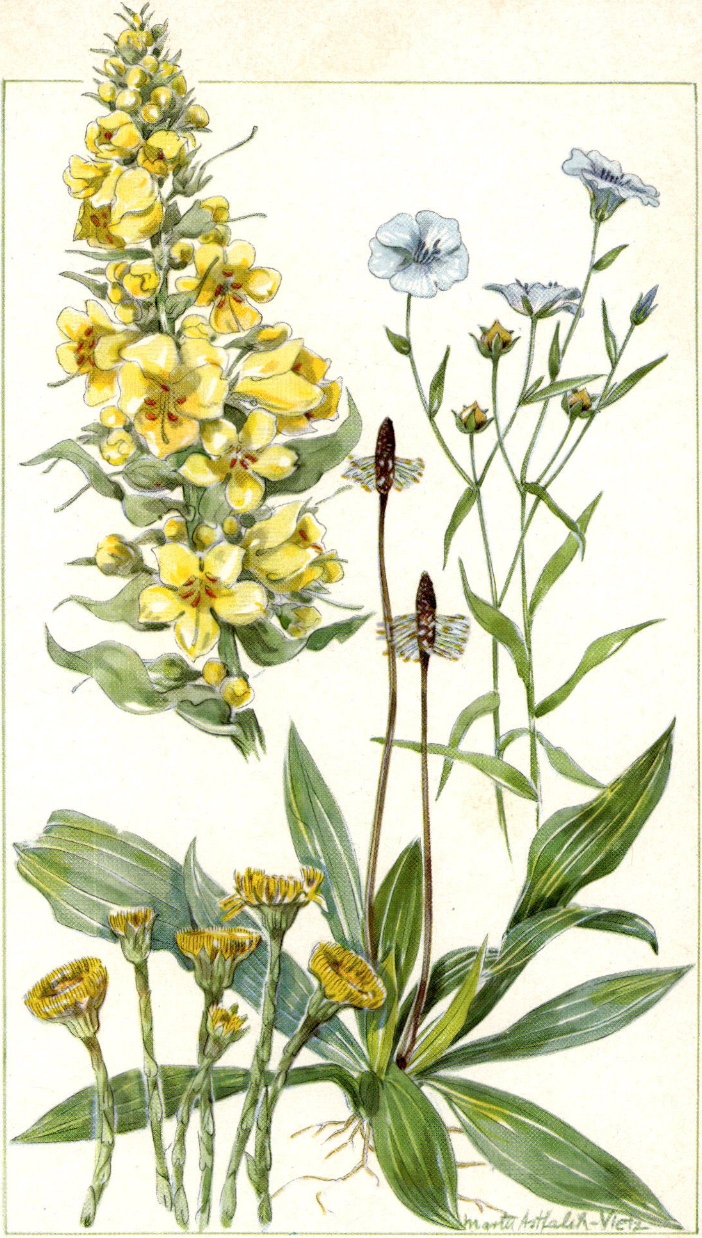
Marta Astfalck-Vietz

Von den früher erwähnten Pflanzen müssen wir hier beachten: Quecke, Löffelkraut und die Früchte der Heckenrosen (Hagebutten).

Wenden wir uns jetzt zu den Erkältungskrankheiten und den daraus hervorgehenden rheumatischen Leiden, die auch oft eng genug mit Nierenleiden verbunden sind.

ERKÄLTUNGSKRANKHEITEN

Heutzutage werden immer mehr Menschen, zumal die nicht genügend abgehärteten Städter, wenn die Witterung wechselt, von Erkältungskrankheiten, Grippen usw. heimgesucht.

Die einfachsten Erscheinungen der Erkältung sind: Schnupfen, Husten, Heiserkeit, leichte Bronchialkatarrhe. Die Grippe ist gewöhnlich eine gutartig verlaufende Infektionskrankheit, aber auch sie kann nur zu leicht schwere Formen annehmen.

Der Bronchialkatarrh entsteht durch eine Entzündung der Bronchialschleimhaut und ist mit Husten, Auswurf, Brustschmerzen und Atemnot verbunden. Je tiefer er in die feineren Bronchialzweige reicht, desto hartnäckiger wird er und kann schließlich eine Begleiterscheinung chronischer Lungenleiden werden.

Der Bronchialkatarrh ist ein gutes Beispiel dafür, daß alle Erkrankungen der Atmungsorgane entzündliche Prozesse sind, die gut- wie bösartig verlaufen können. Wir müssen auch bei den Erkältungskrankheiten den Gesamtkörperzustand und seine Widerstandsfähigkeit untersuchen, um ihm dann die Pflanzen zu geben, die ihm fehlen. Vor allem die Pflanzen, welche reich an ätherischen Ölen sind, gut auf die Schleimhäute wirken, das Lungengewebe beeinflussen und desinfizierende Kraft haben, gleichzeitig aber auch im Körper durch ihre reichen Chlorophyllbestände das Blut verbessern. Bevor wir uns mit einer Reihe der wichtigsten Pflanzen gegen alle Erkältungskrankheiten beschäftigen, noch ein paar Worte über Abhärtung und Ernährung bei Erkältungskrankheiten.

Menschen von kräftiger Konstitution haben es leichter, sich gegen Erkältungen zu schützen als solche von schwacher. Sie gehen mit einem Schnupfen einfach in die kalte Luft hinaus oder nehmen ein heißes Bad mit kalter Brause und rufen nach der Kneippschen Methode durch erhöhte Gewebetätigkeit eine heilende Reaktion hervor. Das können sich schwächere Naturen nicht leisten, sie müssen milde Wechselduschen (Wechselfußbäder) mit Bettruhe verbinden und, abgesehen von den später folgenden Pflanzen, die Gesamternährung berücksichtigen.

Gerade bei Erkältungskrankheiten (zumal bei Grippe) zeigt sich, wie gut sich rein vegetarische Ernährung – oft sogar Hungerkuren –

bewähren. Unbedingt sollten in den ersten Tagen Fleisch, Eier, Käse, tierisches Fett, scharfe Gewürze vermieden werden.

Sehr gut bewähren sich Schleimsuppen mit Zitronensaft, der ebenfalls beim Gurgeln günstig auf die Schleimhäute wirkt. Heilsam ist auch eine Verbindung von Leinsamen, Zitrone und Honig. Die lindernde Wirkung des Honigs bei Katarrhen der Luftwege ist bekannt. Bei quälendem Husten zeichnen sich ferner Mandelmilch und Zwiebelsaft aus.

Diese Stoffe sollte man während der Krankheitszeit in der täglichen Ernährung besonders berücksichtigen und andere nicht vergessen, die wir teilweise schon kennen, die sich auch bei Erkältungen gut bewähren: Salate, Spinat, Äpfel, Radieschen, Rettich, Meerrettich, Wacholderbeeren und Möhren.

Wir werden sehen, daß die Pflanzen für die vielen Formen der Erkältungskrankheiten recht zahlreich sind, das entspricht aber den mannigfachen Unterschieden der menschlichen Konstitution, die so ganz verschieden gerade auf diese Krankheiten reagiert. Je größer die Auswahl, desto leichter wird der einzelne seine Pflanze finden.

Es gibt wohl kaum ein besseres Mittel für magere Veranlagung, zumal für kleinere Kinder, blutarme Mädchen und Frauen, deren schwache Schleimhäute stets zu Erkältungen neigen, als die Flechten, zu denen das *Isländische Moos* (Cetraria islandica) gehört.

Man sollte diese anspruchslose Strauchflechte, die nicht nur auf Island vorkommt, wo man sie in Milch genießt, sondern auch im Harz, in Thüringen und Schlesien, öfter bei Krankheiten benutzen.

Man braucht sich nur vorzustellen, wie zäh die Flechten sind (sie bilden im Gebirge die letzte Spur organischen Lebens), um zu begreifen, wie nützlich sie dem Körper werden können. Genau wie draußen in der Natur, bereiten sie auch im Körperleben alle Möglichkeiten für eine Vegetation vor.

So wie die Japaner zum Beispiel die Meeresalgen regelmäßig als Gemüse essen (Agar-Agar und Carrageen), das ihnen eine typische Widerstandsfähigkeit verleiht, sollten wir unseren Kindern (aber auch allen schwächlichen Konstitutionen) regelmäßig in kleinen Abständen Flechten wie Isländisch Moos zu essen geben; den Erfolg würden wir bald merken. Im 16. Jahrhundert war das Isländische Moos ein Hausmittel bei Abmagerung, chronischer Diarrhöe und allen Schwächen der Schleimhäute. Man mästete auch erfolgreich die Tiere damit (wichtig für die Schweinezucht).

Schon Poulson erwähnte es in der Münchener Medizinischen Wochenschrift als sehr wertvoll für die Ernährung Genesender und Schwacher. Die Abkochung der Pflanze regt die Absonderung der Atmungsschleimhäute an, und ihr Bitterstoff vermehrt die weißen und roten Blutkörper.

In Island verbäckt man sie mit dem Mehl zu einem bitteren, wertvollen Brot und setzt sie auch Grützen zu.

Dr. med. Bohn empfiehlt die Pflanze als Heilmittel für die Lungenschwindsucht, als Stärkungsmittel für die asthenische Konstitution. Er vermeidet sie bei fieberhaften Zuständen (Lungen- und Brustfellentzündungen), verwendet sie aber bei allen Lungenleiden, die sich nach Katarrhen, Masern und Keuchhusten entwickeln.

Bei Dinand wird das Isländische Moos (eingekocht mit Wasser und Kandiszucker) angegeben als reizmildernd, kräftigend, für die Schleimhäute der Atmungsorgane und des Darms.

In vielen Kräuterbüchern finden wir die isländische Flechte verwandt gegen: Verschleimungen der Bronchien, Krampfhusten, Heiserkeit (Bronchial- und Lungenkatarrh) und Schwindsucht; Lungenleidenden könnte man noch empfehlen, Isländisches Moos mit Irländischem zu verstärken. Man wird immer praktisch bestätigt finden, daß das Isländische Moos ein bruststärkendes Mittel ist, welches den Auswurf erleichtert, Husten und Heiserkeit mildert und oft auch langwierige Katarrhe aufhebt, wenn man es längere Zeit regelmäßig verwendet. In den Übergangszeiten und Wintermonaten ist es eins der stärksten Vorbeugungsmittel gegen alle Erkältungskrankheiten. Auch Schulz empfiehlt das Isländische Moos zur Behandlung der Lungentuberkulose. Die Hauptwirkstoffe sind die Schleimstoffe, bis zu 64 % Lichenin u. a., dann die Flechtensäuren, Vitamin A und ziemlich viel Jod. Im Volk wurde es schon lange angewandt gegen: chronische Bronchitis, Keuchhusten, Asthma, Lungentuberkulose, Nieren- und Blasenleiden und viele Erschöpfungszustände. Man sollte es nicht in erster Linie für die Schweinemast benutzen, wir können schwächlichen Kindern und körperlich heruntergekommenen Erwachsenen kein herrlicheres Mittel zur Wiederherstellung und Kräftigung empfehlen.

Die Kieferngewächse, zu denen Fichte, Tanne, Kiefer und Lärche gehören (auch Zapfenträger, Koniferen genannt), bieten uns sehr wirksame Mittel gegen Erkältungskrankheiten. Die wichtigen Bestandteile dieser Bäume sind ihre Harze, ätherischen Öle und der Gerbstoff ihrer Rinde. Verwandt werden die Nadeln und Zapfen, die reich an Eisen, Kalk, Kali und Phosphor sind.

Von der *Fichte* (Picea excelsa) sammelt man im Frühjahr junge Sprossen und kocht sie längere Zeit aus (später Fichtennadeln). Ein bis zwei Tassen täglich davon tun gute Dienste bei Lungenverschleimung. Es ist auch zu empfehlen, etwa 2 kg Fichtenreiser zwei Stunden lang auszukochen und dem Badewasser für Brustleidende (ebenfalls bei Atemnot) zuzusetzen.

Es ist wenig bekannt, wie wohltuend schon die aufsteigenden Dämpfe länger ausgekochter Fichtennadeln für Lungenkranke, Asthmatiker und Katarrhkranke sind. Bei solcher Gelegenheit zeigt sich der große Einfluß der Fichtennadeln auf die gesamten Atmungs- und Sprechorgane. Schon wenn wir im Hochsommer durch die Fichtenwälder wandern, bekommen wir die große Wirkung ihrer natürlichen Duftstoffe zu spüren. Alle Menschen, die schwach auf der Brust und den Lungen sind, sollten sich mit den Kieferngewächsen befreunden. Sie sollten immer daran denken, daß die Lungen in unserem Körper die Wälder darstellen, die ihre stärkste Vegetationskraft von den Wäldern draußen in der Natur empfangen. Immer wieder muß ich betonen, daß sich in unserem Körper nichts anderes abspielt, als was auch draußen in der Natur im ewigen Kreislauf sich vollzieht; wir müssen es nur verstehen, unseren kleinen Organismus in den großen der Natur einzuschalten.

Der Tee der Fichtenzapfen ist ebenfalls ein altes Mittel bei Halsentzündungen, Lungenschwindsucht und bei Katarrhen der Sprach- und Atmungsorgane. Mit dem Öl der Zapfen wird inhaliert und Brust und Rücken zur Kräftigung eingerieben.

Die unterschiedlichen Terpentine und ätherischen Öle der Pinus-Arten, begleitet von Bitterstoffglykosiden, Gerbstoffen und Vitamin C sind ihre wesentlichsten Wirkstoffe, die alle Schleimhäute durchdringen und kräftigen. Wir atmen die ätherischen Öle ein und reiben uns damit ein, aber wir verwenden nur kleinste Mengen, damit Häute und Nieren nicht gereizt werden. Auch hier zeigt sich, wie wichtig die Gesetze der Homöopathie sind.

Die *Tanne* (Abies alba Mill.) ist der schönste Nadelholzbaum, sie wird viel größer und kräftiger als die Fichte, und das Edeltannenöl hat den angenehmsten Geruch. Früher ließ man oft Ziegen Tannensprossen fressen und gab ihre Milch dann Lungenkranken. Tannennadeln kocht man bis zu einer Stunde aus und setzt sie dann Bädern zu, welche auf dem Wege über die Haut auf die Atmungsorgane wirken. Tannennadelbäder bessern das Allgemeinbefinden auffallend, auch hier wirkt die Baumkraft.

Die längere Abkochung der *Kiefernsprossen* (Föhre, Pinus silvestris) dient innerlich gegen veraltete Luftröhrenkatarrhe, äußerlich wird die Abkochung zu Umschlägen und Bädern benutzt. Nach Dr. Walser soll man die jungen Sprossen abkochen und in Milch genießen.

Von der *Lärche* (Larix decidua Miller) verwendet man das Harz, man kocht Honig in Wasser auf und setzt ihm etwas Harz zu. Dies Mittel wird besonders bei Halsentzündungen, Keuchhusten und Bronchialkatarrh verwandt. Die Terpentinöldämpfe läßt man gegen katarrhalische Erscheinungen einatmen. Dr. Asmus empfiehlt den Terpentin der Lärche bei Lungenkrankheiten (Lungenfäule).

Die Kieferngewächse bieten allen, die zu Erkältungskrankheiten neigen, das natürlichste Vorbeugungs- und Schutzmittel, ganz davon abgesehen, daß wir unsere Konstitution im günstigen Sinne ändern und kräftigen, wenn wir uns in der täglichen Ernährung gelegentlich der Baumstoffe als Tees (auch Pinienkerne) bedienen.

Die *Linde* (Tilia grandifolia), die wir nur flüchtig bei den

Magendarmpflanzen erwähnten, wollen wir hier näher beschreiben. Bei den Germanen war sie der Liebesgöttin Frigga geweiht, und man glaubte, daß ihr weissagende und heilende Kräfte innewohnten. Noch heute stehen die jahrhundertealten Linden, die zu unseren widerstandsfähigsten Bäumen gehören, auf alten Dorfplätzen, an der Kirche oder am Brunnen. Unter diesem uralten deutschen Baum sammelten sich die Menschen, um Recht zu sprechen, um sich Geschichten zu erzählen und um sich zu lieben. Im Mittelalter singt Walther von der Vogelweide:

«Unter der linden
an der heiden
da unser zweier bette was.»

Für unsere Vorfahren war die Linde ein Schicksals- und Familienbaum, ein guter Geist, der vor Verzauberung und vielem Bösen schützen sollte. In den Sommernächten spielen die Elfen am liebsten unter den Zweigen der Linden. Das war noch die Zeit, in der wir Menschen in jeder Beziehung vom Baume lebten. Mit der Gräserkultur (Getreide usw.) begann unsere Zivilisationsperiode.

Leider ist es heute in Vergessenheit geraten, was für hochwertige Fette die meisten Bäume uns liefern könnten. Die Linde ist auch ein Fettbaum: Im Kriege wollte man sich dieses Fettes schon einmal bedienen, nahm aber wegen der Schwierigkeit der Gewinnung Abstand. Dafür erinnerte man sich damals wieder des Lindenblütentees als Hausgetränk. Die Widerstandsfähigkeit unseres Körpers gegen Krankheiten würde bestimmt zunehmen, wenn wir mehr Kräutertees, von denen es eine ganze Reihe sehr wohlschmeckender gibt, trinken würden.

Der Tee der Lindenblüten ist bekannt als krampfstillendes Mittel. Schon lange werden die Lindenblüten gegen Erkältungskrankheiten wie: Katarrhe, Husten, Heiserkeit, Verschleimung der Lungen und Bronchien, ferner gegen Grippe angewandt.

Bezeichnend ist, wie schon früher erwähnt, daß die Linde mit den Schleimhäuten der Atmungsorgane zugleich die Schleimhäute der Verdauungsorgane stärkt, eine Wirkung, die stets parallel verläuft. Diese Fähigkeit ist eine typische Eigenschaft vieler Bäume.

Kneipp verwandte den Lindenblütentee bei Verschleimung der Lunge und der Luftröhre. Lindenblütenabsud mit Zusatz von Honig gibt man gegen Krampfhusten, bei Grippe trinkt man davon morgens und abends etwa zwei Tassen. Das Öl der Linde ist ein besonders gutes Mittel gegen Heiserkeit und Lungenkatarrh. Bei krampfartigem Husten bewährte sich auch die Lindenholzkohle in Verbindung mit Salbei. Das Öl der Linde geben uns die Samen.

Wenn wir die Baumfette mehr in der Ernährung verwenden würden, wären wir gegen viele Infektionen geschützt. Unsere üblichen Kulturpflanzen sind meistens selbst schon krank und können uns keine ungewöhnlichen Kräfte, wie alte Bäume, vermitteln. Man vergleiche nur die Dauer der Baumreife mit der der Gräserarten, um sich klarzumachen, wie groß der Unterschied des Nahrungswertes sein muß, den sie uns geben.

Der *Thymian* (Thymus vulgaris), auch Quendel genannt, gehört zu den Heidepflanzen. Sein Geschmack ist balsamisch und gewürzhaft, er ist eisen- und kalkhaltig.

Wir finden den Thymian schon von Theophrast erwähnt, der uns erzählt, daß die Bienenzüchter aus seiner reichen Blüte auf eine gute Honigernte schließen. Auch Dioskorides und Plinius kennen ihn. Im 11. Jahrhundert kommt er in unsere Klöster, der heiligen Hildegard ist er bekannt.

Schon 1563 teilt uns P. A. Matthiolus vieles von dem mit, was wir später in den Kräuterbüchern über die Eigenschaften des Thymians erfahren, zum Beispiel, daß er mit Honig genommen die Brust reinigt, bei Atembeschwerden hilft usw.

Die Wirkung des ätherischen Thymianöls hat man anscheinend vom 16. Jahrhundert an gekannt. Der wichtigste Bestandteil des Öles ist das Thymol (ein Thymiankampfer), dem wir die wohltuende Wirkung bei nervösen Zuständen der Luftröhren, nervösem Husten und vor allem bei dem Keuchhusten der Kinder zu verdanken haben.

Natürlich dient der Thymiantee auch bei anderen Leiden, zum Beispiel bei nervösen Magenkrämpfen usw. Aber gerade weil er ein ausgesprochenes Krampfmittel ist, hat er sich bei Keuchhusten bewährt. Sehr gut vertreibt er die Anschwellungen der großen Blutdrüsen (Leber, Milz), ferner katarrhalische Entzündungen der Harnröhre. Bekanntlich bleiben Erkältungen nicht immer auf die Atmungsorgane beschränkt, und ich habe schon angedeutet, daß man früher bei Erkältungskrankheiten stets Pflanzen bevorzugte, welche auf die gesamten Schleimhäute des Körpers wirkten. Prof. Fischer (Straßburg) empfiehlt den Thymian gegen Keuchhusten, bei akuten und chronischen Katarrhen der Luftwege. Drohende Lungenblutungen soll er günstig beeinflussen. Von vielen anderen Ärzten werden die Beobachtungen bestätigt und die Pflanze gegen Bronchialasthma, Schwindsucht, Kehlkopfentzündung, Katarrhe nach Masern usw. angegeben. H. Schulz empfiehlt nach Flamm-Kroeber ebenfalls bei Keuchhustenepidemien den fortgesetzten Gebrauch zur Milderung und Verringerung der Hustenanfälle (auch bei eitrigen Bronchitiden). In kleinsten Mengen setzt man Thymian als Gewürz den Speisen zu und beugt dadurch Krankheiten vor.

Die verschiedensten Wegericharten unterscheidet man nach der Form ihrer Blätter, es gibt den großen, mittleren und den *Spitzwegerich* (Plantago lanceolata). Alle wachsen als Unkraut überall auf trockenem Boden. Sein Name bedeutet Wegbeherrscher.

Diese Pflanze war schon Dioskorides und Plinius bekannt und spielte später im Aberglauben eine große Rolle. In den berühmten «Fieberpackerln», die man dem Kranken abends um- und morgens wieder abhängte, war Wegerich mit eingenäht. Im Mittelalter diente er als Sympathiemittel gegen Liebeszauber. Selbst Shakespeare nennt ihn in «Romeo und Julia» als ein Mittel gegen Hautverletzungen, und er ist wirklich ein sehr altes Mittel zum Blutstillen. In manchen Gegenden wird er gegen Nasenbluten geschnupft. Er gehört auch zu den früheren Mitteln gegen Kopfschmerzen bei Erkältung und Fieber.

Bei H. Schulz, K. Kahnt und W. Bohn finden wir Angaben, daß die Pflanze bei chronischen Katarrhen der Lunge (auch des Magens und Darms) angewendet wird. B. Pater empfiehlt sie bei Keuchhustenepidemien (in Japan und China wird eine Wegerichart ebenfalls gegen Keuchhusten verwandt).

Blätter und Samen sind eisen-, kali-, kalk- und natronhaltig. Kroeber meint: «Nach B. Pater könnte man die Heilkraft des Spitzwegerich vielleicht einerseits dem Kalium- und Natriumgehalt, andererseits dem Kieselsäuregehalt zuschreiben.»

Ich fand den Spitzwegerich an vielen Stellen angegeben gegen: Luftröhrenkatarrh, Lungen- und Darmverschleimung, Schwindsucht, und in Verbindung mit Honig gegen: Husten, Heiserkeit, Blasenschwäche, innere Verschleimungen aller Art, alte Katarrhe, Reizhusten, Bettnässen usw.

Wenn man die Eigenschaften der Pflanze zusammenfaßt, kann man sagen, sie ist: blutstillend, schleim- und krampflösend, fieberstillend und, mit Wermut, magenstärkend.

Der *Huflattich* (Tussilago farfara) gehört zu den ältesten und besten Hustenmitteln, die es gibt.

Schon Plinius beschreibt, wie man den Huflattich gegen veralteten Husten verwendet. Er läßt die Huflattichwurzeln auf Zypressenkohlen legen und den Rauch durch einen Trichter einatmen. Dasselbe Mittel erfahren wir durch Fuchs, New Kreuterbuch, 1543: «So sie (die Blätter) aber gedörrt werden und auf ein Glut gelegt und der Rauch davon durch ein Rohr in den Mund empfangen wird, heilen sie den truckenen Husten und das Keuchen oder Enge des Atems (schweres Atmen).» Jedenfalls ist die Sitte, Huflattichblätter zu rauchen (sie dienen auch heute in manchen Gegenden als Tabakersatz), uralt, allerdings geschah es zu Heilzwecken. Der Pharmakologe H. Schulz untersuchte diese Sitte und fand, daß Tabak mit Huflattichblättern besonders viel von älteren Leuten geraucht wurde, die an chronischer Bronchitis mit und ohne asthmatische Anfälle litten. Er probierte das Mittel selbst und stellte fest, daß die Schleimhaut des harten Gaumens auffallend glatt und schlüpfrig wurde und eine vermehrte, leichte Expektoration (Auswurf) von Bronchialschleim erfolgte.

Die Volksmedizin verwandte den Huflattich schon lange gegen Husten und Schwindsucht. Die getrockneten Blätter gehörten zu den «Brusttees» der Apotheken. Kneipp machte wieder darauf aufmerksam, daß Huflattichblätter die Brust reinigen, wenn man sie auflegt. Er legte sie mit Erfolg auf offene Geschwüre (denen sie die Hitze und den Rotlauf nehmen). Auch offenen Füßen mit blauen oder schwarzen Flecken sollen sie helfen. Als besonders gut wird angegeben, die geschnittenen Blätter mit Waldmeister zur Kräftigung der Brust und Lungen zu rauchen.

W. Bohn bezeichnet den Huflattich als Heilmittel erster Ordnung bei der skrofulösen Konstitution, und zwar bei der schlaffen Form mit blasser Haut, Hautgeschwüren, Drüsenschwellungen an den Luftröhren und beginnender Lungen- und Drüsenschwindsucht. Er betont, daß: «Husten und Heiserkeit nach Masern, so oft die Anfänge der Abzehrung darstellend», durch Huflattich geheilt werden. Außer Bohn setzen sich für den Huflattich ein: Bodard, Dechamps, Kahnt, Löffler usw.

Ein gutes Mittel ist der Huflattich auch bei rheumatischen Leiden (Gelenkrheumatismus), die durch schwere Erkältungen entstanden (nasse Füße, langes Stehen im Wasser usw.).

Um sich über die Bedeutung des Huflattichs klarzuwerden, ist es interessant, sich die Aschenanalyse von Straßer anzusehen. In der Asche befinden sich in Prozenten: Kalium 28,23, Natrium 2,36, Kalzium 21,10, Magnesium 8,86, Eisen 1,02, Phosphor 4,44, Schwefel 26,55, Kieselsäure 7,82.

Wenn wir den Huflattich unseren Kindern in gewissen Abständen geben, sichern wir ihnen eine kräftige Konstitution. Seien wir uns doch darüber klar, daß es sich weniger darum handelt, in unseren Pflanzen gute Mittel gegen Erkältungskrankheiten zu entdecken, die erst im Falle einer Krankheit angewandt werden, sondern darum: in unserer täglichen Ernährung von Kindheit an die Pflanzen zu berücksichtigen, die in unserem Körper oben und unten für so gesunde Schleimhäute sorgen, daß wir auch den schärfsten Wechsel von Kälte und Wärme vertragen und nicht so leicht einer Infektion zum Opfer fallen.

Wenn im Frühling die ersten Veilchen (das *wohlriechende Veilchen,* Viola odorata) blühen, sind sie oft eine hochwillkommene Gabe für den krampfartigen Husten der Kinder.

Die Eleusinischen Mysterien sahen in der Persephone das Sinnbild der unsterblichen Seele, welche die Pflanzenwelt immer wieder aufleben läßt; ihr weihten die Griechen das Veilchen. Auch unsere Dichter deuten mit dieser zarten und verborgenen Lieblingsblume unseres Volkes, die so wunderschön duftet, den Frühling der Liebe an. Ludwig Kroeber beschreibt in seinem Pflanzenbuch, wie er in seiner «pharmazeutischen Jugendzeit noch große Mengen des schön blauen Veilchensirups hergestellt, der damals das bevorzugte Hustenmittel der Kinderstube war, heute aber unverdientermaßen in Vergessenheit geraten ist.»

Kneipp empfiehlt, den Kindern bei starkem Husten (Keuchhusten) eine Handvoll grüner getrockneter Veilchenblätter (auch die zerquetschten Wurzeln können benutzt werden) als Tee zu kochen (je zwei bis drei Stunden jedesmal zwei bis drei Löffel).

Bei Schwindsüchtigen lindert der Tee den Husten, unterstützt die Schleimauflösung und fördert wie alle Expektorantien den Auswurf. Auch bei Kopfweh und großer Hitze im Kopf soll nach Kneipp der Tee helfen. Alle, die an Atemnot leiden, welche durch Magen- und Darmgase entsteht, sollten eine Veilchenteekur machen. In Essig abgekochte Veilchenblätter werden zu Auflagen bei Podagra benutzt. Bei Dr. Bohn finden wir die Blätter empfohlen bei Luftröhrenkatarrhen, Verschleimungen, krampfartigem Husten (Keuchhusten), auch für Reizzustände des Auges und der Augenlider, die oft die Folge von Skrofulose und Drüsenkrankheit sind.

Vom *Lungenkraut* (Pulmonaria officinalis) schreibt das Mattiolische Kräuterbuch vom Jahre 1586: «... ich habs zwar versucht im blutspeyen und treffliche Hülff befunden. Habs aber lassen in Wasser sieden, mit Rosenzucker abbereiten und die Brühe den Kranken zu trinken allwegen früh darreichen.» Bei der Gelegenheit erfahren wir auch, daß die Pflanze noch «Hirschmangold» heißt, weil die Hirsche sie gern fressen. Empfohlen wird sie gegen: Lungenleiden, Heiserkeit, Blutspeien, Reizung der Luftröhre und Leiden des Rachens, Halses, Kehlkopfes, soweit sie katarrhalisch entzündet sind. Bezeichnend für die Wirksamkeit der Pflanze ist der reiche Kieselsäuregehalt der Asche.

Der hohe Kieselsäuregehalt macht die Pflanze wichtig zur Behandlung der Tuberkulose.

Die Wurzel der *Kreuzblume* (Polygala amara), die man die bittere nennt, gilt wohl als eins der besten Heilmittel bei Lungenkrankheiten, zumal wenn dabei Magen- und Verdauungsschwäche besteht (schleimiger Durchfall). Sie hilft bei Lungenleiden, die mit Nierenleiden und rheumatischen Krankheiten verbunden sind. Schon früh hatte man beobachtet, daß die Pflanze die Milchsekretion bei Frauen und Tieren fördert. Diese Wirkung schreibt man den die Drüsentätigkeit steigernden Saponinen der Pflanze zu. Rademacher gebrauchte sie bei chronischem Bronchialkatarrh, und heute wird sie wieder bei chronischen Lungenleiden, bei Bronchitis und Asthma empfohlen, die mit Schleimauswurf verbunden sind. Die Kreuzblume hilft verschleimten Verdauungsorganen und Leber, Nieren, Lungen, soweit sie ebenfalls verschleimt sind. Der Erfolg ist dann, daß sich die Nerven stärken (bis 5 g im Aufguß).

Die *Wollblume (Königskerze,* Verbascum thapsiforme) sollten wir öfters anstelle des chinesischen Tees trinken, sie schmeckt recht ähnlich.

Wir sollten mit den Pflanzen von Zeit zu Zeit wechseln, um den Körper recht abwechslungsreich anzuregen.

Schon bei Plinius finden wir die Wollblume gegen chronischen Husten verwandt. Sie treibt den Schweiß, das Wasser und lindert bei Schwindsucht den Husten. Gegen Erkältungskrankheiten, die auf Augen, Ohren wirken und zu Frostbeulen führen, wird die Tinktur der Pflanze auch äußerlich angewandt. Man gurgelt mit dem Tee. Dr. Bohn empfiehlt die Pflanze für die Schleimhäute des Kehlkopfes und gegen den «bellenden» Husten. In der Homöopathie wird sie gegen Luftröhrenkatarrh verwandt.

Der *Porst* (Ledum palustre) ist ein Heidekrautgewächs und wie alle diese Gewächse ein Mittel gegen Hautkrankheiten, mag es sich nun darum handeln, Wasser zu treiben, Auswurf zu fördern (bei Katarrhen, Husten, akuten wie chronischen) oder darum, die Atmungsorgane, Darm und Blase zu heilen. Dr. Bohn behauptet vom Sumpfporst, daß er die venerische Blutentmischung und die damit verbundenen Hautkrankheiten angreift wie auch die harnsaure Verfassung beeinflußt, zu der neben den rheumatischen Leiden vielfach auch die Zuckerkrankheit gehört. Jedenfalls haben wir hier ein Beispiel, wie stark unsere Pflanzen innerlich und äußerlich die Häute beeinflussen und wie groß und weitzügig ihre Wirkungen werden können.

Die Pflanze ist giftig, sie sollte nur vom Arzt und homöopathisch (D 4–D 12) verwandt werden.

Manch einer, der nicht weiß, wo er die Pflanze suchen muß, die gerade seine Konstitution widerstandsfähig gegen Erkältungen macht, sollte sie in Heide und Moor suchen. Im Moor findet er zum Beispiel die zierlichen Blattrosetten des *Sonnentaus* (Drosera rotundifolia). Da die roten Köpfchen der Pflanze von einer Flüssigkeit umsponnen sind, glänzen sie in der Sonne wie Morgentau. Für Insekten allerdings bedeuten Glanz und Farbe dieses Taus den Tod, denn der Tausaft wirkt ähnlich wie unser Magensaft und verdaut die Neugierigen. Von dem Fleischfresser Sonnentau wird die ganze Pflanze zum Aufguß verwandt.

Nicht uninteressant ist, daß die Alchemisten schon im 13. Jahrhundert aus der Pflanze ein Allheilmittel herstellten, das sie besonders gegen die Schwindsucht verwandten. Als solches finden wir sie auch im 18. Jahrhundert in den Kräuterbüchern von Valentinus und Tabernaemontanus-Bauhinus erwähnt.

Bei Keuchhusten sollte man sie immer probieren; denn nach Dr. Bohn heilt sie viele Fälle schnell und direkt. Ferner ist sie bei Luftröhrenerkrankungen anzuwenden, die mit Husten und Auswurf verbunden sind. Auch sollte man sie bei quälendem Hustenreiz probieren, der besonders nachts auftritt; sie mildert den

Husten der Schwindsüchtigen und ist bei Krampfzuständen, wie zum Beispiel Epilepsie, zu empfehlen. Es ist verständlich, daß diese Pflanze sich wie die meisten Pflanzen gegen Erkältungskrankheiten gut mit der typischen Pflanze für Nieren und Atmungsorgane, dem Zinnkraut, verbindet.

Bei Hustenreizen auf nervöser Grundlage, auch beim Asthma bronchiale nehme man sie zusammen mit Thymian.

An Wegen, auf Schutt, als Unkraut zwischen der Saat wächst der *Hohlzahn* (Galeopsis ochroleuca). Er wird bei Schwäche von Darm und Lunge empfohlen und ist seit langer Zeit gerühmt gegen Lungen- und Darmschwindsucht. Nach Dr. Bohn soll seine Mineralsalzzusammensetzung dem menschlichen Blut am nächsten kommen. Der Kieselsäuregehalt ist von Bedeutung. Wenn Blutarmut und Weißblütigkeit die Grundlage für chronische Erkältungen sind, wie das oft vorkommt, sollte man es mit der Pflanze versuchen. Für solche Naturen ist sie besonders geeignet. Sicher ist zu Anfang des 19. Jahrhunderts in allen möglichen Teepackungen mit dem Hohlzahn viel Schwindel getrieben worden, indem man ihn ein Universalmittel gegen die Lungenschwindsucht nannte. Wenn man aber zum Beispiel den Hohlzahn, der in der Eifel auf vulkanischem Boden wächst, besonders lobt, so hat das unter Umständen Berechtigung; denn in solchen Gegenden haben wir mit besonderen Mineralien zu rechnen, die der Pflanze zugute kommen. Nach Rademacher soll der Hohlzahn auch bei Blut- und Milzkrankheiten wertvoll sein.

Von alters her sind die Blätter, Blüten und Wurzeln des *Eibisch* (Althaea officinalis), der vor allem auf feuchten Wiesen und Salzboden wächst und den man auch Sammetpappel nennt, ein gesuchtes Heilmittel gegen Husten und Heiserkeit. Unten und oben möchte ich sagen; denn er wird ebenfalls bei Harnröhrenausfluß, Darmkatarrhen und selbst bei Ruhr empfohlen. Besonders gut soll er für kleine Kinder sein. Wir finden ihn daher in zahlreichen Brustteemischungen, vor allem gern in Verbindung mit Süßholz und Lakritzen, wirksamen Schleimstoffen.

Die *Zitrone* (Citrus medica), die so reich an Kali-, Kalk- und Phosphorsäure ist und besonders viel Vitamin C enthält, wollen wir nicht bei den Erkältungskrankheiten vergessen, zumal zwischen diesen Krankheiten stets ein gewisser Zusammenhang besteht. Halskatarrhe heilt man oft durch heißen Honig, in den man den Saft einer Zitrone preßt. Ein gewisses Vorbeugungsmittel gegen Erkältungs- und rheumatische Krankheiten wird die Zitrone oft sein. Auch der schon früher erwähnte Sellerie ist gut in der Nahrung zu verwenden bei chronischem Lungenkatarrh und feuchtem Asthma.

Ein Mittel gegen akuten und chronischen Kehlkopfkatarrh, durch das manchmal sehr rasch völlige Stimmlosigkeit beseitigt worden sein soll, ist der *Wilde Senf* (Sisymbrium officinale L. Scop). Gewöhnlich ist uns nur unser Ackersenf bekannt, der zu Mostrich und Senfgurken gebraucht wird, mit dessen Öl man sich allerdings früher auch gegen Erkältung zu schützen suchte, wenn man ihn bei solcher Gelegenheit verwandte.

Den echten *Majoran* (Origanum majorana) möchten wir ebenfalls nicht in der Küche vermissen, wo er als Gewürz dient. Er stärkt den Magen, und sein regelmäßiger Gebrauch härtet gegen Erkältungskrankheiten ab. Gerade wenn die Jahreszeiten Erkältungen begünstigen, sollte man sich mit der Ernährung danach richten, zumal in der Stadt unsere Pflanzen kaum noch im Rhythmus der Jahreszeit – wie das früher gebräuchlich war – gegessen werden. Wenn wir wieder darauf achten, werden wir so manches unscheinbare Küchengewürz oder manche Gemüsepflanze wieder als Heilpflanze erkennen.

Ein prächtiger Baum ist die *Roßkastanie* (Aesculus hippocastanum). Ihre Samen, welche denen der edlen Kastanie sehr ähnlich sind, werden, weil sie bitter, nur von Hirschen, Rehen und Wildschweinen gefressen. Wir sollten aber nicht immer alles in der Nahrung ablehnen, was bitter ist. Gerade die Bitterstoffe und saponinartigen Stoffe, wie sie die Roßkastanie und ähnliche Pflanzen führen, schützen uns vor Erkältungskrankheiten und auch meistens – wie gerade das Pulver und der Saft der Roßkastanienfrüchte – vor Rheumatismus und Neuralgien. Hufeland empfahl die Frucht bei katarrhalischer Veranlagung. So wie Eichelkaffee bei schwachem Magen und Darm getrunken wird, sollte man bei der Neigung zu Katarrhen und Rheuma öfters Kastanienkaffee trinken. Auch hier ist es töricht, sich dauernd auf den üblichen Kaffee zu beschränken. Frische Blüten der Roßkastanie, die man unter Alkohol einige Wochen in der Sonne stehen läßt, geben den Rheumatikern ein gutes Mittel zum Einreiben schmerzhafter Stellen.

Als schleimlösend gilt die *Betonie* (Betonica officinalis). Das Kräuterbuch erzählt von ihr, daß sie den zähen Schleim herausbefördert, den Harn treibt, den Nierenstein bricht und Lungen und Leber reinigt. Sie wird deshalb in vielen Brusttees verwandt.

Engelsüß (Polypodium vulgare) gibt uns eine Wurzel, die bei katarrhalischem Husten besonders gut lösend wirkt. Es hieß früher, daß man solche Pflanzen benutzen sollte, die in der Nähe der Eiche wüchsen; sie sollten besonders gut die oft mit Melancholie verbundene Feuchtigkeit aus dem Körper treiben.

Engelsüß ist ein Farngewächs, und von den Farnen ist uns allgemein bekannt, daß sie den Organismus von schlechten Feuchtigkeiten befreien. Vielleicht hat man in der Frühzeit den süßschmeckenden Wurzelstock des Engelsüß als Nahrungsmittel gesammelt, was heute leider nur noch manchmal die Kinder tun, die instinktiv von vielen Pflanzen essen, die wir längst vergessen haben. So sollen zum Beispiel oldenburgische Kinder gelegentlich untere Blattabschnitte von schilfartigen Pflanzen essen. Das will ich nicht gerade gutheißen, da unser Magen sich im Laufe der Zeit geändert hat und erst langsam wieder an Wildpflanzen gewöhnt werden muß.

Zu den von den Kindern geliebten Pflanzen gehört auch die *Schwertlilie* (Iris germanica). Ihre Wurzelabkochung gilt seit ältester Zeit als harntreibend und wird deshalb gegen Wassersucht benutzt. Alte Berichte erzählen uns, daß die Mütter früher ihren Kindern, die viel wegen Leibschmerzen schrien, Kleinigkeiten des Wurzelpulvers auf den Brei streuten. Erwachsene nahmen $^1/_2$ Gramm des Wurzelpulvers täglich öfter im Honig und heilten damit Katarrh und Brustverschleimung.

Der *Alant* (Inula Helenium), eine im Altertum berühmte Heilpflanze, die den Tränen der Helena entsprungen sein sollte, wird sowohl gegen alle Krankheiten der Atmungs- und Verdauungsorgane, die erschlafft sind, als auch gegen rheumatische Beschwerden empfohlen, die sich oft genug bei schlechter Arbeit der Schleimhäute der Verdauungsorgane einstellen. Zwischen sämtlichen Schleimhäuten des Körpers besteht eine Verbindung. Und wenn der Alant die Drüsen (Schleimdrüsen) der Unterleibsorgane beeinflußt, schafft er unter Umständen auch rheumatische und gichtische Beschwerden weg. Hier muß der Kranke mit seinem Arzt die Versuche anstellen (3 g der Wurzel täglich).

Der *Wasserfenchel* (Phellandrium aquaticum) dient ebenfalls bei Brustverschleimung und Schleimflüssen der Niere, Blase usw. Er soll ein gutes Mittel bei Bronchialkatarrh und Asthma sein und hat nach Dr. Bohn eine unmittelbare Heilwirkung auf die erkrankte Lungenschleimhaut, so daß er nach Bohn eins der besten Pflanzenmittel bei Lungenschwindsucht ist, ganz besonders dann, wenn sich, wie häufig, eine solche Lungenschwindsucht schleichend aus alten Katarrhen und skrofulöser Konstitution entwickelt. Wir haben hier also wieder ein gutes Beispiel dafür, wie frühzeitig wir individuell feststellen müssen, was der Körper unserer Kinder – zumal wenn er zu bestimmten Krankheiten neigt – an Pflanzennahrung braucht. Frühzeitig müssen wir Pflanzenschutzgeister (so stellte sich die Vergangenheit das vor) in den Organismus einbauen und dadurch das Wachstum der Kinder unterstützen.

Den *Lein* (Linum usitatissimum) möchte ich noch ganz allgemein für die vielen Erkältungskrankheiten mit ihren entzündeten Schleimhäuten bei schlechter Schleimabsonderung empfehlen. Selbstverständlich ist er auch ein Linderungsmittel bei den entzündeten Reizzuständen des Darms und der Harnorgane. Man wird besonders sein frisch gepreßtes Öl bei allen Katarrhen gut anwenden können und sollte es häufig in der Küche als Speiseöl in rohem Zustand gebrauchen.

Der Leinsamen beherrscht einen großen Teil der Erde, und auch wir wollen ihn wieder vermehrt anbauen. 1918 war die Anbaufläche unter dem Kriegseinfluß bis auf 55 000 ha gestiegen, leider bis 1927 wieder auf 15 000 ha gesunken. Mit Leinsamen nährte man schon im Mittelalter das Vieh (als Zugabe), das dabei besser gedieh. Ein altes Volksmittel empfiehlt gegen Schwindsucht Leinsamen mit Rosinen. Mit gutem Honig gegessen, räumt er in der Brust auf, verschafft einen leichten Atem und bekämpft Katarrhe des Kehlkopfs und der Luftröhre. Man soll sich seiner auch stets bei der Gonorrhöe erinnern. Er wirkt auch gegen starken Husten. Immer wieder findet man ihn in alten Büchern den Kindern empfohlen: eßt ihn mit Butter auf Brot! Es wird oft behauptet, daß das Leinöl dicke Leute schlank und umgekehrt magere dicker macht, da es ausgleichend wirkt. Jedenfalls haben wir im Leinöl eines der besten einheimischen Öle für unsere gesamten Schleimhäute und ein natürliches Schutzmittel für alle Katarrhe. Es wirkt im Wasserhaushalt unseres Organismus und auf alle Häute (innerlich wie äußerlich) beruhigend und schafft die Voraussetzungen für widerstandsfähige Körper. Unbedingt ist der Lein eine Pflanze, die unser Volk braucht. Die gesunde, abgehärtete alte schlesische Konstitution ist ein Beispiel dafür.

DIE RHEUMATISCHEN LEIDEN

Die Tatsache, daß es in allen Ländern Gesellschaften für Rheumabekämpfung gibt, beweist am besten, daß dieses Leiden in seinen vielen Erscheinungsformen bereits eine ausgesprochene Volkskrankheit wurde. Es ist erschreckend, festzustellen, daß das Rheuma die Tuberkulose erheblich übertrifft. In Deutschland rechnet man auf jeden Tuberkulosekranken 4, in der Schweiz sogar 36 Rheumatiker. Besonders bedenklich ist, daß chronischer Rheumatismus oft zu vorzeitiger Arbeitsunfähigkeit führt.

Es gibt kaum eine Krankheit, die so vielseitige Wurzeln hat wie das Rheuma. Die medizinische Forschung hat inzwischen den großen Formenkreis der rheumatischen Leiden gründlichst studiert und kam zu dem Ergebnis, daß es sich beim Rheuma um eine in drei Stadien verlaufende Granulomatose (Strukturwandlung der Gewebesubstanz) handelt, so wie wir sie ähnlich bei der Syphilis und Tuberkulose beobachten.

Einen Überblick über die wichtigsten Erscheinungsformen des Rheumatismus der Bewegungsorgane ergibt, daß er als Gesamtkomplex in zwei große Gruppen zerfällt, in die rheumatischen Gelenkerkrankungen und die rheumatischen Leiden der einzelnen

Muskelgruppen des Körpers, den sogenannten Muskelrheumatismus.

Das griechische Wort Rheuma (= Fluß) deutet an, daß es sich bei dieser Krankheit um fließende, wechselnde und im Körper herumwandernde Erscheinungen handelt. Der Name ist gut gewählt, denn zu der rheumatischen Granulomatose müssen wir Krankheiten rechnen, die wir auf den ersten Blick nicht ohne weiteres mit dem Rheuma in Verbindung bringen. Trotzdem stehen viele Erkrankungen des Herzens, der Nieren, Haut, Augen, selbst des Rückenmarks und Gehirns in engster Verbindung mit dem Rheumatismus.

Wenn die Widerstandsfähigkeit unseres Körpers durch eine unnatürliche Lebens- und Ernährungsweise herabgesetzt ist und wir außerdem in kalten und feuchten Wohnungen leben müssen oder in der Arbeit dauernd Durchnässungen und Erkältungen ausgesetzt sind, dann ist unser Bindegewebe naturgemäß besonders anfällig und leistet eindringenden Bakterien nicht genügend Widerstand. An der inneren Schicht der Gelenkkapseln bilden sich entzündliche Veränderungen.

Die Folgen sind: Unwohlsein, Mattigkeit, Frösteln, Appetitlosigkeit und schließlich Fieber, Gelenkentzündung und Schweißausbruch. Meist werden anfangs nur die großen Gelenke, also Schultern, Hüften und Ellenbogen, bald aber auch andere befallen.

Die entzündeten Gelenke reagieren auf Druck und Bewegung, sie sind geschwollen und schmerzen heftig, auch ihre Umgebung kann mit erfaßt werden. Wenn die rheumatische Entzündung weiter um sich greift, vermag sie sich auf das Brustfell, die Herzinnenhaut und den Herzbeutel zu erstrecken. Der früher erwähnte Herzklappenfehler kann sich aus einer rheumatischen Herzinnenhautentzündung entwickeln.

Der akute Gelenkrheumatismus geht bei falscher Behandlung leicht in einen chronischen über. Es kommt vor, daß das einzelne Gelenk entzündet bleibt, ohne daß größere Schmerzen usw. auftreten, aber es können sich mit der Zeit auch Versteifungen und Verunstaltungen herausbilden. Dann haben wir es bereits mit einem schweren Leiden zu tun. Von den Schmerzen abgesehen, machen uns die entzündeten Gelenke beim Gehen unsicher; die Gelenkenden deformieren. In den Gelenken und Verdickungen der chronisch entzündeten Gelenkkapseln sammelt sich Wasser.

Die akute rheumatische Muskelentzündung hat ihre Ursache ebenfalls grundsätzlich in falsch zusammengesetzten Körpersäften und abgelagerten Stoffwechselschlacken in den Geweben. Zu bemängeln ist eine falsche Lebensweise und Ernährung, verbunden mit chronischer Verstopfung. Zu untersuchen ist, wo sich der bakterielle Streuherd im Körper befindet. Wie bei allen rheumatischen Erscheinungen wirken krankheitsfördernd: Erkältungen, Durchnässungen, zumal der Füße, Grippe und Mandelentzündung. Das Muskelgewebe entzündet sich durch Stoffwechsel- und Bakteriengifte.

Die Schmerzen treten blitzartig auf, einzelne Muskelgruppen erleiden Bewegungsstörungen. Typisch ist der «steife Hals», man kann über Nacht den Hals nicht mehr zur Seite drehen, die Nackenmuskulatur ist befallen. Oder man bekommt den sogenannten «Hexenschuß», hier handelt es sich um eine Behinderung der Streck- und Beugemuskeln der Wirbelsäule. Dann wieder sind es Schmerzen im Schläfen-, Stirn- und Hinterhauptmuskel, das nervöse Kopfweh (Kopfrheumatismus). Ein Lieblingssitz dieses Leidens sind ferner die zwischen den Rippen gelegenen Muskelbündel und das Schulterblatt. Diese Erscheinungen können mit und ohne Fieber verlaufen. Der Körper wehrt sich gegen sie gern mit Schweißausbruch.

Bei falscher oder verspäteter Behandlung kommt es leicht zu der chronischen Form des Muskelrheumatismus, die ebenfalls zahlreiche Muskelgruppen überfällt und oft mit anderen Krankheiten gekoppelt ist. Die Schmerzen sind etwas geringer als bei der akuten Form, dafür aber von einer verzweifelten Hartnäckigkeit. Werden die Gelenke jetzt in Mitleidenschaft gezogen, kommt es gewöhnlich zu einem dauernden Schaden; die Bewegungsfähigkeit der Gliedmaßen ist schwer bedroht. Die äußeren Ursachen der chronischen Form sind meistens die schleichende Weiterentwicklung der akuten, mangelnde Ausscheidung, chronische Eiterherde der Mandeln und Zähne, Nässe, Zugluft und zu geringe Abhärtung und Widerstandskraft gegen Bakterien. Unzweckmäßige Ernährung (z. B. übermäßige Eiweißkost: Fleisch, Hülsen- und Körnerfrüchte) lassen ein Muskelbündel der Sehnenscheiden entarten, es bilden sich rheumatische Knoten, die sich vergrößern können und dann schmerzhaft auf die Nerven drücken, was die sogenannten «Anfälle» erzeugt.

Die Tripperentzündung der Gelenke, der «Tripperrheumatismus», bietet uns aus dem großen Formenkreis der rheumatischen Erscheinungen ein typisches Bild für das Verschleppen von Erregern (hier der Gonokokken) aus einzelnen Organen (hier der Geschlechtsorgane) auf dem Blutweg in die Gelenke. Solche Herde können auch durch Entzündungen von Blinddarm oder Gallenblase entstehen. Hieraus ist zu ersehen, wie viele Gebiete anderer Krankheitserscheinungen rheumatische Leiden beeinflussen, so daß diese Krankheit eigentlich von den verschiedenen

---

Tafel 4 · Bäderzusätze – Einreibemittel
Oben: *Weiße Lilie;* unten: *Wacholder*

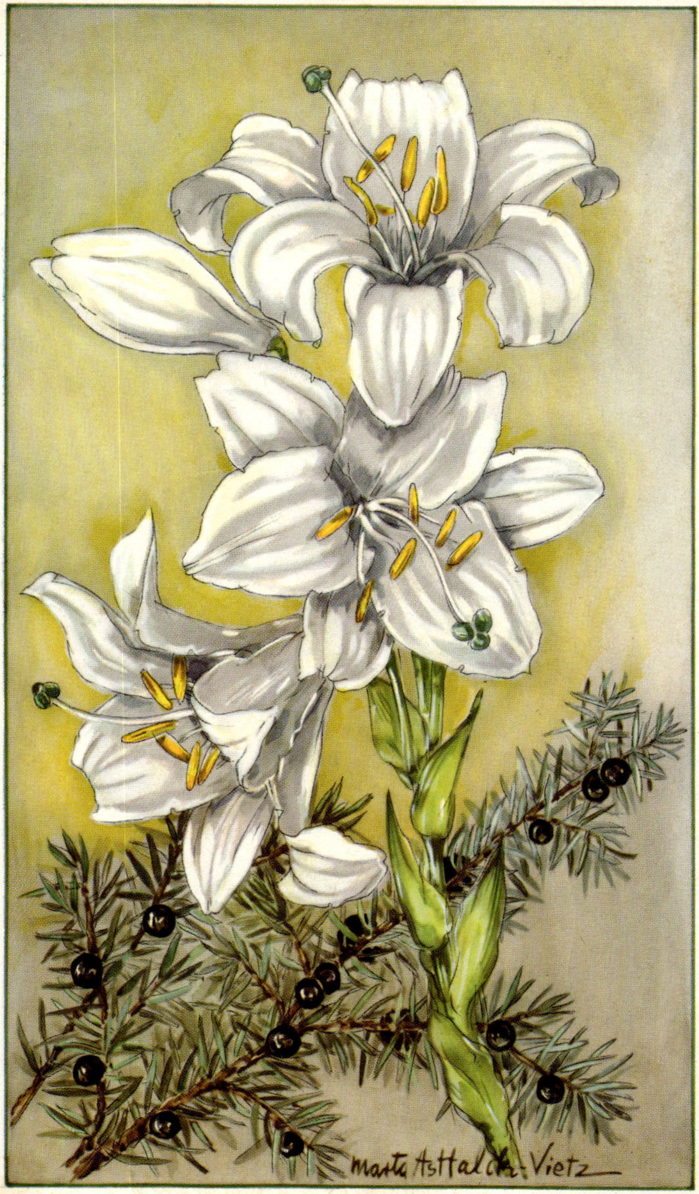
Marta Asthalter-Vietz

Fachärzten gemeinsam beurteilt werden müßte, so wie jede einzelne Krankheit nie für sich allein, sondern stets im Zusammenhang mit dem ganzen Menschen untersucht und behandelt werden sollte. Die Zusammenarbeit sämtlicher Spezialärzte ist eine dringende soziale Aufgabe, die durch die Polikliniken bereits teilweise gelöst wurde.

Bevor ich auf eine Reihe hervorragender Heilpflanzen für rheumatische Leiden und Gicht zu sprechen komme, will ich kurz die bekanntesten Nahrungspflanzen erwähnen, die man bei diesen Leiden allgemein und wechselnd in der täglichen Ernährung nehmen sollte. So sollten immer Salate, Äpfel, Zitronen, Kastanien, Hafer und Erdbeeren berücksichtigt werden. Von Beeren verwende man je nach der Jahreszeit frisch und getrocknet: Holunder-, Preißel-, Wacholder-, Vogelbeeren, Hagebutten; ferner: Rettich, Meerrettich, Sellerie, Leinsamen; als Gewürz gelegentlich Kalmus; Tees von Kamille und Linde.

Mit den Heilpflanzen, die zum Teil giftig sind und dann nur homöopathisch verwandt werden dürfen, die aber mit großem Erfolg gegen die rheumatischen Leiden gebraucht wurden, wollen wir uns etwas näher beschäftigen:

Das Volk glaubt, daß über den Frühlingsblumen, zu denen auch die *Schlüsselblume* (Primula officinalis) gehört, ein Zauber liegt, der sich am Menschen körperlich und seelisch auswirken muß.

Die heilige Hildegard von Bingen erwähnt die Schlüsselblume schon mit dem alten deutschen Namen «Hymelslozel».

Im 16. Jahrhundert scheint man die jungen Blättchen der Pflanze im Frühjahr bereits als Salat gegessen zu haben, was sich im Weltkrieg wiederholte. Es hat genug Menschen gegeben, für die sich die beschränkte Kriegsernährung, zumal so manche Wildpflanze, gesundheitlich günstig auswirkte, allerdings nur für die Überfütterten.

1662 schreibt der Arzt J. J. Becher in seinem «Medizinalischen Parnasses» folgende von Marzell mitgeteilten Verse über die Schlüsselblume:

«Die Schlüsselblume wärmt, sie trocknet und erweicht,
Stillt Schmerzen, in dem Schlag sie bald ein Mittel reicht,
Vertreibt die lauffend Gicht, zu böser Tiere Biß
Hält man die Schlüsselblume für köstlich und gewiß.»

In jener Zeit scheint es für die Nieren und die Gicht auch Schlüsselblumenwein gegeben zu haben. Zugleich haben die Frauen die Pflanze als «Frühlingsblume» als Schönheitsmittel verwandt. Sie hat noch andere vielsagende Namen: «Fräulischlößli, Heiratsschlüssel und Mundfäulekraut». Die Pflanze gehörte zu den alten Sympathiemitteln gegen Tierkrankheiten, und ihr Charakter als Frühlingsblume spielte stets eine große Rolle. Kranke Menschen hofften von ihr, daß dieser Blumenschlüssel der heiligen Maria, der im Frühling den Himmel aufschließt, auch ihnen die Gesundheit erschließen würde.

Der Tee von den Wurzeln, Blättern und Blüten leistet den Rheumatikern und Gichtikern gute Hilfe und ist für rheumatische Krankheiten ein Vorbeugungsmittel. Besonders gute Erfahrungen scheint man mit ihnen bei Gelenkrheumatismus gemacht zu haben.

W. Bohn führt die Pflanze gegen die harnsaure Blutentmischung an (auch bei Blutstockung), gegen Gicht, Gelenkrheumatismus und als linderndes Mittel bei halbseitigem Kopfschmerz. Die Blüten werden gegen alle Krankheiten der Glieder, besonders für den chronischen Gelenkrheumatismus verwandt. Die Volksheilkunde erwähnt die Pflanze an vielen Stellen gegen Bronchialkatarrhe, Nieren-, Blasenkrankheiten, Migräne, Erkältungskrankheiten, Gicht, Rheumatismus.

Der *Bitterklee* (Menyanthes trifoliata) taucht in den Kräuterbüchern erst im 15. Jahrhundert auf, er ist ein Enziangewächs, das meist Sümpfe, nasse Wiesengräben und Teichränder bevorzugt. Es wurde, wie alle Enziangewächse, schon von Kneipp gern als Magenmittel benutzt.

Nach H. Schulz wirkt die Pflanze (Droge) auf das Gefäßsystem. K. Kahnt unterstreicht ihre Wirkung auf die Verdauungstätigkeit und Gallenabsonderung.

Von W. Bohn erfahren wir, daß der Bitterklee besonders auf die drüsigen Organe der Magen- und Darmschleimhäute wirkt, sie anregt und ihre Tätigkeit reguliert. Bohn macht darauf aufmerksam, was auch L. Kroeber wiederholt, daß der Bitterklee körperlich geschwächte Gichtiker und Rheumatiker, für die eine Magenschwäche unausbleiblich ist, wieder stärkt.

Der Bitterklee ist also für Rheuma und Gicht ein wirksames Kräftigungsmittel. Nach Bohn und Kroeber heilt er auch die bösartigen Geschwüre und Flechten, welche bei Gichtkranken vorkommen. Es ist erklärlich, daß der Bitterklee ebenfalls gegen Erkältungen, trockenen Husten und Schwindsucht empfohlen wird. Er gehört dorthin, wo verschleppte Erkältungs- und rheumatische Krankheiten die Tätigkeit der Schleimhäute und Gefäße verschlechtern.

Sarsaparille (Smilax officinalis Kth.). Ein immergrüner Strauch aus Mittelamerika, dessen geruchlose Wurzel noch viel im Orient benutzt wird und bei uns vor dem Gebrauch von Quecksilber und Salvarsan beliebt war. Heute schätzt man sie noch, weil sie die gesamte Verdauung und die Nierentätigkeit anregt und vor allem bei veraltetem Rheumatismus, chronischen Ausschlägen, Geschwüren und der Gicht helfen soll. Es wird behauptet, daß sie bei

Nervenschwäche, Hypochondrie und Syphilis gut sein soll. (10 g täglich abkochen.)

Sandsegge, rote Quecke, deutsche Sarsaparille (Carex arenaria L.). Die Sandsegge gehört zu den Riedgräsern, die sumpfigen Boden lieben. Verwandt wird die würzige Wurzel, die etwas süßlich-bitterlich schmeckt und die amerikanische Sarsaparille an Wirkung übertrifft. Wir haben es hier ähnlich wie bei der echten Sarsaparille mit einer Wurzel zu tun, die den gesamten Stoffwechsel anregt, das Blut reinigt und bei Rheumatismus und Gelenkschmerzen, zumal bei der lymphatischen Blutentmischung, hilft. Auch bei chronischen Katarrhen, Hautleiden (Ausschlägen, Geschwüren, Flechten) ist sie wirksam.

Sellerie (Apium graveolens L.). Wir kennen Sellerie (Blätter, Knollen) als Gemüse und Küchengewürz zu Suppen. Die Knollen lassen sich auch als Salat essen, sie haben einen hohen Basenüberschuß, und ihr Magnesiumgehalt ist recht groß (gute Wirkung auf das Nervensystem). Nicht einmal die Blätter sollte man wegwerfen, sondern sie beim Kochen der Knollen verwenden. Selbst dann schon haben wir mit diesem Gemüse ein gutes Mittel für Gicht und Rheuma. Als Gewürz können wir die Wurzel als gutes Mittel bei Magenschwäche und Steinleiden gebrauchen. Im Volke galt die Wurzel als ein starkes Aphrodisiakum, ein Mittel zur Anregung des Geschlechtstriebes (pharmakodynamisch nicht bewiesen). Man glaubte schon früh, daß der ständige Gebrauch der Wurzel in der Ernährung vor Rheumatismus und Gicht behüte. Gegen Nervenschwäche wurde die Wurzel (weichgekocht) oder auch der Tee aus ihr empfohlen. Der frische Krautsaft wirkt wassertreibend.

Eukalyptus (Eucalyptus globulus Lab.). Den Eukalyptusbaum finden wir in den Mittelmeerländern und bei uns in Treibhäusern; im Freien hält er sich schlecht und muß schon Anfang Oktober hereingeholt werden. Das wertvolle ätherische Öl gewinnen wir vor dem Einwintern aus den Blättern. Eine Abkochung aus den Blättern (10 g) wurde gegen Katarrhe gebraucht, die Blättertinktur gegen akuten Gelenkrheumatismus und Mastdarmerkrankungen (8 g dreimal täglich). Wohl am bekanntesten ist das Eukalyptusöl, das man äußerlich und innerlich verwendet. Bei Katarrhen der Atmungsorgane werden bis 20 Tropfen dem Gurgelwasser zugesetzt. Bei Gicht, Rheumatismus und Hexenschuß nimmt man dreimal täglich 1–2 Tropfen auf Zucker. Die Tropfenmenge muß der Arzt bestimmen. Eukalyptusöl dient ebenfalls als Einreibmittel und als Badezusatz. Besonders wertvoll soll Eukalyptusöl bei der Behandlung von Wechselfieber (Malaria) sein.

Die *Herbstzeitlose* (Colchicum autumnale) wächst überall auf den Wiesen. Der Bauer mag sie nicht, weil sie giftig ist. Sie verkündet den kommenden Winter, und das Volk glaubt an ihre Kraft, Krankheiten vorzubeugen, die der Winter mit sich bringt.

Es heißt, daß die kolchische Giftmischerin Medea den Samen der Herbstzeitlose zu ihren Zaubertränken verwandte.

Bei der heiligen Hildegard finden wir die Pflanze in der «Physica» erwähnt, aber erst Albertus Magnus empfiehlt sie gegen Gicht. Das Bocksche Kräuterbuch verwendet sie gegen Podagra, und in den alten Kräuterbüchern finden wir sie wiederholt gegen Harnleiden, Wassersucht, Gicht und Rheumatismus empfohlen. Auffallend ist, in wie vielen Gegenden die Knolle der Herbstzeitlose ein Sympathiemittel bei Kopfweh und Schwindelanfällen ist. Es heißt auch, daß die mit Fett verriebenen Staubgefäße und Stempel der Pflanze ein Mittel gegen durch Kälte aufgesprungene Hände geben.

Die Herbstzeitlose ist eine seltsame Pflanze. Ihre zarte, hell lilafarbene Blüte erhebt sich im Herbst, die Blätter und die Frucht im Frühjahr. Ihre Knollen sammelt man im Spätsommer, sie riechen unangenehm rettichartig und enthalten das Kolchizin (das auch die Samen führen), aus welchem Weine und Tinkturen für Gicht, Rheumatismus usw. hergestellt werden. Kolchizinpillen sollen ein gutes Mittel gegen Ischias sein. Wie alle Giftpflanzen, nur vom Arzt zu verordnen!

Die Homöopathie arbeitet mit Cholchicum gegen Gicht, Rheumatismus und Wassersucht.

Bittersüßer Nachtschatten (Solanum dulcamara). Bittersüß gehört zu den giftigen Nachtschattengewächsen, die eine große Rolle im Aberglauben spielen, ein altes Mittel in den Händen der Zigeuner sind und unter Sprüchen und Zauberformeln zu Liebesmitteln verwandt wurden. Wer weiß, ob nicht früher einmal zum Beispiel das Bilsenkraut die Rolle des Chloroforms spielte. Hamlets Vater wurde mit dem Saft des Bilsenkrautes getötet. Auch der Stechapfel diente oft zu verbrecherischen Zwecken. Die Türkinnen sollen damit ihre Männer einschläfern, wenn sie ihre Geliebten empfangen wollen, und die Zigeuner sollen Kranke mit Stechapfelsamen einreiben und seltsame Wirkungen erzielen.

Bittersüß ist ein zartes Nachtschattengewächs mit roten Beeren und wächst an feuchten Stellen in Gebüschen. Die Pflanze hat einen hübschen Namen: Dulcis = süß und amara = bitter. Der gekaute Stengel soll anfangs bitter, dann süßlich schmecken.

In der Homöopathie dient die Pflanze gegen Erkältungskrankheiten. W. Bohn hält sie für wirkungsvoll bei rheumatischen und gichtischen Erkrankungen. Die Volksmedizin wandte sie schon lange an gegen verschleppte Katarrhe, Lungenleiden, Asthma, Wassersucht, Gicht und Rheumatismus, auch gegen chronische Hautleiden, die mit Juckreiz verbunden sind, besonders bei Ekzemen, ferner bei chronischer Bronchitis und Asthma. Auch die

Homöopathie behandelt akute und chronische Hautleiden damit. (Siehe Kapitel: «Die Homöopathie und die Heilkräuterkunde».)

Bei rheumatischen Leiden galt der Absud der Stengel als ein Reinigungs- und Schweißmittel, doch dürfen keine zu großen Gaben genommen werden. L. Kroeber bezeichnet die Droge als schwach giftig. Größere Gaben sollen Schwindel und Krämpfe hervorrufen. Gerade bei den Nachtschattengewächsen zeigt sich die große Wirksamkeit weitgehend verdünnter Pflanzenstoffe. Bei chronischen Leiden (zumal rheumatischer Art) sollte man die Wirkung des Bittersüß versuchen, homöopathisch. Linné hielt die Pflanze für eines der besten Mittel gegen Rheumatismus.

Der blaue Sturmhut, *Eisenhut,* echter Sturmhut (Aconitum napellus) findet sich im schlesischen Altvatergebirge. Der schöne Helmblumenstrauß steht auf hohem Stengel, die Blumen sind dunkelblau und geruchlos. Aus den Blättern und Wurzeln wird ein Extrakt bereitet, das giftige Akonit, das nur der Arzt verordnen darf.

Die Alten kannten das Akonit ebenfalls. Theophrast erzählt uns davon. Man führte mit dem Gift oft einen sehr langsamen Tod herbei, der Jahre dauerte. Aber Akonit kann auch sehr schnell wirken, das wußte schon Plinius. Es ist interessant, daß der Eisenhut zum Beispiel im Gebirge in der Nähe von Sennhütten und Ställen wächst, also die menschliche Nähe zu lieben scheint.

Einzelne wilde Pflanzen suchen so wie manche wilden Tiere die menschliche Nähe, um Nahrung zu bekommen. So findet der Eisenhut in der Nähe von Siedlungen gut gedüngten Boden. Die Pflanze akklimatisiert sich genau so wie das Tier im Laufe langer Zeit an den Menschen, so daß aus einer wilden Natur langsam eine zahme wird. Ähnlich wie aus einem Wolf ein Hund wurde.

Wenn der Mensch durch lange Kulturzeiten zu entarten droht, wird er sich immer nur durch die Wildnis verjüngen können. Genau so geht es Pflanzen und Tieren, sie erholen sich, wenn wir sie wieder verwildern lassen. Bei Giften ist es immer eine Frage, wieviel der einzelne davon seiner Natur nach verträgt. Gifte sind hochpotenzierte Nahrungsmittel, die durchschnittlich nur in den kleinsten Mengen genommen werden sollen, zumal in Krankheitsfällen, wo es sich darum handelt, den Organen «fehlende» Stoffe zuzuführen. Hier setzt die Homöopathie mit ihren starken Verdünnungen richtig ein. Wenn man weiß, wie sehr gerade der Pflanzeninhalt in großen Verdünnungen wirkt, muß man die Homöopathie die feinste Ernährungslehre (vor allem in Krankheits- und Krisenzeiten innerhalb der siebenjährigen Periodizität) nennen.

W. Bohn teilt mit, daß der berühmte Störk Akonit prüfte und empfahl. Es stillt die Schmerzen bei chronischem Rheumatismus und bringt Erleichterung bei Ischias und Gicht. Homöopathisch wird es schon lange bei Erkältungskrankheiten angewandt, denen fieberhafte katarrhalische und rheumatische Leiden folgten. Auch den Tieren gibt man es homöopathisch mit Erfolg bei allen Erscheinungen, die nach schweren Erkältungen auftreten, also gegen Gliederreißen, Gicht, Rheumatismus usw.

Wenn die Heilung durch Pflanzen erst als eine verfeinerte Ernährung begriffen sein wird, werden wir uns zur Stärkung unserer Konstitution und zur Erhöhung ihrer geistigen Leistung noch weit mehr der homöopathischen Methode bedienen, welche sicher am besten das Wesen der Pflanze erfaßt hat, deren Psyche in der Verfeinerung immer stärker wirksam wird.

Die *Gichtrübe* (Bryonia divica Jacq., rotbeerige Zaunrübe, auch Bryonia alba) ist ebenfalls eine giftige Pflanze. Sie wächst bei uns wild an Zäunen und Hecken und gehört zu den Kürbisgewächsen. Die Pflanze hat einen rübenartigen Wurzelstock, der einen weißen Milchsaft enthält, welcher homöopathisch verwandt wird. Früher wurde die Pflanze wegen ihrer Ranken und der etwas ähnlichen Blätter und Früchte oft als wilde Weinrebe bezeichnet.

Alter Aberglaube beschreibt die Gichtrübe als ein Schutzmittel gegen Unheil, wenn man sie bei sich trägt. Man muß verstehen, daß früher fast jede Pflanze als Schutzmittel galt, womit man ihre Eigenschaften zu beschreiben versuchte. In Mecklenburg gaben die Bauern dem Vieh Spuren der Gichtrübe ins Fressen, um sie vor Hexen zu schützen, und auch heute kann man dem Vieh gegen rheumatische Erkrankungen homöopathische Dosierungen von Bryonia geben. Aus dem Wurzelstock schnitzte man einst «Alraune», mit denen man Dämone (böse Geister toter Menschen, welche in Lebende hineingefahren waren) austrieb, ähnlich wie das noch heute die Naturvölker tun, für die jede Krankheit ein Dämon ist.

Gegen Gicht und Wassersucht wurde die Gichtrübe schon früh von der Volksmedizin verwandt. Im Elsaß nannte man sie «herbe des femmes battues» (Kraut der geschlagenen Frauen), weil sie, äußerlich angewandt, die von Schlägen herrührenden Flecken verteilte und auflöste.

Die Gichtrübe galt als Mandragora (Alraunfigur), glückbringend für Haus und Hof, und wurde deshalb besonders liebevoll behandelt. Solche Sitten zeigen uns, wie tief der Mensch früher seelisch mit der Pflanze verbunden war, ihr rätselhafter Geist berauschte ihn.

Marzell schreibt: «Jedenfalls muß der Glaube an die Zauberkraft der Gichtrübe (Zaunrübe) schon ein sehr alter sein, denn das Zauberbuch der Kyrenaiker, das vor dem 5. Jahrhundert v. Chr. entstanden ist, nennt sie die ‹Gottgeschenkte› (Theodorika) und ein höchst heiliges und bewunderungswürdiges Kraut.»

Es hieß früher, die Gichtrübe säubert den Leib und vertreibt die Runzel. Längere Zeit genommen, verkleinert sie die Milz. Sehr früh fand die gepulverte Wurzel Verwendung bei Lähmungen, Wassersucht, Gicht und Rheumatismus.

Gerade in der Homöopathie hat sich «Bryonia» besonders bei rheumatischen und Gichtbeschwerden bewährt. Es wird angewandt bei akuten fieberhaften Krankheiten katarrhalischer und rheumatischer Natur, bei Gicht und Gelenkentzündung, bei Bronchialkatarrhen und Grippe. Die angeführten Pflanzen lassen sich natürlich auch bei anderen Krankheiten verwenden und bei den rheumatischen Erkrankungen bisweilen kombinieren. Aber sie sind stets hervorragende Heilmittel gerade für die erwähnten Krankheiten. Ihre uralt bekannte Wirkung muß heute teilweise erst wieder erprobt werden. Die Giftpflanzen unter ihnen aber sind ein Beweis dafür, daß auch in unserem Heimatboden gewaltige Kräfte schlummern, die nicht erst unter der tropischen Sonne zu reifen brauchen und deren Funktion nicht immer bekannt ist. Es ist erfreulich, daß sich die Medizin heute wieder mit ihnen beschäftigt.

In der Homöopathie ist Bryonia eines der Hauptmittel bei Hautkrankheiten und chronischen rheumatischen Leiden, aber auch bei chronischer Verstopfung.

An Ackerrändern und Rainen blüht die rosarote *Hauhechel* (Ononis spinosa), deren Wurzeln in manchen Gegenden von Hirten gegessen werden, was schon Plinius feststellte. Die Wurzel wurde im Volke gegen Rheumatismus und Hautleiden angewandt, der Tee der Blüten gegen geschwollene Beine.

Dr. Bohn empfiehlt sie gegen die harnsaure Konstitution, besonders bei chronischem Gelenkrheumatismus, auch bei Harngrieß, Harnsteinen, Katarrhen und Schwächezuständen der Blase. Dann bei rheumatischen, fieberlosen Anschwellungen der Gelenke, die mit Schmerzen verbunden sind und zur örtlichen und allgemeinen Wassersucht neigen. Der Tee der Wurzel unterstützt die Wasserausscheidung durch die Nieren. Andere Fachleute bestätigen diese Kraft der Wurzel, so daß man annehmen kann, daß sie die Harnsäureausscheidung fördert. Sie ist manchem harntreibenden Mittel zugesetzt.

Daß auch das *Heidekraut* (Calluna vulgaris) ein Mittel gegen Rheumatismus und Gicht ist, leuchtet ein, da alle Heidegewächse ähnliche Wirkungen haben. Wie man sich früher das Podagra vorstellte, zeigt uns eine Stelle im Bockschen Kräuterbuch, das einen Mann sagen läßt: «... Etliche machen aus den frischen Heideblumen dämpff und schweißbäder zu den lamen podagrischen glideren, wöllen, es sollen solche dämpf den zähen veralteten schleim zertrennen, davon das gliderwehe entstanden seye.» Man stellte sich also bereits in jener Zeit vor, daß die harnsaure Konstitution eine langsame Verhärtung von Harnsäure ist, die sich überall im Körper ablagert und mit der Zeit das Krankheitsbild kompliziert.

Ähnliches kann man von der *Preißelbeere* (Vaccinium vitae idaea) und von der *Moos-* oder *Torfbeere* (Vaccinium oxycoccus) sagen.

Noch heute wird zum Beispiel die Preißelbeere in manchen Gegenden (man trinkt den Tee der Früchte) gegen Rheumatismus verwandt, während der Saft der frischen Beeren zugleich ein gutes Magen- und Darmmittel ist.

Leider sind die Moosbeeren etwas in Vergessenheit geraten. Sie lassen sich gut in Verbindung mit Apfelsaft genießen. Genau wie die Erikazeen draußen in den Mooren und Heiden den Boden trockenlegen, erfüllen sie diese Aufgabe auch im Körper. Sie haben Kräfte entwickelt, die sich im Wasserhaushalt des menschlichen Organismus verwerten lassen. Selbstverständlich sind diese Beeren für die in ihren Gegenden ansässige Bevölkerung ein wichtiges Nahrungsmittel, das ihnen Widerstandskräfte gegen die heimische Witterung usw. verleiht. Es ist bezeichnend, daß zum Beispiel die Arktisbevölkerung erst dann krank wird (Lungenleiden, Rheuma), wenn sie auf ihre heimische Flora und Fauna als Nahrung und Kleidung verzichtet und sich nach europäischer Zivilisation zu richten versucht.

Prof. Dr. Küster bezeichnet die Moosbeere als ein typisches «Antirheumaticum». Prof. Dr. J. H. Dierbach empfiehlt sie gegen Gicht und Keuchhusten. Den nordischen Völkern ist die Beere schon in alter Zeit bekannt gewesen, in ihr sind verschiedene Bestandteile einer Reihe der vertrautesten Heidegewächse glücklich vereinigt. Man kann sie bei Blasenkatarrhen, Wassersucht, Flechten, Rheuma und Gicht gut mit Wacholderbeeren, Zinnkraut und Birkenblättern verbinden.

Böse Geister fesselte man einst mit dem Bast der *Ulme* (Rüster, Ulmus campestris). Heute dient ihre Rinde (5 g täglich) bei der harnsauren Blutentmischung. Wie alle gerbsäurehaltigen Baumrinden wird die Abkochung der Ulmenrinde bei skrofulöser Körperverfassung und bei rheumatischen, gichtischen Beschwerden verwandt, gleichfalls bei Flechten, Ausschlägen und Geschwüren. Es ist sehr bedauerlich, daß die Ulmen bei uns aussterben, leider ist ihr Krankheitserreger bisher nicht entdeckt.

Die Menschen sollten festzustellen versuchen, welche Baumtypen ihnen zusagen, damit sie leichter die Pflanzen finden, die ihrer Konstitution entsprechen. Es ist klar, daß ein zu Birken, Eichen oder Ulmen tendierender Typ auch in den Blättern, Blüten, Früchten, Rinden dieser Bäume und der zu ihnen gehörenden Pflanzenfamilien wertvolle Nahrungsmittel findet, die ihm verlorengegangene Bestände ersetzen können. Jeder Mensch muß sich in dem gesamten Umkreis der Flora–Fauna seiner Umwelt unterrichten, um den Weg zu erkennen, der ihm gemäß ist. Er muß wieder die Verbundenheit zur Natur bekommen, die unsere Vorfahren einst gehabt haben.

Seitdem man sich in unserer Zeit erneut für die Heilpflanzen interessiert, findet man auch immer neue Stoffe in ihnen. So erst kürzlich in der *Schwarzen Johannisbeere* (Ribes nigrum), die der Volksmund geradezu Gichtbäumchen oder Gichtbeere nennt, das neue Vitamin I, das gewöhnlich zusammen mit dem antiskorbutischen Vitamin C auftritt und vor allem ein besonderer Schutz gegen Ansteckungen mit dem Erreger der Lungenentzündung sein soll. Ich führe das deshalb an, um zu zeigen, daß wir wahrscheinlich – bei der nötigen Geduld – in jeder Pflanze irgendein Mittel finden werden, das für unseren Körper wertvoll ist. Es steht heute fest, daß in der Schwarzen Johannisbeere wie in der Zitrone auch das Vitamin C_2-Euler vorkommt, das die Abtötung von Bakterien im Körper fördert.

Die Blätter der Schwarzen Johannisbeere werden gern als Tee gebraucht. Kneipp empfahl den Tee (10 g) gegen Blasenleiden und Grieß. Im Volke galten Blätter und Beeren als altes Mittel gegen Gicht und Wassersucht. Noch stärker wirken gegen dieselben Leiden die abgekochten Zweige des Strauches.

Auch die *Brunnenkresse* (Nasturtium officinalis), die, als Salat gegessen, besonders gegen Lungenkrankheiten gut sein soll, kann man bei Gicht und Rheumatismus empfehlen.

Die Brunnenkresse ist ein Kreuzblütler und hat mit anderen, wie Rettich, Meerrettich usw., manche Eigenschaft gemein, zumal das ätherische Öl und den Gerbstoff. Sie wirkt über die Nieren vorteilhaft auf den Wasserhaushalt (Wasserausscheidung) des Körpers. Die persischen Soldaten, die in antiker Zeit viel Kresse aßen, zeigten sich den eiweißüberernährten römischen überlegen, das wurde schon von damaligen Ärzten festgestellt. Heute gilt die Brunnenkresse als magenstärkend, harntreibend, blutreinigend, katarrhwidrig. Sie wird bei Wassersucht, Schleimflüssen des Darms, der Lungen und gegen die rheumatischen Leiden verwandt.

Auch mit dem *Boretsch*, Gurkenkraut (Borago officinalis) sollten wir uns öfters ernähren. Es ist ein gutes Gewürzgemüse und wird zum Salat verwandt. Dr. Bohn empfiehlt den Boretsch besonders für den beginnenden Gelenkrheumatismus. In allen Kräuterbüchern wird uns bestätigt, daß er den Harn treibt, das Blut reinigt und entzündungswidrig wirkt.

Bei starken Gichtschmerzen wird die Wurzel der *Pfingstrose* (Paeonia officinalis) angewandt, die der Sprachgebrauch auch Gichtrose nennt. Die Pflanze wird aber ebenfalls bei Magenkrämpfen, Kinderkrämpfen (das Volk nannte früher kleine Kinder, die an Krämpfen litten: Gichter), Epilepsie und bei Asthma, das mit Krämpfen verbunden ist, gebraucht.

An dieser Stelle will ich noch einen Augenblick auf das große Kapitel der Hautkrankheiten eingehen, wenn es auch halbwegs eine Wiederholung ist.

Inzwischen haben wir bei den Krankheiten des Magen-Darms, der Leber-Galle-Milz, der Nieren (Blase), der Atmungsorgane und bei den rheumatischen und gichtischen Leiden gesehen, wie stark die Wirkung der Pflanzen auf die Ernährungs- und Ausscheidungsorgane des Körpers ist.

Ich denke hier an die Mineralsalze, ätherischen Öle, Bitter- und Gerbstoffe, Schleime usw. der Pflanzen und vor allem an ihre großzügige Wirkung auf die gesamte äußere und innere Hautfläche des Körpers. Überall regen sie die Häute an oder regeln deren Tätigkeit, wobei es gar nicht zu übersehen ist, wieweit sie auf diesem Wege auch den Organen, die ermüdet oder schon erkrankt sind, lebensnotwendige Stoffe zuführen.

Ich habe in einzelnen Fällen zu zeigen versucht, wie lebendig man beim Einbau der Pflanze oder gar mehrerer Pflanzen zugleich in den Organismus denken muß, um Kräfte, die die Pflanzen draußen im lebendigen Tausch mit der Natur gewannen, richtig in den Organismus einzuschalten, so daß diese Kräfte zur Wirksamkeit kommen. Man muß dazu nicht nur die Pflanze, sondern auch den Willen und die Absicht der Natur richtig erfassen. Man muß verstehen lernen, welch einen Naturlauf die Pflanzen im Körper wiederholen.

Jede Pflanze ist durchaus ein lebendiges Wesen, das sich im Laufe eines Jahres ganz verschieden verhält, was früher stets von Pflanzensammlern berücksichtigt wurde. Sicher sammeln alle Pflanzen im späten Herbst ihre Kräfte mehr in der Wurzel, wo sie überwintern (Löwenzahn, Rhabarber), und besonders stark ist ihre Wirkung im Frühjahr in den Blattspitzen (Birkenknospen), die ich deshalb stets um diese Zeit in der Ernährung zu berücksichtigen empfahl.

Die Pflanzenwirkung auf Haut und Schleimhäute ist so wichtig und weitreichend, daß ich sie (mag es sich nun um Tees, Einreibungen, Packungen, Einatmungen, Bäder usw. handeln) gar nicht genug betonen kann. Über die Haut wirken die Pflanzen unmittelbar – durch vielfache Reize – auf Gewebe und Organe und beeinflussen so den Stoffwechsel. Das wird man sich mit allen Konsequenzen nur dann vorstellen können, wenn man annimmt, daß die Häute mit osmotischen (säftetauschenden) Vorgängen im Körper in Verbindung stehen.

Es würde sehr schwer sein, die Aufnahme und Verteilung einer einzelnen Pflanze im Körper bezüglich aller Organe richtig zu zeigen. Hier aber denke ich nur an die Haut. Im Grunde setzt sich die äußere Haut unseres Körpers an den Rändern der Körperöffnungen (Mund, Nase usw.) als Schleimhaut fort. Diese ist rötlicher und empfindlicher und wird von einem flüssigen Schleim feucht gehalten.

Wie tief reicht hier altes chinesisches Wissen, das von den Lungenbläschen bis zu den Gefäßen der Nierenhaut innerlich und bis zu der äußeren Haut mit ihren Haaren und Nägeln eine geschlossene Vegetationsfläche annahm. Da läßt sich noch besser verstehen, was richtige Atmung und geregelter Wasserwechsel (Nieren) für die Haut und ihre Erscheinungsformen bedeuten und wie richtig Prießnitz und Kneipp glaubten, von der äußeren Haut auf jedes Körperorgan wirken zu können.

Heute, da wir wissen, daß das natürliche Blattgrün (Chlorophyll) der stärkste Blutbildner ist, das beste Heilmittel für Blut, ahnen wir auch das vegetative Geschehen zwischen Blatt und Blut, Laub und Haut. Nichts ist für unsere Häute belebender und heilkräftiger als Holzbäder, Laubpackungen, Einreibungen mit Kräuter- und Baumölen.

Auch die Häute wollen ernährt werden, dauernd bauen sie sich auf und ab, sie atmen, nehmen sozusagen zu und ab, dünsten und scheiden aus, sind also einerseits ganz selbständige Organe. Fortwährendes Wachstum hält die obere Schicht, deren Zellen absterben, trocken und läßt sie hornig werden.

Zu den Oberhautgebilden gehören Nägel und Haare. Es wäre verkehrt, bei einer Schuppenbildung der Oberhaut von Schmutz zu reden; das würden wir ja auch nicht von der wechselnden Neubildung der Nägel und Haare sagen. Was wir da wahrnehmen, sind ununterbrochene Wachstums-, reine Vegetationsvorgänge, wie wir auf den ersten Blick leicht erkennen können.

Die Borkenbildung am Baum zeigt eine ähnliche Schuppenbildung wie unsere Haut, wie überhaupt Baumrinden oder -häute den Menschenhäuten oft so ähnlich sind, daß Photographien beider auf den ersten Blick leicht verwechselt werden können.

Wenn wir auch nicht mehr wie die Krebslarven von Zeit zu Zeit völlig aus der Haut fahren, so häuten wir uns doch ständig, und auf diesem ausgesprochenen Wachstumsvorgang beruht die eigentümliche Widerstandsfähigkeit unserer Haut und ihre tiefe vegetative Wirkung von außen nach innen, so daß wir von der Außenhaut aus mit der Pflanze tief bis in die innersten Schleimhäute wirken und sie anregen.

Ich habe schon früher genügend angedeutet, daß diese Haut dauernd durch Luft, Sonne, Wasser und viel Grünes in unserer Nahrung gepflegt werden muß.

Durch Unterdrückung der Hautatmung (dicke Kleidung), falsche Ernährung, schlecht wechselnde Füllung des Blutgefäßnetzes, mangelnde Ausdünstung entstehen viele Krankheiten. Unser Organismus hat nicht umsonst 2 Millionen Schweißdrüsen. Schon die Poren der Haut sowie die nicht immer mit bloßem Auge erkennbaren Hautdrüsen leisten wichtige Arbeit. Die in die gesamte Haut eingelagerten Talgdrüsen liefern der Oberhaut das Fett, damit sie geschmeidig bleibt. Ist der Porentrichter verstopft, so sammelt sich der Talg in der Drüse an, dehnt die Wände aus, und der sogenannte «Mitesser» erscheint.

Die Schweißdrüsen sind ihrerseits kleine Lungen, welche die hornhaltigen Säfte sozusagen von Schweiß und Dunst lüften und für den gleichmäßigen Wärmegrad isolieren. Wenn die Haut auf ihrer Oberfläche den Schweiß verdunstet, wird sie kühl und kühlt auch das Blut ab. Darauf ziehen sich die Gefäße zusammen, das Blut strömt schwächer herbei, die Verdunstung und damit die Abkühlung vermindert sich. Ist sie in ihrer Beweglichkeit infolge zu geringer Luft-, Wasser- und Ölbehandlung gemindert, können zahlreiche Erkältungskrankheiten eintreten.

Ein gut Teil der Infektionskrankheiten (zum Beispiel Grippe) wird durch mangelnde Hauttätigkeit begünstigt; es ist selbstverständlich, daß die inneren Schleimhäute anfälliger sind, wenn sie von den äußeren nicht unterstützt werden. Bei jeder Krankheit entscheidet letzten Endes die Abwehrfähigkeit unseres Organismus. Seine stärkste Waffe ist unbedingt seine große innere und äußere Hautfläche, die zugleich ein gewaltiges Ausscheidungsorgan darstellt und den Körper entgiftet. Erst wenn hier die Ausdünstung versagt, können sich Ekzeme usw. bilden.

Ununterbrochen stehen die inneren Wandungen mit ihren zahlreichen Drüsenausscheidungen mit der äußeren Haut in Verbindung und regeln so die Verbesserung der Körpersäfte, was durch Licht-, Luft-, Wassermangel und verkehrte Ernährung gestört wird.

Nie sollte man Hautkrankheiten, wie sie auftreten, als Flechten, Furunkel usw. zu unterdrücken versuchen, die Folgen könnten gefährlich werden. Solches weiß man von den inneren Karbunkeln. Stets suche man die Ursache in falscher Ernährung, in einem Überschuß von Eiweiß zum Beispiel. Manche Hautleiden wie die Bartflechte können selbstverständlich rein äußerlich (Pilz) übertragen werden.

Es würde zu weit führen, hier näher auf das Hautgefühl einzugehen, also auf das Greifen, Fühlen und Tasten der Haut, auf ihre Funktionen im Geschlechtsleben. Nur so viel: Seltsam sind die kleinen Tastwärzchen in der oberen Lederhaut. Sie nehmen durch die Oberhaut hindurch Eindrücke von außen auf, die über die Nerventastkörperchen zum Gehirn gehen. Hier zeigt sich vielleicht die seltsamste und vegetativste Fähigkeit des Hautphänomens. Ist es doch fähig, auf diese Weise z. B. einem Blinden das Auge teilweise zu ersetzen. Es ist erschütternd anzusehen, wenn ein Blinder in der ersten Zeit seiner Erblindung mit erhobenen Händen auf uns zukommt, die Fingerspitzen mit den Tastwärzchen wie die

Fühler eines Schmetterlings vorgestreckt, in seiner Dunkelheit geführt von dem lichten Fingerspitzengefühl der Haut. Man kann sagen, daß die Haut hier, wo sie wie an der Rinde des Baumes wieder ein knospendes Auge anzusetzen versucht – ich spreche im Vergleich – den Höhepunkt ihrer Entwicklungsfähigkeit erreicht.

Was können wir nun bei den verschiedenen Hautkrankheiten für deren Beseitigung durch Heilpflanzen tun?

Da wäre zuerst das giftige *«Gottesgnadenkraut»* (Gratiola officinalis), das nur der Arzt verordnen soll, zu betrachten. Wie so manche Giftpflanze wirkt auch das Gottesgnadenkraut auf die Ausscheidung der Drüsen und des Lymphsystems, die bei schlechter Arbeit zum Beispiel die Bildung von Hautödemen zulassen. Hier sind es dann die Pflanzen – und ganz besonders einige Giftpflanzen –, die so gut auf Haut, Darm, Nieren wirken, daß wässerige Ausscheidungen erfolgen. Wird also der Organismus durch einen Überschuß von Säften vergiftet, dann sind auch chronische Ausschläge und die vielen Störungen der Blutentmischung zu erwarten, gegen die wir die hier erwähnten Pflanzen ausprobieren.

Nach Dr. Bohn sollen alte Fußgeschwüre, selbst Geschwüre mit bösartigem, krebsartigem Charakter, zumal bei außerdem bestehender Verstopfung und Hämorrhoiden durch das Gottesgnadenkraut günstig beeinflußt werden (1/2 g tägl. aufkochen, ziehen lassen). Neue Autoren bestätigen die günstigen Eigenschaften der Pflanze bei Skrofulose. Wie bei so vielen Hautpflanzen, wird besonders das Gottesgnadenkraut zugleich bei chronischen Leber- und Milzleiden, Wassersucht, Gicht, chronischem Rheumatismus gebraucht, was nach unseren Betrachtungen erklärlich sein dürfte.

Auch die *Gurke* (Cucumis sativus), vor allem der Gurkensaft, wird bei Hautkrankheiten viel und erfolgreich verwandt. Wer sich durch zu scharfe Seifen (mit zu wenig Fettgehalt), zu scharfe Bürsten, scharfe Mundwässer oder durch Berufskrankheiten und Sonnenbrand ein Ekzem geholt hat, die bekannteste Hautkrankheit, juckende und nässende Schwellung der entzündeten Haut, der verwende äußerlich und innerlich Gurkensaft. Sollte das Ekzem aber in Verbindung mit Stoffwechselstörungen (Magen-, Darmleiden, Gicht und Zuckerkrankheit) auftreten, dann müssen die hier genannten Pflanzen wieder mit den anderen wichtigen Pflanzen für die genannten Stoffwechselkrankheiten verbunden werden, und zwar stets recht abwechslungsreich.

Der Gurkensaft spielt in der Schönheitspflege seit ältester Zeit eine große Rolle und wird auch gegen rotes Gesicht, Nervosität und alle Frostschäden der Haut gebraucht. Man soll aber nicht nur Kuren mit dem Gurkensaft machen, sondern ihn bei allen Neigungen zu Verdauungsstörungen und Hautleiden, die oft gemeinsam auftreten, regelmäßig gebrauchen.

Das *Stiefmütterchen* (Viola tricolor), das wir überall in Feldern, Wiesen und Gärten antreffen, ist das Dreifaltigkeitskraut der Kräuterbücher des 16. Jahrhunderts und wurde für viele Kinderkrankheiten verwandt. H. Schulz wies nach, daß sein Gebrauch bei Gesichtsausschlägen berechtigt ist. In manchen Gegenden wurde es am Dreifaltigkeitstage noch lange mit dem heiligen Salz in die Kirche getragen. Das erinnert uns an die fernen Zeiten, da der Kult der Menschen aus dem Mysterium der Pflanze entstand. Der mittelalterliche Mensch glaubte, wie uns Sterne erzählt, «im Umriß der dreieckigen Blume mit ihrem leuchtend gelben, von schwarzen Strahlen durchzogenen Saftmahl eine Verkörperung jenes alten Symbols der Dreieinigkeit, ein offenes, strahlendes Auge inmitten eines Triangels zu erblicken». So kam es, daß der Mensch auch noch später, wenn er in das Mysterium dieses schönen und unschuldigen Blumengesichtes schaute, es Schöngesicht, Menschengesicht oder Mädchenauge nannte, als ob er sich noch dunkel erinnerte, daß das Auge des Menschen einst aus einer Blume geboren wurde.

Das Stiefmütterchen ist ein Heilmittel für die Skrofulose, für Kopfausschläge und Drüsenvereiterungen (nach Dr. Bohn). Man gibt es rachitischen Kindern, bei allen Hautausschlägen (Kopfgrind, Flechten), auch bei Milchschorf, besonders wenn Bettnässen damit verbunden ist. Nur nehme man nicht mehr als 20 g täglich und nicht längere Zeit. Man benutze den Absud auch äußerlich bei Ausschlägen als Auflage.

Ein sehr wirkungsvolles Unkraut, das unbedingt erwähnt werden muß, ist die *Klette* (Articum Lappa, Bardana). Meistens wird das Klettenwurzelöl als Mittel gegen Haarschwund bekannt sein. Wenn die Pflanze hier heilt, was ich nicht bezweifle, dann deswegen, weil sie für die venerische Blutentmischung angesetzt wird. Auf diesem Wege greift sie eine ganze Reihe von Leiden zugleich an. Vor allem nützt sie einer erbvenerischen Konstitution (Trippersiechtum). Hier bestehende Ausschläge, Eiterungen, Haarkrankheiten, Gicht, Rheumatismus usw. hängen meistens zusammen. Sehr alt sind die Empfehlungen der Kräuterbücher, welche die Wurzel bei Flechten, fressenden Geschwüren, Kopfgrind der Kinder, bei Blasen im Mund und auf den Lippen angewendet wissen wollen. Auch Hufeland empfahl sie als Wundmittel bei fauligen Geschwüren.

Gegen die mit der Skrofulose zusammenhängenden Säftekrankheiten wird auch der *Kerbel* (Gartenkerbel, Anthriscus cerefolium) benutzt. Schon deshalb sollten wir das angenehm riechende und schmeckende Gewürz häufiger in der Küche für Suppen und Saucen verwenden. 30–60 g werden täglich bei chronischen Hautausschlägen empfohlen. Auch bei Gicht, Wassersucht, Lungenschwindsucht wird der Kerbel verwandt. Es heißt, daß er stillenden Frauen die Milch vermehrt.

Der *Mandelbaum* (Amygdalus communis) hat in seinen Früchten ein fettes Öl, das innerlich wie äußerlich lindernd, lösend und kühlend wirkt, weshalb Kneipp es besonders zum Einreiben empfahl, wenn Wunden durch Sitzen, Liegen, Reiten usw. entstehen. Den meisten wird die Mandelkleie als Toilettenmittel bekannt sein. Da das Öl der Mandel recht leicht verdaulich ist, wird es Säuglingen als bester Muttermilchersatz empfohlen (als Mandelmilchemulsion); es soll der Muttermilch an Qualität am nächsten kommen. Wenn sich das wirklich bestätigen sollte – und die Erfolge Bircher-Benners mit der Mandelmilch geben zu denken –, dann hätte man endlich den bisher immer noch nicht gelungenen Ersatz für Muttermilch gefunden. Muttermilch ist nur dann hochwertig, wenn die Mutter gesund ist und sich richtig ernährt. Auf Verschleimungen des Magens, der Luftröhre und der Verdauungsorgane wirkt das Mandelöl wie auf alle Häute beruhigend. Schauspieler und Sportsleute können Mandelmilch als Konservierungsmittel für ihre Haut gebrauchen.

Die Zaubernuß *Hamamelis* (Hamamelis virginica) ist eine Strauchgattung aus der Familie der Hamamelidazeen. Diese sind tropische Amber- oder Balsambäume, die von Asien nach Amerika kamen.

Schon den Indianern dienten die Rindenextrakte und Blätter von Hamamelis als geheimnisvolle Wundermittel, weil sie die Fähigkeit hatten, Wunden zu schließen. Gerühmt werden die Wirkungen von Hamamelis bei Wundwerden der Haut, Wolf, Frostbeulen, Hautjucken, Heiserkeit, bei Wundsein kleiner Kinder und bei allen Verbrennungen mit Blasenbildung und Eiterungen. Hamamelis ist auch das Wundermittel bei knotigen Hämorrhoiden.

Auf Furunkel, Bein- und Fußgeschwüre sollen feuchtwarme Kompressen mit Hamamelis gut wirken. Bei Verletzungen (Quetschungen, Verstauchungen, Verrenkungen, Abschürfungen, Verbrennungen) soll es die Schmerzen beruhigen und den Heilungsprozeß fördern. Auch als kosmetisches Mittel hat es sich bewährt und wird für Hände, Füße, bei Schweißbildung, zum Rasieren, zum Einreiben der Kopfhaut benutzt und ist vielfach in Schminken und Seifen vertreten. Sportsleute und Künstler verwenden es, da es die Haut schützt. Es wird, wie oben erwähnt, bei blutenden und blinden Hämorrhoiden verwandt. Man lasse sich Salben und Tinkturen vom Arzt verschreiben.

Schönheitsmitteln zur Erzielung einer einwandfreien Gesichtshaut setzte man früher gern *Rosmarin* (Rosmarinus officinalis) zu, den man überhaupt gern zu Salben verwandte. Innerlich finden wir den Rosmarin empfohlen bei Magen-, Leber-, Nieren- und rheumatischen Leiden, dann bei chronischen Hautausschlägen, Kneipp empfiehlt ihn bei Magenverschleimung und Wassersucht; bei Herzwassersucht soll er stark den Urin beeinflussen. Rosmarin wirkt als Gerbstoffdroge und wird als solche auch Frauen zur Spülung empfohlen.

Sehr hoch ist der Gerbstoff der *Tormentille* (Potentilla tormentilla Schrank), von der Kneipp sagt, der Blutfluß könne durch kein Mittel besser gestillt werden als durch Tormentilltee. Deshalb verwendet man auch den Aufguß bei Hautwunden. Man nannte die Pflanze direkt Blutwurz. Um das Blutkraut zu suchen, zogen die Mädchen einst am Himmelfahrtsmorgen früh in den Wald. Man wird gewußt haben, wie wichtig es ist, schwache Schleimhäute der Unterleibsorgane (zumal bei Frauen, die durch zu starke Blutungen dauernd an Kräften verlieren) durch den Gerbstoff dieser Pflanze zu kräftigen. Die Wirkung der Pflanze erstreckt sich ganz allgemein auf alle Schleimflüsse der Häute (bei Menstruation, Wunden, Hautverletzungen). Fachleute bestätigen Erfolge mit der Pflanze bei Munderkrankungen und Verletzung der Mundschleimhaut. Auch bei Geschwüren, Wundsein und entzündeten Augenlidern wird die Pflanze gebraucht (2–5 g täglich).

Innerlich und äußerlich auf die Häute wirkt ebenfalls das *Benediktenkraut* (Cnicus benedictus). Alte Geschwüre sollen durch Waschungen und Umschläge mit dem Teeabsud behandelt werden. Das Benediktenkraut zeigt uns eine Wirkung von den Magenhäuten über Leber, Nieren bis zu den Lungen. Allerdings soll der Tee nur schwach und nicht bei Nierenentzündung getrunken werden (5 g genügen täglich).

Das *Abbißkraut* (Scabiosa succisa) wird seit alter Zeit bei Halsleiden und Geschwülsten im Hals zum Gurgeln gebraucht (10 g der Wurzel).

Sehr alt ist auch die Verwendung des *Kreuzdorns* (Rhamnus cathartica). Schon früh wird uns berichtet, daß man «fließende Schäden» damit heilte, und bei Dioskorides heißt es: «... damit heilen sie die feule, und allerhand serigkeit (Verletzung) im mund, gargarisiert (gegurgelt) und geweschen, heilet bald, und ist ein experiment (erprobt)» (mitgeteilt von Dr. H. Marzell). Außer bei chronischen Hautausschlägen wirkt der Tee harntreibend bei Gicht und Wassersucht (5 g).

Die *Gundelrebe* (Glechoma hederacea L.). Die Gundelrebe oder der Gundermann ist eine alte, echt germanische Heilpflanze (Zauberpflanze). Das Vieh bekam Gundermann mit Salz und Hafer vermischt gegen angezauberte Krankheiten (Infektionen). Der Milchzauber mit Gundermann beruhte sicher auf der Erkenntnis, daß die Pflanze als erstes Grün im neuen Jahr ein Futter ist,

---

TAFEL 5 · HAUTKRANKHEITEN
Oben rechts: *Rosmarin;* links: *Stiefmütterchen;* unten rechts: *Tormentill*

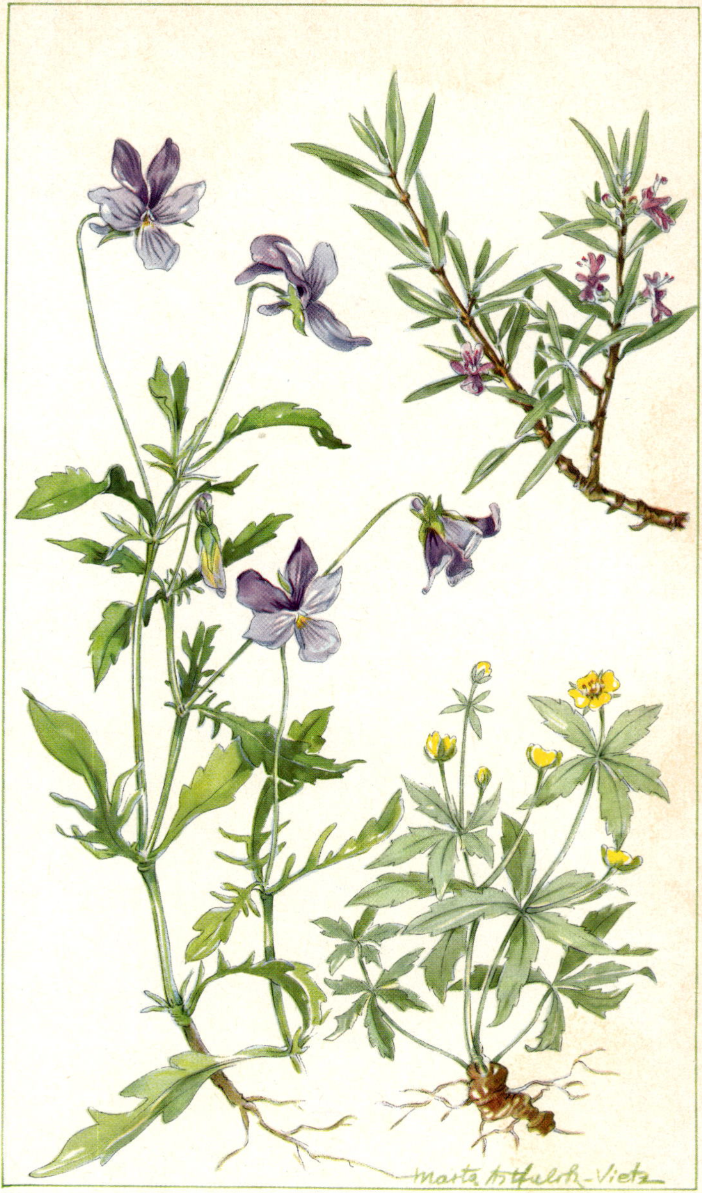
Marta Astfalck-Vietz

das die Milchbildung fördert. In alten Kräuterbüchern heißt es, daß die «Gundelreb» als Frühjahrspflanze «das verstoppft miltz und leber» öffnet und daß Gundelrebenwasser gut für die «flyssenden augen» usw. ist. Umschläge mit dem Absud des Krautes sollen nach alten Angaben besonders gut böse Geschwüre und schlecht heilende Wunden bessern, darauf soll auch das gotische gund (= Eiter, Geschwür) deuten. Vielleicht schätzte sie schon deshalb alter Volksglaube als ein gutes Mittel gegen «Behexung». Alte Kräuterbücher empfehlen den Gundermann ebenfalls gegen Harnverhaltung, Blasenleiden, mangelhafte Menstruation, Milz- und Leberschwellung. Auch der skrofulösen Konstitution, ebenso derjenigen, die zu *Hautkrankheiten,* rheumatischen und gichtischen Beschwerden neigt, wird die Gundelrebe empfohlen. Außerdem hat sie einen harntreibenden Einfluß und wird bei lymphatischen Erscheinungen verwandt. Wenn wir alle alten und neuen Angaben betreffs der Wirkungen übersehen, verstehen wir die immer wiederkehrende Meinung, daß die Gundelrebe den Gesamtstoffwechsel anregt und günstig auf die Zirkulation wirkt.

Der *Guajak* (Guajacum officinale L.) ist ein immergrüner Baum aus Westindien und Südamerika, dessen Rinde (wie auch unsere einheimischen Rinden) verwandt wird; man schätzte sie besonders früher wegen ihrer blutreinigenden Kraft. Die Abkochung des Holzes gebrauchte man, angeblich mit Erfolg, bei schwierigen Hautkrankheiten und Unterleibsstockungen.

Um genau zu sein, müßten für die Haut noch viele Pflanzen erwähnt werden, und darunter würden manche sein, die wir schon in den vorangegangenen Kapiteln in Verbindung mit Magen, Leber, Niere anführten. Zum Beispiel: Walnuß, Eichenrinde, Löwenzahn, Kamille, Hirtentäschel, Zinnkraut, Birke, Immortelle, Sandsegge, Wacholder, Leinöl usw. Aber ich glaube, die Wichtigkeit der Haut und die Art, wie die Pflanzen auf sie wirken, genügend klargemacht zu haben. Vollständig zu sein, ist hier nicht meine Aufgabe.

Nachdem wir uns mit den Vorgängen in Magen, Darm, Leber, Galle, Milz, Nieren, Lungen und der Haut befaßt haben, werden wir uns nun einer Reihe von Krankheiten zuwenden, die aufs engste mit der Tätigkeit dieser Organe zusammenhängen.

HERZKRANKHEITEN

Es ist bezeichnend, daß an Herzkrankheiten bzw. Kreislaufstörungen mehr Menschen sterben als an den beiden Volkskrankheiten Tuberkulose und Krebs zusammengenommen.

Nach langen Versuchen wurde endlich der Ausgangspunkt vieler Herzbeschwerden, angefangen mit dem einfachen Herzklopfen bis zu den schweren Herz- und Ohnmachtsanfällen, gefunden. Die Ursache ist der Hypothalamus, ein Gehirnteil, der sich tief im Mittelpunkt des Schädels befindet. Hier liegen Nervenzentren, die solche Körperfunktionen wie Herzklopfen, Pulstempo, Blutdruck, Temperatur, Atmung und Schweißabsonderung regulieren.

Der Laie ahnt nicht, zumal wenn der Arzt bei ihm kein organisches Herzleiden feststellen konnte, wie viele seiner Sorgen und Ängste in der heutigen Zeit sich in nervöse Herzleiden verwandeln können. Aber bleiben wir zunächst einmal bei den organischen Störungen.

Am Blutumlauf in unserem Körper sehen wir nicht nur den Herzmuskel beteiligt. Hinzu kommt die Eigenbewegung der Blutgefäße. Entscheidend ist dabei die Tätigkeit der Haargefäße oder Kapillaren, das sind die feinsten Gefäßausläufer. Man muß sich einmal vorstellen, daß das gesamte blutführende Gefäßsystem unseres Körpers ungefähr 100 000 Kilometer lang ist, wobei jede einzelne Kapillare arbeitet. Mit diesem riesigen Netzdruck verglichen, der bis in jede einzelne Muskelfaser reicht und den Stoffwechsel regelt, ist die Tätigkeit des Herzmuskels nur gering.

Wenn wir uns also für das Herz in 24 Stunden eine Leistung ausrechnen, die eine Zentnerlast 450 m hoch, oder mit 100 000 Schlägen am Tag einen Eisenbahnwagen einen Meter hoch heben könnte, so müssen wir hier von der Gesamtleistung der Kapillaren sprechen, die vom Herzen lediglich geregelt wird. Deshalb leuchtet es auch ein, daß wesentliche Störungen im Körper vom Herzen aus mitempfunden werden.

Die Beschaffenheit der Kapillaren, das heißt ihre Durchgängigkeit und Elastizität, ist bedeutsam für den Blutumlauf und somit auch für das Herz. Lassen die Kapillaren das Blut nicht normal passieren, wird die normale Herzarbeit gestört. Das merken wir z. B., wenn wir zur Schmerzbetäubung beim Zahnziehen mit Adrenalin (Substanz des Nebennierenmarks) gespritzt werden. Das Mittel wirkt gefäßverengernd, und infolgedessen muß das Herz stärker arbeiten.

Eine gesunde, gut arbeitende Haut, die wir durch Luft, Sonne und Wasser besonders pflegen können (siehe auch die hierher gehörigen Heilpflanzen), wirkt günstig auf den Zustand der Kapillaren. Sie zieht das Blut an die Oberfläche und entlastet dadurch die inneren Organe. Die Hauttätigkeit ist also aufs engste mit der des Herzens verbunden.

Natürlich ist auch die Beschaffenheit des Blutes selbst für eine gute Passage durch die Haargefäße verantwortlich. Blut wird aus der Nahrung gebildet, die wir zu uns nehmen. Der Einfluß der Heilpflanzen ist hier leicht einzusehen.

Es wird wenig beachtet, daß Männer und Frauen, was das Herz angeht, ganz verschiedene Leistungen zu vollbringen haben.

Das Lymph- und Blutadersystem der Frau ist ausgedehnter als das des Mannes (ein Grund, warum die Frau zum Beispiel öfter als der Mann unter Blutleere leidet), während ihre Blutgefäße enger sind. Darauf muß im Beruf und ganz besonders beim Sport Rücksicht genommen werden. Sehr leicht wird das Herz der Frau erweitert. Das kann normale Ursachen haben, zum Beispiel während der Schwangerschaft, wo große Anforderungen an das weibliche Herz gestellt werden. Während dieser Zeit sucht es den höheren Anforderungen durch größere Ausdehnung zu genügen, um danach wieder seine natürliche Form anzunehmen.

Auch in den Wechseljahren können Herzstörungen auftreten (verbunden mit Herzklopfen, Ohnmachten usw.), die oft mit Fettablagerungen in der Herzgegend verbunden sind und nicht durch Aufregung kompliziert werden sollten. Herzerweiterungen treten ähnlich wie während der Schwangerschaft auch bei anderen Gelegenheiten selbständig auf, um sich sehr häufig wieder zurückzubilden.

Unter einem Herzfehler verstehen wir, im Gegensatz zu den bekannten zahlreichen nervösen Herzstörungen, eine krankhafte Veränderung des Herzens und seiner Funktionen auf organischer Grundlage. Erkranken können der Herzmuskel und seine Häute, die sich entzünden. Wir reden von den vielen Formen der Herzklappenfehler, der Herzerweiterung, der Verdickung des Herzmuskels (Fettherz), von den krankhaften Veränderungen der das Herz ernährenden Blutgefäße, das heißt von den Kranzadern des Herzens.

Manche Erkrankungen setzen plötzlich ein, z. B. als Herzmuskel- oder Herzbeutelentzündung oder als eine Entzündung der Herzinnenhaut. Die Folgezustände sind gewöhnlich Herzklappenfehler. Allerdings kann es sich hier auch um ein angeborenes Leiden handeln. Gefährlich sind vielfach die Nachwirkungen von Infektionen auf das Herz und andere Organe. Nach Grippeerkrankungen, schweren Erkältungen, Scharlach, Malaria und Typhus treten oft Herzkrankheiten auf. Der Gelenkrheumatismus ist die häufige Ursache akuter Herzleiden.

Auch die Krankheiten anderer Organe, wie z. B. der Lungen und Nieren, können nachteilig auf die Herztätigkeit wirken. Bei fieberhaften Krankheiten ist, zumal in schweren Fällen, die Herzkraft maßgebend.

Die akute Herzinnenhautentzündung tritt meistens an den Herzklappen auf, da diese den Blutstrom und seine eventuellen Krankheitskeime aufhalten. Wir unterscheiden hier zwischen einfachen rheumatischen und bösartigen geschwürigen Formen.

Die Ursachen der gutartigen Herzklappenentzündungen sind die erwähnten: Gelenkrheumatismus, Grippen usw. Es zeigen sich Schmerzen in der Herzgegend: Herzklopfen und Atemnot, die aber auch fehlen können. Festgestellt wird ein Geräusch an der Herzspitze, der zweite Klappenton ist besonders betont. Der Puls ist unregelmäßig. Auftretendes Fieber richtet sich lediglich nach dem Grundleiden.

Die bösartige Herzklappenentzündung geht meistens von einer Sepsis aus. Es treten heftige, vom Herzen ausgehende Atembeschwerden auf: Herzklopfen, Angst, Unruhe. Die von Streptokokken hervorgerufene Form ist mit Geschwürsbildung verbunden und besonders langwierig.

Alle gut- oder bösartigen Herzklappenentzündungen stören den normalen Klappendienst. Solche Störungen können überwunden werden. Es kann sowohl eine narbenlose Heilung eintreten wie sich ein bleibender Herzklappenfehler herausbilden. Langwierige Komplikationen entstehen, wenn von den erkrankten Klappen Bakterien in die Blutbahn geraten.

Die akute Herzmuskelentzündung tritt im Verlauf oder als Folge von Infektionskrankheiten auf: Scharlach, Diphtherie, Gelenkrheumatismus und Typhus. Es zeigen sich: Schüttelfrost, Fieber bis 40°, Atemnot, Druck und Schmerz auf der Brust. Der Puls ist unregelmäßig, das Herz zeigt sich erweitert, es kann zu Blutstauungen in der Leber, den Nieren und zu Ödemen kommen. Das Herz kann plötzlich oder langsam versagen. Überwiegend tritt aber Genesung ein, entweder mit Wiederkehr der alten Herzkraft oder mit einer Herzmuskelschwäche.

Die akute Herzbeutelentzündung tritt meist ebenfalls durch die Folgen von Infektionskrankheiten auf. Ihre Anzeichen sind: Fieber, Herzschmerzen, Herzklopfen, Angst und Atemnot. Das Aussehen ist meistens verfallen und bläulich. Der Arzt stellt ein ganz bestimmtes Geräusch fest. Die Herztöne sind leise und undeutlich, der Puls schwach und unregelmäßig, gelegentlich aussetzend. Die Krankheit kann gutartig ausheilen. Von zurückbleibenden Nachwirkungen ist die Herzschwäche besonders unangenehm.

Die Ursachen der bekannten Herzklappenfehler, die auf einer Verengung der Klappenansatzöffnung beruhen, sind ein langsamer, schleichender, kaum bemerkbarer Zerstörungsprozeß der Klappen durch Aderverkalkung, Syphilis oder durch vorausgegangene Herzklappenentzündungen. Der Herzklappenfehler kann sogar auf Entzündungen in der embryonalen Entwicklungszeit zurückgehen.

Verkehrte Lebensweise, Tabak- und Alkoholmißbrauch führen über eine Aderverkalkung ebenfalls häufig zu einem Herzklappenfehler. Von einem kombinierten Herzfehler spricht man, wenn Schlußunfähigkeit und Verengung zugleich an ein und derselben Klappe bestehen. Je nachdem, ob es dem Körper gelingt oder mißlingt, die durch einen Klappenfehler entstandenen Störungen auszugleichen, spricht man von einem kompensierten (ausgeglichenen) oder einem dekompensierten (unausgeglichenen) Herzfehler. Aber selbst beim ausgeglichenen Klappenfehler bleibt das Herz, das jetzt vergrößert ist, geschwächt. Die Folgen sind leichte Ermüdung und geringe Kraft gegenüber fieberhaften Erkrankungen.

Der ausgeglichene Herzklappenfehler macht meistens keine Beschwerden. Ist der Ausgleich unzureichend, merkt man das an einer gewissen Kreislaufschwäche. In den Organen treten Blutstauungen auf. Man hat Kopfschmerzen und Ohrensausen, fühlt sich schwindelig und benommen. Die Lippen sind bläulich verfärbt, es flimmert vor den Augen. Hinzu kommt gewöhnlich Atemnot, der sogenannte «Herzhusten» – ein Stauungskatarrh. Im Brustfellraum kann sich Wasser ansammeln. Es besteht Herzangst und Beklemmung, der Herzschlag ist unregelmäßig. Eine Blutpfropfenbildung im Herzen mit der Gefahr einer Embolie kann eintreten. Dazu kommen Verdauungsbeschwerden mit dem bekannten Vollgefühl und Aufstoßen. Die Leber zeigt Schwellungen und Schmerzen, die Nieren scheiden durch den Harn Eiweiß und Blut aus, der Harn staut sich. Man beobachtet verfärbte Nägel, aufgetriebene vordere Fingerglieder und wassersüchtige Anschwellungen an den Füßen und Unterschenkeln. Auch die Blutadern können sich verstopfen, was die Gefahr einer Embolie hervorruft (Venenthrombose). Die öfters auftretende Atemnot nennen wir Herzasthma. Der Arzt stellt durch Abklopfen der Brust und Abhören des Herzens die einzelnen Erscheinungen fest.

Wenn man so weit denkt, daß man die Blutgefäße als das «zweite Herz» bezeichnet, kann man die Angst vor der Arterienverkalkung verstehen.

Die Arterien, die das arterielle Blut in immer feinere Verzweigungen (wie die Adern in den Blättern der Bäume) durch alle Teile des Körpers verteilen, müssen von der nervösen Hast unserer technischen Zeit in Mitleidenschaft gezogen werden. Ihre Bindegewebsschichten mit den vielen Muskeln ermüden oft viel zu frühzeitig. Um hier die innere Arbeit unserer Blutbewegungen zu verstehen, hat man sich heute zu erinnern, daß es dem dänischen Forscher August Krogh gelungen ist, nachzuweisen, daß die kleinsten Rohrleitungen für die Blutgefäße, die Kapillaren, so dünn sind, daß 2000 auf die Dicke eines Millimeters kommen. Und in jedem dieser Röhrchen bewegen sich noch wieder jene Blutkörperchen, von denen 5 Millionen erst auf die Größe eines Stecknadelkopfes kommen.

Wir sprechen heute so viel über die Arterienverkalkung, nicht immer ist aber das überspannte Tempo der schuldige Teil an der Arterienverkalkung. Öfter als wir es glauben möchten, tragen wir selber Schuld an dieser Krankheit durch ein Übermaß der Ernährung oder durch einen ständigen Genuß von Alkohol, Tabak und anderen Giften. Manchmal sehen wir in dieser Krankheit auch die Auswirkungen besonders schwerer Giftwirkungen (Syphilis usw. und bestimmter Arbeitsprozesse). Wenn wir uns stärker ausarbeiten würden, als wir es gewöhnlich tun, würde es unserem Körper natürlich gelingen, schwächere Gifte, die nicht regelmäßig zugeführt werden, ohne größere Schädigungen zu vertragen. Aber gerade an dieser körperlichen Bewegung und dem damit verbundenen Schwitzen fehlt es uns meistens.

Wer da weiß, was Bewegung für den Körper bedeutet, wird den schweizerischen und russischen Ärzten recht geben, die feststellen, daß die heutige Entwöhnung des Menschen von der Bewegung mit die Hauptschuld an der Arterienverkalkung trägt. Zeigten doch Versuche, daß eine plötzlich erzwungene Muskelarbeit bei körperlich Untätigen zu einer Beseitigung der Verkalkung führte. Ich will nebenbei erwähnen, daß man bereits bewußt «Bewegung» bei der Heilung von Magengeschwüren (Skilaufen), bei Blutdruckerhöhung und Gefäßstörungen (Rudern, Reiten, Radfahren) anwendet. In manchen Krankenhäusern sind bereits Bewegungen (landwirtschaftliche Arbeit und Sport) mit der Absicht eingeführt, die Kranken nicht durch Untätigkeit zu schwächen. Es läßt tief blicken, daß man auf diesem Wege manchen Menschen erst wieder zur körperlichen Bewegung bringen muß.

Die Arterienverkalkung ist eine chronische Entartung, die zu einer Verhärtung (Verkalkung) der Gefäße führt, wenn es auch oft Jahrzehnte dauern kann, bis wirklich einmal die gefürchteten Schlaganfälle auftreten.

Erst wenn die Tätigkeit der Arterien nachläßt, wird das Herz in Mitleidenschaft gezogen.

Wenn man natürlich denkt, ist selbst die langsame Arterienverhärtung ein Schutz, den der Körper notgedrungen gegen zu starke Belastung der Gefäßwände vornimmt. Prof. J. Plesch ist der Ansicht, daß die Arteriosklerose der bewußte Versuch des Körpers ist, schwache Gefäßwände zu versteifen.

Ein sogenannter Kollaps, das heißt eine plötzlich einsetzende Herz- und Gefäßschwäche, ist die Reaktion auf einen starken Schmerz, auf einen Schlag gegen die Unterleibsorgane oder auf einen großen Schreck.

Bei Herz- und Gefäßkranken, die sich schlecht anpassen können, besteht die Neigung zum Kollaps besonders im Verlauf von Infektionskrankheiten. Infolge einer Blutleere im Gehirn tritt Ohnmacht ein, die Atmung ist dann oberflächlich, das Gesicht wird blaß und bedeckt sich mit kaltem Schweiß. Der schwache Puls ist kaum fühlbar.

Die ausgesprochen nervösen Herzstörungen haben meistens körperlich und seelisch kombinierte Ursachen.

Das nervöse Herzklopfen zeigt einen beschleunigten Puls, der auch unregelmäßig sein kann, verbunden mit Unbehagen und deutlich verstärkter Herztätigkeit. Das anfallsweise Herzjagen mit Pulsbeschleunigung bis 200 und mehr kann rein nervöser, aber auch organischer Natur sein wie nach Typhus, Diphtherie und Nikotinvergiftung. Anhaltendes Herzjagen zeigt sich z. B. bei Basedow.

Im Gegensatz zum echten Brustkrampf gibt es auch einen nervösen, die ausstrahlenden Schmerzen sind meist mit Angst verbunden. Hier kann das ärztliche Urteil den Kranken, der selten allein zwischen organischen und nervösen Erscheinungen zu unterscheiden versteht, beruhigen.

Die Ursachen sind: Drüsenstörungen, Mißbrauch von Alkohol, Kaffee, chinesischem Tee, Vielesserei (Gasbildung), sexuelle Ausschweifung, Überanstrengungen. Auch hier können sich organische Störungen mit nervösen koppeln.

Das Herz ist zugleich das Organ, auf das sich seelische Störungen besonders leicht übertragen. Das war wohl auch der Grund, daß man den Sitz der Seele früher in das Herz verlegte, während wir ihn heute im Zentralnervensystem im Gehirn lokalisieren.

Die Herzneurose ist oft lediglich der Ausdruck einer Angst oder eines durch falsche Erziehung entstandenen Minderwertigkeitsgefühls. Junge Menschen haben vielfach ein leicht erregbares Herz, das sich mit den Jahren von selbst beruhigt. Herzneurose kann zugleich ein Zeichen für Neurasthenie oder Hysterie sein.

In den zivilisierten Ländern wachsen die nervösen Herzleiden ständig. Die USA haben allein 5 Millionen Herzkranker. In allen Kulturländern stehen die Herzkrankheiten an der Spitze der Todesursachen. In den noch nicht zivilisierten Ländern, auch im amerikanischen China und Afrika, kennt man noch keine Blutdrucksteigerung. Aber wenn die Menschen dieser Gegenden auf europäischem Boden leben und arbeiten, werden sie bald von dieser Zeitkrankheit, die ihre tiefste Ursache in unserer Rastlosigkeit und Geldgier hat, befallen.

Der Blutdruck, welcher in Millimeter Quecksilber angegeben wird, ist zu niedrig, wenn er bei Erwachsenen unter 100 mm liegt.

Die meisten Beschwerden macht naturgemäß der viel häufigere erhöhte Blutdruck nach zu reichlicher Ernährung. Nach Prof. Volhard unterscheidet man zwei Typen. Der «weiße» Hochdruck zeigt ein blasses, müdes, krankes Aussehen, Neigung zu einer Blutleere des Gehirns, kleineres Herz, engere periphere Gefäße usw. und Drucksteigerung der Kapillaren. Er wird gewöhnlich durch Nierenkrankheiten bewirkt und deutet die kommende Arterienverkalkung an. Gewöhnlich arbeiten die Nieren nicht mehr normal, Stoffwechselgifte gelangen in die Säfte, verengen die Gefäße, die sich notgedrungen zusammenziehen, und so wird der Gesamtblutdruck bei übervollem Magen gesteigert.

Beim sogenannten «roten» Bluthochdruck haben wir ein blühendes Aussehen, mit Neigung zu Blutandrang zum Kopf (Gehirn); manchmal großes Herz, weite Gefäße und gesteigerte Leistungsfähigkeit. Unwillkürlich fängt das Herz an aus seinen Beständen Kräfte wegzugeben, die es behalten müßte, bis es eines Tages erlahmt.

Seltsam, daß man manchmal glaubt, wenn es erst so weit gekommen ist, mit drucksenkenden Mitteln wie Jod, Koffein, Fleischbrühe, Kreislaufhormonen usw. auf die Dauer etwas erreichen zu können. Niemals so sehr als jetzt heißt es dann, einen anderen Lebenswandel auf der ganzen Linie vorzunehmen und die Ernährung völlig umzustellen (wenig Salz, tierisches Eiweiß, keine Gifte, Überanstrengungen usw.). Außer den von mir des öfteren genannten natürlichen Voraussetzungen gesunder Luft, Licht, Wasser, soll man grundsätzlich an den Neuaufbau durch Pflanzen im Organismus als rechte Hilfsmittel denken.

Es wird immer wichtig bei der ärztlichen Behandlung sein, den Ausgangspunkt für eine Herzstörung zu finden. Es ist verständlich, daß zum Beispiel Menschen, die an der Basedowschen Krankheit leiden, also an der Störung einer der wichtigsten Drüsen mit innerer Sekretion (Schilddrüse), die den Stoffwechsel und Blutdruck entscheidend beeinflußt (Thyreoidismus), herzkrank werden. In solchen Fällen ändert sich wenig dadurch, daß man das Herz behandelt. Man muß den Ausgangspunkt des Basedow beseitigen, der vielleicht in einer Verstopfung der Kapillaren mit Harnsäure zu suchen ist (worauf Haig aufmerksam machte). Dadurch entsteht ein erhöhter Blutdruck, der das Herz belastet und lebenswichtige Drüsen (wie die Schilddrüse) anschwellen läßt. Ein Zustand, der sich durch falsche Ernährung dann noch verschlimmert. Richtige Ernährung, worunter ich immer die Berücksichtigung der Heilpflanzen verstehe, ist also auch für die Herzkrankheiten eine Notwendigkeit. Und wir werden bei den einzelnen Pflanzen, die für Herzkrankheiten empfohlen werden, sehen, daß sie oft gerade für diese Krankheiten günstig wirken, weil sie die Tätigkeit der großen Drüsen regeln, welche aus so mannigfaltigen Gründen den normalen Blutdruck krankhaft verändern.

Wir müssen erkennen, daß es falsch ist, anzunehmen, die vielen organischen Herzleiden bis zu den komplizierten nervösen Zuständen (Herzneurosen) kämen ohne die Beteiligung der anderen Organe (vor allem der wichtigsten: Magen, Leber, Nieren, Lunge) zustande.

Bevor ich auf die einzelnen Heilpflanzen für das Herz näher eingehe, muß ich erst einmal die beste Nahrung für das Herz herausstellen, die heute umfassend erforscht ist und jetzt auch von der Frankfurter Medizinischen Universitätsklinik empfohlen wird: das ist der *Reis* (Oryza sativa), der im tropischen Asien, in Afrika und Australien heimisch ist und schon über 5000 Jahre in China angebaut wird. Heute ist das auch in Italien, Spanien, Griechenland, Amerika usw. der Fall. Vom Reis leben über 750 Millionen Menschen; somit dominiert er unter den Getreidearten, die wir kennen.

In den eigentlichen Reisländern entfernt man von den Reiskörnern nur die Spelzen, aber nicht die äußeren «Häute», diese vitaminreiche Kleberschicht. Der Reis darf auch nicht poliert werden, um das wertvolle Reisfuttermehl zu erhalten, das Kleie, zerbrochene Körner usw. enthält und besonders fettreich ist. Mit einem polierten, denaturierten Reis würden die Asiaten bald leistungsunfähig werden und die berüchtigte Beri-Berikrankheit bekommen, die mit Lähmungen und wassersüchtigen Anschwellungen verbunden ist und zum Tode führt.

Ich habe mich früher oft gefragt, woher wohl in den Reisländern die schwer arbeitende Bevölkerung (früher z. B. die Kulis) bei einer scheinbar mangelhaften Ernährung ihre große Ausdauer und Widerstandskraft hernimmt. Nach längeren wissenschaftlichen Versuchen an Hunden wissen wir heute, daß der Reis die Ursache ist.

Zwölf Hunde wurden mit Streptokokken geimpft, was eine lang dauernde Nierenerkrankung mit gesteigertem Blutdruck hervorrief. Erst nach einigen Jahren bekamen die Tiere eine Diät aus Reis, Zucker und Fruchtsaft. Darauf verschwanden alle Krankheitserscheinungen. Der Reis enthält Stärke, Gummi, phosphorsauren Kalk, den niedrigsten Eiweißgehalt (7,9 %), dafür einen hohen Kohlehydratgehalt (78 %) und viel Kalium.

In der Frankfurter Medizinischen Universitätsklinik untersuchte man Monate hindurch Patienten mit unterschiedlichen Bluthochdruckserscheinungen und behandelte sie mit einer Reisdiät. Bei vielen Kranken sank der Blutdruck bis auf normale Werte. Schon wenige «Reistage» milderten die bekannten Angst- und Unruhezustände, die Schwindelanfälle und Herzbeschwerden. Das Herz arbeitete wieder normal. Sofern eine Nierenerkrankung den hohen Blutdruck erzeugte, gingen mit der Reisdiät die Gewebsschwellungen und die Eiweißausscheidungen im Harn zurück.

Schon vor den Frankfurter Untersuchungen erläuterte der deutsch-amerikanische Arzt Dr. Walter Kempner von der Duke-Universität auf dem Internationalen Ärztekongreß in Paris vor 1500 Herzspezialisten seine neue Heilmethode mit der Reisdiät, die für alle Herz- und Gefäßkranken leicht durchzuführen ist. Dr. Kempner war es ebenfalls aufgefallen, daß die reisessenden Völker Asiens von Herz- und Gefäßkrankheiten verschont bleiben, solange sie nicht mit unserer «Zivilisation» in Berührung kommen. Kempner konnte Fälle vorstellen, die mit einem Blutdruck von über 240 mit seiner Reisdiät geheilt wurden.

Kempners Reisdiät wird auf folgende Weise durchgeführt: Man gibt täglich 300–400 g in Wasser gekochten Reis, der mit 150 g

Honig versetzt wird. Dazu können Frischobstsäfte bis zu einem Liter gereicht werden. Außerdem können noch Vitamine, homöopathisches Eisen (D 10) gegeben werden. Alle übrigen Speisen fallen weg, auch alle Salze und Gewürze, sämtliche Obstkonserven. Die Kur dauert durchschnittlich 3–4 Wochen und steht am besten unter ärztlicher Kontrolle.

Unsere beiden bekanntesten Herzpflanzen, die heute besonderes Interesse bei der Behandlung von Herzkrankheiten finden, sind der Rote Fingerhut (Digitalis purpurea) und der Weißdorn (Crataegus oxyacantha).

Die Wirkungsweise des Roten Fingerhuts bei Herzkrankheiten ist besonders gut erforscht. Die großen purpurroten Blüten der Pflanze, die in Trauben wie Glocken hängen, fallen dem Wanderer in den Gebirgswäldern Mitteldeutschlands, im Harz, Schwarzwald und in den Vogesen, wo sie auf Urgestein wachsen, stets auf. Die Pflanze ist wegen ihrer Giftigkeit im Volke gut bekannt, und das Vieh meidet sie.

Marzell berichtet, daß der Rote Fingerhut im 5. Jahrhundert zuerst von den Iren gebraucht wurde. Das Kräuterbuch von L. Fuchs bringt die erste genauere Beschreibung. Das Kräuterbuch von Bock berichtet ebenfalls wenig über die Wirkung der Pflanze. Am Ende des 18. Jahrhunderts wurde die Pflanze dann ein wichtiges Herzmittel, sie wurde 1775 durch Withering in Birmingham in den Arzneischatz eingeführt. In der Basse-Bretagne erinnert uns ein alter Zauberspruch daran, daß der Fingerhut zur Vertreibung des Kropfes benutzt wurde: «Ich grüße dich, bleicher Fingerhut, ich bin gekommen, dich zu pflücken, daß du mir die Gesundheit wiedergibst, denn ich bin mit einem Kropf behaftet.»

Verwandt werden vom Fingerhut die Blätter, welche die Glykoside Digitoxin, Gitoxin, Gitalin usw. enthalten, wovon das Digitoxin am stärksten wirkt.

Digitalis darf nur durch den Arzt verordnet werden, wenn man nicht seine homöopathische Benutzung, was gewiß tausendmal besser ist, vorzieht. Es dient dazu, die Herzzusammenziehung zu verstärken, zu verlängern und den Puls zu verlangsamen: bei Herzmuskelerschlaffung und Klappenfehler. Aus vielen Kräuterbüchern erfahren wir, daß Digitalis den Harn treibt und deshalb auch auf Brust- und Bauchwassersucht bei Herzleiden wirken soll; schließlich kann es auch entgegengesetzt wirken. Vorsicht beim Gebrauch ist immer geboten.

Die Homöopathie verwendet Digitalis bei Kreislaufstörungen, Wassersucht, Gelbsucht (Leber) und Atemnot alter Leute, die mit Herzleiden zusammenhängen. Ebenso bei Influenza der Pferde, die mit Herzbeutelentzündung zusammenhängt, und bei Asthma.

Grundsätzlich wäre zu den Giften zu sagen, daß wir es hier immer mit ganz konzentrierten Stoffen zu tun haben, die, regelmäßig und zu stark genommen, nur schaden werden. Wenn schon ungiftige Heilpflanzen verdünnt gute Wirkungen haben, so erst recht natürlich die Gifte, die in homöopathischen Verdünnungen und entsprechenden Abständen wieder wirksame Nahrung für unsere Organe werden, zumal dann, wenn sich Krankheiten einstellen.

Aus der Gattung der Apocynazeen kommt der *Strophanthus* (Strophanthus hispidus und gratus Franchet), aus dem die Afrikaner ein Pfeilgift herstellen. Er wirkt ähnlich wie Digitalis, greift aber Magen und Darm weniger an. Auch Strophanthus wird gebraucht, wenn das Herz schwach und reizbar ist (hypertrophiert), nach Alkoholmißbrauch, schwächenden Krankheiten, Herzklopfen bei Blutarmut und Herzasthma, zumal dann, wenn das Herz schnell beeinflußt werden soll. Man kann es, in großer Verdünnung gegeben, mit Digitalis abwechseln.

Für das Strophanthin empfehle ich ebenso wie für Digitalis nicht die üblichen pharmazeutischen Präparate, sondern die homöopathischen Potenzen.

Balders Blume ist das *Maiglöckchen* (Convallaria majalis), von dem manche nicht wissen, daß es eine Giftpflanze ist. Daran dachte auch Uhland nicht, als er dichtete: «Mit dem Tau der Maienglocken / Wäscht die Jungfrau ihr Gesicht / Badet sie die goldnen Locken.» Schon früh heißt es vom Maiglöckchen, daß es «stercket das hyrn, die synne, und das hertz».

Das Maiglöckchen ist seit Jahrhunderten als ein stark wirkendes Herzmittel bekannt. Schon Hippokrates soll es einem Schnupfpulver zugesetzt haben, um angeblich «schlechte Säfte» aus dem Kopf abzuleiten. Vielleicht glaubte man mit solchen Schnupfpulvern Kranken Luft zu verschaffen, zumal wenn die Atemnot auf Herzleiden beruhte. Deshalb haben sich wohl auch die getrockneten Maiglöckchenblüten im Schneeberger Schnupftabak als Hauptbestandteil gehalten. Schnupfpulver waren übrigens schon in ältester Zeit äußerst beliebt, da man von der Heilkraft des Niesens viel hielt. Mir gegenüber behauptete einmal ein alter Schäfer, daß ihn das regelmäßige Schnupfen vor Kopfschmerzen und Erkältungen bewahrt hätte.

Über die Wirksamkeit des Maiglöckchens ist in letzter Zeit eine ganze Literatur entstanden, die uns erkennen läßt, welchen Umfang die wissenschaftliche Beschäftigung mit dem Heilpflanzenproblem in Zukunft erreichen wird, die uns aber auch beweist, wie lange die Heilpflanzen vergessen waren.

Bei Ripperger und Kroeber können wir uns über die Forschungsergebnisse betreffs der Wirksamkeit von Convallaria majalis L. sehr genau orientieren und uns gleichzeitig eine Vorstellung davon machen, wie vielseitig sich eine einzelne Pflanze, hier also das Maiglöckchen, im Körper und seinem gesamten Stoffwechsel auswirkt. Einig über die einzelnen Wirkungen des Maiglöckchens ist man sich in Forscherkreisen nicht. Aber man ist davon abgekommen, die Wirkungen der Pflanzen, welche zu der Digitalisgruppe gehören, also Digitalis, Adonis, Convallaria, Strophanthus, Scilla, gleichzustellen.

Da oft Vergiftungen mit Maiglöckchen vorkamen, will ich mich hier lediglich mit der Anwendung von Convallaria in der Homöopathie beschäftigen, zumal nach meiner Anschauung gerade die verdünnten Auszüge der ganzen Pflanze (wie auch in den Pflanzentees) auf die Dauer die nachhaltigste Wirkung haben.

Die wertvollen Bestandteile in allen Teilen der Pflanze, besonders in Blüten und Blättern, sind: Digitalisglykoside. Im Samen wurde Convallosid festgestellt. In vielen Teilen wurden Saponine, Convallarin und Convallarinsäure gefunden. Man gebraucht die Pflanze frisch, da sie getrocknet wirkungslos bleibt. Angewandt wird das Maiglöckchen bei nervösen Herzbeschwerden und nach Infektionskrankheiten, die auf das Herz wirken. Wenn man homöopathisch Convallaria anwendet, achtet man auf folgende Symptome: Das Herz flattert, man hat das Gefühl, daß es stehenbleibt, wieder weiterschlägt, verbunden mit Ohnmachtsgefühl und Übelkeit (Herzklappenfehler). Bei Herzstörungen in der Zeit der Schwangerschaft und Wechseljahre ist das Maiglöckchen ebenfalls angebracht, auch zur Ausheilung von Überanstrengungen im Sport.

Der *Ginster* (Besenginster, Genista Spartium scoparium L.) ist ein Herzmittel, das bei Herzschwäche günstig auf den Kreislauf wirkt (wenn der Blutdruck niedrig und der Puls beschleunigt ist). Geschätzt wird sein Spartein als Digitalisersatz. Der Ginster wird gegen Bauchwassersucht, Haut- und Nierenleiden empfohlen. Die Pflanze wird nach Eckstein und Flamm («Die Kneipp-Kräuterkur», Bad Wörishofen 1953) bei niedrigem Blutdruck (infolge Herzschwäche), und wenn das Herz so schwach wird, daß sich Wasser ansammelt, angewandt. Damit wird bestätigt, daß auch frühere Kräuterbücher Grund hatten, die Pflanze gegen Wassersucht zu empfehlen. Kneipp empfahl sie gegen die harnsaure Diathese, die so manches Herzleiden auf dem Gewissen hat.

Interessant sind die Beobachtungen der Forscher R. Jaretzky und B. Axer, die ausführlich über den Ginster arbeiteten. Sie zeigen uns deutlich, daß auch der Gehalt von wertvollen Pflanzenstoffen im Laufe des Jahres steigt und fällt. Sie stellten fest, daß der ölige Sparteingehalt des Ginsters in den jungen Zweigen Anfang März steigt; im Mai, wenn der Strauch in voller Blüte steht, sein Maximum erreicht, im Juni zu sinken beginnt und im November wieder ansteigt. Der wertvolle Stoff steigt und fällt also mit der Naturkraft selbst, deren Kraftlinie ähnlich verläuft. Es gibt allerdings Ärzte, die das reine Spartein nicht als Herzmittel anerkennen und es nur bei der Arrhythmia perpetua (fortwährende Unregelmäßigkeit der Herztätigkeit) verwenden.

Die um Johanni gesammelte *Arnika* (Arnica montana) soll eine ganz besondere Kraft haben, einmal wenn es sich um Wunden handelt, dann aber auch bei Magen- und Darmkrankheiten, großer Übelkeit und Herzschwäche. Dr. Bohn ist der Ansicht, daß Arnika eins der kräftigsten Mittel für erkrankte Gefäßnerven ist. Er hält die Pflanze für heilsam bei allen entzündlichen Gefäßerkrankungen. Wo es sich um Gefäßstauungen, ferner versteckte Blutungen, Blutansammlungen in den Höhlen des Brustkorbs und des Leibes handelt, wendet er die Pflanze an. Infolgedessen muß nach seiner Ansicht Arnika auch auf das größte Blutgefäß, das Herz, wirken und den Herzmuskel und die Herznerven beeinflussen. Wo es sich um Herzschwäche auf Grund von Infektionen handelt, ist Arnika angebracht. Andererseits wird davor gewarnt, Arnika bei nervösen Erregungszuständen, Blutstauung und gastrischen (Magen-) Erscheinungen zu verwenden.

Ich möchte annehmen, daß Arnika sich in erster Linie für solche Naturen eignet, die stark zu Erkältungen neigen, besonders bei feuchtem Wetter, oder die sich durch Nässe und Kälte (zumal bei Anstrengungen) rheumatische Leiden zuzogen, die ihr Herz schwächten. In solchen Fällen wird man meistens mit Arnika Erfolg haben.

Ein altes Volksmittel für nervöse Herzleiden ist der *Baldrian* (Valeriana officinalis). Den Baldrian finden wir schon bei den Hippokratikern (5. Jahrhundert v. Chr.), bei Plinius und im Mittelalter. Stets war er ein schützender Geist und immer das, was wir heute ein gutes Mittel für die Nerven nennen. Er trägt auch nicht zufällig Balders Namen; etwas vom alten Waldgeist, der unsere Nerven beruhigt, steckt noch immer in ihm. So sagt auch Dr. Bohn, daß die Baldrianwurzel auf das Rückenmark und die Nerven wirkt. Wenn wir Baldrian zu uns nehmen, ist es, als ob das einschläfernde, friedliche Rauschen der Wälder über uns kommt; wir werden müde und schlafen ein. Wir lernen das Schlafen wieder mit dieser alten, wunderbaren Wurzel, die aus dem Schweigen der Wälder stammt. Ich könnte noch viel von ihr erzählen, denn weit in die Vorzeit unserer Ahnen führt uns solch eine unscheinbare Wurzel zurück, wenn wir ihr zu folgen wissen.

Dem weiblichen Geschlecht soll Baldrian besonders als Nervenmittel helfen, zumal bei nervöser Schwäche und bei plötzlich auftretendem Muskelrheumatismus. Es ist demnach erklärlich, daß Baldrian auch bei Krämpfen (Epilepsie usw., ebenfalls bei nervösen Magenkrämpfen) wirksam sein soll. Ich müßte die Pflanze also eigentlich bei den Pflanzen für Nervenleiden erwähnen, aber da sie ein so gutes Mittel für nervöse Herzbeschwerden ist, will ich sie schon hier anführen. Baldrian ist zu verwenden bei Herz- und Gefäßneurosen und bei allen nervösen Störungen (die oft seelischer Art sind), die irgendwie mit dem Herzen verbunden sind. Es sind wirklich Waldeskräfte, die mit in unser Blut (Säfte) gelangen, die den «Harzkörper» des Herzens wieder mit Kraft und Zuversicht erfüllen und den Nerven neue Nahrung durch das Blut zuführen. Die Alten hatten schon recht: es ist der Geist des Waldes, der mit dem Baldrian in uns einzieht.

Auch *Lavendel* (Lavandula vera), der schon im alten deutschen Bauerngarten gezogen wurde und den man früher immer auf den Märkten verkaufte, gehört hierher. Lavendel ist wie der Baldrian eine Pflanze für die Nerven. Er wirkt krampfstillend, soll Hypochondrie, Melancholie und nervöse Aufregung vertreiben und wieder besonders dann, wenn diese mit Herzleiden verbunden sind. Man wendet ihn also an bei Herzklopfen, damit verbundenen Angstzuständen und Schlaflosigkeit.

Wenn man von den Nervenpflanzen erzählt, die aufs Herz wirken, darf man die *Mistel* (Viscum album) nicht vergessen.

Man schätzt sie heute besonders wieder wegen ihrer blutdrucksenkenden Wirkung.

Seit alter Zeit wurde die Eichenmistel im Norden verehrt und als Allheilmittel verwandt. Mit goldenen Sicheln schnitten die Priester sie von den Bäumen, so heilig war die Pflanze einmal. Heute möchte man mit der Mistel gern den Knoblauch verdrängen, den unsere Ahnen schon lange vor den Asiaten gebrauchten. Aber man sollte Pflanzen nie nach ihren Leistungen vergleichen wollen, jede ist anders, keine ist zu entbehren.

Wenn wir die alten Kräuterbücher aufschlagen, finden wir die Mistel verwandt gegen Krämpfe (Epilepsie usw.), Blutstörungen, Krankheiten der Schleimhäute, Lungenbluten, bei Nachblutungen im Wochenbett usw. Kneipp machte zuerst wieder auf die große Bedeutung der Mistel aufmerksam und wies darauf hin, daß sich ihre Wirkung in erster Linie aufs Blut erstreckt. Er empfahl die Mistel bei allen Blutflüssen und Störungen im Blutumlauf.

Nach den heutigen Erfahrungen und Beobachtungen von Prof. D. C. Wehmer, A. Tschirch, L. Kroeber darf man vermuten, daß das Cholin der Mistel in nächster Beziehung zum Hormonstoffwechsel steht und das Gefäßsystem beeinflußt. Man nimmt an, daß das Cholin über den Parasympathicus oder den Vagus auf die Absonderungstätigkeit der Drüsen und auf die Blutgefäße wirkt, und zwar so günstig, daß Kreislaufstörungen dadurch behoben werden können.

Ich bin der Auffassung, daß die Mistel sowohl auf das animale wie auf das vegetative Nervensystem wirkt. Die Vergangenheit war der Ansicht, daß die Mistel, so wie sie den Bäumen in die Krone steigt, sich auch vom Kopf des Menschen aus über den ganzen Körper auswirkt. Dazu muß man sich vorstellen, daß das Hauptzentrum der Gefäßnerven im Kopfmark liegt und die

Blutgefäße Muskelfasern besitzen, welche durch ihre Zusammenziehung und Erschlaffung die Blutverteilung im Organismus regeln. Die Zusammenziehung dieser Muskeln wird durch die Gefäßnerven bestimmt.

Schon vor längerer Zeit haben die Forschungen von Hoff und Urban in den sogenannten Warzenkörpern des Gehirns das Hirnzentrum des Blutdrucks entdeckt. Jede Schädigung steigert den Blutdruck, wobei allerdings auch die Stoßkraft des Herzens, die Weite der Blutgefäße und die Hormontätigkeit beteiligt sind. Aber ganz allgemein gesprochen, gleicht das Blutdruckzentrum zu starke Blutdruckschwankungen aus und sorgt so für einen Gleichgewichtszustand des Blutdrucks im ganzen Organismus.

Es scheint mir nicht ausgeschlossen, daß die Funktion der Mistel vom Kopf aus günstig auf die Regelung des Blutdrucks einwirkt und zugleich das animale und vegetative Nervensystem kräftigt, wodurch sich dann erklärt, daß sie im Sinne der Alten ein ungewöhnliches Mittel gegen Alterserscheinungen, Arterienverkalkung, Störung der Wechseljahre und Stoffwechselstörungen ist.

Das Geheimnis dieses immergrünen Schmarotzerstrauches liegt darin, daß die Kleinsten oft die Größten auffressen und dann wie in den Märchen Riesenkräfte besitzen. Der Zauber der Natur liegt immer in ihrer großen Verwandlungskunst, die wir lernen müssen, auch auf unseren Körpergeist anzuwenden. (Täglich 10 g.)

Der *Weißdorn* (Crataegus oxyacantha), der ebenso wie der Rotdorn oft zu Heckenanlagen benutzt wird, dem wir aber auch in Wäldern begegnen, wurde am Anfang des 19. Jahrhunderts bei Herzkrankheiten verwandt, wie Herzerweiterung, Fettherz, Herzklopfen, Herzschwäche bei Blutarmut und veranlaßt durch akute Krankheiten; ebenfalls bei Herzasthma, Herzkrämpfen und allgemeinen Erschöpfungszuständen nach geringen Anstrengungen und Depressionen. Verwandt werden Blätter, Blüten und Samen. H. Schulz empfiehlt den Tee der getrockneten Blüten (monatelang getrunken) zur dauernden Senkung des gesteigerten Blutdrucks und für die Behandlung der Arteriosklerose. Die Pulszahl nimmt durch Weißdorn ab, Ödeme schwinden, und die Herzkraft hebt sich.

Das *Herzgespann,* Löwenschwanz oder Wolfstrapp, Bärenschweif (Leonorus cardiaca L.) ist ein Lippenblütler und war schon den Alten als eine Pflanze bekannt, die sich auf Herz und Magen bezieht, sie soll also das Herz stärken (ähnlich wie Baldrian) und belebend wirken, Verschleimungen beseitigen und Magenstörungen nervöser Natur aufheben. Bewährt bei Herzbeschwerden im Klimakterium (Wechseljahre).

Die *Bibernelle,* die ich schon bei den Nierenpflanzen erwähnte, hilft Vollblütigen und Asthmatikern bei nervösem Herzklopfen, und zwar durch Anregung der Nierentätigkeit.

Ein Mittel, das wir gewöhnlich nur bei drohendem Kräfteverfall kennen, das aber, gerade in homöopathischen Dosierungen ab und zu genommen, vom Blutdruckzentrum im Gehirn bis zum Herzen günstig wirkt, ist *Kampfer* (Camphora officinarum). Verwandt wird ein Destillationsprodukt aus dem Holz des Baumes. (Als Pulver 0,03 g täglich.)

In schattigen Bergwäldern begegnen uns große, zarte Blätter eines meterhohen Gewächses mit glänzend schwarzen Beeren, die von Kindern oft für Herzkirschen gehalten werden und doch so giftig sind, daß sie bisweilen den Tod herbeiführen können: die *Tollkirsche* (Atropa belladonna). Die Pflanze ist wie der bittersüße Nachtschatten, den wir bei Gicht- und Rheumapflanzen kennenlernten, ebenfalls ein Nachtschattengewächs.

Im Mittelalter glaubte man, daß der Genuß der Beeren den Menschen toll mache, man scheint solche Zustände beobachtet zu haben, obgleich es doch auffallen mußte, daß Amseln und Drosseln die süßen und saftigen Beeren ohne Schaden verzehrten. Man baute deshalb die Tollkirsche frühzeitig in Gärten an und gab sie kranken Schweinen und anderen Tieren ins Futter. Man darf nicht vergessen, daß Tiere, aber auch Eingeborene auf die Giftstoffe anders reagieren als wir heutigen Kulturmenschen. Während kleine Atropingaben auf den Menschen beruhigend wirken, was die Homöopathie benutzt, regen größere Gaben auf und können schließlich Wahnsinn und Raserei hervorrufen, denen dann Lähmungszustände folgen, bis schließlich das Atemzentrum gelähmt wird und der Tod eintritt.

Die Pflanze galt in vielen Gegenden als zauberkräftig. Der Name Belladonna (schöne Dame) erinnert noch an die Zeit, da die Tollkirsche kosmetisch benutzt wurde, zumal um die Pupillen so schön groß zu machen wie die schwarz glänzenden Beeren selbst.

Wurzel und Kraut wurden gebraucht. Man bekämpfte Krämpfe, Tollwut und einstmals auch Krebs damit. Geblieben ist heute die Verwendung des aus der Tollkirsche gewonnenen Atropins für die Augenheilkunde; ferner wird Belladonna homöopathisch bei der Herzentzündung (Endokarditis) gebraucht.

Mit diesen Pflanzen sind die Mittel für die Herzkrankheiten noch nicht erschöpft; sie können uns hier aber genügen. Nicht vergessen möchte ich für das Herz und seine Krankheiten noch einige Pflanzen, die ich schon besprach und die gerade durch Reize über andere Organe auf das Herz wirken. So das *Zinnkraut* über die Nieren, *Pfefferminze, Enzian* und *Tausendguldenkraut* über Magen und Darm.

TAFEL 6 · HERZKRANKHEITEN

Oben rechts: *Fingerhut;* links: *Baldrian;* unten rechts: *Boretsch*

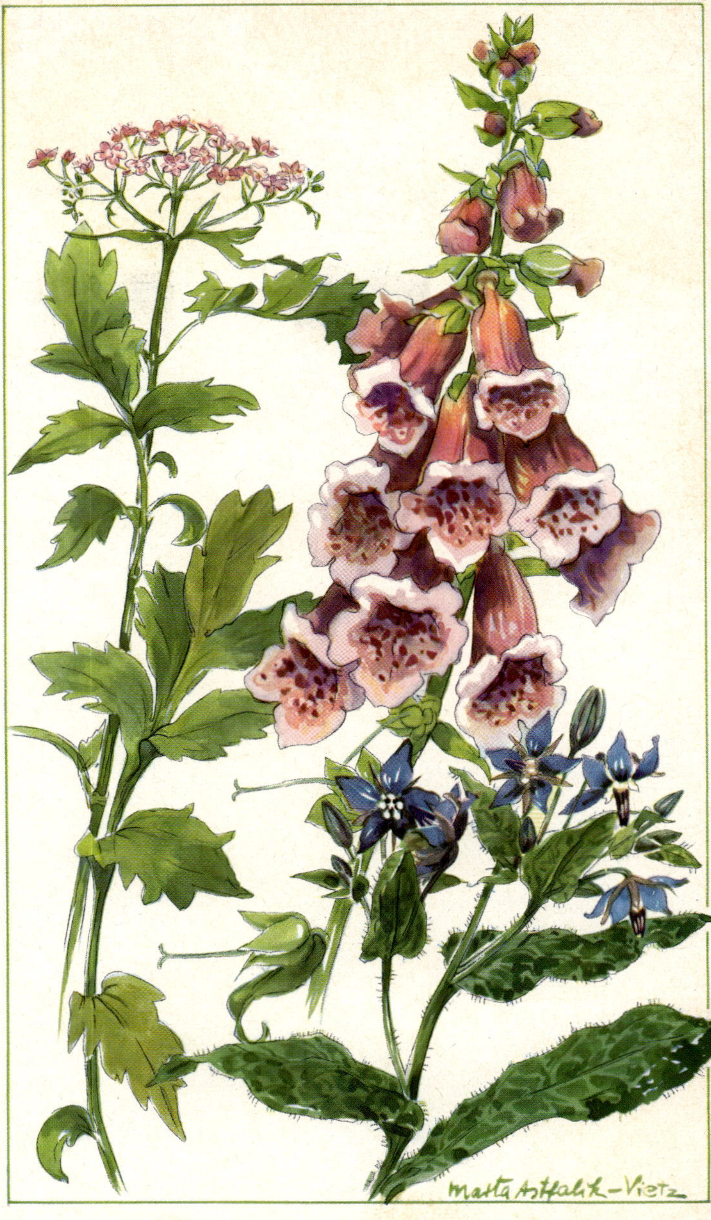
Marta Astfalck-Vietz

In engster Verbindung zu dem gesamten Drüsen- und Säftesystem, den Hormonen und Vitaminen steht das Nervensystem, dessen überragender Einfluß auf das gesamte Körpergeschehen heute bekannt ist. Wir erkennen in ihm die materielle Grundlage für das Seelische.

Wir müssen uns die Nerven als ein großes Geflecht vorstellen, das wie ein unendlich verästelter Baum gleichsam den ganzen Körper durchdringt und ihn mit seinen sämtlichen Organen zu einem großen Ganzen verbindet. Das Nervensystem spielt eine führende Rolle bei allen Lebensäußerungen des Organismus, indem es die Wechselbeziehungen zwischen dem Organismus und der Umwelt vermittelt und die Organe gleichsam elektrisch lädt.

Beim Nervensystem des Menschen unterscheiden wir zwei Teilsysteme, das zentrale und das automatische (eigengesetzliche oder sympathische) Nervensystem.

Zum zentralen Nervensystem gehören Gehirn, Rückenmark und die aus beiden austretenden Nervenstränge. Der wesentliche Bestandteil dieses Nervensystems ist die Großhirnrinde, Sitz aller bewußten Willens- und Empfindungsvorgänge, die die Nervenfasern von hier aus zur Körperoberfläche leiten.

Alle willkürliche Bewegungen (Atmen, Sprechen usw.), die bewußten Wahrnehmungen unserer Sinne (Gesicht, Geruch, Geschmack, Gehör, Gefühl [Haut]) hängen mit diesem Nervensystem zusammen. Soweit es sich jedoch um die Arbeit des Stoffwechsels, der Drüsen, Blutgefäße usw. handelt, hat dieses Nervensystem keinen unmittelbaren Einfluß. Das ersehen wir schon daraus, daß unser Leben auch im Schlaf oder in der Narkose und wo immer unsere bewußten Willensleistungen erloschen sind, weitergeht. Trotzdem sind im verlängerten Mark und im Rückenmark Nervenzellen vorhanden, die direkt auf das automatische Nervensystem mit seinen unbewußten, eigengesetzlichen Vorgängen einwirken.

Das automatische, sympathische oder eigengesetzliche Nervensystem arbeitet unbewußt. Es setzt sich aus zahlreichen Nervenknoten (Anhäufungen von Nervenzellen) und Nervenfasern zusammen, die im Leib, in der Brust, im Hals und im Kopf liegen und zu den Eingeweiden gerechnet werden. Aber wenn sie auch selbständig in der Beeinflussung der inneren Organe sind, so gehen doch von jedem Nervenknoten Fasern nach verschiedenen Richtungen aus, die nicht nur die Organe des automatischen Systems verbinden, sondern auch einen Verkehr mit dem bewußten Nervensystem selbst herstellen.

Daraus erklärt sich, daß seelische Erregungen, also Vorgänge des Zentralnervensystems, auf das automatische System überspringen und nun Blutgefäße und innere Organe beeinflussen können.

Wenn auf die Körperoberfläche ein Reiz ausgeübt wird, der über das automatische Nervensystem bis zum Rindenzentrum des Gehirns und dann über das zentrale System zurück bis zur Körperoberfläche verläuft, so sprechen wir von einem einfachen Reflex oder Reflexbogen.

Wird ein Mensch in den Finger gestochen, dann ist das ein äußerer Reiz, der eine Nervenerregung bewirkt, die über den automatischen Nerv zum Gehirn dringt und sich hier im zentralen Nervensystem fortsetzt, mit dem Erfolg, daß der verletzte Mensch den Finger zurückzieht. In der Physiologie war der Begriff «Reflex» schon lange bekannt. Man verstand darunter eine unwillkürlich ablaufende Muskelkontraktion (Zusammenziehung), die, wie vorhin beschrieben, durch einen äußeren Reiz hervorgerufen wird, wobei das Zentralnervensystem (Rückenmark, Großhirn) vermittelt.

Heute wissen wir, daß alle psychischen Leistungen an bestimmten Hirnregionen (Zellschichten) lokalisiert sind und daß Beschädigungen einzelner Gehirnteile den Ausfall bestimmter psychischer Leistungen bedingen. Dieses Wissen verdanken wir der Lebensarbeit des Forscherehepaars Cecil und Oskar Vogt, die regelrechte «Gehirnkarten» schufen.

Die alte Hirnlehre hatte die Hirnrinde gleichsam geographisch in bestimmte Hirnfelder eingeteilt, während Vogts zeigten, daß sich die einzelnen Hirnregionen viel besser nach ihrer unterschiedlichen Zellarchitektonik gruppieren lassen. Nach jahrzehntelanger Arbeit an mikroskopischen Präparaten konnten sie Hunderte der verschiedensten Hirnfelder aufzeigen. Die bekannten Hirnverletztenuntersuchungen erbrachten den Beweis, daß die einzelnen seelischen Funktionen an bestimmte «Zentren» des Gehirns gebunden sind. Allerdings darf man auch hier nicht einfach mechanisch denken. Es zeigte sich nämlich, daß ein Verwundeter nach einer Verletzung der Kalkarindarinde des Hinterhauptlappens zwar noch sehen, aber das Gesehene nicht mehr zu einem logischen Bild verarbeiten konnte.

Die Ursache, daß er noch sehen konnte, erklärte sich damit, daß sowohl das Auge als auch der Sehnervenstrang und die Sehregion des Hirnstammes vollständig erhalten geblieben waren. Die Tatsache, daß er aber z. B. ein Schlüsselbund nicht mehr als solches erkennen konnte, führte zu dem Schluß, daß in der Kalkarindarinde die optischen Erinnerungsbilder und damit das optische Erkennungsvermögen lokalisiert sein müssen.

Es gibt natürlich Fachleute, die behaupten, daß diese Vorgänge noch komplizierter verlaufen. Niemals sei ein einzelner seelischer

Vorgang die alleinige Funktion eines bestimmten Hirnteils. Es ist wohl als richtig anzunehmen, daß bestimmte seelische Vorgänge auch an bestimmte Hirnpartien gebunden sind. Trotzdem werden sie aber miteinander in Verbindung stehen und sich auch gegenseitig unterstützen können. Auf keinen Fall ist das Gehirn ein mechanischer Apparat, etwa wie eine Telefonzentrale; es ist ein Organismus, der besonders gut auf alle allopathischen wie homöopathischen Pflanzenreize reagiert.

Der Nobelpreisträger Iwan Petrowitsch Pawlow widmete sein Leben dem Studium derjenigen Naturgesetze, nach denen die Nerven arbeiten. Schon bald entdeckte er, daß ein bestimmter Nerv die Ernährung des Herzmuskels regelt und dadurch die Herzarbeit verstärkt.

Damit begann in der Physiologie ein neuer Abschnitt. Zum erstenmal hörte man etwas von dem trophischen Nervensystem. Das heißt: es wurde jetzt bewiesen, daß das Nervensystem die Ernährung des lebenden Gewebes beeinflußt. Diese Erkenntnis Pawlows wurde später von seinen Schülern, in erster Linie von A. D. Speransky, weiterentwickelt. Pawlows Arbeiten fanden hohe Anerkennung im Weltmaßstab. Seine Forschertätigkeit gipfelte in der Lehre von der höheren Nerventätigkeit. Damit schuf er die wissenschaftliche Methode zur Behandlung nervöser und seelischer Erkrankungen. Noch niemand hatte vor Pawlow derartig klar und verblüffend nachgewiesen, daß auch die letzten Geheimnisse seelischen Lebens, also alle Äußerungen des Nervensystems, mit Reflexen verbunden sind, die stets aus der Reaktion des Organismus auf Einwirkung der Umwelt herrühren. Mit anderen Worten: auch in seelischen Erlebnissen spielen sich physikalisch-chemische Reaktionen ab, die sich mit der nötigen Erfahrung durchaus wissenschaftlich erklären und beeinflussen lassen. Wobei wiederum die allopathische und homöopathische Pflanzentherapie eine große Rolle spielt. Vor allem aber: das, was der Mensch bewußt oder unbewußt erlebt, ist eine Wiederspiegelung der ihn umgebenden Wirklichkeit.

An diese Vorstellung würde sich der Laie leichter gewöhnen, wenn er einsähe, daß er selbst, einschließlich sämtlicher Organe und Nerven, nur die letzte Entwicklungsstufe früherer Pflanzen- und Tierwelten ist. Das heißt: der Mensch ist auch rein physiologisch gesehen eine Wiederspiegelung vegetativer und animaler Entwicklungsprozesse, die sich in seinem Körperleben bereits zu einem komplizierten Gesellschaftsleben entfalteten, das ihm leider nur selten als solches zum Bewußtsein kommt.

Neuritis. Die Entzündung eines einzelnen Nerven nennen wir eine Neuritis und die mehrerer zugleich eine Polyneuritis. Da sich die Nerven aus Empfindungs- und Bewegungsfasern, bzw. aus beiden gemischt zusammensetzen, zeigen sich ihre Erkrankungen in Hautschmerzen, Bewegungsstörungen der Muskeln oder aus beiden gemischt.

Die Ursachen können äußerlich Druck und Quetschungen sein, innerlich Giftwirkungen bei ungeschützten Arbeitsprozessen (Blei, Arsenik, Kohlenoxyd, Schwefelkohlenstoff, Alkohol), Stoffwechselkrankheiten (Gicht, Diabetes, Rheumatismus), Infektionskrankheiten (Diphtherie, Grippe, Malaria, Pocken, Typhus, Syphilis, Tuberkulose).

Die Kranken klagen über Nervenschmerzen und Druckempfindlichkeit. Die Empfindungen in der Haut sind gestört, in den Muskeln zeigen sich Schwäche und Lähmungserscheinungen, die zu einer Entartung führen können. Bei Versuchen, Reflexe auszulösen, können die Muskeln anfangs heftig reagieren, um dann rasch zu ermüden. Der einer Nervenkrankheit benachbarte Hautteil kann wässerig anschwellen.

Die Polyneuritis entsteht meistens durch die angeführten Gifte, besonders durch Alkoholmißbrauch. Die Polyneuritis rheumatica entwickelt sich nach schwerer Erkältung und Durchnässung, sie kann zu Gehstörungen, Arm- und Beinlähmungen, selbst zu solchen des Zwerchfells führen. Meistens sind Herzklopfen und starker Schweiß mit diesen Erscheinungen verbunden. Mit der Zeit können die auf Druck überaus empfindlichen Muskeln völlig entarten und die Sehnenreflexe ganz aufhören.

Neuralgie. Die bekannten und so häufigen Neuralgien (Nervenschmerzen) treten nie in reinen Bewegungsnerven auf, sondern nur in Nerven, die überwiegend aus Empfindungsfasern bestehen. Muskelschwäche und Lähmungserscheinungen rechnet man nicht zu den Neuralgien.

Neuralgien sind Teilerscheinungen einer Nervenentzündung, auch wenn sie sich nicht immer nachweisen läßt. Die Ursachen sind meistens: schwere Durchnässungen mit Erkältungen und Überanstrengungen bei schon bestehenden rheumatischen Stoffwechselstörungen. Selbst die Gebärmutter schwangerer Frauen kann auf den Hüftnerven drücken und dadurch eine Neuralgie herbeiführen.

Oft sind Neuralgien auch die Folgen von Vergiftungen durch Alkohol, Blei, Quecksilber oder Arsenik. Die Vergiftung kann auch über die chronischen Eiterungen der Mandeln und Zähne, über die typischen Infektionskrankheiten (Grippe, Malaria, Typhus, Syphilis) erfolgen. Oft finden wir Neuralgien als Begleiterscheinungen ausgesprochen nervöser Leiden (Hysterie, Neurasthenie usw.).

Bei diesen Leiden treten die Nervenschmerzen mit äußerst heftigen Anfällen auf, wobei zwischendurch Pausen entstehen. Die Anfälle dauern manchmal nur wenige Minuten, oft aber auch mehrere Stunden. Wenn die Neuralgien wandern, kann sich ein Unterleibsleiden mit einer Kopfneuralgie koppeln. Schmerzen können von einem bestimmten Nervengebiet in benachbarte Gebiete ausstrahlen. Körpergebiete, die am häufigsten von Neuralgien befallen werden, sind Gesicht und Hüfte. Aber wir kennen sie auch in Armen, Hinterkopf, Oberschenkeln usw.

Ischias. Die Ischias (Neuralgia ischiadica) entsteht ebenfalls durch Erkältung und Überanstrengung, durch Druck z. B. der schwangeren Gebärmutter, auch durch Geschwülste, Entzündungen, Syphilis, Diabetes usw.

Ein heftiger und anhaltender Schmerz zieht sich von der Hüfte und dem Gesäß manchmal bis zum Knöchel hinunter. Die Ischias sitzt in den Empfindungsfasern eines aus diesem Geflecht entspringenden Nerven, besonders im hinteren Hautnerven des Oberschenkels.

Der Schmerz ist meist halbseitig und blitzt an den verschiedensten Stellen des Nerven auf. Von der Gegend des Sitzbeinhöckers strahlt er aus und hat wie alle Neuralgien schmerzfreie Zwischenpausen. Die Anfälle kommen gerne abends oder nachts, schon die leisesten Berührungen rufen sie hervor. Auch hier können Reflexerscheinungen auftreten: Wadenkrämpfe, Kreuzschmerzen, Magenschmerzen, Erbrechen. Der Krankheitsverlauf ist meistens chronisch.

Für die vielen Arten der nervösen Beschwerden steht uns eine große Auswahl von Pflanzen zur Verfügung, und darunter sind manche, die bereits behandelt sind und die durch ihren Einfluß auf die jeweiligen Organe, mit denen wir sie im Zusammenhang besprachen, sich auch für die Nerven eignen. So gab zum Beispiel Kneipp seinen Nervenkranken stets Pflanzenzusätze zu ihren Bädern, worunter sich außer seinen Heublumen, mit denen er große Erfolge bei allen Krankheiten erzielte, auch Kiefern- und Fichtennadeln befanden. (Er nahm dazu etwa drei bis vier Pfund Heublumen für ein Bad, frische Tannen- oder Fichtenzweige mit jungen Trieben und recht viel harzreichen Zapfen.)

Von den bereits besprochenen Pflanzen kommen für die Nerven folgende in Betracht: Baldrian, Heidekraut (bei nervöser Schlaflosigkeit), Eisenhut (Sturmhut), Fenchel, Pfefferminze, Tollkirsche.

Eine ausgesprochene Nervenpflanze ist das *Johanniskraut* (Hypericum perforatum), das man in den Hexenprozessen des Mittelalters zur Austreibung des Teufels benutzte, von dem die Hexe besessen sein sollte. Alte Namen wie Hexenkraut, Liebeskraut, Frauenkraut, Unser Frauen Bettstroh usw. zeigen uns, daß die Pflanze vielfach gerade für Frauen verwendet wurde. Es ist nicht ausgeschlossen, daß man auch schon im Mittelalter Hysterie und Epilepsie, die man sich damals als «Besessenheit» vorstellte, mit dem Johanniskraut zu heilen versuchte. Heute wissen wir, wie viele nervöse Störungen der Frauen gerade mit den Sexualorganen zusammenhängen.

In der Volksmedizin finden wir Johanniskraut gegen Gebärmutterkrämpfe, Ausbleiben der Menstruation, nervöse Kopfschmerzen, Nervenkrämpfe empfohlen, und äußerlich sehen wir es angewandt gegen Hexenschuß, Hüftweh, Ischias, Muskelrheumatismus. Das ist verständlich, da bei diesen Leiden die Verbindung zwischen den Nervenleitungen und dem Fleischgewebe gestört ist.

Nach Dr. Bohn heilt Johanniskraut hysterisches Nachtwandeln, hysterischen Somnambulismus und das Bettnässen kleiner Kinder. Die Homöopathie nennt das Johanniskraut «die Arnika der Nerven», auch hier wird es bei entzündeter Gebärmutterschleimhaut, ferner nach Operationen und überhaupt bei Nervenverletzungen angewandt.

Auf den Brachäckern und unter der Saat finden wir den *Ackergauchheil* (Anagallis arvensis), von dem schon die Alten glaubten, daß er die Melancholie heilen könnte. Netolitzky schreibt, daß der Gauchheil früher gegen die Tollwut der Hunde verwandt wurde. Dabei ist anzunehmen, daß man ihn auch bei ähnlichen Krankheiten der Menschen gebrauchte. Es gab auch Zeiten, da die Behörden das Kraut sammeln ließen, was darauf schließen läßt, daß man Seuchen mit der heimischen Flora zu heilen glaubte.

Nach Dr. Bohn ist der Gauchheil in Fällen von Fallsucht, Melancholie und ähnlichen Störungen wirksam, die ein Wachstumsergebnis der gastrisch-hämorrhoidalen Konstitution sind.

Eine besonders wichtige Pflanze für das Zentralnervensystem ist der *Beifuß* (Artemisia vulgaris), eine richtige Ödlandpflanze, die wir auch als Küchengewürz kennen und die in der alten Küche nie bei Wild, Geflügel und Schweinebraten vergessen wurde. Wer weiß, ob wir je eine vegetarische Bewegung bekommen hätten, wenn die Pflanzen nicht größtenteils langsam aus dem Haushalt verschwunden wären.

Wie die meisten Pflanzen, ist auch der Beifuß eng mit dem Kult der verschiedenen Völker verbunden und scheint früh bei Frauenleiden verwandt worden zu sein. Jedenfalls empfiehlt ihn die Volksmedizin stets bei Nervenkrankheiten, ganz besonders bei Krämpfen; so bei Kinderkrämpfen, Hysterie und Epilepsie. Die gute Wirkung der Beifußwurzel wurde schon von Hufeland und nach ihm von vielen Ärzten bestätigt. Man soll das Wurzelpulver möglichst vor dem Anfall geben. Dr. Bohn ist der Ansicht, daß der Beifuß bei Krämpfen (Epilepsie) hilft, die in einer Rückenmarksreizung ihren Grund haben. Es heißt auch, daß die getrocknete Pflanze schon durch ihren Geruch als Schlafmittel wirkt. Die Homöopathie wendet Artemisia ebenfalls bei Epilepsie, nervösen Aufregungen und Schlaflosigkeit an.

Nelkenwurz (Geum urbanum L.). Ein Unkraut, das wir an schattigen Stellen an Zäunen, Waldrändern, Gebüschen, auf Schutthaufen finden. Der Wurzelstock riecht nelkenartig, galt in alten

Zeiten deswegen als antidämonisch und war der Bestandteil manchen Hexenpulvers. Man gab sie dem Vieh beim Austreiben ins Futter, und um Johanni sollte ihre Verfütterung bewirken, daß die Kühe viel Milch gaben. Ein alter Name «Manneskraft» deutet darauf hin, daß sie auch ein Stärkungsmittel ist. In alten Kräuterbüchern finden wir sie deshalb als ein nervenstärkendes Mittel bei Erschöpfungszuständen empfohlen. Wir finden sie aber ebenfalls für Durchfall, Menstruationsstörungen, Weißfluß, Gebärmutterblutungen, chronischen Rheumatismus, Gicht, Wechselfieber, fieberhafte Magen- und Darmkatarrhe und dann auch bei Melancholie empfohlen; sie scheint sich besonders bei allen Erschöpfungszuständen nach hitzigen Krankheiten zu bewähren.

Eberwurz (Carlina acaulis L.). Auch die Eberwurz, diese Distel an sonnigen Abhängen, ist eine uralte wilde Nahrungspflanze, da ihr Blütenboden eßbar ist; sie soll früh von alten Einsiedlern gegessen worden sein, und Karl der Große machte ihren Anbau den Klöstern zur Pflicht. Der Name der Distel deutet an, daß Eber, die ja immer Feinschmecker sind, sie fraßen. Übrigens erinnern auch Namen wie «Wiesenkas» (Bayern), «Distelbrötchen» (Schlesien) an jene Zeiten, wo der Mensch noch von dem lebte, was er sammelte. Alte Bücher erzählen uns, daß die Eberwurz gegen die Pest schützen und körperliche Kraft und männliche Potenz verleihen soll. Dieselben Bücher beschreiben uns auch genau, wie man mit der Eberwurz Tieren und Menschen ihre Kraft entziehen und auf sich übertragen kann, daran glaubte sogar Paracelsus noch. Jedenfalls hat sich bis heute auf dem Lande in einzelnen Gegenden die Vorstellung erhalten, daß diese Distel Mensch und Tier vor Schaden bewahren könne.

Praktisch stimmen alte Kräuterbücher mit modernen über die Wirkung der Wurzel der Pflanze überein. Die Wurzelabkochung treibt den Schweiß und Urin, hilft bei fieberhaften Zuständen der Verdauungsorgane, fördert die Menstruation und regt das Nervensystem an, hilft bei Wurmleiden und wird äußerlich bei Hautkrankheiten verwandt.

Der *Hopfen* (Humulus lupulus) wächst an Hecken, Gebüschen, Waldrändern und wird in vielen Gegenden angebaut, heute vor allem, um jene Bitterstoffe aus den Drüsen von Deckblättern und Blütenhüllen zu gewinnen, die dem Bier die eigentliche Würze geben (Lupulin). Die schmackhaften Schößlinge des Hopfens werden in manchen Gegenden als Gemüse gegessen. Aus dem Mehl des Lupulins bereitete man früher eine schmerzlindernde Salbe für Geschwüre. Ebenso beruhigend wirkt auch der Tee aus den Fruchtzapfen bei Entzündung der Blasen- und Harnröhrenschleimhaut. Er löst schmerzhafte Erektionen, er fördert den Schlaf besonders bei nervöser Schlaflosigkeit. Auch bei Magen- und Verdauungsschwäche, bei Nierenkolik, Gallensteinen, Gelbsucht soll er helfen (10 g täglich aufkochen). Wir finden also an den Hopfendolden ein ausgesprochenes Beruhigungsmittel bei nervösen Störungen. Abgesehen vom Alkohol wird folglich das Bier durch seinen Gehalt an Gerste und Hopfen nicht mit Unrecht als «flüssiges Brot» bezeichnet, und wenn man – vorausgesetzt, es wird mit Maßen genossen – von seiner beruhigenden Wirkung spricht (schlaffördernd), so wird sie dem Hopfen zuzuschreiben sein. Das wurde jetzt von der Forschung bewiesen.

In diesem Sinne habe ich auch in meinem Ernährungsbuch betont, daß die Genußmittel, die sich die einzelnen Völker aus ihrer einheimischen Pflanzenwelt herstellen, selbst wenn sie geringe Mengen Alkohol enthalten, niemals schädlich zu sein brauchen; sie werden stets einen gewissen Ernährungs- und Heilwert besitzen.

Volkstümlich bei Schwindelanfällen, einseitigem Kopfschmerz und krampfartigen Anfällen war schon früh die *Gemeine Küchenschelle* (Pulsatilla vulgaris). Die Homöopathie verwendet sie für die Zentren des Rückenmarks, besonders für zarte Personen (Frauen), bei Phantasietäuschungen, Angst und ängstlichen Träumen, die mit einer bleichsüchtigen Konstitution verbunden sind.

Der *Kampfer* (Camphora officinarum Nees) ist ein bekanntes Mittel gegen Schwächezustände (0,05 g). Äußerlich verwendet man ihn gern gegen rheumatische Gelenkschmerzen, homöopathisch gegen neurasthenische Beschwerden (Kopfschmerzen), besonders dann, wenn die Nerventätigkeit rasch sinkt.

Eine der ältesten Giftpflanzen, die gebraucht wurde, ist das *Bilsenkraut* (Hyoscyamus niger), dessen Genuß Halluzinationen, Tobsucht, Krämpfe, sinnloses Reden und schließlich Schwäche, nervöse Unruhe und Schlafsucht erzeugt. Verdünnt (homöopathisch) beruhigt Hyoscyamus. Man hat die Pflanze deshalb im 15. Jahrhundert als Betäubungsmittel bei Operationen gebraucht. Bei manchen Völkern versetzen sich die Zauberer noch heute mit dem Bilsenkraut in ekstatische Zustände. Mit dieser Pflanze, die bei uns vielleicht durch Zigeuner eingeschleppt wurde, ist viel Zauberei getrieben worden, zumal sie die bei jeder Pflanze vorhandene Fähigkeit, Wandlungen im Organismus hervorzurufen, besonders deutlich offenbart.

Heute gebraucht man bei starken Schmerzen und Erregungszuständen Scopolamin, das sich ebenfalls im Samen des Bilsenkrautes befindet. Die Homöopathie gibt Hyoscyamus als Beruhigungsmittel für das Gangliennervensystem, für das Gehirn- und Rückenmark, bei Gesichtskrämpfen usw.

Auch die *Pfingstrose* (Paeonia officinalis), deren gefüllte Blüten uns in den Gärten begegnen, ist ein altes Nervenmittel und wurde früher gegen die Fallsucht gebraucht.

Nach Dr. Bohn dient sie heute noch dazu und wirkt auf das Gehirn. In sehr kleinen Gaben soll sie bei Kinderkrämpfen helfen.

Die Wurzelabkochung und die homöopathische Verwendung wirken – wie bereits erwähnt – bei stark schmerzhafter Gicht und chronischem Rheumatismus, so daß man an eine direkte Nervenwirkung der Pflanze denken könnte.

Dort, wo das Bilsenkraut wächst, gedeiht auch der giftige und übelriechende *Stechapfel* (Datura stramonium), dessen Blüten nachts stark duften und von denen sich die Nachtfalter angezogen fühlen, als wüßten sie um das Geheimnis dieser Pflanze.

Sie ist ein Mittel, das die Homöopathie sogar (als Stramonium) bei Geistesstörungen, Tobsucht und Säuferwahnsinn verschreibt, zumal wenn der Kranke Halluzinationen hat, die Erscheinungen lebendig werden und ihn wie wilde Tiere anfallen. Die Pflanze soll von Zigeunern verbreitet worden sein, die mit ihr zu heilen wußten. Heute verwendet man den Extrakt zu äußeren Einreibungen bei Neuralgien.

Mit dem gefleckten *Schierling* (Conium maculatum) soll Sokrates vergiftet worden sein; jedenfalls schildert uns Platon Vergiftungserscheinungen, welche auf die Pflanze zutreffen. Das Gift der Pflanze ist sehr gefährlich; am stärksten ist es im *Wasserschierling* (Cicuta virosa). Der Arzt verordnet die Pflanze in Pillenform (0,05 g) gegen Neuralgien. In der Homöopathie wirkt sie auf Gehirn, Rückenmark und zugleich auch auf die Verdauungsorgane (besonders geeignet für Hypochonder, Hysteriker, für das Alter und die Wechseljahre).

Selten wird man daran denken, daß die Schnee- oder Christrose, die im Winter ihre schneeweißen Blüten entfaltet, in denen sich ein zierlicher Honigbehälter befindet, eine giftige Pflanze ist, die *Schwarze Nieswurzel* (Helleborus niger). Man verwendet die Wurzel homöopathisch bei schnell sinkender Lebenskraft und bei Depression der Sinnesnerven, die sich mit Muskelschwäche verbindet.

Bekannt ist allgemein das Opium aus dem *Schlafmohn* (Papaver somniferum), der viele wertvolle medizinische Stoffe enthält. Aus seinem Milchsaft gewinnt man das Opium, aus dem das Morphium hergestellt wird, das die schlimmsten Schmerzen stillt und den ersehnten Schlaf bringt. Man kann nicht genug davor warnen, sich an den Gebrauch dieser giftigen Pflanze zu gewöhnen, da ihr Gift äußerst zerstörend wirkt, da es wohl vorübergehend Betäubung einer Krankheit, aber nie ihre Heilung bringt. Anders ist es, wenn wir die großen Verdünnungen der Homöopathie anwenden, dann wirkt «Opium» bei Gemütsstörungen und Krämpfen heilsam.

Auf feuchten, sumpfigen Wiesen wächst der *Weiße Germer* (Veratrum album), der bei Erschöpfung des Nervensystems benutzt wird, besonders wenn es sich um Nervenschmerzen, Krämpfe, Herzschwäche und physische Erregung handelt.

Die alten Kräuterbücher empfehlen den *Giftlattich* (Lactuca virosa) als schwach wirkendes Opium, das natürlich auch giftig ist. Die Homöopathie verwendet die entsprechenden Verdünnungen gegen nervöse Kopfschmerzen, Schwindel, Schlafstörungen; das allopathische Laktukariumpräparat (Schlafmittel) ist nicht mehr im Gebrauch.

Ein Liebling der alten Kloster- und Bauerngärten war die *Melisse* (das Bienenkraut, Melissa officinalis); gern suchten die Bienen sie auf. Schon Vergil lockte mit ihr die Bienen. Columella versuchte sogar die Bienenkönigin zu fangen, indem er seine Hand mit der duftenden Pflanze einrieb. Die heilige Hildegard erzählt von der Melisse, daß man gern lacht, wenn man sie ißt, da sie das Herz freudig erregt, weshalb die Melisse auch Herztrost heißt.

Sicher war gerade sie immer ein gutes Mittel für Frauen, und nicht nur ein gynäkologisches. Dr. Bohn meint, daß die Melisse sich besonders gut für schwache Kinder und Frauen eigne und Krampfzustände im Unterleib, nervöse Störungen (Kopfschmerzen, trübe Laune usw.) lindere. In der Tat empfiehlt schon Plinius die Pflanze gegen Hysterie und Hypochondrie. Immer wieder begegnet sie uns in alten Kräuterbüchern als gutes, erprobtes Frauenmittel. Immer wieder heißt es, daß sie das Herz stärkt und Melancholie vertreibt. Sie ist krampfstillend und nervenberuhigend, wird gegen nervöses Herzklopfen, Schlaflosigkeit und viele andere nervöse Störungen gebraucht (Neurasthenie).

Der *Dill* (Anethum graveolens) ist ebenfalls ein gutes Nervenmittel. Man kocht den Samen ab und gibt den Sud gegen Schlaflosigkeit. Das Dillkraut wird in der Küche zu Soßen, Salaten und zum Einmachen (Gurken) verwendet. Dill gebrauchte man schon im alten Ägypten. Es heißt von ihm, daß er Dämonen vertreibt, ähnlich wie Anis, Fenchel, Kümmel, weil er stark riecht. Man war früher davon überzeugt, daß den Gerüchen der Pflanzen große Kräfte zuzuschreiben wären. Man wußte, daß das Essen «gedillt» werden mußte, damit es gesund war.

Damit schließen wir die Reihe der Nervenpflanzen. Es ist bezeichnend, wie zahlreich gerade unter ihnen die Giftpflanzen vertreten sind. Die Homöopathie, die mit den hohen Potenzen der Giftpflanzen heilt, erzielt damit große Erfolge. Nach Ansicht der modernen Wissenschaft steht der Homöopathie eine große Zukunft bevor.

KOPFSCHMERZEN UND MIGRÄNE

Auf einem der letzten Internistenkongresse aller Länder, der komplizierte Gehirnvorgänge diskutierte, stellte man grundsätzlich fest, daß Kopfschmerzen ohne Fieber – das gleiche gilt auch für die Epilepsie – keine Krankheit darstellen, sondern nur Symptome. Man muß also bei allen erst einmal unerklärlichen Krampfanfällen nach der besonderen Ursache suchen.

Noch heute hört man oft den Stoßseufzer: «Ich gehöre zu den Kopfschmerzlern». Es ist kaum zu beschreiben, was man einst alles für die Ursachen der Kopfschmerzen hielt. Da sollte es Hexen geben, die den Leuten das Gehirn aus dem Kopf zauberten. Böse Blicke verursachten stets Kopfschmerzen. Junge Mädchen wurden gewarnt, ihr ausgekämmtes Haar aus dem Fenster zu werfen. Das holten sich dann die Vögel zum Nesterbau und der Druck beim Brüten teilte sich den Unvorsichtigen als Kopfschmerz mit. Wie gerne würde mancher die Kopfschmerzen, die ihm unsere bösen Zeiten machen, mit denen der alten poetischen vertauschen.

Im Volksglauben finden wir aber auch recht reale Einsichten. Im Frankenwald klagen oftmals die alten Mütterchen, daß ihnen «die Dünste aus dem Magen in den Kopf gestiegen wären». Bei anderen wieder war es die «Galle» oder der «Fluß» (Menstruation), «übermäßig nach dem Kopf steigendes Geblüt».

Kopfschmerzen infolge Blutandrangs und Erkältungen waren gut bekannt. Man heilte sie durch Niesen (Niespulver), legte kühlende Blätter fleischiger Pflanzen auf den Kopf, machte kalte Umschläge oder setzte Schröpfköpfe an. Von Tierorganen wurde immer wieder das Hirn als Heilmittel empfohlen (Analogiewirkung). In Schwaben heilte man mit Katzendreck und Essig, und in anderen Gegenden mußte sogar der «Armsünderstrick» zur erwünschten Heilung herhalten. Dann wieder wurde ein Ameisenhaufen ausgekocht und in der Sonne in Flaschen destilliert und mit dem Extrakt der Kopf gewaschen. Selbst ein Totenschädel wurde dem Kranken auf den Kopf gelegt, wenn die Schmerzen nicht vergehen wollten. Im 16. Jahrhundert war es vor allem der kirchliche Segen, der die Schmerzen im Kopf vertreiben sollte.

Auch heute noch bereiten manche Kopfschmerzen selbst erfahrenen Medizinern Kopfschmerzen. Wir wissen, daß die Kopfschmerzen nur selten eine Krankheit für sich sind. Sie sind fast immer Alarmsignale. Nach ihren Ursachen muß geforscht werden. So zeigt der Kopfschmerz die Leiden des Gehirns an: Gehirnhautentzündung, Gehirnerweichung, Gehirnsyphilis und Gehirngeschwulst. Diese Ursachen sind natürlich selten. Viel häufiger sind dagegen Kopfschmerzen, deren Ursache Infektionskrankheiten sind: Mandelentzündung, Grippe, Typhus usw. Außerdem gehören sie auch zu den vielen akuten und chronischen Magen- und Darmleiden, zumal der chronischen Verstopfung. Auch die mancherlei Vergiftungen, die wir uns im Arbeitsprozeß durch chemische Stoffe zuziehen oder im Privatleben durch regelmäßig zugeführte, absolut nicht harmlose Genußmittel, wie Alkohol, Tabak, Kaffee, chinesischer Tee usw., sind mit Kopfschmerzen verbunden. Dann sind Kopfschmerzen die Begleiterscheinungen von: Nieren- und Herzleiden, Aderverkalkung, ungleichmäßiger Blutverteilung. Bei Frauen sind es überwiegend Verstopfung, Verlagerungen und Verwachsungen der Unterleibsorgane, die chronische Kopfschmerzen verursachen.

Die nervösen und rheumatischen Kopfschmerzen, an denen so viele Menschen heute leiden, sind ein Kapitel für sich, das mit unserer Lebens- und Arbeitsweise zusammenhängt. Hier haben die Behandlungen mit Sonne, Luft, Wasser, mit angepaßter Ernährung, Fasten und unseren Heilpflanzen beste Erfolge.

Das zeigt sich auch bei einem besonders schlimmen Quälgeist des Menschen, der Migräne. Die modernen Forschungen ergaben, daß die Migräne sehr gut, wenn nicht am besten, auf eine naturgemäße und seelische Behandlung anspricht.

Die Migräne (französisch migraine) muß man von den üblichen Kopfschmerzen unterscheiden, da sie anfallsweise und einseitig auftritt. Die echte Migräne ist meistens vererbt und macht sich gewöhnlich schon in der Jugend bemerkbar.

Die halbseitigen Kopfschmerzen sind äußerst heftig und stechend, verbunden mit Schwindel, Flimmern vor den Augen, Übelkeit und Erbrechen. Es handelt sich um Blutgefäßkrämpfe im Gehirn oder in den Hirnhäuten. Überwiegend werden Frauen davon befallen. Ausgelöst wird der Anfall gewöhnlich in Verbindung mit der Menstruation, seelischen Aufregungen, Witterungseinflüssen, körperlichen Überanstrengungen, Allergien und Störungen der inneren Sekretion.

Der gewöhnliche Anfall beginnt bereits in der Frühe, die Kopfschmerzen steigern sich langsam, einer allgemeinen Abgeschlagenheit folgen Übelkeit und Erbrechen. Es gibt Anfälle, die länger, und solche, die kürzer verlaufen; sie können sich auf Minuten oder Stunden, Tage oder mehr als eine Woche erstrecken. Während des Anfalls ist der Kranke lichtscheu, überempfindlich gegen Geräusche und Hitze. Die Druckempfindlichkeit des Kopfes macht ihn arbeitsunfähig. Viele Kranke bekommen ihre Anfälle oft mitten in der Arbeit. Meist werden die Anfälle noch von halbseitigen Störungen der Gesichtsnerven begleitet. Auch Sehstörungen sind dabei nicht selten. Man spricht dann von eine Augenmigräne.

Das eigentliche Wesen der Migräne war bisher noch nicht völlig geklärt. Man sprach allgemein, wie bei vielen Kopfschmerzen, von einer Stoffwechselstörung und einer durch chronische Verstopfung entstandenen Selbstvergiftung des Körpers. Man empfahl dagegen das alte Hausmittel: eine Tasse Kaffee mit dem Saft einer Zitrone. Ferner vegetarische Diät (kein tierisches Eiweiß, kein Salz), viel Frischobst. Regelmäßige Wechselfußbäder und Leibwickel. Wöchentliche Sauna, viel Bewegung in frischer Luft (kein Kaffee, chinesischer Tee, Nikotin und Alkohol), Teilsonnenbäder (Kopf beschatten), Ganzwaschungen der Haut, Trockenbürsten. Die Naturheilmethode empfahl schon früh Entspannungsübungen, Selbstsuggestion und seelische Behandlung.

Der letzte Vorschlag ist deshalb besonders interessant, weil jetzt Dr. Furmanski in Los Angeles nach langjährigen praktischen Untersuchungen der Migräne feststellte, daß sie ein ausgesprochen seelisch bedingtes Leiden ist. Es entwickelt sich auf der Basis der für unsere Zeit besonders typischen Lebensangst, Existenzkämpfe, Minderwertigkeitsgefühle und Depressionen. Diese Kranken sind sehr sensibel, sehnen sich nach Liebe und Anerkennung. Sie müssen ihre Gefühle mit anderen Menschen tauschen und umsetzen können. Werden sie hier längere Zeit enttäuscht, so führt das bei ihnen zu seelischen Gleichgewichtsstörungen, und Kopfschmerzen sind die Folge. Schon die Eltern sollten das im Umgang mit ihren Kindern früh und sorgfältig beobachten, um eine eventuelle Veranlagung rechtzeitig zurückzudrängen. Die Umwelteinflüsse stehen immer in positiver oder negativer Beziehung zu den vererbten Anlagen. Unbedingt ist eine psychoanalytische Behandlung dieses Leidens erfolgversprechend. Sie muß aber von einer rohkostreichen vegetarischen Ernährung mit viel Sonne, Luft und Wasser im Kneippschen Sinne begleitet sein. Dabei spielen das Chlorophyll und verschiedene Heilpflanzen eine wichtige Rolle. Die folgenden Absätze sollen uns darüber unterrichten.

Die Münchener Medizinische Wochenschrift schrieb wiederholt, daß sich die Behandlung der Migräne nicht immer mit Medikamenten allein durchführen lasse. Neben Arzneien soll die Ernährung besonders beachtet werden. Empfohlen werden: Mäßige Eiweißmengen, salzarme Kost, Gemüse, Salate, Obst in erster Linie. Kaffee und Tee einschränken. Nikotin völlig vermeiden, überhaupt mäßiger leben.

Dr. Gerson, der den Organismus wieder als eine Einheit auffaßt, heilt die Migräne, indem er den Organismus durch Diät entgiftet. Er verbietet: Rauchen, Trinken, Kochsalz, geräucherte und gesalzene Fische, Essig, Suppenwürze, Bouillonwürfel, scharfe Käse, Konserven, Eingewecktes, scharfe Gewürze usw. Den Fleischgenuß schränkt er ein, den Eiweißbedarf deckt er nötigenfalls nur durch Milch und Eier.

Dafür gibt er täglich außer 1–2 rohen Gelbeiern, mehrere Zitronen, viel Obst; Früchte aller Art, Salate, Tomaten, rohe Wurzeln, rohe Preßsäfte aus Gemüsen und Früchten; an roher Milch $^1/_2$ Liter (Joghurt, Kefir, dicke Milch, Buttermilch), salzlose Butter, Quark. Frisches Gemüse gibt es mittags und abends; sonst Kartoffeln, wenig Mehl, Brot und Zucker, auch nur etwas Fisch. Zur Änderung des Mineralstoffwechsels verordnet er ein «Mineralogen» (kein Salzersatz).

Die Kräuterbücher empfehlen gegen die Migräne Pflanzen, welche die Tätigkeit des Magens, der Leber und der Nieren anregen sollen.

Vorgeschlagen werden süße Orangen, Zitronen, schwarze Johannisbeeren, Schlüsselblume, Lavendel, Pfefferminze, Thymian, Ehrenpreis, Eisenkraut, Waldmeister, Baldrian und andere. Heilpflanzen müssen stets für jeden Kranken besonders ausgesucht und mit Rücksicht auf seine Individualität zusammengestellt werden. Es gibt nicht zwei Menschen, welche sich gleich sind, selbst wenn sie dieselbe Krankheit haben. Jeder Mensch lebt sein eigenes Leben, hat seine eigene Gesundheit, seine eigenen, langsam heranwachsenden Krankheiten und auch seinen eigenen Tod.

Nach meinen Erfahrungen würde ich für die Migräne die Meeresalgen (wozu ich auch für diesen Fall Isländisches Moos rechnen möchte) in Verbindung mit Wermut vorschlagen, um eine neue starke Vegetation im Körper wachzurufen. Bei längerem Gebrauch werden sich sozusagen die Chlorophyllbestände des Körpers erneuern. Ferner sollte schon nach kurzem Gebrauch der Algen mit dem Einsatz der Mistel begonnen werden, die ich für ganz wesentlich für die Migränekrämpfe halte. (Siehe den Absatz über die Mistel.)

Der Kranke muß sich in Verbindung mit seinem Arzt aus den Angaben diejenigen Pflanzen zusammenstellen, die ihm persönlich entsprechen, das heißt, die sich ihm assimilieren. Ein Allheilmittel hat es noch nie gegeben, dafür ist die unbesiegte Migräne noch immer ein Beweis.

EPILEPSIE

Die Fallsucht (Epilepsie) ist verbreiteter, als man gewöhnlich weiß. Auf etwa 1000 Menschen kommen zwei Epileptiker. Bei diesem chronischen Leiden unterscheiden wir zwei Arten: die echte oder genuine Epilepsie und die Jacksonsche Epilepsie.

Die echte oder genuine Epilepsie zeigt sich in periodisch wiederkehrenden Bewußtseinsstörungen. Sie sind in ausgebildeten Fällen durch Auftreten von Krämpfen (Konvulsionen) charakterisiert, bei denen Bewußtsein und Empfindung aufgehoben sind. Zwischen den einzelnen Anfällen können nur Stunden, aber auch Jahre vergehen.

Die Jacksonsche Epilepsie besteht in periodisch auftretenden Muskelkrämpfen ohne Bewußtlosigkeit.

Die eigentliche Ursache der Epilepsie ist noch nicht erkannt. Eine vererbte allgemeine nervöse Disposition kommt den epileptischen Krämpfen entgegen. In der Trunkenheit erzeugte Kinder sollen oftmals zur Epilepsie neigen. Es wird angenommen, daß der echten Epilepsie eine Entartung der Hirnrinde vorausgeht, die ihrerseits wieder ihre Ursache in den Folgeerscheinungen schwerer Krankheiten bzw. Infektionen, besonders syphilitischer Natur, hat.

Zu den auslösenden Ursachen rechnet man: falsche Lebensweise,

Alkoholmißbrauch, seelische Erregungen, Kopfverletzungen (sogenannte traumatische Epilepsie), Infektionskrankheiten, chronische Verstopfung.

In der Mehrzahl der Krankheitsfälle gehen den epileptischen Anfällen als Vorboten voraus: Unruhe, Aufregung, verändertes Benehmen, Druck im Kopf, Schwindel. Die unmittelbaren Vorboten dauern nur wenige Sekunden und gestatten den Kranken, die das Leiden schon kennen, gewisse Vorsichtsmaßregeln. Oft aber kommt der Anfall so rasch, daß der Kranke mit einem Schrei bewußtlos zu Boden stürzt, wobei es oft zu entsprechenden Verletzungen kommt.

Der eigentliche Krampfanfall vollzieht sich in völliger Bewußtlosigkeit mit allgemeinen Muskelzuckungen, die sich durchschnittlich nur auf wenige Minuten, oft auch nur auf Sekunden erstrecken. In schweren Fällen folgen die Krampfanfälle, bei Bewußtlosigkeit des Patienten, rasch aufeinander und können mehrere Tage dauern, eventuell von hohem Fieber begleitet sein.

Je häufiger die Anfälle wiederkehren, desto schwächer wird das Gedächtnis des Kranken. Mit der Zeit können sich den Anfällen psychische Störungen anschließen. Der Kranke wird reizbar, neigt zu Wutausbrüchen, unüberlegten Handlungen, Wandertrieb, Schwachsinn und Angstvorstellungen.

Falls sich die großen Anfälle in kurzer Zeit häufen, kann sich der sogenannte «status epilepticus» ausbilden, der wiederum zwei Stadien hat, das konvulsivische und das komatöse. Im konvulsivischen steigt die Temperatur bei zahlreichen Krämpfen bis 41 Grad. Mit dem komatösen Stadium ist Albuminurie (Eiweiß im Harn) verbunden. Bei längerem Andauern der Epilepsie tritt der Tod oft durch Lungenödem ein.

Die Epilepsie wird meist auch heute noch in der alten Weise mit Brom und Luminal behandelt. Die Bromkuren lindern natürlich die Anfälle, aber sie stellen keine Heilung dar. Brommißbrauch vergiftet den Körper mit der Zeit, stört die Verdauung und fördert den Verblödungsprozeß.

Bei so schweren chronischen Leiden wie der Epilepsie, die teilweise vererbt sind und auf Degenerationserscheinungen beruhen, ist es schwer, mit natürlichen Mitteln, also mit Nahrungsstoffen und Heilpflanzen, eine Heilung oder auch nur eine auffallende Besserung zu erreichen. Aber es treten immer wieder Fälle auf, bei denen mit diesen Mitteln doch eine Besserung des Zustandes und die Verhinderung einer Verschlimmerung erreicht wurde. Gerade auf dem Gebiet der Pflanzenheilkunde müssen allopathisch wie homöopathisch immer neue Versuche unternommen werden, einen entscheidenden Arzneistoff ausfindig zu machen.

Wenn es dem westfälischen Landarzt Dr. med. Joseph Evers-Hachen gelang, eine unserer schwersten Nervenkrankheiten, die

Multiple Sklerose, in vielen Fällen mit einer angepaßten Diät, in der die Pflanzenstoffe eine entscheidende Rolle spielen, zu heilen, dann wird das auch bei der Epilepsie möglich sein.

Wir finden die Bromide, welche soviel als Medizin gegeben werden, besser im Meerwasser, in Salzseen und Solquellen (Mutterlauge der Kalisalzlager). Man weiß zwar, daß der Körper mit Bromsalzen nicht fertig wird. Trotzdem ist es erstaunlich, daß man kaum versucht hat, die Epilepsie mit den Meeresalgen zu bekämpfen, obwohl doch gerade diese Pflanzen die ausreichenden kleinen Mengen von Brom und Jod enthalten. Es heilt nicht immer viel auch viel. Das homöopathische Gesetz stimmt, daß der Körper am stärksten auf regelmäßige kleinste Mengen reagiert, wenn das auch nicht immer die ins beinahe Unwirkliche gehenden Verdünnungen der Homöopathie zu sein brauchen.

Ich empfehle also gegen die Epilepsie in erster Linie die Meeresalgen: Irländisch Moos, Blasentang, Agar-Agar, Meerschwamm, Isländisch Moos – und als Getränk in kleinsten Mengen Meerwasser.

Wenn es richtig ist, wie man heute annimmt, daß die Epilepsie auf eine Störung der Drüsen mit innerer Sekretion zurückzuführen ist (erst kürzlich kam ein Epileptiker durch reiche Erfahrungen und gründliches Studium ebenfalls zu dem Schluß, daß die Epilepsie auf einer Entartung der Drüsen beruht), dann haben wir in der Meeresflora den stärksten Regulator für die Nerventätigkeit.

Die Meeresflora mit dem Gehalt an Brom und Jod in organischer Form gibt den Nerven fehlende Lebensstoffe. Es ist anzunehmen, daß die Ursache der Epilepsie hauptsächlich in einem Raub an Nervensäften zu suchen ist. Durch Pflanzen, die auch bei gestörter Schilddrüsentätigkeit ihre Wirkung tun (siehe Kropfleiden und Basedow), beruhigen sich die Nerven wieder mit der Zeit.

Kneipp meinte, daß der Hauptsitz der Epilepsie im Blut liege, er sprach von Blutarmut, vergiftetem Blut, gestörtem Umlauf. Manche erklären ähnlich den epileptischen Anfall als einen Krampf, der von den Blutgefäßen ausgeht und Blutleere im Gehirn erzeugt. Man sollte aber bedenken, daß Blut- und Nervensäfte so verschieden sind, als wollte man Wasser mit Wein vergleichen.

Dem Kenner braucht wohl kaum gesagt zu werden, wie wichtig bei der Epilepsie geschlechtliche Enthaltsamkeit und Diät sind. Gerade durch eine überlegte Verbindung von Rohkostperioden mit völlig fleischloser Normalkost hat man schon gute Fortschritte gemacht. Es ist selbstverständlich, daß Wein, Bier, Kaffee, Tabak,

---

Tafel 7 · Nerven
Rechts: *Hopfen;* unten links: *Johanniskraut*

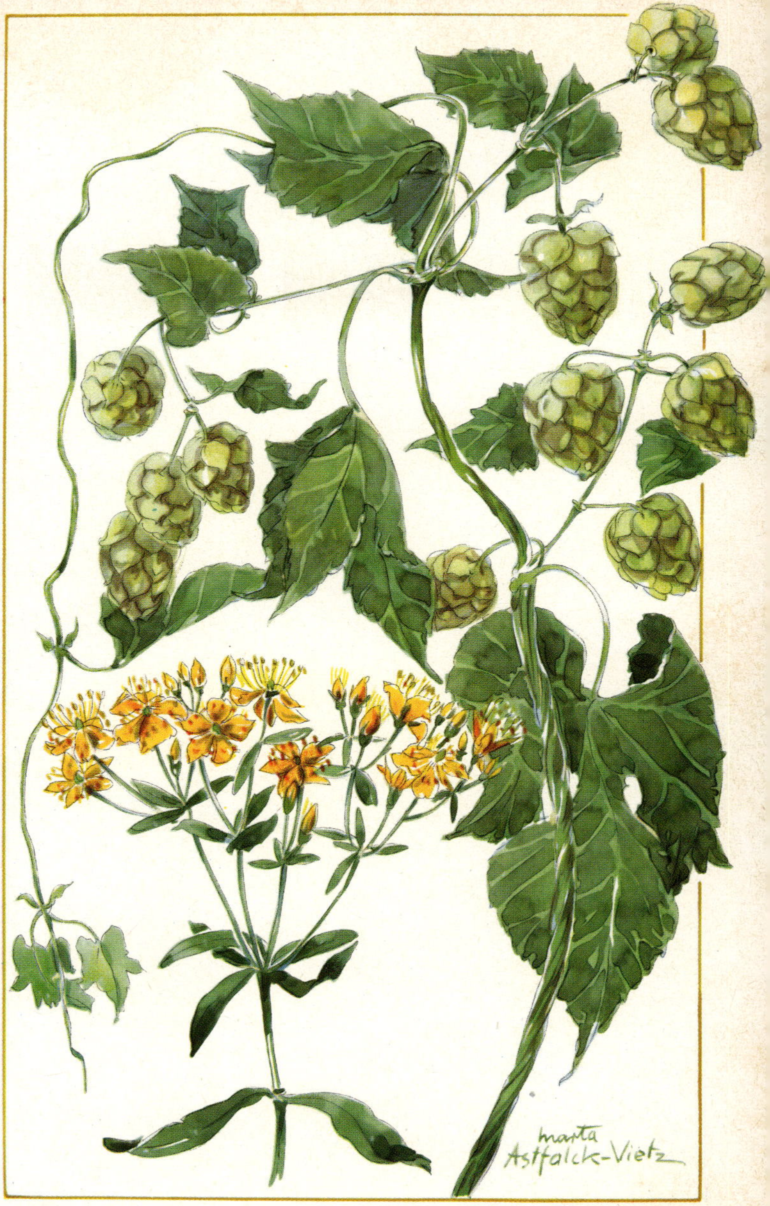
marta
Astfalck-Vietz

übermäßiger Salz- und Zuckergenuß vermieden werden müssen (dafür Selleriesalz, Honig).

Abgesehen von den Algen, die zuerst einzusetzen sind, müssen noch *Mistel, Beifuß* (Pulver der Wurzel), *Salbei, Thymian* und *Wermut* herangezogen werden, die man abwechselnd der Ernährung, als Pulver oder Tee, zusetzt.

Die Mistel wurde schon in alten Zeiten gegen Epilepsie verwandt. Sie wirkt hier direkt auf Erneuerung der Nervensubstanz.

Die Beifußwurzel wirkt auf das Zentralnervensystem. Salbei auf das Rückenmark. Thymian regt die Drüsensekretion an.

Damit wären die wichtigsten Pflanzen genannt, deren wechselnder Einsatz in Verbindung mit entsprechender Diät die natürlichen Möglichkeiten bieten, die Epilepsie zu bekämpfen.

PFLANZEN- UND TIERSTOFFE IN DER ERNÄHRUNG

Ich habe die beiden letzten Krankheiten, die als Nervenkrankheiten gelten, auch aus dem Grunde angeführt, um zu zeigen, wie wichtig der Einfluß der Nerven bei Krankheiten ist. Wir wissen, daß die Großhirnzentren des Menschen bei jeder Arbeit feinste elektrische Ströme erzeugen, von denen der Körper bewegt wird. Jedes Zentrum, das gerade «eingeschaltet» ist, gibt wie ein kleiner Radiosender elektrische Zeichen von sich, die man mit modernen Meßapparaten unmittelbar aufnehmen kann. Es gibt auch nicht eine Zelle unseres Gefäßsystems, die nicht unter dem Einfluß der Nerven stände. Die Nerven bilden im Zusammenspiel mit chemischen Substanzen – mit den gelösten Mineralsalzen, welche der ständig fließende Nahrungsstrom uns bringt – eine Vorrichtung, durch welche die Verengung und Erweiterung der sämtlichen Gefäße und dadurch auch die Verteilung geregelt wird. Auf diesem Wege bekommt jede Stelle des Körpers gerade so viel Säfte zugeführt, wie sie im Augenblick braucht. Daraus ist zu ersehen, wie die Nerven an der Regelung durch elektrische Ladung beteiligt sind. Die Energie dieser Ströme stammt aus dem Leben der Pflanze. Man kann deutlich die gerade Linie vom Blatt in der Natur bis zum *Blut im Menschen* verfolgen.

Vielleicht wird der Leser sich schon manchmal gewundert haben, warum ich nie die Ernährung durch Tierstoffe erwähne. Das hat seinen Grund darin, daß sich das vorliegende Buch nur mit der Tätigkeit der Pflanze im menschlichen Organismus beschäftigt, die genau so maßgebend im tierischen Organismus wie im menschlichen ist.

Wenn heute selbst die Wissenschaft bestätigt, daß sowohl der tierische als auch der menschliche Organismus von der Pflanze stammt, was schon Goethe erkannte, der ebenfalls im Blatt den Ausgangspunkt des tierisch-menschlichen Lebens zu erkennen glaubte, muß man alle Probleme unseres Lebens, von den rein mechanischen bis zu den geistig kompliziertesten, in vegetativen Vorgängen suchen. Die Frage, ob wir uns nun in der Ernährung an Tierstoffe oder an Pflanzenstoffe (gekocht oder roh) halten sollen, ist nebensächlich. Was wir auch essen mögen, ob es Minerale, Pflanzen oder Tiere sind: Pflanzen waren oder sind alle Nahrungsmittel. Die Ernährungsfrage wird nie durch einseitige Theorien gelöst, die uns dazu verurteilen, nur Tierstoffe oder das Gegenteilige, nur rohe oder gekochte Pflanzenstoffe zu essen.

Ursprünglich hatte der Mensch auf alles Hunger, was sein Boden hervorbrachte; mit allem wollte er einen Tausch eingehen, sehr oft schon aus dem Grunde, um fremde Kräfte zu gewinnen. Es war Sache des Klimas und des Bodens, ob sie ihm mehr Tiere oder mehr Pflanzen boten.

Vor allem aber müssen wir uns daran gewöhnen, daß die Natur nicht die menschliche Abneigung gegen das Sterben kennt. Die Natur kennt nicht unsere Todesvorstellung, sondern baut ununterbrochen weiter. Aus dem Mist von Menschen und Tieren gehen neue Pflanzen auf, die von Mensch und Tier wieder gegessen werden.

Die Natur denkt immer nur an Steigerung der Werte. Wenn sie kreuzt, will sie höhere Gattungen erzielen. Wenn der primitive Mensch einst mit dem Bären rang und ihn tötete, nahm er mit dem Tierleib und den edlen Organen auch die Bärenseele in sich auf, oder er ließ sich selbst von dem Bären – vielleicht als alter Mann – «fressen», in der Vorstellung, als Bär wiedergeboren zu werden. So mechanisch und technisch wie heute aß man früher kein Fleisch. Und wenn heute viele Menschen scheinbar kein Fleisch mehr vertragen, so deshalb, weil sie im Grunde gar kein Recht dazu haben. Wer früher zum Beispiel einen Bärenpelz trug, ohne ihn selbst erlegt zu haben, dem wurde er genommen, und er wurde bestraft. Solches Denken haben wir längst verlernt. Wir amüsieren uns nur noch manchmal, wenn wir einen Schwächling im Bärenfell laufen sehen, weil das ein offensichtlicher Widerspruch ist.

Wir müssen die Ernährungsfrage ganz anders stellen. Wer kein Fleisch mehr verträgt, neigt leicht dazu, sich dafür eine Moral zu erfinden und das Fleischessen für Sünde zu erklären. Gewiß gilt das für ihn persönlich, nur mit dem Verallgemeinern sollte er vorsichtig sein.

Etwas ganz anderes dagegen ist es, wenn ein Kult, zum Beispiel der buddhistische, das Fleischessen verbietet, weil er einen Menschentyp züchten will, der die «innere Aktivität», diese vollkommene Ruhe nach außen, welche die Pflanze charakterisiert, gewinnen soll. Auf diese speziellen Zuchtfragen, die bis ins letzte durchdacht waren, kann ich hier nicht eingehen, dazu wäre ein neues Buch erforderlich.

Wenn aber bei uns heute in Europa deutlich ein wachsendes Verlangen nach Pflanzennahrung (oft sogar nach lebendiger Rohkost) festzustellen ist, so liegt die Ursache dazu sehr tief.

Durch einseitige Bodenbearbeitung und den Anbau zu weniger Pflanzenfamilien starben immer mehr wertvolle Pflanzen für den Organismus des europäischen Menschen aus, und selbst diese gibt er (als Mist und Dünger) immer seltener dem Boden zurück. Naturgemäß muß also ein gewaltiger Pflanzenhunger entstehen, der im Grunde aus der Erde selbst kommt und sich im wachsenden Verlangen der Menschen uns deutlich macht. Dabei geht es den Tieren wie den Menschen. Tier wie Mensch werden nicht mehr vollwertig ernährt. In ihrer Ernährung fehlt eine Unzahl von Pflanzen, und deshalb wird heute die Ernährungsfrage immer wichtiger.

Beteiligt daran ist auch unsere Technik, die uns auf so vielen Wegen in einen Gegensatz zur Natur bringt. Es wird heute sehr darum gestritten, ob sie unseren Boden richtig behandelt und unsere Nahrung auch sonst nicht zu sehr ihrer Natur beraubt. Jedenfalls kann kein Zweifel sein, daß sich schon seit einiger Zeit die Auffassung durchsetzt, daß hier etwas getan werden muß. Es geht heute mehr denn je darum, das zwischen Natur und Technik gestörte Gleichgewicht wiederherzustellen. Das, was man als «Materialismus» bekämpft, ist nur ein einseitiges technisches Denken, das jedes «glaubensmäßige» Fühlen und Denken, das – wie ich schon öfters betonte – ein «naturgemäßes» ist, verspottet, aber immer auf Kosten der körperlichen Gesundheit und der seelischen Entwicklung des Menschen.

Es ist selbstverständlich, daß Menschen wie Spengler, die im Grunde nur materiell denken können, den Untergang Europas prophezeien müssen; denn in der Tat würde Europa an der Einseitigkeit einer rein technischen Lebensweise langsam zugrunde gehen, weil das eben bedeutet, daß alles «Vegetative» aussterben würde. Der einfache Mensch ist aber so tief mit den Wurzeln der Natur verbunden, daß bereits mit dem technischen Aufschwung eine Naturbewegung entstand, die ein Gegengewicht schuf.

Und so müssen auch Bewegungen wie Vegetarismus usw. verstanden werden. Es kommt bei diesen Bewegungen nicht auf jene Kreise an, die ihnen aus Krankheitsgründen usw. huldigen, sondern man muß den Heliotropismus erkennen, der darin als stärkste Kraft aller Wesen zum Ausdruck kommt, den Lichthunger der Pflanze. Unsere Organe sind Vegetationsorgane, wie wir sie auch in der Natur kennen, und diese bewegen sich, wenn sie zu lange hungern müssen. Hier sind es vor allem die Nerven, die uns aufmerksam machen.

In diesen natürlichen Regungen, die selbst in ihren stärksten Ausdrücken rein vegetativ sind, sehe ich das entscheidende Problem unserer Zeit, und es freut mich, daß dies von verschiedener Seite her ganz klar erkannt worden ist und man hoffentlich bald zu einer Lösung kommt. Eine Aufgabe, die der Menschheit nützt.

Ich glaube, die Wichtigkeit dieser Frage rechtfertigt mein gelegentliches Abschweifen vom Thema, das allerdings immer die Pflanzen meint, ob es nun von jenen spricht, die draußen blühen und Frucht tragen, oder von denen, die schon seit Jahrtausenden langsam als uralte Blätter sich in unserem Organismus zu den verschiedensten Organen zusammenfalteten.

DIE ZUCKERKRANKHEIT

Anschließend an die Nervenkrankheiten Migräne und Epilepsie wollen wir jetzt kurz auf verschiedene, heute sehr verbreitete Krankheiten des Stoffwechsels und der Organe, im Zusammenhang mit ihren Heilpflanzen, näher eingehen.

Die Zuckerkrankheit ist uralt und muß zu den Schäden der Zivilisation (Domestikation) gerechnet werden. Man kann zwar nicht sagen, daß die Zuckerkrankheit vererbt wird, aber es ist nicht falsch, anzunehmen, daß wir es hier mit einer Antwort der Natur zu tun haben, und zwar auf eine durch viele Generationen hindurch geübte Vielesserei, noch dazu mit denaturierten Nahrungsmitteln, Alkohol usw. Die «Völlerei» scheint mit der Zeit die «Langerhansschen Inseln» der Bauchspeicheldrüse (Pankreas) anzugreifen, die das lebensnotwendige «Insulin» erzeugen.

Wir wissen, daß die von der Hypophyse (Hirnanhangdrüse) kontrollierten Hormondrüsen die chemischen Prozesse im Körper lenken, für deren Energieversorgung das Insulin der Bauchspeicheldrüse und das Adrenalin des Nebennierenmarks wichtig sind.

Insulin speichert die aufgenommenen Kohlehydrate (Zucker, Stärke usw.) in der Leber und setzt in den Muskeln chemische Energie in motorische um, während Adrenalin bei Bedarf die gespeicherten Vorräte freigibt. Bei allen Drüsenkrankheiten macht sich ein Ausfall des Insulins am einschneidendsten bemerkbar. Der Körper kann die wichtigen Kohlehydrate nicht mehr verwerten, der Zuckerkranke (Diabetiker) verfällt und stirbt schließlich an Zuckersäurevergiftung (Koma).

1889 erkannten Mehring und Minkowsky die Bedeutung der Bauchspeicheldrüse, deren operative Entfernung, wie Pawlow nachwies, die Zuckerkrankheit hervorrief. Man forschte weiter.

Nächtelang studierte der Kanadier Fred Banting alles, was er über die Zuckerkrankheit auftreiben konnte. Es fiel ihm auf: Wenn Forscher früher den Ausführungsgang der Bauchspeicheldrüse abgebunden hatten, verkümmerten alle Drüsenzellen – nur bestimmte Gewebsteile, die vorhin erwähnten, von Langerhans zuerst beschriebenen «Inseln», schrumpften nicht ein. Was hatte es mit den rund eine Million, insgesamt nur 1–2 Gramm schweren Inselzellen auf sich, waren sie die Ursache, daß wohl eine entfernte, nicht aber eine in ihrer Arbeit unterbundene Bauchspeicheldrüse den Blutzuckergehalt des Blutes steigen läßt? Sollten sie im Gegensatz zu den übrigen Zellen ihre Absonderung nicht in den Verdauungskanal, sondern direkt in die Blutbahn abgeben? Banting war der Zuckerkrankheit auf die Spur gekommen.

Nach dreimonatigen Versuchen war die Richtigkeit seiner Theorie bewiesen. Der Hälfte der Banting und seinen Kollegen zur Verfügung stehenden Hunde entfernten sie die Bauchspeicheldrüse. Eine Zuckerkrankheit war die Folge. Der anderen Hälfte unterbanden sie den Ausführungsgang der Bauchspeicheldrüse, nur die Inselzellen verkümmerten nicht. Ein Auszug der Drüse mußte also in reiner Form den geheimnisvollen Stoff enthalten, welcher den Zuckerhaushalt regelt. Dieses «Isletin», später «Insulin» genannt, hielt, was sich Banting von ihm erhoffte: in wenigen Stunden erholten sich die zuckerkranken Hunde. Doch mit dem Erfolg war eine große Enttäuschung verbunden. Schon nach zwei Stunden sank der Insulingehalt des Blutes wieder unter den Normalstand. Zwei Spritzen waren täglich nötig, um den Zuckerstoffwechsel in Gang zu halten. Wie sollte sein Verfahren den Menschen helfen können?

Banting kam dann selber auf den Gedanken, daß die Bauchspeicheldrüsen der Embryonen besonders reich an Inselzellen sind. In Verbindung mit besseren Verarbeitungsmethoden (Pankreasauszug mittels gesäuerten Alkohols usw.) wird heute auf den Schlachthöfen Insulin in ausreichender Menge gewonnen. Im getrockneten Zustand ist es monatelang haltbar. Eine wesentliche Erleichterung für die Kranken stellt das von Hagedorn und Jensen geschaffene Depot-Insulin dar, welches sich durch Verbindung mit bestimmten Eiweißkörpern längere Zeit im Körper hält.

Insulin wird seit einigen Jahren auch aus Eicheln gewonnen, außerdem aus einer besonderen Heferasse, die mit Vitamin B, Glutathion, Insulin angereichert ist (dadurch wird das übliche Insulin teilweise ersetzt).

Die Insulininjektionen setzten die Sterblichkeit der Zuckerkranken von 64 auf 6 von Hundert herab.

Der Zuckerhaushalt hat sich als wesentlich komplizierter herausgestellt, als Banting einst annahm. Vom Gehirn aus wird die Gesamtheit der Vorgänge zentral gesteuert. Neben den organisch gesunden Zellen der Bauchspeicheldrüse muß auch die Leber – vor allem ihr Fermentmechanismus – in Ordnung sein. Insulin-Glukagon-Adrenalin, einige noch nicht näher erforschte Vitamine, müssen sich im Gleichgewicht befinden, und trotz der zahlreichen bekannten Vorgänge können wir noch immer nicht behaupten, den Zuckerstoffwechsel zu beherrschen.

Mit dem Insulin nahm die gesamte Hormonforschung und vor allem ihre künstliche Herstellung einen gewaltigen Aufschwung: 1929 die Keimdrüsenhormone (Follikel- und Gelbkörperhormone) bei Sterilität gegen Wechseljahr- und Menstruationsbeschwerden und 1934 Hypophysenpräparate zum Zusammenziehen der vom Willen nicht beeinflußbaren Muskulatur. Unmöglich hier alle inzwischen gefundenen Präparate aufzuzählen, kennen wir doch allein 28 Hormone der Nebennierenrinde und 40 der Hypophyse. Für fast alle gibt es bestimmte Ersatzmittel. Die gehandelten Präparate vermehren sich laufend.

Es ist verständlich, daß sich der Zuckerkranke gern von der täglichen Spritze (möglicherweise sogar täglich drei Spritzen) befreit sehen möchte. In manchen Fällen, leider nicht in allen, läßt sich die Spritze durch Einreiben von Insulin in die Haut ersetzen. Aber wie gesagt: man ist dabei auf bestimmte Gruppen von Erkrankungsfällen beschränkt. Jedenfalls ist es für den Zuckerkranken kein Trost, wenn ihm die Wissenschaft sagt, daß echter Diabetes mellitus (im Gegensatz zu Diabetes insipidus, der aus zerstörtem Nierenfilterwerk stammt) zwar nicht heilbar, aber völlig ausgleichbar ist (ähnlich wie das Kunstglied beim Amputierten).

Nun, wenn es tatsächlich beim Diabetes mellitus nicht ohne das Insulin geht, so liegt es nahe, den Insulinersatz in der Pflanzenwelt zu suchen. Früher glaubte man die Zuckerkrankheit einfach durch Weglassen von Kohlehydraten heilen zu können, die irgendwie Zucker enthielten. Dafür verordnete man vor allem Fleisch, Eier, tierisches Fett. Die Kranken wurden dadurch lediglich fett, außerdem fehlten ihnen jetzt die pflanzlichen Mineralstoffe, Vitamine usw.

Auffallend war, daß nach dem Ersten wie nach dem Zweiten Weltkrieg, also in einer Zeit, wo viel gehungert wurde und fast nur Kohlehydrate vorhanden waren, die Sterblichkeitsziffer der Zuckerkranken zurückging, obgleich oft kaum Insulin vorhanden war. Obst und Gemüse mit dem meist hohen Eiweiß- und Kohlehydratgehalt – bei wenig Fett – wurden ausgezeichnet vertragen, zumal als Rohkost. Also das Hungern im richtigen Maßstab (siehe mein Buch: «Wie werde ich 100 Jahre alt?») reguliert ausgezeichnet den kranken Stoffwechsel des Zuckerkranken.

Trotzdem wird man bei Beginn der Behandlung auf zuckerhaltige Nahrung ganz verzichten, Fleisch, Eier, tierisches Fett einschränken, dafür Sauerkraut, Gemüse, Spinat, Rüben, Kohlrabi, Sellerie, Meerrettich, Gurken, Kürbis, Salate, Tomaten, Äpfel (säuerliche), Schwarzwurzeln usw., Olivenöl (ungekocht), Haferbrei, Sauermilch, Quark, Joghurt, Kefir usw. bevorzugen; Alkohol, Nikotin, scharfe Gewürze vermeiden, Verwendung von Salz kontrollieren usw. Man wird ferner für Bewegung, Bäder, Duschen, Atmung, Sonnenbestrahlungen und Packungen sorgen, und wenn man vorübergehend Insulin gebraucht, sich sagen, daß man es hier nur mit einem Ersatzmittel zu tun hat, bis die Drüse wieder arteigenes Insulin erzeugt. Das geschieht allerdings nur, wenn die Bauchspeicheldrüse wieder gesundet. Es sind aber auch die Mittel anzuwenden, welche Nervenaufregungen verhindern.

Von den früher schon besprochenen Pflanzen, die für die Zuckerkrankheit in Frage kommen, bzw. gelegentlich oder öfter in der Ernährung zu berücksichtigen sind, kann ich erwähnen: *Bärentraubenblätter, Wacholder, Walnußblätter, Zwiebeln, Löwenzahn, Porst, Preißelbeere.* Diese Pflanzen bekämpfen durch ihre Eigenschaften indirekt die Zuckerkrankheit.

Wir haben aber auch einige Pflanzen, denen man eine insulinartige Wirkung nachrühmen möchte. So die Schotenhülsen der *weißen Bohne* (Phaseolus vulgaris), von denen man etwa drei Hände voll in 1 Liter Wasser 3 Stunden kocht und am Tage langsam trinkt. Dieses Mittel wird von einer Reihe von Ärzten gegen Herz- und Nierenkrankheiten, Wassersucht und Zuckerkrankheit empfohlen. Bock schreibt 1572 in seinem Kräuterbuch: «Natur und würckung der welschen Bonen ist den harn zu bewegen.» In Sizilien gilt der Tee der Bohnenblüten als ein sehr altes Mittel gegen Gicht und Nierenleiden. Der Tee der Bohnenhülsen ist ein Mittel bei Ischias (Wassersucht, Rheumatismus, Blasenleiden). Angeblich soll sich schon Paracelsus der Bohnenschalen gegen die Gicht bedient haben. Die Bemerkung, daß der Bohnenschalentee wirksam bei allen chronischen Erkrankungen der Nieren und Harnwege und ihren Folgeerscheinungen sei, kehrt immer wieder. In den Schalen sollen die Stoffe Phasol und Phaseolin Insulincharakter haben. Die blutzuckersenkenden Eigenschaften der Bohnenschalen waren schon früh in der Volksheilkunde bekannt und wurden später wiederholt nachgeprüft und bestätigt.

So wurde zum Beispiel die alte volksmedizinische Anwendung des Bohnenschalentees gegen Zuckerkrankheit von Kaufmann, Geßner und Siebert nachgeprüft. Es wurde festgestellt, daß der Bohnenschalentee ebenso vom Magen und Darm aus wie durch intravenöse Injektionen des Extraktes den Blutzucker zu senken vermag.

Da wir gerade bei einer so bekannten Pflanze wie der Bohne sind, die so große Wirkungen besitzt, wollen wir auch den *Hafer* (Avena sativa) nicht vergessen, den schon unsere Vorfahren gern als Haferbrei aßen. Wie sehr ist die alte Hafergrütze von Kneipp und Pfarrer Künzle wieder empfohlen worden! Sie ist reich an Kalkverbindungen und ein wundervolles Nährmittel für unsere Kleinkinder, die viel mit Darmstörungen zu tun haben. Unbedingt sollte die Hafergrütze wieder als Frühstück eingeführt werden.

Sie wirkt günstig auf Magen, Darm, Leber, Nieren. Schon bei Hippokrates, Galenos und Plinius finden wir den Hafer erwähnt. Diabetiker bekommen Hafer in vielerlei Form, da man ebenfalls im Hafer eine Wirkung ähnlich der des Insulins vermutet. Kneipp empfiehlt 1 Liter Hafer in 2 Liter Wasser so lange zu kochen, bis das Wasser zur Hälfte eingekocht ist, es zu trinken und Bädern zuzusetzen.

Die *Geißraute* (Galega officinalis) wird gegen die Zuckerkrankheit gebraucht. Man rühmt sie auch als Mittel gegen Hautkrankheiten und Stoffwechselstörungen usw. Bei Stirnadel lesen wir von langjährigen guten Erfahrungen mit der Pflanze neben der üblichen Therapie.

Von der *Heidelbeere* (Vaccinium Myrtillus) wissen wir gewöhnlich nur, daß sie ein gutes Mittel bei Durchfällen ist, und allein ihr Gerbstoffgehalt ist ein ausgezeichnetes Magenmittel. In den Märchen heißt es, daß die Zwerge das Seltenste der Pflanzenwelt hegen, und dort, wo sie aus- und eingehen, bedecken die pechschwarzen Heidelbeeren den Boden. Die dick eingekochten Beeren dienen nach Prof. Winternitz äußerlich aufgelegt (als Extrakt) gegen nässende Flechten mit starkem Juckreiz. Mit dem verdünnten Saft wird gegen Katarrhe gegurgelt.

Ein amerikanischer Arzt, Allen, fand angeblich in den Heidelbeerblättern ein vegetabilisches Insulin. Jedenfalls werden in der Volksmedizin sowohl Beeren als auch Blätter als Tee gegen die Zuckerkrankheit gebraucht. Auch Dr. Bohn erwähnt sie als nützliches Mittel gegen diese Krankheit. Der Extrakt der Beeren soll sich gut zu Einläufen bei hartnäckigen Darmkatarrhen (Dickdarmkatarrhen, Mastdarm-Afterentzündungen) eignen. Selbst der Heidelbeerwein wird Darmleidenden in kleinen Gaben empfohlen.

Zu den schon im Altertum weitverbreiteten Kulturpflanzen gehört der *Bockshornklee* (Trigonella foenum graecum), dessen Samen sich gelegentlich in Tees findet, die gegen die Zuckerkrankheit empfohlen werden. Er wird besonders bei Verschleimungen gebraucht und soll gut zu Einläufen bei Mastdarmvorfall und Geschwüren zu verwenden sein, ebenfalls bei Magengeschwüren. Kneipp sagt von der äußeren Anwendung der Pflanze, daß sie das beste Mittel sei, das er für Auflösung von Geschwüren und Geschwülsten kenne. Bei Abmagerung soll Bockshornklee sich gut bewährt haben. Nach Huerre dient er bei der Zuckerkrankheit (auch bei Rachitis, Skrofulose) zur Hebung des Gesamtzustandes. Man sollte solch ein Mittel, das sich durch Jahrhunderte hielt und immer wegen seiner Wirksamkeit auffiel, ausprobieren.

Auch im Körperleben unterliegt alles Geschehen einem Ebbe- und Flutgesetz, einem ständigen Wechsel, in dem das Geheimnis alles Wachsens und Wohlbefindens ruht. Von Natur aus hat kein Körper das Bestreben, dauernd einseitig zu- oder abzunehmen; irgendeine Störung ist die Ursache. Bewegte und kriegerische Völker haben selten Gelegenheit, Fettpolster anzusetzen, und so ist es erklärlich, daß in beiden Weltkriegen die meisten Stoffwechselkrankheiten, darunter auch Fettsucht und anomale Magerkeit, gewaltig zurückgingen. Bewegung und Fettansatz sind Widersprüche. Für Mann und Frau handelt es sich darum, weder zu dick noch zu dünn zu werden. Das heißt also: beim Zu- oder Abnehmen das für die eigene Person passende Körpergewicht zu finden, von dem nicht nur die Gesundheit, sondern auch Leistungsfähigkeit und seelische Stimmungen entscheidend beeinflußt werden.

Außer der Scheu vor Bewegung machen allzu reichliche Nahrungsmengen dick, zumal wenn diese auch noch besonders fett-, eiweiß- und kohlehydrathaltig (Zucker, Stärke) und mit Aufnahme von viel Flüssigkeit (Bier, Kaffee) verbunden sind. Es ist bezeichnend, daß gerade Fettsüchtige Mehlspeisen, Kuchen, Süßigkeiten, Stärke, Fette besonders lieben, obwohl sie an Mineralsalzen und Vitaminen reiche Nahrung bevorzugen müßten, deren Überschuß an Basen schädliche und den Stoffwechsel lähmende Säuren bindet und den gesamten Stoffwechsel hebt. Besonders zweckmäßig für Fettsüchtige ist Rohkost, die reich an Mineralsalzen und Vitaminen ist, wenig Eiweiß- und Reizstoffe enthält und zugleich die innere Drüsensekretion anregt.

Bei Fettleibigkeit muß man also fettes Fleisch, Süßigkeiten, Mehlspeisen, Butter, Sahne, Weißbrot, Räucherwaren, Alkohol, Tee, Kaffee, Kakao möglichst meiden und dafür frische grüne Gemüse, Salate, Obstsäfte, Früchte (Äpfel, Orangen, Zitronen, Weintrauben, Kirschen usw.), auch rohes Sauerkraut, Sauermilch u. a. bevorzugen. Es liegen genug Versuche vor, die uns beweisen, daß in Fettsuchtfällen unter dem Einfluß der Rohkosternährung das Blut leichtflüssiger wird, Schlacken im Körper besser verbrannt werden und der Gesamtstoffwechsel tüchtiger arbeitet.

Selbstverständlich gibt es eine ganze Reihe natürlicher Mittel, die Fettsucht zu bekämpfen. An der Spitze werden immer die freiwilligen Fastenkuren stehen, die allerdings nur dann gut wirken, wenn sie regelmäßig und mit Maßen betrieben werden. Das heißt, wenn wir uns darüber klargeworden sind, was wir bei Fettsucht essen und trinken müssen, sollen wir das nicht etwa drei- bis viermal oder noch öfter am Tage tun. Nein, wir sollen ständig ein wenig fasten, zwei Mahlzeiten täglich würden vollauf genügen, selbst mit einer kommt man aus.

Radikale Entfettungskuren können übrigens bisweilen recht unangenehm verlaufen. Nicht nur deshalb, weil wir vielleicht gefährliche Entfettungsmittel verwenden oder weil wir gleich nach einer einmonatigen Entfettungskur wieder gewaltige Schlemmereien beginnen, die sie natürlich wirkungslos machen, sondern weil auch durch eine völlige Fettschmelze viele Gifte in unseren Körper gelangen können, die das Fett oftmals in sich verschließt und von den Organen fernhält. Deshalb ist es auch notwendig, bei jeder Entfettungskur einen Arzt hinzuzuziehen. Außer durch die Diät wird die Fettschmelze durch alle Arten von Bewegung, Arbeit im Garten, auf dem Felde (verbunden mit tüchtigem Schwitzen), Wandern, Sport, Wasserbehandlung, Atemgymnastik unterstützt, welche die Muskeltätigkeit kräftig anregen. Damit können wir mehr erreichen als mit künstlichen Licht-, Schwitz- und Paraffinbädern. Auch eine ganze Reihe von Heilpflanzen steht uns als Tee gegen die Verfettung zur Verfügung: Löwenzahn, Wermut, Salbei, Brunnenkresse, Sauerampfer, Huflattich, Schafgarbe, Spitzwegerich, Wegwarte, Erdrauch, Bibernelle u. a. m.

Es kann nicht geleugnet werden, daß es magere Menschen oft belustigt, wenn sie besonders dicken begegnen; sie könnten ein bißchen von ihrem Fett gebrauchen, und vielleicht denken sie auch: in schlechten Zeiten wird es dem Dicken besser gehen als mir, er kann von seinem Vorrat zehren. Im Ernstfall aber würde der Dicke viel früher als der Magere verhungern, weil er von seinem überflüssigen Fett nicht leben kann und viel weniger widerstandsfähig ist. Der Fette selbst aber fühlt sich in seiner Haut selten wohl. Heimlich sieht er im Lauf der Jahre immer öfter in den Spiegel, und es wird ihm unheimlich, langsam aber sicher all die schönen schlanken Jugendformen verschwinden zu sehen, während sich das Fett als Hängebacken, Doppelkinn, Hängebauch oder am Gesäß, an den Oberarmen, Beinen und am Nacken zu häufen beginnt, wobei Hände und Füße immer fleischiger werden. Er fühlt ganz deutlich, daß ihn diese Fettleibigkeit für so manche Krankheit anfällig macht, die sich am Mageren gar nicht festsetzen kann. Und bald melden sich auch mit den Depressionen all die verschiedenen Beschwerden (Atembeschwerden, Blutandrang, Herzbeschwerden, Veränderungen der Arterien, hoher Blutdruck, Diabetes usw.). Der berühmte Londoner Chirurg Sir W. Arbuthnot Lane sprach es klar aus, daß unsere verkehrte Lebens- und Ernährungsweise, die unseren Körper verfettet und vergiftet, ihn auch für den Krebs und eine ganze Reihe anderer Krankheiten (für Blinddarmentzündungen, Zuckerkrankheit, Neuritis, Schlaflosigkeit usw.) empfänglich macht. Sollte uns das nicht einleuchten, und sollte es bei gesundem Instinkt und Menschenverstand nicht möglich sein, dafür zu sorgen, daß unser Gewicht eine gewisse Grenze nicht überschreitet: die Grenze bester Gesundheit?

Ein ausgesprochen gesunder Mensch ist fast frei von Fett, und der Magere ist in Krankheitsfällen sogar noch dem «Normalen» gegenüber im Vorteil. Statistiken amerikanischer Lebensversicherungen beweisen uns, daß zum Beispiel an der Zuckerkrankheit im Verhältnis sterben: 1 Magerer, 5 Normale, 20 Fettleibige. Und von derselben Anzahl schlanker und fetter Menschen, die 30 Jahre alt werden, erreichen drei schlanke das 70. Lebensjahr, aber nur ein fetter.

So vorteilhaft aber nun auch die Magerkeit für den gesunden Menschen ist, so gefährlich kann manchem die Magersucht werden. Wenn das Körpergewicht eines Menschen auf mehr als 20 v. H. unter das Normalgewicht sinkt, dann handelt es sich um krankhafte Störungen. Magersucht kann ihre Ursachen in Folgen schwächender Krankheiten (Fieber), in Magen- und Darmerkrankungen, Zuckerkrankheit, Unterernährung aus wirtschaftlichen Gründen haben. Es kann aber auch hier eine Störung der Drüsen mit innerer Sekretion vorliegen. So kann zum Beispiel die Schilddrüse wie bei der Basedowschen Krankheit durch Überfunktion alle Stoffwechselvorgänge steigern und dadurch krankhafte Abmagerung bewirken. Auch schlecht arbeitende Keimdrüsen können der Grund für Magersucht sein. Ferner ist noch viel zu wenig bekannt, worauf man auch im Eheleben Rücksicht nehmen sollte (aber auch im Berufsleben), daß hysterische Anfälle und alle längeren Depressionen meistens Gewichtsverluste zur Folge haben. Solchen Menschen können wir durch Güte und Liebe große Verluste ersparen.

Die Tatsachen lassen uns aber erkennen, daß alle Menschen, die starke geistige oder seelische Erlebnisse haben, also innerlich bewegt sind, nicht so leicht fett werden wie die sogenannten «Gemütsathleten». Bezeichnend dafür ist der oft große und plötzliche Gewichtsverlust bei gewaltigen Anstrengungen, Liebeskummer oder anderen Erregungen.

Bei Magersucht üben Liegekuren, Tiefschlaf, Massage, Atemübungen und Wasserbehandlungen, andererseits aber auch wieder richtig angewandte Bewegung, Gymnastik, seelische Beeinflussung, richtig ausgewählte und zubereitete Speisen eine gute Wirkung aus. Zu empfehlen sind öftere, kleine und anregende Mahlzeiten. Von den Mast- und Überernährungskuren kommt man immer mehr ab, seitdem sich gezeigt hat, daß die Rohkost nicht nur entfettet, sondern auch bei Magersucht ausgleichend wirkt. Aus manchen Gründen sind bei Magersucht Öle (Sonnenblumenöl, Olivenöl, Leinöl) und frischer Seefisch zu empfehlen. Von den bereits bei der Fettsucht erwähnten Heilpflanzen sind außer Löwenzahn, Wermut, Brunnenkresse, Spitzwegerich, Schafgarbe auch noch Tausendguldenkraut, Heidelbeerblätter, Brombeerblätter, Bohnenschalen, Kamillen und Brennesseln als Tee anzuraten.

Glücklich ist der Mensch zu nennen, in dessen Körper- und Geistesleben das Gesetz von Ebbe und Flut nie versiegt, der, wenn er auch zeitweise zu- oder abnimmt, doch immer wieder jenes Gleichgewicht erreicht, von dem die alten Chinesen träumten und das auch wir brauchen, um äußerlich und innerlich gesund, heiter und schön zu bleiben.

Bei der Fett- und Magersucht sehen wir wieder, daß die innere Drüsentätigkeit der Organe weitgehend an allen Körperveränderungen beteiligt ist. Deshalb ist es notwendig, grundsätzlich zu der Drüsentätigkeit Stellung zu nehmen.

In den Drüsensäften sind chemisch meist unbekannte Reizstoffe wirksam, welche auf die Tätigkeit der übrigen Organe anregend oder hemmend wirken, je nachdem, ob die Säfte aufsammelnden Drüsen genügend oder mangelhaft diese Reizstoffe, die man Hormone nennt, abgeben.

Unter der Drüsentätigkeit haben wir die normale oder die gestörte «innere Sekretion» zu verstehen.

Auch zwischen den ganz verschiedenen Hormonen der Drüsen besteht eine Verbindung insofern, als sie zusammenwirken und in dieser Wirksamkeit auch auf den Stoffwechsel und das Nervensystem großen Einfluß ausüben. Immer mehr erfaßt man heute die Bedeutung der inneren Sekretion und ihre Hormonwirkung.

Das Beispiel der Zuckerkrankheit hat uns gezeigt, was es bedeutet, wenn zum Beispiel die Bauchspeicheldrüse kein Insulin erzeugt.

Bei mangelhafter Hormonerzeugung im Körperhaushalt entsteht eine Gleichgewichtsstörung. Denken wir zum Beispiel nur an die Keimdrüsen.

Allerdings dürfen wir uns selbst hier nicht vorstellen, daß diese wichtigen Drüsen ihre Arbeit allein verrichten könnten. Wenn die Nebennieren nicht mehr arbeiten, der Kalkstoffwechsel gestört ist und kein Cholesterin mehr erzeugt werden kann, tritt beim Mann Impotenz ein.

Eine sehr wichtige Drüse, die durch Über- oder Unterbeanspruchung recht schwere und weitreichende Störungen im Körper hervorruft, ist die Schilddrüse, die einen jodhaltigen Stoff (Thyreojodin) erzeugt, der so lebenswichtig ist, daß sein Mangel oder Überschuß selbst bei jungen Menschen rasch Verfallserscheinungen erzeugt.

Das Fehlen der Schilddrüse führt zum Kretinismus. Bei Wegnahme oder teilweiser Zerstörung der Schilddrüse wird der Stoffwechsel herabgesetzt, und Störungen treten ein, weil nicht mehr genügend Schilddrüsenjod erzeugt wird. Ohne Schilddrüse kann der Mensch höchstens noch sieben Jahre leben und stirbt dann an Erschöpfung. Aber auch die Überfunktion der Schilddrüse führt zu den schwersten Störungen.

Zu der Anomalie oder Abnormität der Schilddrüse gehören die bekannte Basedowsche Krankheit und Kropfleiden.

Unter Kropf verstehen wir eine krankhafte Vergrößerung der Schilddrüse, die in manchen Gegenden (in der Schweiz, in engen Alpentälern) sogar als besondere Eigenart und herkömmlich auftritt und wofür man in der Hauptsache Jodmangel in Nahrung und Wasser verantwortlich macht. Auffällig ist, daß Kropf in Gegenden, wo Jod und seine Verbindungen vorhanden sind, nicht auftritt. Es ist bezeichnend, daß schon in alten Zeiten jodhaltige Stoffe gegen Kropfleiden empfohlen wurden.

Als diese Tatsachen wieder festgestellt waren, fing man an, den Jodmangel der Schilddrüse durch Jodpräparate aufzubessern, und man düngte auch Nahrungspflanzen mit Jod; Methoden, die nicht etwa zu größeren Erfolgen führten und gerade heute wieder bestritten werden, vielleicht nur, weil sie übertrieben wurden.

Immerhin ist es auffallend, daß Böden, auf denen einmal Meer stand, ihren Pflanzen genügend Jod geben, während der Boden der Alpen zum Beispiel, der einen gewissen Gegensatz zum Meer bildet, so gut wie keine jodhaltige Flora erzeugt, obwohl er auch einmal Meeresboden war. Sicher wird sich das in solchen Gegenden auch im Wasser bemerkbar machen. Ich habe schon, als ich über die Bedeutung des Wassers sprach, darauf hingewiesen, daß wir die höheren Wassersorten – abgesehen von unseren Quellen – im Meere zu suchen haben, wo wir vor allem die Algenflora vorfinden, welche in kleinsten Mengen Brom und Jod enthält, die vom Körper angenommen und verarbeitet werden, weil sie hier in einer lebendigen Stoffwechselgemeinschaft auftreten.

Die Flora der Meeresalgen bringt uns also die für die Drüsenstörungen (Schilddrüse) wichtigen Pflanzen, auf die ich nachher zu sprechen komme.

Die Basedowsche Krankheit führt man auf eine ungewöhnlich starke Schilddrüsensekretion zurück. Man nennt sie auch Glotzaugenkrankheit, da bei der Krankheit die Augäpfel hervortreten. Ferner ist der Puls beschleunigt; die Kranken zittern, neigen zu Schweiß und Durchfall und magern stark ab. Wir haben es bei der Krankheit mit einer Überproduktion an Hormonen zu tun, die das Blut vergiften. Chemische Jodpräparate, die beim Kropf wenigstens noch vorübergehend wirken, sind beim Basedow direkt gefährlich. Meerespflanzen aber wirken genau wie beim Kropf günstig und zeigen, daß sie ausgleichend für die Drüsentätigkeit sind, das heißt, sie sowohl steigern als auch herabsetzen. Die Meeresflora übt Wirkungen im Körper aus, die damit zusammenhängen, daß – wie heute auch die Wissenschaft annimmt – alles Leben ursprünglich aus dem Meere stammt, was ich schon früher erläuterte. Unser Organismus kann sich mit den Meerespflanzen in ungewöhnlicher Weise verjüngen. Es ist auch der Wissenschaft bereits aufgefallen, wie widerstandsfähig die Völker sind, die regelmäßig in ihrer Nahrung Tange und Algen benutzen. Es würde sich lohnen, in dieser Richtung weiterzuforschen.

Uns muß es vorerst genügen zu wissen, daß sich die Wirkung dieser Meerespflanzen gerade auf die Drüsen mit innerer Sekretion erstreckt und von hier aus auf viele Krankheiten wirkt. Irgendwie stehen alle endokrinen Drüsen in einem Zusammenhang und in engster Verbindung mit dem sympathischen und dem Nervus-Vagus-System. Unter diesen Drüsen scheint gerade die Schilddrüse, weshalb wir sie hier im Zusammenhang erwähnen, eine besonders wichtige Rolle zu spielen, so daß man über sie auf viele Krankheitszustände entscheidend einwirken kann.

Dadurch, daß man die innere Wirkung erkannte, konnte sich die Organtherapie entwickeln, die natürlich in der Volksmedizin ihre – wenn auch vielleicht nicht immer bewußte – Vergangenheit hat. Ihr bedeutendster Erfolg ist bisher die bereits erwähnte Insulinbehandlung. Andererseits hat sich aber gezeigt, daß zum Beispiel das einfache Einpflanzen von Hodengeweben (Steinach) kein wirklicher Erfolg ist. Genau so steht es mit den vielen chemischen Organpräparaten.

Erst wenn wir die Pflanzen gefunden haben werden, welche Nahrung für unsere Drüsen darstellen und ihre Funktion erneuern können, ist das Problem gelöst. Für mich ist es nicht zweifelhaft, daß wir in der Meeresflora ungewöhnlichen Kräften begegnen. Selbst die Erfolge, die man oft mit Fischstoffen (Lebertran zum Beispiel) erreicht, sind im Zusammenhange mit dieser Flora zu erklären, von der die Fische leben. Aber mögen Tierstoffe oft auch eine große Wirkung haben, was ich gar nicht leugnen will, so bin ich doch der Auffassung, daß Heilungsversuche mit Tierstoffen begrenzt sind, da wir alle von der Pflanze stammen, die uns allein neu aufbauen kann, einmal solange wir leben und dann nach dem Tode, wenn wir wieder aufgelöst sind.

Obwohl die Basedowkrankheit eine innersekretorische Krankheit ist, wirkt sie sich dennoch im weitesten Sinne als Stoffwechselstörung aus. Die Anlage der Krankheit kann vererbt sein, der Entdecker nannte sie «Blutkrankheit».

Große nervöse Aufregungen, wie sie unsere Zeit mit sich bringt, können bei geeigneter Veranlagung die Krankheit auslösen. Und zwar vorzugsweise dann, wenn das Nervensystem durch irgendeinen Anlaß sein Gleichgewicht verliert, also wenn sozusagen «der Bogen überspannt ist». Dieses nicht in das Gleichgewicht, in die Harmonie Zurückkehrenkönnen, das bedeutet «Basedow». Wer will wissen, ob nicht einmal die Beschäftigung mit den Vitaminen dazu führt, den Krankheitszustand überhaupt als einen Vitaminmangel zu erkennen, in dem man die eigentliche Gleichgewichtsstörung zu suchen hat. Dann wird man – wie schon in alten Zeiten – den Sinn aller Behandlung wieder darin erkennen, dem Körper das «Fehlende» zu bieten und dadurch seine gestörte Harmonie wiederherzustellen.

Noch heute nehmen bei eingeborenen Völkern die Priester solche Kranke in ihre Mitte, singen und wiegen sie ein, bis das große Gleichgewicht im Schoße der Mutter Natur wiedergefunden ist. Alle Sinne des Kranken werden eingelullt, und tief wird er in das Mysterium der Pflanze unter mancherlei Prozeduren versenkt, bis er neu gestärkt wieder aufwacht.

Auch unsere Vorfahren haben die Wege dazu gekannt, und unsere modernen seelischen Behandlungsverfahren suchen sie wieder zu erfassen.

Man sagt, daß das weibliche Geschlecht zu der Basedowkrankheit mehr als das männliche neigt, und das ist richtig, weil die Frau naturgemäß viel mehr vom Geschlechtsleben (Periodizität) und den damit aufs engste verbundenen Nervenzuständen abhängig ist. In Zeiten der Menstruation, der Schwangerschaft und der Wechseljahre ist sie gegen seelische Erschütterungen wenig widerstandsfähig, und in ihrem Liebesleben hat sie oft schwere Erlebnisse zu überstehen, die der Mann selten nachfühlen und verstehen kann. Außerdem sind es Veränderungen in den lebenswichtigen Organen der Frau, aus denen sich ihre eigenen und die Kräfte ihres Kindes wiederholt aufbauen müssen, z. B. der Eierstöcke, die in engster Beziehung zum Drüsen- und Nervenleben stehen. Das wirkt sich natürlich wieder auf das Nervensystem aus. Untrennbar sind die Beziehungen zwischen Drüsen und Nervensystem. Und da gerade diese Wechselbeziehungen so ausgesprochen vegetativer Natur sind, können wir uns vorstellen, wie tief auch hier außer den natürlichen Bedingungen von Licht, Luft, Wasser das Wesen der Pflanze reicht, die wie immer Wunder wirkt, worunter wir stets eine «Wandlung» zu verstehen haben.

Wir wenden uns jetzt einigen Pflanzen zu, die für die erwähnten Drüsenstörungen in Frage kommen. Da schon die Meeresfauna besonders jodreich ist und nach Prof. Abderhalden günstig auf die Zusammenarbeit von Zwischenhirn, Hypophyse und Schilddrüse wirkt, muß es die Meeresflora erst recht tun.

An der Küste des Meeres finden wir die Algen, welche die Süßwasserformen an Größe übertreffen. Sie gehen oft bis fünfzig Meter in die Tiefe und haben einen ständigen Kampf mit dem Wasser zu führen. Oft finden wir die Algen von den Stürmen losgerissen und in Massen an den Strand geworfen. Die Alge, welche wir am häufigsten an der Nord- und Ostsee finden, ist der *Blasentang* (Fucus vesiculosus).

Der Blasentang ist uns als typisches Entfettungsmittel bekannt und als solches Bestandteil vieler Geheimmittel für Entfettungskuren. Da gewöhnlich die Schilddrüse bei Fettsucht beteiligt ist, verspricht die Verwendung von Blasentang bei Störungen des Fettstoffwechsels Erfolg. Ebenso bei Kropfleiden, weshalb man den Blasentang dazu schon im 17. Jahrhundert verwandte. Spuren von Brom und Jod, so wie sie der Körper verarbeiten kann, wurden wiederholt festgestellt. Man sollte den Blasentang bei allen Schilddrüsenstörungen gebrauchen (auch bei Fettsucht). In meinem Ernährungsbuch habe ich mich ausführlich mit dem Tang als Nahrungs- und Futtermittel beschäftigt.

Während der Blasentang eine Braunalge ist, haben wir im *Irländischen Moos* (Chondrus crispus, Carrageen) eine Rotalge vor uns. Die Rotalgen leben in viel tieferen Wasserschichten als die Braunalgen und sind deshalb viel zarter und in ihrer Zusammensetzung inhaltreicher.

Wir kennen das Irländische Moos durch seine ausgezeichnete Wirkung bei Katarrhen der Atmungsorgane und als kräftigendes Nahrungsmittel bei Schwindsucht und Skrofulose.

Früher diente es direkt zur Jodgewinnung. Ich habe ausgeführt, daß die Nieren die Wasserregelung im Körper durchführen und überhaupt eine Grundbeziehung zum Wasser haben. Wenn nun das Leben ursprünglich aus dem Wasser stammt, ist anzunehmen, daß vorzugsweise die Nieren die Wasserkräfte dem Körper und seinen Drüsen vermitteln. Die Meerespflanzen werden also wohl in erster Linie über die Nieren der Schilddrüse organische Jodbestände zuführen. Man darf annehmen, daß neben der so wichtigen Bauchspeicheldrüse die Nieren- und Schilddrüsentätigkeit in engster Verbindung stehen und daß die Meeresflora für dieses Verhältnis von größter Bedeutung ist.

Auch das *Isländische Moos* (Cetraria islandica), das ich bei den Erkältungskrankheiten besprach, muß ich hier nochmals erwähnen. Es gehört zu den Flechten, unter denen wir Geflechte von Pilzfäden mit eingelagerten Algen verstehen. Bei Abmagerung, Schwindsucht und Entkräftung ist es ein wirksames Hilfsmittel, und man kann annehmen, daß es dazu beiträgt, den Kropf zu heilen.

Auch die *Seenelke* (Armeria maritima), welche an den mitteleuropäischen Küsten wächst, wird wegen ihres Jod-, Brom- und Fluorgehalts bei Schilddrüsenstörungen empfohlen.

Die Homöopathie empfiehlt einen *Meeresschwamm* (Euspongia officinalis) – Badeschwamm (Spongia) –, der Jodnatrium, Chlor-, Brom- und Cyanverbindungen enthält, gegen Schilddrüsenan-

---

TAFEL 8 · DRÜSEN
Links: *Hafer;* unten rechts: *Bohnenschale;* Mitte: *Pimpinelle* (Bibernelle)

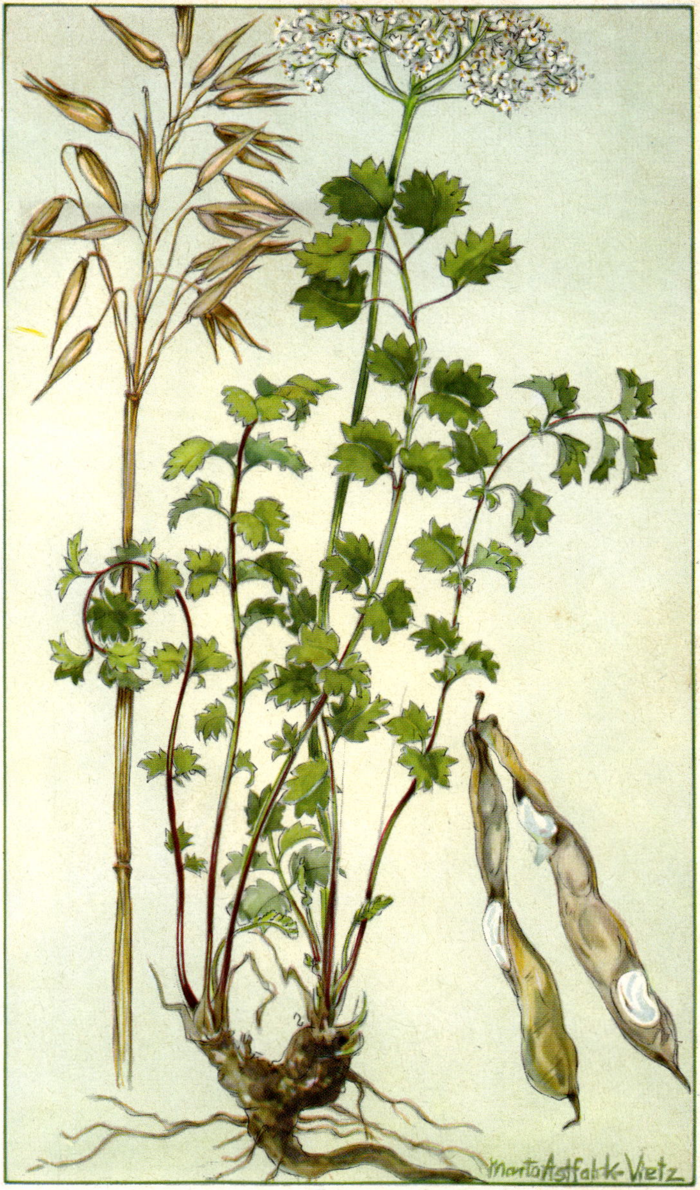
Marta Astfalck-Vietz

schwellungen (auch gegen andere Drüsenanschwellungen und Verhärtungen). Es heißt, daß zur Herstellung von «Spongia» nur das Hornskelett dieses Meeresschwamms, der zu den Hornschwämmen gehört, gebraucht wird. Hier müßte, genau wie bei der Pflanze, nicht nur ein Stoff, sondern das ganze Lebewesen verwandt werden. Erst dann werden die Wirkungen so bedeutsam werden wie bei den Vitaminen.

Bei Basedow sind die Aussichten, mit Pflanzen Besserung zu erreichen, gut, aber auch hier muß man Geduld haben und einzelne Pflanzen durchprobieren. Die bereits erwähnten Pflanzen kommen, wie es naheliegt, ebenfalls für Basedow in Betracht.

Die Homöopathie zeigt uns, daß für besondere Schwächezustände, Kräfte- und Säfteverlust, bei vielen chronischen und allen periodischen Leiden die verdünnte Rinde des *China- oder Fieberrindenbaums* (Cinchona) zu verwenden ist. Aus der Rinde des immergrünen Baumes gewinnt man das Chinin, das Malaria heilt. Gewöhnlich weiß man nur, daß Chinin die Malariaerreger in der Milz abtötet, denn nebenher sind die Milzanschwellungen die mehr als grauenhafte Auswirkung. Hier sind die Malariakranken die traurigen Beispiele.

Die Labkräuter, zu denen Cinchona gehört, haben Bitterstoffe, welche unsere heimischen Bäume in ähnlicher Weise erzeugen und auf deren wichtige Hautwirkung ich schon an anderer Stelle aufmerksam machte.

Von Cinchona ist zu sagen, daß es alle Schleimhäute (Magen, Darm) kräftigt und vielleicht sogar auf diesem Wege seine schon so früh bekannte Heilkraft betätigt. In kleinsten Gaben (höchstens 0,1 g) hat es die Fähigkeit, die ganze Konstitution zu kräftigen und den krankhaft gesteigerten Zellstoffwechsel in ein Gleichgewicht zu bringen. Dr. Bohn erwähnt, daß man früher viele Krankheiten mit Cinchona geheilt hätte und daß es heute vielleicht zuwenig gebraucht würde, da es fiebermildernd, stärkend und nach schweren Krankheiten für die Säftebildung anregend sei. Sicher haben auch die Rinden einiger unserer heimischen Bäume (wie Eiche und Weide) ähnliche Drüsenwirkung wie Cinchona, aber die von Cinchona ist besonders ausgeprägt. Man kann sie für Basedow empfehlen.

Ein anderes Mittel bei Basedow ist das giftige *Mutterkorn* (Secale cornutum). Wir finden es im Roggen. Es verdankt seine Entstehung dem Mutterkornpilz (Claviceps purpurea), der auf dem Roggen schmarotzt und, wenn dieser abstirbt, als schwärzlicher Körper übrigbleibt. Das harte Mutterkorn enthält ein Gift, das vom Arzt bei Gebärmutterblutungen verwandt wird. Allopathisch wird es zur Hemmung der Tätigkeit des Sympathikus bei der Basedowkrankheit benutzt.

Mehr Erfolg verspricht aber seine homöopathische Verwendung

(als Secale cornutum), die auf Gehirn und Rückenmark, auf den Blutumlauf und die Zuckerkrankheit wirkt, ebenfalls auf die Schlaflosigkeit, die mit großer Unruhe verbunden ist.

Der *Sumpfporst* (Ledum palustre) wirkt über die Nieren auf die harnsaure Körperverfassung, setzt die Blutüberfüllung in den Lungen herab und mildert Unruhe und Erregungszustände.

Es zeigt sich also, daß wir bei Kropfkrankheiten und Basedow keine chemische Einnahme von Jod oder Behandlung durch die Haut (Bäder, Einreibungen, Vollsalz) brauchen, die alle leicht Vergiftungen hervorrufen können.

Auch bei diesen Krankheiten führen uns die Pflanzen einen langsamen, aber sicheren Weg – einen Nahrungsweg.

BLUTKRANKHEITEN

Da bei den erwähnten Krankheiten das Blut (Säfte) eine große Rolle spielt, will ich noch kurz auf die Blutbeschaffenheit und die gefürchtete Blutauszehrung (Perniziöse Anämie) eingehen.

Wie früh sich die Menschen schon mit dem Blut beschäftigten, zeigt der Blutaberglaube. Man war immer davon überzeugt, daß frisches menschliches Blut sehr wirksam sein müsse, und sah in ihm meistens den Sitz des Lebens, woher die blutbereitende Leber ihren Namen hat. Wollte man Tote beleben, so konnte man ihnen nach alter Vorstellung nichts Besseres als Blut geben.

Deshalb waren alle wichtigen Opfer Blutopfer, denn Einfluß auf die Götter konnte man nur durch diesen besonderen Saft gewinnen. Auch das Unrecht konnte nur durch Blut gesühnt werden. Noch heute heilen die Eingeborenen schwere Krankheiten durch frisches, lebenswarmes Tier- oder Menschenblut. Man schießt dazu zum Beispiel die Ader eines gefesselten Stieres mit einem Pfeil an, läßt das strömende Blut in ein Gefäß laufen und gibt es einem Kranken zu trinken. Die Wunde des Stieres schließt sich nach der Prozedur sofort, und er springt davon, so daß nicht einmal von Tierquälerei die Rede sein kann.

Das erklärt uns, warum schon im Mittelalter frisches Blut zu Heilzwecken gesucht war. In Schweden ist noch das alte paltbröd, ein Blutbrot, bekannt. Es ist ein Roggenbrot, dem Tierblut zugesetzt wird.

Wenn wir heute Blut übertragen oder bei perniziöser Anämie die Leber vom Rind oder vom Kabeljau, Schellfisch oder Weißling verfüttern, machen wir im Prinzip nichts anderes als das Mittelalter. Und vielleicht haben wir im Eisen, das wir bei Blutarmut verschreiben, auch nichts anderes vor uns als das verdichtete Blut vergangener Jahrtausende.

Es hat sich bei der perniziösen Anämie (Blutauszehrung), die darauf beruht, daß die Blutsäfte immer dünner erscheinen und die roten Blutkörperchen immer weniger werden, gezeigt, daß Eisen und Arsen keinen bleibenden Erfolg haben. Anders ist es mit der Leberwirkung. Aber die Entdecker dieser Behandlungsweise (Minot und Murphy) halten damit das Problem dieser Krankheit nicht für gelöst, denn nach dauerndem Tierlebergenuß stellen sich zahlreiche Beschwerden ein, die oft zu Folgeleiden führen.

Nachdem wir wissen, daß bei Blutübertragungen in gewissen Krankheitsfällen darauf geachtet werden muß, daß Menschenblut nicht einfach gleich Menschenblut ist, sondern daß sich, wenn man Blutkörperchen und Blutserum verschiedener (sich nicht vertragender) Menschen mischt, die roten Blutkörperchen Häufchen bilden und sich zusammenballen, können wir uns vorstellen, daß Tier- und Menschenblut noch viel weniger zusammenpassen. Hier könnte man ganze Spezialwissenschaften in Betracht ziehen.

Vielleicht mag es möglich sein, mit solchen Mitteln anfangs über einen toten Punkt hinwegzukommen. Aber man muß daran denken, daß wir unser Blut nicht mechanisch verbessern können, sondern daß wir im Körper, und zwar allein durch die Ernährung, einen neuen organischen Blutaufbau erreichen müssen. Und diesen grundsätzlichen Aufbau des Blutes verdanken das Tier wie der Mensch in der Hauptsache der Pflanze.

Bei der Blutarmut sowohl als auch bei der Auszehrung sind immer gewisse Verdauungssäfte beteiligt. Die Verdauungsdrüsen müssen aus der Nahrung Säfte bilden, welche die Blutbildung anregen, darauf kommt es entscheidend an. Es dreht sich auch hier wieder um Hormone. Eine normale innere Drüsensekretion ist die Voraussetzung guter Blutbildung.

Und daß dabei die eingehend beschriebene Säfteversäuerung durch falsche Ernährung, die den Blutdruck aus dem Gleichgewicht bringt und die innere Drüsensekretion vergiftet, eine wesentliche Rolle spielt, wird jedem natürlich Denkenden einleuchten und wird auch von einem Fachmann, dem japanischen Professor Katase, als das Grundübel bezeichnet.

Wie ich schon oft in meiner Arbeit betonte, kann ebenfalls bei der Blutauszehrung nur eine richtige, vollwertige Ernährung wirklich helfen.

Nachdem die Wissenschaft Mineralstoffe untersuchte, die den verschiedensten geologischen Epochen (bis zum Silur) entstammten, und dabei feststellte, daß stets chlorophyllführende Pflanzen maßgebend am Aufbau von Mineralstoffen beteiligt waren (häminführende Tiere erst in zweiter Linie), wird man sich noch besser vorstellen können, daß das Chlorophyll der Pflanze entscheidend unseren Blutaufbau bestimmt. Aus Blatt wird Blut, das kann nicht bestritten werden.

Gewiß finden sich ebenfalls noch andere Stoffe im Blut, aber auch sie haben alle eine natürliche Aufgabe. Da ist zum Beispiel das «Citagenin» (erforscht von Prof. Dr. Seyderhelm), das mit den ultravioletten Strahlen der Sonne in engster Beziehung steht. Scheinen diese Strahlen auf den Stoff, dann wird er aktiv und fördert die Blutbildung, indem er die Ausschwemmung roter Blutkörperchen steigert, was ein gutes Mittel bei Bleichsucht ist.

Daß unser Blut auf die Dauer nicht vom Sonnenlicht ohne Schaden ferngehalten wird, habe ich schon früher ausführlich betont. Nie werden wir unser Blut ungestraft aus dem Rhythmus des Sonnenjahres ausschalten.

Viele Gesichtspunkte sind also bei der Blutfrage zu berücksichtigen, und immer wird die Ernährung entscheidend sein. Bei der Tierzucht hat man rasch den Zusammenhang zwischen Krankheit (schlechter Blutbildung) und einseitiger Eiweißernährung herausgefunden, nur beim Menschen kann man sich noch nicht entschließen, ihn grundsätzlich zuzugeben. Das aber wäre der Anfang dazu, das Problem der Pflanze in unserem Leben umfassend zu klären.

Ganz verkehrt ist es auch, bei Blutarmut oder Bleichsucht immer nur Eisen zu verschreiben. Gerade eine vollwertige Nahrung mit ihren Pflanzen führt uns ja alle Stoffe zu, die wir brauchen. Da haben wir es nicht nötig, dem Körper noch Präparate anzubieten. Wir müssen vielmehr feststellen, ob die Tätigkeit der Drüsen mit innerer Sekretion nicht gestört ist.

Gerade in der Entwicklungszeit der Geschlechtsorgane (zumal der weiblichen) tritt oft Blutarmut (Bleichsucht) auf, da unter Umständen die Drüsentätigkeit überanstrengt wird. Das führt zu den verschiedensten Schwächezuständen (Müdigkeit, Rückenschmerzen, Magenbeschwerden, Herzklopfen, kalte Hände und Füße usw.).

Ganz allgemein kann man sagen, daß Mädchen und Frauen unter den mit der inneren Drüsenfunktion verbundenen *Blutstörungen* viel mehr zu leiden haben als das männliche Geschlecht. Sind doch die *Menstruationsstörungen* von den Entwicklungsjahren des Mädchens bis zu den Wechseljahren der Frau oft dauernde und gefürchtete Leiden. Der Organismus der Frau ist vollkommen auf Geburt eingestellt, die in unaufhörlicher Folge (wie Flut und Ebbe des Meeres) kommt und geht. Im Grunde ist jede Menstruation ein Geburtsvorgang. Das erklärt, daß gerade das Blut des weiblichen Geschlechtes viel mehr in Anspruch genommen wird als das des männlichen. Denn bei jeder Menstruation ist eine schwächere Frau für Krankheitseinflüsse empfänglich. Ich kann hier nicht im einzelnen die vielen Störungen aufzählen, die mit den periodischen Blutungen verbunden sind, vor allem mit ihren Unregelmäßigkeiten. Beim weiblichen Geschlecht hängen fast alle Krankheiten mit gestörten Menstruationsverhältnissen zusammen. Tief greifen die Störungen auch in das seelische Leben der Frau ein.

Regelwidrig starke Blutungen treten häufiger auf als zu schwache und gehen auf Erkrankung der Eierstöcke oder der Gebärmutterschleimhaut zurück, die ebensogut harmlos wie bösartig sein können. Deshalb sollte man alle Blutungen vom Arzt rechtzeitig untersuchen lassen. Gleichzeitig möchte ich aber betonen, daß alle Blutungen ihren Sinn haben und eine Schutzmaßnahme des Organismus darstellen, der sich von Giftstoffen zu reinigen sucht. Eine natürliche Heilweise wird deshalb nie daran denken, den Körper bei dieser Maßnahme zu hindern, und mit den Pflanzen, die wir bei diesen Zuständen dem Körper geben, wollen wir nur kräftigen und regulieren.

Bei den Menstruationsstörungen dürfen wir nicht vergessen, daß hier Erkältungen eine große Rolle spielen, außerdem haben oft Infektionskrankheiten gerade auf die Gebärmutter und die Eierstöcke, die sozusagen das Rückgrat des ganzen Frauenlebens sind, einen verhängnisvollen Einfluß. Aber auch hier verschaffen uns die unscheinbarsten Pflanzen natürliche Widerstandskraft, worauf es im Körperleben ankommt.

Blutarmut (Bleichsucht) und die innersekretorischen Störungen können ein sehr frühes Eintreten des Klimakteriums, das Aufhören der Regel, bewirken, während organische Veränderungen wiederum den normalen Eintritt verzögern.

Wenn man weiß, daß die Eierstöcke der Frau eine naturgewollte Urkraft für die ewige Fortpflanzung sind, dann begreift man, daß das Verlöschen ihres Wachstums, das die wichtigste Vegetation im weiblichen Körper darstellt, eine Wandlung im ganzen Organismus bedeutet – der Winter beginnt. Aber auch in diesem Winter kann die Frau noch große Kräfte entfalten, zumal wenn sie sich zu ihrer Jahreszeit bekennt und nicht mit Färbmitteln usw. eine vergangene Vegetationsperiode vorzutäuschen sucht.

Im Leben der Frau hat jede Vegetationsperiode ihre Schönheiten, die man nicht künstlich entstellen sollte, denn wahr bleibt immer nur das Natürliche, und wie sollte eine alternde Frau häßlich werden können, die immer mehr auf die innere als die äußere Entwicklung sah. Es gibt nichts Schöneres und Ergreifenderes als die Altersbildnisse von Frauen, aus deren verwelkenden Zügen man die Unsterblichkeit der Liebe und des Geistes blühen sieht.

Mit den vielen organischen und nervösen Störungen in den Wechseljahren sind auch seelische Leiden verbunden, rasch wechseln Müdigkeiten mit Erregungszuständen, und es ist erklärlich, daß sich gerade in dieser Zeit rächt, daß man früher nicht genügend auf Bewegung, Luft, Licht, Atem, richtige Ernährung und seelische Erlebnisse achtete. Unser Leben ist ein fortgesetztes

Wachstum, das stets als Früchte die Resultate vergangener Erlebnisse, Fehler usw. zeitigt.

Deshalb sind im Alter mit den beendeten monatlichen Blutungen wiederum ganz andere Gefahren verknüpft als in den Jugendjahren. Wie leicht entstehen um diese Zeit an den Unterleibsorganen Geschwülste, die man zur Sicherheit stets auf Krebs untersuchen lassen sollte.

Daß wir bei all diesen Blutstörungen, zumal im Frauenleben, weitgehend mit den Ergebnissen unserer Zivilisation zu rechnen haben, einer völlig unnatürlichen Lebensweise, der Arbeitsweise, der Ernährung usw., dürfte klar sein. Denn bei den Eingeborenen, soweit sie noch nicht zu weit von unserer Zivilisation verdorben sind, kennen die Frauen nicht die hier erwähnten Störungen der Gebärmutterfunktion. Sie haben keine Periodenstörungen und Wechseljahre und gebären ohne Betäubungsmittel fast schmerzlos, wie es auch bei den Tieren als naturnotwendig vorausgesetzt wird.

Auch hier kann ich nur immer wieder raten: leben wir natürlich, und lernen wir das Wunder der Pflanze kennen.

Von den bisher erwähnten Pflanzen werden für die Blutauszehrung empfohlen: *Isländisches Moos, Eiche, Baldrian, Melisse, Arnika, Bitterklee, Bärlappsamen, Schierling.*

Ferner gehört hierher die *Aufrechte Waldrebe* (Clematis recta), deren schwachen Stamm wir mit ihren Blattstielen an Waldbäumen empor zum Lichte dringen sehen. Von Gmelin liegt schon 1772 ein interessanter Bericht vor: «In dieser Pflanze hat Störk neuerlich vorzügliche Heilkräfte entdeckt. Er sagt, sie wirke im höchsten Grade bei Schwermut, bei hartnäckigen und langwierigen Kopfschmerzen, bei vielen Krankheiten der Knochen, besonders solchen, welche in einer Verbindung mit der Lustseuche stehen, bei einer allgemeinen Verderbnis der Säfte von dieser Art, bei Krebsschäden, Rauden, fressenden und schwammigen Geschwüren.» Auch bei Dr. Bohn lesen wir, daß Clematis skrofulöse Geschwüre und Knochenschmerzen heilt. Es heißt, daß Krebsgeschwüre an der Lippe und Brust, veraltete Krätze, syphilitische Kopfschmerzen geheilt worden seien. Nach Bohn wirkt die Pflanze offenbar gegen den Verfall der gesamten Organtätigkeit, zumal wenn derselbe durch venerische Krankheiten hervorgerufen wurde. Die Homöopathie wendet sie gegen «Perniciosa» an.

Auf das Pfortadersystem und die Gebärmutter wirkt *Aloe* (Aloe vera). Es ist eine Fettpflanze aus den afrikanischen Wüsten, deren Verwendung man gewöhnlich nur allopathisch als Abführmittel oder bei ausgebliebener Menstruation (Messerspitze) kennt. Bei stärkerem Gebrauch kann sie leicht Nierenentzündung hervorrufen, weshalb man sie am besten homöopathisch verwendet, wobei sie dann richtig zur Wirkung kommt.

Zu den bei den Blutungen wichtigen Pflanzen gehören ebenfalls einige, die wir schon kennen, zum Beispiel *Schafgarbe, Heidelbeere, Wegwarte, Bärentraube, Tormentill, Mutterkorn* usw. Verschiedene besonders wichtige Pflanzen für das weibliche Geschlecht (Blutungen) wollen wir aber noch etwas näher betrachten.

Da ist vor allem der *Frauenmantel* (Alchemilla vulgaris), das bei dem erfahrenen Kräuterpfarrer Künzle so beliebte Frauenmäntelchen, das er Frauen bei allen Unterleibsleiden, besonders denen der Gebärmutter, dringend und berechtigt empfiehlt. Schon bei unseren Vorfahren war die Pflanze der Göttin der Fruchtbarkeit und Liebe geweiht. Es ruht wirklich in ihr ein Schutzgeist für die Ehe und die Geburt. Auch nach der Geburt bewahrt der Tee des Frauenmantels die Frauen vor vielen Leiden ihres Geschlechts.

Den Wert, den die Volksheilkunde dem Frauenmantel zulegte, hat er behalten. H. Schulz bestätigt seine Wirkungen bei zu starkem Auftreten der Menstruation und inneren Verletzungen (nach der Entbindung). Gegen Nervenschwäche wird er bei Frauenleiden empfohlen. Pfarrer Künzle schreibt: «Es heilt alle Unterleibsentzündungen, schädliche Flüsse usw..., weshalb es den Frauen nicht genug empfohlen werden kann. Jede Kindsbetterin sollte 8–14 Tage lang fleißig recht viel von diesem Tee trinken. Zwei Drittel Frauenoperationen würden bei rechtzeitiger und längerer Anwendung dieses Heilkrautes gänzlich überflüssig sein.»

Eine andere für Frauen besonders wichtige Pflanze ist das *Hirtentäschel* (Capsella bursa pastoris). Im Mittelalter wurde es viel gebraucht, dann aber vergessen. Es kam erst durch den Krieg wieder in Gebrauch, als man nach blutstillenden Mitteln suchte. Dr. Bohn empfiehlt die Pflanze als Blutgefäßmittel bei passiven Blutungen (Blutungen bei Gebärmutterkatarrh). Über den von L. Kroeber hergestellten Fluidextrakt des Hirtentäschels berichtete Prof. Dr. Kerschensteiner: «In Fällen von Unterleibsblutungen, besonders bei Menorrhagien, trat in einer ganzen Reihe von Fällen eine so deutliche Besserung ein, daß ein zufälliges Zusammentreffen von Besserung und Verabreichung des Medikamentes nicht wahrscheinlich ist. Die Wirkung des Extraktes scheint die des Mutterkorns und auch des Hydrastisextraktes mindestens zu erreichen, wenn nicht zu übertreffen, so daß es an Stelle dieser weiterverwendet wird.» Steigern kann man die Wirkung noch in Verbindung mit Zinnkraut. Der Tee soll eins der besten Mittel gegen übermäßige Periode in den Wechseljahren sein (20 g täglich).

Den amerikanischen *Lebensbaum* (Thuja occidentalis) können wir hier auch erwähnen, und zwar als homöopathisches Mittel (Thuja). Es wird bei nervösen Leiden gebraucht, die sich durch ein eiliges, aufgeregtes Wesen dartun. Bei inneren und äußeren Blutungen gebraucht man eine Abkochung der Blätter.

An allen Wegen steht die *Taubnessel* (Lamium album), aber die

Frauen denken selten daran, daß sie in ihr ein gutes Mittel gegen den weißen Fluß haben, wie überhaupt gegen Störungen der monatlichen Reinigung. Dr. Bohn schreibt von ihr, daß sie auf die Gebärmutter schwacher, bleichsüchtiger Mädchen wirkt, die immer unter Müdigkeit leiden. Auch als Schlaf- und Nervenmittel wird sie gern genommen. Pfarrer Künzle erzählt, daß sie auch alten Männern hilft, die entsetzliche Schmerzen leiden, weil das Wasser nicht mehr gewohnheitsmäßig abgeht. Frauen, bei denen die monatliche Periode zu früh kommt, sollten die Pflanze zur Regelung gebrauchen.

Bei Kneipp finden wir die *Raute* (Ruta graveolens), die schon durch Geruch und Geschmack andeutet, daß sie Leid lindern kann, bei Schwächen, Krämpfen und Hysterie empfohlen. Schon Dioskorides erwähnt sie gegen Gebärmutterschmerzen. Bei uns kam sie aus dem Klostergarten in die Bauerngärten. Die Mönche sollen sie zur Unterdrückung von Samenfluß und sexuellen Vorstellungen gebraucht haben. Aber es wird nicht nur Aberglaube gewesen sein, der früher einmal Frauen nach den ersten drei Monaten der Schwangerschaft und später sechs und neun Monate nach der Schwangerschaft Rautenblätter essen ließ, wenn man weiß, daß die Raute bei Gebärmutterblutungen und unregelmäßiger Periode gebraucht wird. Zumal dann, wenn diese Blutungen auf erschlafften Gebärmuskeln beruhen, die oft nach Geburten entstehen. Man hat sich also mit dem Rautengenuß dagegen vorgesehen. In alten Handschriften finden wir noch Rautenbeschwörungen, die uns zeigen, daß man mit der Pflanze die Liebe von Frauen zu gewinnen suchte. Ein Zeichen dafür, wie sehr man die Pflanze mit dem weiblichen Geschlechtsleben in Verbindung brachte. Dr. Bohn bestätigt, daß sie bei Gebärmutterblutungen, unregelmäßiger Periode, erschlafften Gebärmuttermuskeln und bei vielen nervösen Leiden, die ihre Ursache in Krankheiten der Gebärmutter haben, verwandt werden kann (1–10 g).

Auch das *Labkraut* (Galium verum) legten unsere Vorfahren den schwangeren Frauen ins Bett und schätzten es bei nervösen Zuständen (Hysterie). Wir haben im Labkraut ein gutes Drüsenmittel, das auf das Lymph- und Pfortadersystem wirkt.

Eine Frauenpflanze ist die *Anserine* (Potentilla anserina), sie wirkt auf die Nerven des Pfortadersystems, und man gebraucht sie gewöhnlich bei Krämpfen (Magen usw.). Sogar bei Starrkrämpfen will man mit der Pflanze Erfolge gesehen haben. Die Wurzel der Anserine soll besonders gerbstoffhaltig sein und wirkt deshalb blutstillend. Die Pflanze heißt auch Krampfkraut. Kneipp gab ein paar Gramm der Anserine in heißer Milch abgebrüht, wenn sich bei Kranken Zeichen bemerkbar machten, die auf nahende Krämpfe deuteten. Er empfahl die Pflanze besonders für die vielen leichteren und schwereren Krampfanfälle der Frauen.

Die Blätter der schönen *Alpenrose* (Rhododendron) sind gerbstoffhaltig und schmecken widerlich bitter. Man wendet «Rhododendron» homöopathisch gern an, wenn sich der kranke Zustand durch Witterungswechsel und nasses, kaltes Wetter verschlechtert.

Von der *Brombeere* (Rubus fruticosus) wissen uns der alte Volksglaube und die Volksmedizin manches zu berichten. Schon in ältester Zeit war es bekannt, daß man von der Pflanze alles verwenden konnte, die jungen Blätter, Stengel, Wurzeln und Früchte.

Die verschiedensten Eigenschaften sind in dieser Pflanze vereinigt. Während Früchte und Wurzel harntreibend sind (und deshalb gegen Wassersucht gebraucht werden), wirken die jungen Blätter zusammenziehend, weshalb wir sie bei Weißfluß, starker Menstruation usw. anwenden.

Als das Volk noch das Pflanzenleben genau beobachtete, sah es eine geheimnisvolle Bedeutung darin, daß sich die Schößlinge des Brombeerstrauches nach dem Boden zu umbiegen, wobei die Spitzen wieder Wurzeln schlagen. Durch diese Bogen schickte man Kinder, um sie von Hautkrankheiten usw. zu heilen. Aber der Bogen symbolisierte auch die obere Hälfte des Jahreskreises der Sonne und mußte deshalb für alle, die hindurchkrochen, Wiedergeburt bedeuten. In den Blättern, die erst eine Drei- und dann eine Fünfteilung zeigen, vermutete man ebenfalls eine seltsame Kraft. Wenig bekannt ist, daß der Tee von Brombeerblättern (zumal wenn man *Himbeerblätter*, die leicht zusammenziehend wirken, hinzunimmt) einen ähnlichen Geschmack wie der chinesische hat. Ganz davon abgesehen, daß es verkehrt ist, immer einseitig chinesischen Tee zu trinken, bekommt der Brombeer- und Himbeertee (zumal Mädchen und Frauen) viel besser.

Der *Beinwell* (Symphytum officinale) hat eine schmerzstillende, lindernde und zusammenziehende Wirkung. So wie man ihn bei Nasen- und Lungenblutungen, Darmkatarrhen gebraucht, kann man ihn auch bei Weißfluß und äußerlich als Wurzelauskochung und Breiumschlag bei verhärteten Milchdrüsen verwenden (5 g täglich).

Dost, Gemeiner oder Wilder Majoran (Origanum vulgare L.). Das blühende Kraut mit seinen purpurnen oder weißlichroten Blüten begegnet uns an trockenen Abhängen, Gebüschen und Waldrändern. Im alten Volksglauben ist der Dost ein Mittel, das Hexen und böse Geister vertreibt; er wurde noch lange in der Kirche geweiht. Man mischte Tieren und Menschen Dost gern ins Essen, dann konnte ihnen niemand «wat andaun». Dabei müssen wir immer daran denken, daß man früher glaubte, daß Krankheiten von bösen Geistern usw. heraufbeschworen würden. Man wollte sich die Krankheitsursache, die man in ihrer Wurzel genau so wenig kannte wie wir heute, unbedingt erklären. Die Hexen und Geister, welche Menschen und Tiere bedrohen, sind zwar im

Aberglauben recht zahlreich, aber wir können sie manchmal doch auf bestimmte Krankheiten beziehen.

Dosten ist ein recht aromatisches Kraut, dessen Tee nicht nur – nach alten Kräuterbüchern – Katarrhe auflösen, sondern auch bei Schwindsucht und Krämpfen helfen soll. Wenn man in der Vergangenheit solche schweren Leiden hatte, galt man als behext. Die Alten beobachteten sehr gut; vielleicht haben sie festgestellt, daß der öftere Gebrauch von Dosten gegen solche schweren Krankheiten schützt bzw. sie mildert. Jedenfalls müssen uns derartige alte Angaben, die bei vielen Pflanzen auftauchen, veranlassen, die Pflanzenwirksamkeit im einzelnen genau nachzuprüfen; es ist zu bequem, sich mit dem Schlagwort «Aberglauben» abzufinden. Es werden bald die Bücher kommen, die uns die Realitäten in alten abergläubischen Vorstellungen zeigen werden, hoffentlich ist meins das erste.

Heute wird der Dosten in Anlehnung an alte Kräuterbücher außer für Katarrhe der Atmungswege, Husten, Asthma, Schwindsucht, Krämpfe, auch gegen Stauungen im Pfortadersystem und in der Leber, bei Bleichsucht, Wassersucht, Gelbsucht, krampfhaften Perioden und zu Bädern empfohlen. (Tee vom Kraut 15 g auf 1 l Wasser.)

Immergrün (Vinca minor L.). Das Immergrün oder auch Wintergrün ist ein blaublühendes Pflänzchen, das, wie der Efeu, immer grünt und auch in den Gärten und auf Friedhöfen angepflanzt wird. Die kleine Pflanze wurde in alter Zeit zum Liebeszauber verwandt. Man gab sie kleinen Kindern unter das Kopfkissen, um Krämpfe zu mildern und den Zahndurchbruch zu erleichtern. Auch das Vieh bekam das Kraut zu fressen, zumal wenn es trächtig war. Viele Orakel wurden mit Immergrün angestellt; und in Erinnerung an uralten Fruchtbarkeitszauber erhielt sich wohl die Sitte, ein Kind beim ersten Schulgang mit Immergrün auf den Kopf zu schlagen oder ihm eine Wurzel des Pflänzchens umzuhängen und zu sagen: «Geh zu und lerne was!»

Aus alten Berichten geht hervor, daß Immergrün einst als blutstillendes Mittel, besonders bei zu reichlicher Menstruation und gegen Weißfluß verwendet wurde, es war ein Mittel der Frauen; dabei ist es auch geblieben.

Quendel, wilder Thymian (Thymus serpyllum). Der Feldthymian ist eine kleine, duftende, rotblühende Pflanze, die trokkene Hügel, Feldraine und Berge liebt und dort niedrige Rasen bildet. Diese Pflanze wurde früher gern am Sonnwendtag ans Vieh verfüttert, in der Hoffnung, mehr Milch zu bekommen. In späteren christlichen Zeiten legte man Kranken geweihte Quendelkränze zur Heilung unter den Kopf. Auch geräuchert wurde mit Quendel. Die Braut legt sich Quendel in die Schuhe, damit ihr Geliebter keine andere ansieht. Und sollte sich einem Bauernmädchen der Teufel nähern, dann hält ihn der Quendel, den sie bei sich trägt, ab. Der Quendel ist im Aberglauben überhaupt ein Frauenkraut, das man auch gern auf das Lager der Gebärenden legt. Selbst die hl. Maria von Flandern bereitet ihrem Jesuskind ein Lager aus Quendel. Bei der Niederkunft wird der Quendeltee getrunken und später während der Stillzeit. Heute finden wir den Quendeltee noch gelegentlich für Menschen und Tiere vor und nach dem Gebären empfohlen. Äußerlich (Bäder) gilt er als nervenstärkend für schwächliche Kinder und Erwachsene (vor allem bei Skrofulose und Rachitis). Sehr gut soll er sich bei Keuchhusten bewähren. Gelobt wird seine Wirkung bei Blutarmut, Gallen- und Blasenleiden, ferner bei Nierenleiden, Migräne und Schwindel.

ZAHNKRANKHEITEN

Ganz kurz will ich noch einige Krankheiten erwähnen, die sich zwar nicht auf das weibliche Geschlecht begrenzen, aber doch oft gerade von ihm recht quälend empfunden werden. Das sind die in letzter Zeit immer häufiger auftretende Paradentose, worunter man krankes Zahnfleisch und lose Zähne versteht, und die Fußleiden, Beingeschwüre und Krampfadern.

Für diese Leiden, die so viele verschiedene Ursachen haben können, lassen sich manche der bereits erwähnten Pflanzen verwenden.

Daß die Zähne des Kulturmenschen immer schlechter werden, ist längst kein Geheimnis mehr und auch kein Wunder für den, welcher etwas von natürlicher Lebensweise versteht. Das Kariöswerden (Hohlwerden) der Zähne hat nie eine äußere Ursache allein, sondern beruht auf falscher und mangelhafter Ernährung. Bei rachitischen Kindern wird oft das ganze Gebiß kariös. Heute kennen wir die Karies bereits im Milchgebiß. Besonders ungesunde Berufe leiden unter Zahnfäule.

Es ist verständlich, daß man sich bei Zahnschmerzen die kariösen Teile ausbohren, plombieren und schließlich auch den Nerv töten läßt. Man denkt wohl an das Sprichwort: «Gräber sind verschwiegen»; befürchtet aber auch, daß ohne Behandlung der Zerfall fortschreitet und Wurzelhautentzündungen entstehen, bis schließlich auch das Zahnbett angegriffen wird.

Wenn wir unseren Kindern nicht die hier so oft erwähnten unerläßlichen Voraussetzungen von Licht, Luft, gesundem Wasser, Bewegung und vollwertiger Ernährung verschaffen, werden wir nie auf gesunde Zähne rechnen können. Die wachsende Versäuerung unserer Ernährung, die für so viele Krankheiten entscheidend ist, zerstört auch die Kraft unserer Zähne. Der Zahnverfall ist ein typischer Ausdruck unserer Zeit. Es ist schon toll, wenn man sich vorstellt, daß auf solchen Erscheinungen sich andererseits wieder wirtschaftlich gesunde Erwerbszweige aufbauen. Natürliche und damit gesunde Verhältnisse lassen sich nie für Teilgebiete des menschlichen Körper- und Staatslebens erreichen, weil alle Gebiete (wie auch alle Organe im Körper) voneinander abhängig sind. Die innere Natur ist immer vieltausendmal heiliger als unsere sich aufdrängende Kunst.

In die Zusammenhänge der Natur einzugreifen ist eine schwierige Sache. Oft richten die künstlichen Mittel, mit denen uns die Heilung einer Krankheit gelingt, an anderen Stellen des menschlichen Organismus Schaden an. Einfach alles, was wir im täglichen Leben tun, denken, essen, wirkt sich in unserem Körperleben aus und wächst heran. Wir wundern uns nach Jahren oft über die Früchte und begreifen nicht recht, warum sie faul wurden. Aber seinen Grund hat das Faulwerden genau so wie bei den Zähnen.

Das Zähneputzen ist gewiß eine gute Angewohnheit, ersetzt aber niemals ihre richtige Ernährung. Außerdem sollte man mit der Zahnbürste besonders das Zahnfleisch massieren, damit es widerstandsfähiger wird.

Die Paradentose ist eine entzündliche Erkrankung der Zähne, die zur Lockerung und Eiterung führt. Erkrankt sind Knochen- und Schleimhautgewebe. Das kann seine Ursache darin haben, daß sich die Zähne, weil ihnen durch die weiche Kulturnahrung keine Arbeit mehr zugemutet wird, überflüssig fühlen und anfangen, kariös zu werden. Es kann aber ebenfalls eine Alterserscheinung sein. Es ist interessant, daß wirklich alte Leute (also zum Beispiel 90jährige) meistens gute Zähne haben.

Selbstverständlich kann die Paradentose auch in Verbindung mit den schon besprochenen Krankheiten (Zuckerkrankheit, Gicht, Herzkrankheiten, Blutarmut, Bleichsucht, Nervenkrankheiten usw.) auftreten.

Gerade bei den Zahnkrankheiten spielt die Ernährung eine entscheidende Rolle, zumal die Bedeutung von Kieselsäure, Kalk, Fluor und Vitaminen, auf die ich noch zu sprechen komme.

Falls die Paradentose eine Begleiterscheinung anderer Krankheiten ist, muß sich die Behandlung in erster Linie auf jene erstrecken. Im übrigen müssen wir der Krankheit schon bei unseren Kindern vorzubeugen suchen, indem wir sie hartes, kleiehaltiges Brot essen lassen. Sie sollen viel und gut kauen, weniger Süßigkeiten, dafür mehr Mohrrüben, Äpfel und sonstige Rohkost essen. Schon früh geben wir ihnen harte Gegenstände zu kauen (am besten zubereitete Knochen); ständig wird das Zahnfleisch massiert und der Zahnstein ab und zu entfernt. Von den bisher erwähnten Pflanzen eignen sich besonders: Johannisbeere, Brombeere, Eiche, Kamille, Salbei, Pfefferminze, die das Zahnfleisch kräftigen, wenn wir sie in der Ernährung berücksichtigen und auch damit gurgeln und massieren.

Auf die Fußleiden habe ich schon hingewiesen, als ich vom menschlichen Gang sprach. Die Senk- und Plattfüße nehmen in unserer Zeit auffällig zu, was sich meistens aus der Berufstätigkeit ergibt. Ein Fuß, der überlastet wird (regelmäßiges Stehen im Beruf, Fettleibigkeit, Schwangerschaft usw.), senkt sich und entwickelt sich zum Plattfuß. Dabei kann natürlich in der Entwicklung zum Beispiel Rachitis ebensogut die Bildung von O- und X-Beinen wie auch die Ausbildung von Plattfüßen begünstigen. Untersuchungen in den Schulen und Krankenkassenstatistiken zeigen uns, daß die Fußkrankheiten sich ausbreiten und schwache Füße bereits vererbt werden. Das ist begreiflich, da die Massen unserer Bevölkerung ihre Füße immer weniger durch richtiges Wandern trainieren, überwiegend sitzen oder einseitig stehen. Es ist ein Irrtum zu glauben, daß etwa eine gepflegte Straße, die gut gepflastert ist, günstig auf den Fuß wirkt, sie begünstigt die Entwicklung des Senkfußes.

Senk- und Plattfüße, und das ist wieder sehr wichtig, können sich über Knie und Beine auf den ganzen Körper auswirken; manche scheinbar rheumatischen Leiden, Ischias und Kreuzschmerzen werden oftmals nur nicht als Fußleiden erkannt.

Unter Krampfadern und Beingeschwüren haben Frauen besonders zu leiden. Die Veranlagung zu Krampfadern kann vererbt sein. Sie können sich aber auch durch Bewegungslosigkeit und langes Stehen herausbilden.

Die Krampfadern sind Venenanschwellungen, die sehr gefürchtet sind. Es sind venöse Blutgefäße, welche das Blut zum Herzen zurückführen. Die Krampfadern bilden sich meist an den Unterschenkeln aus, werden oft daumendick und blaurot, da hier der Blutdruck am stärksten ist. Auch die Hämorrhoiden sind solch mißgestaltete Blutgefäße.

Da Krampfadern lästig sind und jucken, wird gekratzt, wodurch Hautentzündungen entstehen. Entzünden sich die Krampfadern durch äußere Ursachen (Stoß usw.), so können sie zu schlimm erscheinenden Blutungen führen, welche oft die gefährlichen Venenentzündungen entstehen lassen. Diese sind deshalb oft so unberechenbar, weil Blutgerinnsel der entzündeten Vene leicht mit in die Blutbahn geführt werden können und dann lebenswichtige Venen verstopfen.

Hierher gehört auch die Thrombose, welche meistens durch Operation entsteht. Hat sich ein durch Operation entstandenes Blutgerinnsel losgerissen (Embolie) und verstopft einen Hauptstamm der Lungenarterie, dann tritt sofortiger Tod ein.

Krampfadern und verstopfte Venen stören die Blutversorgung und lassen ein Geschwür entstehen. Meistens bilden sich Unterschenkelgeschwüre aus, die besonders schlecht heilen, dauernd Eiter und Flüssigkeit absondern und eine Qual für die Kranken sind. Solche Geschwüre können weithin ausstrahlen und Muskelkrämpfe erzeugen. Gewöhnlich werden Binden getragen, die man nicht weglassen kann, ohne daß die Geschwüre wieder aufbrechen. Hinzu kommt, daß auch hier die Ausbildung der Geschwüre durch den Beruf (dauernder Einfluß von Hitze) oftmals gefördert wird. Von dem kleinsten Geschwür bis zu solchen, die sich ausdehnen oder sogar bis auf die Knochen dringen, gibt es alle Formen.

Gewiß könnten wir durch Hochlagerung des Beines die Gefäßwandungen entlasten, den Druck der Blutsäule verringern, aber das bedeutet noch keine Heilung. Wir können Heilerdeumschläge machen und die Wundheilung durch Andampfung fördern. Ebenso können wir häufig Bäder und gelegentlich Schwitzkuren vornehmen, damit die weitere Hautfläche zur Mitarbeit angeregt wird. Aber entscheidend wird immer der tiefgreifende Einfluß der Ernährung in Verbindung mit den verschiedensten Heilpflanzen bleiben. Hierauf hat uns Kneipp zuerst wieder aufmerksam gemacht; denn nur eine gründliche Verbesserung des Blutes und eine entschiedene Ausscheidung der schlechten Säfte können wirklich helfen. Was hilft es, wenn wir äußerlich ein Geschwür schließen, das einen Ausgang geschaffen hatte, um kranke Stoffe fortschaffen zu können?

Wir müssen unseren Körper richtig beobachten lernen, der uns mit jeder Handlung seine Absicht zeigt, ein verlorengegangenes Gleichgewicht wiederherzustellen. Wir können nichts anderes tun als die Ordnung der inneren Natur zu unterstützen.

Zur Kräftigung der Füße empfehlen sich Abkochungen der Nadeln, Rinden und Früchte der Fichten, Tannen, Eichen, Walnußbäume, auch Senfbäder haben sich bewährt. Vom Huflattich klopft man die frischen Blätter, bis der Saft kommt, er kühlt Geschwüre, offene Fußwunden und entzündete Füße.

Wenig bekannt ist, daß der *Rainfarn* (Tanacetum vulgare), den man gewöhnlich nur als ein sehr gutes Wurmmittel kennt (mit Vorsicht zu gebrauchen!), auch zur Kräftigung der Füße gebraucht werden kann. Die zerquetschten Blätter legt man auf Krampfadern. Besonders in Verbindung mit Baumöl soll er Geschwülste der Füße und Schmerzen der Krampfadern lindern.

Ferner sollen die ausgekochten Blätter des *Odermennig* (Agrimonia eupatoria) wunderbar die ermüdeten Füße stärken, wie man ihnen auch nachsagt, daß sie schwer heilende Wunden günstig beeinflussen. Die Verwendung der Pflanze ist sehr alt, immer wieder finden wir sie für Umschläge bei Geschwüren erwähnt. In der ländlichen Veterinärmedizin soll sie nach Kahnt gegen die Mauke der Pferde verwendet worden sein.

Eine große Rolle bei Geschwüren spielen auch Zinnkraut und Kamille, mit denen Waschungen und Umschläge gemacht werden. Andorn und Arnika, die man innerlich gegen Geschwüre anwendet, haben sich ebenfalls für Umschläge bei Blutgeschwüren bewährt.

HAARKRANKHEITEN

Nachdem ich bei meiner Reise durch den Körper, die mich einige wichtige und bekannte Krankheiten aufgreifen ließ, vorläufig bei den Beinen und Füßen angekommen bin, will ich zum Kopf zurückkehren und einen Augenblick bei den «Wäldern» verweilen, die bisweilen noch dort wachsen, aber sich gerade auf dem europäischen Kopfe immer schneller zu lichten beginnen und frühzeitig ergrauen.

Das Ausgehen und Ergrauen der Haare ist nicht mit irgendeiner Pflanze rein äußerlich zu beseitigen.

Wir kennen alle die Redensart: «Er hat Haare auf den Zähnen.» Schon dieser Ausspruch läßt durchblicken, daß kräftiger Haarwuchs als Zeichen von Kraft gedeutet wird. Man sagt ja auch: «Darüber laß dir keine grauen Haare wachsen.» Ein großer und plötzlicher Schreck läßt die Haare oft über Nacht ergrauen, so wie in der Natur bisweilen ein tiefergreifender Witterungswechsel die Vegetation erbleichen läßt: «es fiel ein Reif in der Frühlingsnacht».

Die Haare bedecken den menschlichen Körper, wenn auch größtenteils in schwächerer Ausbildung, genau so wie den des Tieres und der Pflanze.

Die physiologische Bedeutung der Haare kennen wir am menschlichen Körper nicht immer so gut wie bei den Pflanzen, bei denen die Wurzelhaare zur Aufsaugung des nährsalzhaltigen Bodenwassers dienen und die Haare die grünen Teile vor zu starker Verdunstung und Bestrahlung schützen.

Die menschliche Körperoberfläche ist an einzelnen Teilen fast ganz mit Haaren bedeckt, wenn auch nicht gleichmäßig stark. Völlig haarlos sind nur wenige Teile wie neben den Lippen die Innenfläche der Hände und Füße. Von seinen rund 100 000 Haaren hat der Mensch 80 v. H. auf dem Kopf. Die starke Haarbedeckung des Körpers, wie sie besonders in der ungewöhnlichen Behaarung der sogenannten Haarmenschen zum Ausdruck kommt, erinnert an tierische Vorfahren des Menschen und an eine ursprüngliche vollkommene Fellbekleidung der Warmblüter.

Wenn wir berücksichtigen, daß bei den Pflanzen manche Haare als Haft- und Klammerorgane dienen, andere zur Aufnahme von Berührungsreizen oder als Schutzmittel gegen ungebetene Gäste, so wird uns verständlich, daß man auch die menschlichen Haare für ursprüngliche Sinnesorgane hält. Auch bei den Pflanzen sind sie kiesel- oder hornartige Gebilde.

Bei der engen Verwandtschaft zwischen menschlichem, tierischem und pflanzlichem Leben ist es gar nicht so abwegig, die menschliche Haut mit der Erdhaut selbst zu vergleichen, also mit einer Weide- oder Vegetationsfläche. Es ist klar, daß eine Verarmung dieser Fläche, vielleicht durch falsche Ernährung, durch innere Krankheiten oder einen ähnlichen Umstand, dem Haar schaden muß.

Schon in der Vergangenheit fiel es den Menschen auf, daß die Natur gerade den Kopfhaarwuchs so stark betont; man verglich deshalb die Haare mit Wäldern und nannte manche alte Heerstraßen, die über waldige Höhen führten, wie der Haarstrang in Westfalen, Haarwege.

In der Tat könnte man das einzelne Haar mit einem winzigen Baum vergleichen, dessen sichtbaren Teil man den Schaft nennt und den in der Haut verborgenen die Wurzel. Auch Oberhäutchen, Rinde und Mark des Haares (Pigment) unterscheidet man. Die Haarwurzel steckt in der Kopfhaut in sogenannten Follikeln, deren dickes Ende Haarzwiebel heißt. Das sind Zellen, die auf der reich mit Blut und Nerven versorgten Haarpapille sitzen, die sie erzeugen und ernähren.

Die Papille ist die Bildungsstätte der Haare, und jeder Follikel hat eine kleine Talgdrüse, deren ausgeschiedener Talg das Haar gesund, weich und glänzend erhält. Fällt ein Haar aus oder wird es ausgezogen, so beginnt immer wieder von der Haarpapille aus, die die kleinen Haarzwiebeln ernährt, ein neues Wachstum.

Dieses organische Wachstum schon dürfte uns überzeugen, wie wenig allein von außen her mit künstlichen Mitteln bei Haarkrankheiten, zumal bei Haarausfall oder Grauwerden, zu erreichen ist.

Wir können in Fällen von Haarkrankheiten und besonders im Falle des Grauwerdens der Haare erst dann wirklich helfend eingreifen, wenn wir die Ursache des Grauwerdens unserer Haare entdeckt haben. Die Voraussetzung dazu ist eine gründliche Kenntnis des Haarlebens.

Wir müssen uns immer wieder vergegenwärtigen, daß unsere Haut eine riesige Vegetationsfläche ist, eine Art Laubkleid, das unseren Körper fest umschließt. Auf dieser Hauterde wachsen nun die kleinen Haarzwiebeln als richtige Speicherorgane wie alle Pflanzenzwiebeln, nur daß es sehr schwer zu sagen ist, was für merkwürdige Kräfte sie eigentlich speichern sollen.

Tafel 9 · Frauenkrankheiten
Unten links: *Frauenmantel;* unten Mitte: *Hirtentäschel;* rechts: *Taubnessel;* oben: *Raute*

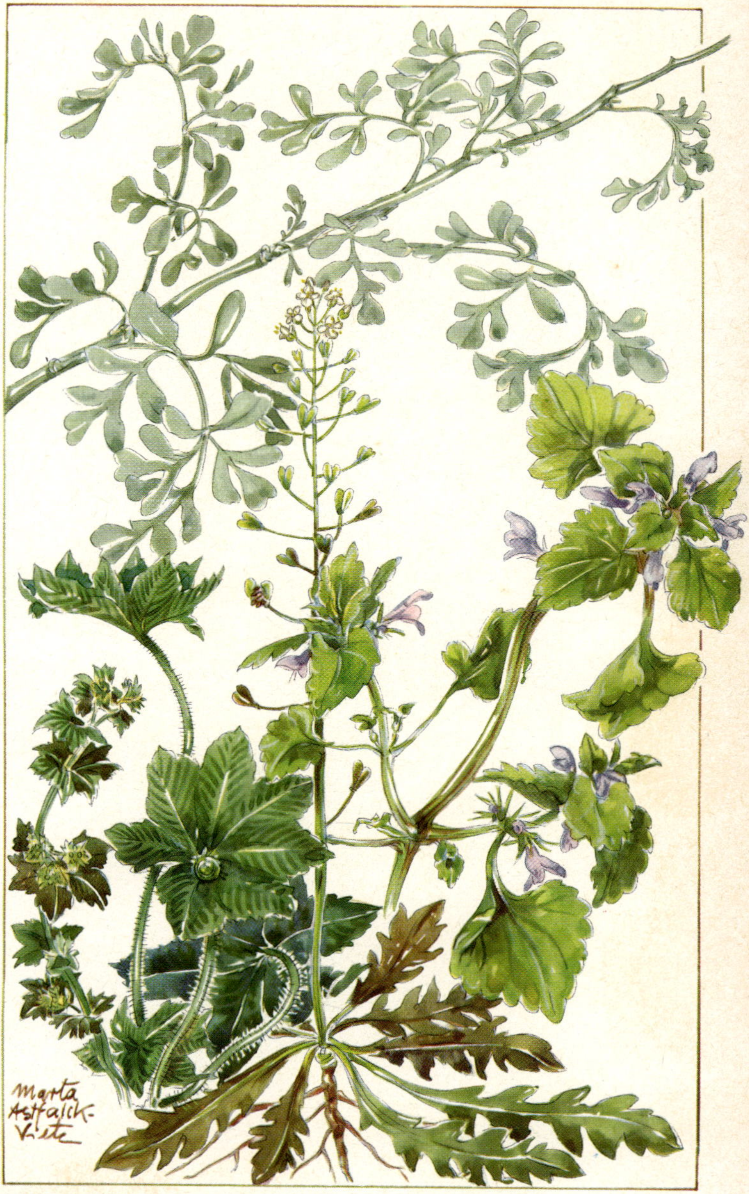
Marta Astfalck-Viete

Die Vorzeit, welche die Haare in ihren Kulten noch opferte, hatte eine große Vorstellung von den in den Haaren ruhenden Kräften.

Die Haare, welche von der Haut her ernährt werden, müssen hungern und eingehen, verwelken möchte ich geradezu sagen, wenn die Vegetationsfläche der Haut, vielleicht infolge unbekannter Krankheiten, in ihren Nahrungsbeständen verarmt. Durchdringen aber gesundes Blut und Zellsaft die Haut, dann sind auch die Haare gesund.

Jedes Haar hat eine Rinde und ein Mark. Die Farbe der Haare wird durch Farbstoff oder Erfüllung mit Luft erzeugt. Der braune bis braunschwarze Farbstoff befindet sich reichlicher oder geringer in der Rinde, die Luft im Mark und zwischen seinen Zellen. Die hellen Haare sind stärker als die dunklen mit Lufträumen durchsetzt. Ist die Rinde nur schwach gefärbt und fällt Licht auf das Haar, so schimmert die Luft im Mark silberweiß durch, und wir sehen blonde Haare. Bei grauen und weißen Haaren ist die Rinde ebenfalls lufthaltig.

Das Ergrauen der Haare entsteht also dadurch, daß entweder kein Farbstoff mehr entsteht oder daß die Menge der Lufträume zunimmt. Es ist interessant, daß beim plötzlichen Ergrauen durch Schreck in der Regel die Menge der Lufträume in den Markzellen ungewöhnlich zunimmt. Nichts könnte besser beweisen, wie fein der menschliche Körper auf jede Gleichgewichtsstörung antwortet, und daß im Stoffwechselvorgang der Zelle das unerforschte Geheimnis des Lebens ruht.

Wie wunderbar ist das natürliche Kunstwerk des menschlichen Wesens vom Körperlichen bis zum Seelischen aufgebaut, das so fein einspielt, daß bei freudiger Erregung die Farbe seiner Zellen zunimmt und sich rötet, während sie in der Angst bleich wird und im höchsten Schrecken grau und weiß.

Der Haarwechsel der Säugetiere Mitteleuropas, die im Frühjahr abhaaren, sich verfärben und im Herbst neu behaaren, läßt noch deutlich den ursprünglichen, rein vegetativen Charakter der Haare erkennen, die einst im Laufe der Jahreszeit jede Verfärbung des Laubes mitmachten. Das menschliche Haar hat im Laufe der Jahrtausende manche uns heute unbekannte Eigenschaft verloren, um so mehr, je weiter der Mensch seine unmittelbare Verbindung mit der Natur löste und sich von ihr entfernte.

Da das Ergrauen der Haare stets auf natürlichem Wege durch falsche Ernährung (zunehmende Versäuerung), frühzeitiges Verbrauchtsein (nicht mehr ausreichende Säfteentwicklung), Krankheiten und mit dem Alter entsteht, haben Färbmittel selbstverständlich keine Wirkung auf die innere Sekretion, die unseren Haaren wieder natürlichen Farbstoff geben könnte.

Der einfache Bauer, der noch ohne Kopfbedeckung auf seiner Scholle arbeitet und sich aus eigenem Boden ernährt, behält den natürlichen Haarfarbstoff oft bis ins hohe Alter.

Für unsere Vorfahren galt starker Haarwuchs mit gesunder Farbe bei Männern und Frauen als ein Zeichen von Kraft. Die Haare wurden den Fruchtbarkeitsgöttern geopfert, das beste Zeichen dafür, daß man in ihnen wertvolle Kräfte vermutete. Und wenn Männer und Frauen grau und weiß geworden waren, verehrte man sie, denn dann waren sie auch weise geworden, weil sie das Leben sieghaft überwunden hatten.

Das Ausgehen der Haare hat bisweilen ähnliche Ursachen wie das Grauwerden. Meistens liegt es daran, daß die Ernährung der Haarpapillen gestört wird, wobei der Haarboden entweder zu fett oder zu trocken ist. Die Ursachen dazu muß man wiederum tiefer in Stoffwechselstörungen suchen. Soweit der Haarausfall auf Hormonmangel zurückgeht, sucht man ihn heute durch weiblichen Keimdrüsensaft zu heilen. Eine alte Auffassung der Volksmedizin sagt, daß der Haarausfall mit einem frühzeitigen Verbrauch sexueller Kräfte zusammenhängt.

Ich habe es bisher vermieden, auf das heutige Sexualleben und die vielen damit zusammenhängenden Störungen im menschlichen Leben einzugehen, womit nicht etwa die leicht verständlichen Geschlechtskrankheiten gemeint sind. Aber ich will wenigstens erwähnen, daß schon früher einmal ein englischer Arzt ein sehr interessantes Buch schrieb, das den Nachweis führte, daß schon zu Anfang des 19. Jahrhunderts der Mensch seine Gesundheit wie seine geistige Entwicklung immer mehr durch eine zu große Vergeudung sexueller Kräfte schwächte und damit eine natürliche Widerstandsfähigkeit gegen Krankheiten verlor.

Man braucht sich nur einmal die großen Asketen in Tibet anzusehen, die noch über übersinnliche Fähigkeiten verfügen, um sich von der Richtigkeit dieser Auffassung zu überzeugen.

Nicht bestritten werden soll, daß auch Infektionskrankheiten, sogar Krankheitszustände bei der Geburt, großer seelischer Kummer und verkehrte Ernährung den Haarausfall begünstigen können.

Um die Blutzirkulation auf dem Haarboden anzuregen, kann man die Kopfhaut mit den Fingerspitzen massieren. Das beste Haarwasser ist immer noch das kalte Wasser, mit dem man den Haarboden ordentlich reibt, um ihn dann kräftig zu kneten.

Besonders töricht ist es, zu jeder Jahreszeit einen unporösen Hut zu tragen, der weder Licht noch Luft an die Kopfhaut heranläßt.

Da der Haarausfall und das Grauwerden in jüngeren und mittleren Jahren stets mit anderen Krankheitserscheinungen gemeinsam aufzutreten pflegen und fast immer mit einem Säftemangel verbunden sind, müssen die eigentlichen Ursachen, vor allem die vielfach mit Haarkrankheiten zusammenhängenden Organstörungen bekämpft werden.

Zum Schluß will ich zur Anregung noch die Ansicht eines Forschers mitteilen, der behauptet, daß das Ausgehen und Ergrauen der Haare von der Milz herrührt. Nach seiner Ansicht entwickeln sich die Haare nur dort, wo sich unter der Lederhaut die von der Milz herkommenden kleinen Drüschen mit ihren Haarbildungssäften befinden. Ohne diese soll auch nicht ein einziges Härchen sprießen. Das wäre auch der Grund, warum der Mann einen anderen Haarboden als die Frau hat. Und wenn nun diese Drüschen an den einzelnen Partien verkümmern, dann versagt auch der Nachwuchs der Haare. Danach wären es also Milzsäfte, die den Haarwuchs bestimmen. Wenn das stimmt, dürfte uns die Industrie bald mit neuen Präparaten aufwarten. Wir wollen aber nicht vergessen, daß es gerade der größte Kummer der Industrie ist, daß im Körper stets eine Drüse von der anderen abhängig ist. Deshalb behaupte ich ja auch immer wieder, daß wir nie mit einzelnen Pflanzen auskommen, sondern sie vielseitig auf dem Nahrungswege einschalten müssen.

Von den bisher erwähnten Pflanzen sind für die Haare zum innerlichen wie gleichzeitig auch zum äußerlichen Gebrauch vorzugsweise zu empfehlen: Birke, Klette, Brennessel. Auch die Blätter des Maulbeerbaums (Morus alba u. nigra), dessen Früchte man gern ißt, sollen helfen.

DAS QUALVOLLE ASTHMA

Das Asthma, Asthma bronchiale, diese qualvolle Atemnot, worunter wir einen Krampf der Bronchialmuskulatur (glatte Muskulatur der Bronchiolen) zu verstehen haben, ist uralt. Schon Hippokrates erzählt uns von diesem Leiden, und bis heute sind sich die Ärzte über dessen eigentliche Ursache nicht immer einig. Aber man weiß sehr gut, wie qualvoll gerade dieses Leiden, bei dem immer die Nerven beteiligt sind, für die Betroffenen ist.

Das Asthma tritt bei beiden Geschlechtern und in jedem Lebensalter auf. Die Anfälle treten unerbittlich, plötzlich, überwiegend nachts, besonders nach Mitternacht ein. Der Kranke hat ein Gefühl von Enge und Spannung über der Brust, das ihn zum Aufstehen zwingt und ans offene Fenster treibt, um Luft zu holen. Aber die Beschwerden steigern sich, und er macht die verzweifeltsten Anstrengungen, um mehr Luft zu bekommen. Dieses heimtückische und hartnäckige Leiden hat schon manchem Kranken mit der Zeit allen Lebensmut geraubt. Können sich doch die Anfälle, die oft Stunden dauern, in kurzen Abständen wiederholen. Sie können freilich auch längere Zeit wegbleiben.

Das Luftröhrensystem ist wie ein Baumgeäst verzweigt, und die feinen Muskeln, die die Röhren dieses Systems zusammenziehen und wieder erweitern, werden von Nervenimpulsen geleitet. Es genügt, daß gewisse Reize, seien es nun bestimmte Staubkörner, Nahrungsmittel oder auch nur Gerüche, seelische Erlebnisse u. ä., auf die erwähnten Nerven einen Reiz ausüben und einen Anfall auslösen. Selbst vom nebeligen und feuchten Wetter kann solch ein Reiz ausgehen, ganz besonders dann, wenn schon sowieso ein Bronchialkatarrh vorliegt. Bei Kindern tritt das Leiden leicht nach Keuchhusten oder Masern auf.

Zweifellos können häufige Katarrhe und Schnupfen, auch Veränderungen im Nasen- und Rachenraum die Ursachen einer Entwicklung zu Asthmaanfällen sein. Selbst hartnäckige Verstopfung, Wurmreize, Stoffwechselstörungen (Gicht, Fettsucht, Zuckerkrankheit) können mit dem Leiden in Verbindung stehen. Manche Forscher erkennen im Asthma eine Folge vasomotorischer Störungen vom Vagus-Sympathikus aus und sind der Ansicht, daß die innere Drüsensekretion, besonders die der Nebennieren und des Hirnanhangs gestört ist. Auch zwischen den Ovarien, der Schilddrüse und dem Asthma bestehen Beziehungen, die wieder mit dem Nervensystem gekoppelt sind.

Natürlich will der Asthmatiker in erster Linie wissen, wie er sein Leiden an der Wurzel packen kann. Es hilft ihm wenig, wenn man ihm etwa sagt, daß die Krankheit lediglich ein Symptom darstellt, das auf die verschiedensten Konstitutionsleiden, Stoffwechselstörungen oder Nervenleiden hinweist. Besser ist dann schon, wenn man sagt: wir haben es beim Asthma mit einer besonders hartnäckigen Allergie zu tun, gegen die wir eine Reihe von Mitteln, besonders auch einige Heilpflanzen, ausprobieren müssen. Schon die alten Ärzte lehnten es ab, die Ursache des Asthmas in den Lungen zu suchen, und waren der Ansicht, daß sich im Blut mit der Zeit reizende Stoffwechselprodukte angehäuft hätten, die abgeleitet werden müßten.

Zuerst muß die Lebensweise des Asthmakranken geregelt werden. Der Kranke muß grundsätzlich von allen nervösen Störungen befreit werden. Seelische Ruhe beruhigt auch das Asthma. Erst wenn der innere Mensch in Ordnung ist, hat es Sinn, für eine natürliche Ernährung zu sorgen, die überwiegend reizlos und vegetarisch bleiben sollte (kein Alkohol, Nikotin, Kaffee, chinesischer Tee u. ä.). Milch-, Obst- und Traubenkuren bewährten sich. Bei vielen auch vernünftige Fastenkuren. Die Milchsäure und die Cholinwirkung des Sauerkrauts sollen vorteilhaft sein.

Dann müssen die Körperfunktionen der Magen- und Darmtätigkeit, der Leber- und Nierentätigkeit, die Arbeit der Bauchspeicheldrüse, die Geschlechtsfunktionen beobachtet und geordnet werden. Wichtig ist die Hautpflege; warme Bäder mit folgenden kalten Abreibungen; besonders die Wiederholungen der Anfälle werden sehr gut mit täglichen kalten Abreibungen verhindert. Allerdings muß die sofortige Wiedererwärmung des Kranken gesichert sein. Auch zur Erleichterung der Anfälle selbst, wobei man den Kranken von allen engen Kleidungsstücken befreit und ihm viel Luft (offene Fenster) verschafft, reibt man Kranke, die es vertragen können, rasch mit einem kalt ausgewrungenen Tuch Gesicht und Brust ab. Sehr gut haben sich auch die heißen Hand- und Fußbäder bewährt. Stets muß der einzelne Kranke persönlich behandelt werden.

Natürlich wird man nicht jeden Asthmakranken, der an Palliativmittel gewöhnt ist, sofort für eine Umstellung auf die natürliche Behandlungsweise gewinnen. Aber man kann ihn gewiß davon überzeugen, daß das der richtige Weg zu einer völligen Gesundung ist.

Gut bewährt bei der Asthmabehandlung haben sich ferner: überlegte Atemgymnastik, sodann der Aufenthalt in gewissen Höhlen (wie z. B. in der bekannten Kluterhöhle im Ennepetal zwischen Wuppertal und Hagen). Hier soll der Kohlensäuregehalt der Höhlenatmosphäre wirksam sein, außerdem die Radioaktivität des Gesteins. Ein ähnliches Heilklima haben auch die Wüstenluft (Sahara) und Höhenkurorte der Schweiz (Davos). In beiden Fällen nehmen Forscher an, daß von den dortigen Gesteinen anregende Wirkungen auf die Atmung ausgehen.

Als Heilpflanzen gegen Asthma sind zu empfehlen: Schachtelhalm (wegen seiner Kieselsäure), Brennessel, Huflattich, Isländisches Moos, Bittere Kreuzblume, Anserine, Sonnentau, Thymian, Spitzwegerich, Bibernelle, Haselwurz. Bei den Mahlzeiten benutzt man Meerrettich, Sellerie, Majoran, Anis, Fenchel und Kümmel.

Im Zusammenhang mit den von mir angeführten ätherischen Pflanzenölen kann ich für Asthma besonders empfehlen: Baldrian und Kampfer. Man kann daran riechen, sich damit einreiben und sie auch in hohen Verdünnungen in kleinsten Mengen einnehmen. Injektionen bleiben dem Arzt überlassen.

Der Asthmakranke tut gut daran, wenn er es sich leisten kann, auszuprobieren, welcher Boden, welches Klima und welche Höhenlage für seinen Organismus am günstigsten sind. Feuchter Boden und entsprechende Witterung wirken fast immer ungünstig, Sandboden und trockenes Klima günstig. Viele Asthmatiker haben große Angst, früh zu sterben. Die meisten werden aber recht alt. Natürlich müssen sie sich im Umgang mit Menschen auch die richtigen Partner aussuchen, mit denen sie sich gut und harmonisch unterhalten können. Alle Streitereien sind Gift für ihre Nerven und können leicht einen Anfall hervorrufen.

Die Furunkulose ist eine Krankheit, bei der eitrige Geschwüre (Furunkel) in größerer Zahl auftreten. Das Eindringen von Eiterbakterien in die Hautporen kann zwar die Hautdrüsen und Haarbälge entzünden und schmerzhafte Knoten entwickeln. Meistens entstehen die Furunkel aber nicht durch äußere Ursachen (Kratzen, Verunreinigung usw.), sondern sind aus Blutverunreinigungen durch zu reichliche Eiweißkost, Alkoholgenuß, zu scharfe Speisen, Stoffwechselstörungen, Zuckerkrankheit, oft auch durch Störungen während der Wachstumszeit, der Wechseljahre zu erklären. Stoffwechselgifte, ein Überschuß von Eiweiß im Körper, erklären uns wohl am besten diese schmerzhafte und durchaus nicht immer ungefährliche Krankheit, die sich mit Vorliebe die Nackengegend, Schenkel, Unterleibsseiten, oft aber auch das Gesicht aussucht und dann leicht zu einer allgemeinen Blutvergiftung führen kann.

Schon der einzelne Furunkel wie auch die Furunkulose zeigen uns die Anstrengung des Körpers, sich zu reinigen, und dabei müssen wir ihn unterstützen. Allerdings wird das den Arzt nicht hindern, gründlich zu untersuchen, ob der Furunkulose nicht etwa eine schwere Krankheit (Zuckerkrankheit) zugrunde liegt, die den Gesamtkörper schon so geschwächt hat, daß er mit einer Infektion nicht mehr fertig wird.

Als Ursache der Furunkulose gibt man heute gern eine Infektion durch Staphylokokken an, die mit Fieber und Drüsenanschwellung verläuft. Aber diese Kokken sind nicht immer die Ursache, die wichtigste bleibt die anfällige Disposition.

In günstigen Fällen wird das Furunkelgeschwür, das eine Spitze hat, bald hart, gespannt und sehr schmerzhaft, einige Tage später tritt die Vereiterung ein. Nach dem Eiterdurchbruch werden die abgestorbenen Gewebsteile als sogenannter Eiterpfropf abgestoßen. Die Behandlung richtet sich danach, ob wir es mit einem einzelnen Furunkel oder einer Furunkulose zu tun haben. Den einzelnen Furunkel bekämpfen wir mit feuchtheißen Umschlägen (Dampfkompressen) und heißen Breiumschlägen von Leinsamen und Bockshornklee, was bei der Furunkulose (also bei der Neigung zur mehrfachen Furunkelbildung) verkehrt wäre, da wir dadurch die Entstehung weiterer Furunkel fördern. Bei Furunkulosekranken ist nämlich die Haut nicht sehr widerstandsfähig, und heiße Wasserbehandlung ermöglicht es den Erregern, überall einzudringen und «Furunkelnester» anzulegen. Zur Linderung des Schmerzes genügt es, den Furunkel mit einem Lappen zu bedecken, den man in Spiritus getränkt hat, wodurch auch die Eitererreger abgetötet werden, die so die Krankheit nicht verschleppen können.

Auch vor dem Quetschen, Drücken und der Operation eines

unreifen Furunkelgeschwürs muß gewarnt werden. Es ist zwecklos, und das Ausdrücken kann ebenfalls zu einer Verbreitung der Geschwüre führen.

Bei Furunkeln und Furunkulose wird man stets genau die körperliche Verfassung und die Ernährungsweise des Kranken erforschen müssen. Reinlichkeit spielt – wie bei jeder Krankheit – auch hier eine große Rolle. Es wird wenig bekannt sein, daß sich zum Beispiel die schmerzhaften Furunkel im Gehörgang oft durch eine Entzündung bilden, die von verstopften Talgdrüsen ausgeht. Man sollte also den Gehörgang reinigen und überschüssiges Ohrenschmalz entfernen lassen. Pfröpfe von verhärtetem Ohrenschmalz sind oft die natürlichen Ursachen der Schwerhörigkeit.

Allgemein achten wir bei Furunkeln und Furunkulose auf gute Verdauungstätigkeit, bevorzugen Obst, Gemüse, Milch, Sauerkraut (roh), Fruchtsäfte, schränken einige Zeit ein: Fleisch, Eier, Mehlspeisen, Gewürze, Käse, Zucker. Trinken Tee von: Zinnkraut, Huflattich, Leinsamen, Brennessel, Ringelblume, Bitterklee. Als Arznei empfehlen sich gerade bei dieser Krankheit biochemische und homöopathische Mittel. Biochemisch: Kalium phosphoricum, homöopathisch nach Prof. Bier Schwefeljod, das nach meinen Erfahrungen Eiweißüberschüsse und ihre Störungen im Körper unschädlich macht. (Sulfur jodat D4.)

HÄMORRHOIDEN

Schon die Herkunft des Wortes aus dem Griechischen sagt uns, daß wir es mit einem Blutfluß zu tun haben. Es sind blaurote Knoten der venösen Darmadern, die den Mastdarm umgeben, und zwar in der äußeren oder inneren Umgebung des Afters. Die Knoten, welche jucken, aber auch sehr schmerzhaft sein können, sind oft nur so groß wie Erbsen, sie können aber auch die Größe von Taubeneiern erreichen. Je nachdem, ob die Hämorrhoiden mehr im Darm sitzen oder sich hervorstülpen, nennt man sie «innere» oder «äußere».

Hämorrhoiden sind ein Leiden, das schon alte Zeiten kannten, die diese Blutstauungen «goldene Adern» nannten. Man war froh und hielt es auch für erwünscht, wenn sie bluteten, weil sich dann die Spannungen linderten und die Schmerzen nachließen.

Die gewöhnliche Ursache dieser Stauungen im Unterleib sind hartnäckige Stuhlverstopfung, sitzende Lebensweise, übertriebene Ernährung durch zu reichlichen Genuß von Kaffee, Bier, Wein, Fleisch, scharfen Gewürzen usw., die das Venenblut zu dickflüssig machen und Störungen in den Kapillaren hervorrufen. Bei Frauen können Hämorrhoiden auch durch zu enge Kleidung, Schwangerschaften, Gebärmutterverlagerungen und Geschwülste hervorgerufen werden.

Man tut also alles, um den Blutstrom im Unterleib zu fördern. Man wandert, klettert und schwimmt viel, wenn man im Beruf ständig sitzen muß, macht Tiefatemübungen und vergißt auch im Zimmer nicht die Luftbäder und Wasseranwendungen. Besonders gut wird die Blutbewegung im Unterleib durch Prießnitzumschläge, Wechselsitzbäder und Güsse angeregt. Sehr gut wirken heiße Fußbäder mit kaltem Nachguß und folgender Wanderung. Bei Schmerzen sind auch Gesäßdampfbäder und heiße Kompressen zu empfehlen.

Wie schon angedeutet, wurden bereits in alter Zeit Hämorrhoidalblutungen als ein natürlicher Heilvorgang aufgefaßt, und auch heute hält man mäßige Blutungen nicht für gefährlich.

Trotzdem sollte man aber bei öfteren Blutungen, zumal im vorgerückten Alter, stets den Hausarzt hinzuziehen, da ja auch schwerere Leiden vorliegen können.

Bei Hämorrhoidalleiden ist die Ernährung natürlich besonders wichtig. Wir sorgen für grobe und vorzugsweise vegetarische Ernährung: Vollkornbrot, Pflanzenöle, Feigen, Nüsse, reichlich Gemüse, Salate, rohe Mohrrüben, Gurken, Tomaten, Radieschen. Auch Trauben, Beeren und viel gekochte Zwetschen (Dörrobst) usw.

An Heilpflanzen empfiehlt sich als sehr altes Mittel gegen Jucken und Brennen Hamamelis als Salbe. Bei inneren Entzündungen warmes Olivenöl, Sesamöl. Bei Blutungen eine Ausspülung mit einer Abkochung von Schafgarbe, Nußblättern, auch von Eichenrinde oder Heidelbeeren. Bei Verstopfung wählen wir Faulbaumrinde. Bei Stauungen im Pfortadergebiet empfiehlt Bohn: Braunwurz, Eberesche, Scharbockskraut, Gnadenkraut. Zur allgemeinen Blutreinigung bei diesem Leiden empfehlen sich: Löwenzahn und Schöllkraut.

SCHLAFLOSIGKEIT

Über Schlaflosigkeit kann man sich in einer nervösen Zeit nicht wundern. Auch bei Blutdrucksteigerung, Arterienverkalkung, Herzleiden und Zuckerkrankheit tritt Schlaflosigkeit ein. In solchen Fällen wird man also nichts gegen die Schlaflosigkeit ausrichten, wenn man nicht die Grundursachen behandelt. Auch bei hohem Fieber kann man nur schlecht schlafen, da ja der Blutandrang zum Gehirn den Schlaf stört. Und selbstverständlich ist auch ein guter Tiefschlaf – wie überhaupt Ruhe und Heiterkeit in unserem täglichen Leben – von einer geregelten Magen- und Darmtätigkeit abhängig. Verdauungsleiden, Hautleiden, ja selbst kalte Füße, stören nur zu leicht unseren Schlaf.

Mitunter ist es auch der regelmäßige Gebrauch von Schlafmitteln, der unsere Nerven angreift und uns schließlich die Nachtruhe völlig raubt. Deshalb sollte man Schlafstörungen, falls nicht etwa die anfangs erwähnten Grundleiden die eigentliche Ursache sind, lieber mit den unschuldigen Heilpflanzen zu beheben versuchen, die ich gleich angeben werde.

Schlaflosigkeit kannte die Menschheit zu allen Zeiten. Am besten schliefen die Menschen, als das Tempo der Technik noch nicht an ihren Nerven zehrte, als sie noch einer ruhigen ländlichen Arbeit nachgingen, die sie aber auch körperlich angestrengt arbeiten ließ. Zu solchen Zeiten machte man noch nicht – wie so oft heute in den Städten – die Nacht zum Tage. Das tägliche Leben ging noch mit der Sonne auf und unter. Man war viel zu müde, um sich etwa vor dem Zubettgehen den Magen zu überladen oder übermäßig viel zu trinken, so daß dann ein voller Magen oder eine volle Blase den Schlaf störten.

Die Schlafdauer der Menschen ist recht verschieden. Es gibt Menschen, die kommen schon mit 4½ Stunden Schlaf aus, andere wieder brauchen 8 bis 10 Stunden. Der Jugendliche braucht mindestens 9 Stunden Nachtruhe. Dabei sollten wir uns merken, daß naturgemäß der Schlaf vor Mitternacht der beste ist. Die Nachtruhe soll mindestens um 22 Uhr beginnen.

Viel besprochen wurde der Vorschlag Prof. Stöckmanns, der sich viele Jahre mit der Schlaflosigkeit beschäftigte und schließlich als beste Schlafenszeit die Zeit von 18.50 bis 23.30 Uhr vorschlug. Mit diesem Naturzeitschlaf – wie er ihn nannte – wollte er die Menschen wieder enger mit der Natur verbinden. Ich glaube aber nicht, daß dieser Vorschlag eine Lösung ist, zumal sich das europäische Leben nicht auf diese Zeiten einstellen wird. Allerdings müßten die Menschen, wollten sie sich nach der Natur richten, mit der Sonne auf- und untergehen. Falsch finde ich auf alle Fälle, daß man kleine Kinder im Winter bei künstlichem Licht aufstehen und in die Schule gehen läßt, das wird mindestens ihrem Nervensystem schaden.

Der Streit um die beste Schlafzeit hat nie aufgehört. Wenn wir uns zum Beispiel in das Tierreich begeben, dann werden wir finden, daß nur die reinen «Augentiere», zu denen ja auch der Mensch gehört, gewöhnlich bei Dunkelheit schlafen. Die sogenannten «Tasttiere», zu denen auch Enten und Schnepfen gehören, wachen, solange sie Futter finden und schlafen erst, wenn sie satt sind. Möwen und Austern sind in ihrer Nahrungssuche von dem Sechsstundenrhythmus der Ebbe und Flut abhängig und können sich nicht wie wir Menschen ausschlafen. Daraus dürfte zu erkennen sein, daß sich der Schlaf wohl bei allen Lebewesen nach Lebensgewohnheiten und Lebensnotwendigkeiten richtet und daß es vor allem darauf ankommt, überhaupt zu einem tiefen und erquickenden Schlafe zu kommen.

Wenn wir uns überlegen, daß die eigentliche Ursache der Müdigkeit Milchsäure ist, die bei längerer körperlicher Arbeit unsere

Muskeln überlädt und jene angenehme Müdigkeit erzeugt, die von selbst den Schlaf herbeiführt, dann erkennen wir in der Körperarbeit das beste Ausgleichsmittel zur Geistesarbeit. Und dann verstehen wir auch, warum so mancher König, der nicht mehr schlafen konnte, wieder im Schweiße seines Angesichts ein Stück Land bestellte oder Holz hackte.

Am besten schlafen wir in einem großen luftigen und trockenen Zimmer, das nicht zu warm, aber auch nicht übertrieben kalt ist und das wir tagsüber gut durchsonnen können. Vor dem Zubettgehen gibt es einige harmlose, aber recht günstig wirkende Mittel, einen guten Schlaf vorzubereiten. So zum Beispiel muß das Bett lang und breit, auch elastisch genug, die Kissen dürfen nicht zu weich sein. Wohl soll man sich im Bett vor Wärmeverlust schützen, aber auch nicht so dick einpacken, daß der Körper zu schwitzen beginnt. Nicht nur das Schlafzimmer, auch das Bett muß gut gelüftet sein. Ein kurzes Luftbad, auch ein lauwarmes Fuß- oder Sitzbad, ebenfalls ein Prießnitzumschlag auf den Leib sind eine gute Schlafvorbereitung. Für den Geistesarbeiter ist es besonders wichtig, daß er schon mit den Kleidern alle Gedanken ablegt. Gerade für überreizte Nerven, die übrigens nicht nur angestrengt tätige Geistesarbeiter, sondern alle dauernd überanstrengten Menschen bekommen, ist der Tiefschlaf das beste Erholungsmittel.

Abgesehen davon, daß die Schlafqualität von der «Schlaftiefe» abhängig ist, gibt es ausgesprochene «Abendschläfer», die früh zu Bett gehen müssen und «Morgenschläfer», die den notwendigen Tiefschlaf meistens gerade dann erreicht haben, wenn sie mehr oder weniger unsanft geweckt werden. Sie haben dann nicht ausgeschlafen, die Folgen sind schlechte Laune, Kopfschmerzen, kurz Unordnung im Körperhaushalt.

Im Gehirn wurde nicht nur «der Sitz der Seele», sondern auch das «Schlafzentrum» festgestellt. Es führt in komplizierter und feinster Zusammenarbeit mit der Muskeltätigkeit den Schlaf herbei und steuert ihn. Schon die alten Weisen empfahlen dem geistig überarbeiteten Menschen, der nicht schlafen konnte, als Ausgleich körperliche Arbeit, welche sogenannte Ermüdungsstoffe (die erwähnte Milchsäure) hervorruft, deren Wirkung durch den Tiefschlaf wieder ausgeglichen wird.

Naturgemäß wird der an Schlaflosigkeit leidende Mensch immer wieder nach neuen Heilmitteln suchen. Grundsätzlich muß er vor dem wahllosen Gebrauch künstlicher Schlafmittel, von denen die pharmazeutische Industrie große Mengen nach den verschiedensten Gesichtspunkten und Stärkegraden herstellt, gewarnt werden. Die Verantwortung dafür muß dem Arzt überlassen werden. Es können statt dessen so manche natürliche Mittel, die oft gute Erfolge haben, ausprobiert werden, um das persönlich Passende herauszufinden.

Die Alten empfahlen ermüdende Bäder und Massagen und achteten auf eine erhöhte Rücken- bzw. Kopflage. Sie bestanden auf ungeheizten, trocknen, gut ventilierten und peinlichst sauber gehaltenen Schlafräumen und warnten vor zu späten Abendmahlzeiten mit blähenden Speisen (leicht verdaulich, wenig Flüssigkeiten). Noch heute bewährt sich das tägliche Fußbad vor dem Schlafengehen gut. Kalt 2 Sekunden lang (bei kalten Füßen erst heißes Fußbad), anschließend Wadenwickel für die Nacht. Oder auch warmes Sitzbad (36–38 Grad) 10 Minuten, dann Leibwickel für die Nacht. Anderen wiederum bekommt besser das kurze, kühle Sitzbad (14–18 Grad C., 10 Sekunden lang). Bewährt haben sich ferner bei vielen die tiefen Atemübungen vor dem Zubettgehen und das Schlafen bei offenem Fenster.

In allen großen Ländern, wie Amerika und Rußland, aber auch bei uns in kleineren Ländern mehren sich seit Jahren die Sanatorien mit einer überlegten Schlaftherapie. Hier werden die Patienten einerseits wieder zum richtigen Schlafen erzogen und andererseits werden mit dem Mittel des Schlafes, wobei der Dauerschlaf, der sich auf Wochen erstrecken kann, eine besondere Rolle spielt, schwierige organische und nervöse Leiden angegangen.

Die Dauerschlaftherapie erinnert an den Winterschlaf der Tiere (Igel, Hamster, Murmeltier, Ziesel, Siebenschläfer, Fledermaus) oder auch primitiver Menschen, die sich und vor allem ihre Nerven dadurch besonders gesund erhalten haben sollen.

Wie wichtig die Dauerschlaftherapie praktisch ist, zeigen ihre Erfolge z. B. bei den qualvollen Gliederschmerzen, die durch Verletzungen der Nervenscheidewände hervorgerufen werden. Solche Kranke können wochenlang nicht richtig schlafen und ertragen keinen Laut und keine körperliche Berührung. Der herbeigeführte tiefe und lange Schlaf übt seine Heilkraft über das Zentralnervensystem aus und läßt den Kranken auch in schweren Fällen gesunden.

Vorläufig wird der Dauerschlaf noch mit unterschiedlich dosierten Schlafmitteln herbeigeführt. Das ist aber lediglich eine Übergangslösung. Man ist schon auf dem Wege, auch hier die körperfremden Narkotika durch körpereigene Verbindungen zu ersetzen. Das ist auch für die einfachen Schlafstörungen von großer Bedeutung. Bei der Gewinnung der neuen natürlichen Schlafmittel macht man sich sozusagen den Winterschlaf der Tiere zunutze. Man isolierte aus bestimmten Organen von Warm- und Kaltblütern, die einen Winterschlaf halten, gewisse Stoffe, die beim Menschen einen tiefen, steuerbaren Schlaf erzeugen.

Von den früher besprochenen Heilpflanzen werden bei Schlafstörungen verwandt: Hafer, Heide, Eisenkraut, Baldrian, Taubnessel, Pfefferminze, Hopfen, Anis, Dill, Melisse.

Aus Haferstroh kocht man einen einschläfernden Tee. Das Heidekraut soll nach Prof. Schulz einen leicht narkotisch wirkenden Tee liefern. Die frischen Blätter vom Eisenkraut sollen als Nervenmittel die Schlaflosigkeit bekämpfen. Baldrian ist ein natürliches Nervenmittel und beruhigt das nervöse Herz, weshalb es gern als Schlafmittel genommen wird. Taubnesselblüten sollen als Tee innere Unruhe stillen. Die Pfefferminze wirkt krampfauflösend und beruhigt Nervöse (Hysteriker, Hypochonder), die nach dem Teegenuß besser schlafen können. Hopfen war schon immer der beste Wirkungsstoff in vielen Schlaftees, da er das motorische Nervensystem beruhigt. Anis hilft vielleicht besser schlafen, weil es die Blähungen vertreibt. Der Same des Dills ist ein Nervenberuhigungsmittel. Melisse soll besonders gut auf die Nerven blutarmer, leicht reizbarer Frauen wirken und vor allem die Unterleibsnerven beruhigen. Vom Melissenöl weiß man, daß es einschläfernd wirkt. Melisse wird besonders auch Geistesarbeitern bei Überanstrengung empfohlen, auch das nervöse Herzklopfen soll sie beruhigen. Wir haben also eine ganze Reihe von Heilpflanzen, die jeder bei Schlafstörungen ausprobieren kann.

DER KAMPF GEGEN DAS ALTERN

Wenn wir auf die besprochenen Krankheiten und Heilpflanzen zurückblicken, taucht unwillkürlich die Frage auf, welche Pflanzen dem alternden Menschen hauptsächlich helfen, ihm das Altern erträglicher zu gestalten und hinauszuschieben.

Im Grunde beantwortet sich die Frage schon durch meine bisherigen Ausführungen, die uns einmal die für die wesentlichsten Körperorgane wichtigsten Pflanzen zeigen und andererseits immer wieder betonen, daß wir ständig wechselnd, in größeren, kleinen und allerkleinsten (homöopathischen) Mengen die besprochenen Pflanzen als Nahrungsstoffe brauchen.

Trotzdem will ich, auf die Gefahr hin, mich etwas zu wiederholen, das Altern besprechen, da ich weiß, wie sehr es interessiert.

Ich muß es dem Leser überlassen, aus den modernen, meistens technischen Methoden der Altersbekämpfung, die ich aufzählen werde, selbst seine Schlüsse zu ziehen. Für mich sind die angeführten Maßnahmen nur ein Beweis, wie richtig die Wege der Naturheilkunde und des naturgesetzlichen Denkens sind. Ich möchte auch betonen, daß «gute Gewohnheiten», an die sich viele nur schwer und gewöhnlich erst, wenn es zu spät ist, gewöhnen, die besten Hilfsmittel sind, recht alt zu werden. Und wer lauteren Herzens und fröhlich zu leben versteht, vertreibt schon dadurch allein viele Altersbeschwerden.

Auch die Pflanzen, welche ich bei dieser Gelegenheit nochmals erwähne, können dem Leser nichts Neues sagen. Das Grundsätzliche über sie ist schon an anderer Stelle gesagt. Aber ich will doch noch einmal diejenigen unterstreichen, die man bei Alterserscheinungen in erster Linie berücksichtigen sollte.

Wenn auch gegen jede Krankheit ein Kraut gewachsen ist, selbst wenn wir es nicht kennen sollten, und wenn auch schon auf den Greis die Pflanzenkeime warten, die ihn wiedergebären werden als kleines Kind, für dieses kurze Dasein wird immer der Goethesche Vers gelten:

> «Der Mensch erfährt, er sei nun wer er mag,
> Ein letztes Glück und einen letzten Tag.»

Die natürliche Altersschwäche, also der Marasmus senilis, bedingt durch hohes Alter, tritt in unserer industriellen Zeit immer weniger ein. Menschen fallen nicht mehr nach hundert schön verlebten Sommern und Wintern wie vertrocknete Blätter vom Lebensbaum, das Altern beginnt heute oft schon zu einer Zeit, da man sich früher gerade wieder verjüngte.

Man kann sich heute gar nicht mehr vorstellen, daß ein Mensch ohne Schmerzen und Krankheiten eines natürlichen Todes stirbt. Der Tod ist unnatürlich geworden und fast immer auf schon sehr früh auftretende und nicht mehr weichende Krankheiten, die chronisch wurden, zurückzuführen.

Für die Wissenschaft, soweit sie noch mechanisch denkt, ist der Lebenslauf ein rein physiologischer Prozeß, den Verdauung und Atmung bestimmen.

Schon bald nach dem Fötalleben erwacht die Sinnestätigkeit, mit dem Durchbruch der Zähne schließt das Säuglingsalter ab. Mit den Backenzähnen beginnt das Kauen; Knochen und Muskeln entwickeln sich. Das Kind lernt sitzen, stehen, gehen, sprechen. Mit dem 7. Lebensjahr ist das frühe Kindesalter beendet, das Knaben- und Mädchenalter beginnt, die Gedächtniskraft sammelt sich. Das Jünglingsalter reicht vom 16. bis 23., das Jungmädchenalter vom 14. bis 20. Lebensjahr. Am Anfang dieser Zeit beginnt die Pubertät, und langsam beendet sich das Wachstum. Gleichzeitig damit reifen Gedächtnis, Verstand und Urteilskraft heran, aber die Phantasie überwiegt noch.

Das Mannesalter beginnt mit dem 24. Lebensjahr, der Körper wird kräftiger, die Reife tritt um das 36. Jahr ein.

Mit einigen vierzig Jahren lassen Körper- und Geisteskräfte schon langsam nach, Fettleibigkeit kann schon einsetzen. In den sechziger Jahren zeigt sich das beginnende Greisenalter mit zunehmender Schwäche der Bewegungsorgane, Trägheit des Stoffwechsels, Abnahme der Sinne und der geistigen Fähigkeiten. Die Kreislauforgane werden schlaffer. Bei den Frauen vollzieht sich derselbe Prozeß einige Jahre früher, obgleich sie im allgemeinen älter als die Männer werden.

Im Zusammenhang mit dieser heutigen wissenschaftlichen Feststellung ist es interessant zu erwähnen, daß die Alten im Lebenslauf einen siebenjährigen Turnus beobachteten, der vielleicht heute durch unsere technische Lebensart etwas verwischt wird, sich aber doch immer wieder durchsetzt. Nach ihrer Auffassung zerfiel das Leben in 12 verschiedene siebenjährige Perioden, die bis zu 7 mal 7 gleich 49 Jahren anstiegen und dann langsam wieder fielen.

Mit dem 7. Lebensjahr ist die Kleinkinderzeit zu Ende, mit dem 14. die eigentliche Kinderzeit, die Pubertät beginnt. Mit 21 tritt der Jüngling auf, mit 28 der Mann. Er steht mit 35 Jahren im eigentlichen Mannesalter. Jetzt beginnen Erfahrungen sich zu verdichten, mit 42 erreicht der Mann seine volle Kraft, mit 49 ist sein Höhepunkt erreicht. Mit 56 beginnen die Wirkungen seiner Arbeitsenergien zurückzustrahlen; denn alles, was wir denken und tun, kehrt gewandelt wieder zu uns zurück. Mit 63 Jahren ist das Lebenswerk aufgebaut, mit 70 tritt das Alter ein, aber noch keine Vergreisung. Mit 77 Jahren geht das Alter wieder auf drei Beinen (am Stock, als Kind ging er auf allen vieren). Mit 12 mal 7 ist das 84. Jahr erreicht, und damit beginnt die Vergreisung.

Von der Frau kann man sagen, daß sie dem Manne bei gleichem Alter fast immer einige Jahre (meistens 7) voraus ist in der Entwicklung, weshalb bei einer Ehe der Mann möglichst 7 Jahre älter sein sollte, sie ergänzen sich dann besser.

In der siebenjährigen regelmäßigen Erneuerung des Körpers erkennen wir deutlich ein Wachstum, das im ununterbrochenen Austausch mit der Materie (der Mutter Erde) steht und den eigentlichen Sinn des Lebens in ihrer Idealisierung (mechanisch gesagt: Verbrennung) erkennen läßt. Auch die Liebesbeziehungen der Geschlechter dienen diesem Mysterium; denn gerade im lebendigen Liebesaustausch kommt das göttliche Geheimnis der Schöpfung wohl am tiefsten zum Ausdruck. So ist es verständlich, daß Christus die Liebe als die größte Macht bezeichnet, die im Leben der Menschen allein das Wunder (Wandlung) vollbringt. Wir werden noch sehen, daß nur sie im letzten Grunde die Zauberkraft besitzt, die schwersten Krankheiten zu heilen und den Menschen zu verjüngen; denn nicht einmal die Pflanzen, die wir suchen, um das Altern zu überwinden, werden wir finden ohne diese Liebe, wie sie das eigentliche Geheimnis der Natur Gottes ist.

Die Wissenschaft stellt als Bedingung zur Erreichung eines hohen Alters: gute Konstitution, gesunde Lebensweise, günstiges Klima und Wohnen in möglichst hoch liegenden, mäßig kalten und trokkenen Gegenden. Aber sie hat auch eine ganze Reihe beachtenswerter Methoden, mit denen sie dem Altern zu Leibe geht.

So führt zum Beispiel Prof. Dr. Donald A. Laird das frühzeitige (also das unnatürliche) Ermüden und Altern des modernen Menschen auf einen Überschuß an Milchsäure zurück, welchen unsere Muskeln durch unser gehetztes Tempo bilden, und da die

Muskeln als Brennstoff Glykogen (ein Kohlehydrat) brauchen, will er ihre Leistungsfähigkeit erhöht wissen durch reichliche Kohlehydrate in der Nahrung; er nennt: Zucker, Bohnen, Brot, Hafer, Honig, Mehlspeisen, Reis usw. Und weil ein hoher Eisengehalt im Blut, zur Verbrennung der Kohlehydrate, mehr Sauerstoff mit sich führt, empfiehlt er gegen das frühzeitige Ermüden eisenhaltige Nahrung: Eier, Bohnen, Datteln, Feigen, Hafer, Nüsse, Linsen, Mandeln, Pflaumen, Roggen, Spinat usw.; außerdem: Ruhepausen. Man vergesse nicht, daß ich hier die Methoden international berühmter Ärzte nenne.

Dr. H. Dwight (New York) machte darauf aufmerksam, daß das menschliche Leben um so länger dauert, je ruhiger und harmonischer das Wachstum der Knochen erfolgt, daß also auch erst (bei gesunden Organen) im hohen Alter richtig gewachsene und ausgereifte Leistungen erfolgen können, was durch die Meisterwerke größter Männer belegt ist (Goethe, Lamarck, Verdi, Tizian, Moltke usw.).

Heute weiß man, daß die Gewebezellen, welche die Hormone absondern, die den ganzen Körper beleben, nie sterben, sondern nur müde werden und daß damit auch die gesamte innere Drüsensekretion ermattet. Darum «reaktiviert» man durch Drüsen-Transplantationen (Überpflanzen), Dr. Lyons Hunt, New York, oder durch Drüsen-Implantationen (Einpflanzungen), Dr. L. L. Stanley, Kalifornien. Heute überpflanzt man tierisches und pflanzliches Zellgewebe.

Die Röntgenstrahlenbehandlung mit dem Ziele, schlecht arbeitenden Drüsen mit innerer Sekretion wieder eine Blutzufuhr zu verschaffen, die sie erneut funktionieren läßt und damit das Altern hinausschiebt, wird schon lange angewandt. Autoritäten sind hier Steinach, Dr. H. Benjamin, Dr. Peter Schmidt. Neuer ist das Verfahren von Whitney, der die Entdeckung Wagner-Jaureggs benutzte, Fälle unheilbarer progressiver Paralyse bei Geisteskranken durch Malariafieber zu heilen, indem man durch das Fieber die Mikroben verbrennt (wodurch wiederum früher Tod verhindert wird). Genau so versucht er die schweren Formen der Syphilis durch ein in der Radiotherme erzeugtes elektrisches Fieber zu heilen. Er hofft, damit auch andere Ursachen beseitigen zu können, die zu frühzeitigem Altern führen.

Dr. Crile wiederum, der lebensähnliche Zellen herzustellen suchte, ist davon überzeugt, daß in Pflanzen, Tieren und Menschen dauernd elektrische Ströme kreisen, die von den Zellbatterien gespeist werden. Für ihn ist das Altern eine Abnutzung der elektrischen Kraft, wobei ich an das Protoplasma denken muß, das man wohl versuchen möchte, erneut mit Energie zu laden.

Interessant ist, daß man eine echte Alterserscheinung, nämlich den Haarausfall (wie bereits erwähnt), soweit er auf Hormonmangel zurückzuführen ist, durch weiblichen Keimdrüsensaft heilte, den man unter die Haut spritzte. Dabei mußte man aber stets den dem jeweiligen Kranken entsprechenden Saft finden. Hier hätten wir einen Beweis für meine wiederholt aufgestellte Behauptung, daß der stärkste Heilfaktor stets auch der natürlichste sein wird, nämlich der Liebesprozeß zweier Menschen, falls sie nicht beide krank sind. Die mechanische Übertragung von Hormonen ist kein lebendiger Vorgang, eine wirkliche Wandlung wird dadurch nicht erreicht, wohl aber durch den Vorgang der Liebe; hier kommen lebendige Hormonduftstoffe zur Wirkung (eine ausgesprochene Pflanzenwirkung, auf der alle suggestiven Wirkungen beruhen). Und hierauf beruht auch das Wiederaufleben alter Menschen durch die Liebe von Kindern, Jugendlichen, Tieren.

Durch die Technik verleitet, muß die Medizin viele Umwege machen, aber die Beweise mehren sich, daß sie allmählich zur Natur zurückkehrt.

Der natürliche Mensch weiß, daß die Sonne der stärkste Wiederbelebungsfaktor ist; inzwischen hat auch die Wissenschaft entdeckt, daß sich in unserer Haut unter der Einwirkung der Sonnenstrahlen das Vitamin D bildet (dieses Sonnenvitamin, das sich auch in Eidotter, Kuhmilch, Leber, Möhren, Spinat, Lebertran usw. findet). Wenn man weiß, daß unser Körper äußerlich und innerlich mit einer einzigen riesigen Hautfläche bekleidet ist, die eine geschlossene Vegetationsfläche darstellt, dann kann man sich denken, wie sehr das Altern durch richtige Licht-, Luft-, Wasser- und Pflanzenölbehandlung der Haut aufgehalten wird, wirkt doch diese Vitaminbildung auf alle inneren Organe.

Der berühmte italienische Chirurg und Krebsforscher Fichera mußte feststellen, daß dem Organismus im Alter, besonders bei geschwulstkranken Menschen, Stoffe fehlen, die das Geschwulstwachstum aufhalten, weil sich nämlich im Alter wirksame Lebensstoffe, die in jüngeren Jahren Krankheitsstoffe auffressen, zurückbilden (die Vegetation geht ein, wichtige Pflanzen sterben im Organismus aus). Fichera begann also, neben seiner chirurgischen und Strahlentherapie, mit einer biologischen. Er machte es wie die uralte, manchmal zu Unrecht verspottete Dreckapotheke, er führte zum Beispiel im Falle von Krebs geschwulstfeindliche Stoffe, die ein gesunder Körper selbst ausbildete, dem Krebskranken zu, und versuchte dadurch, dessen geschwächte Abwehrstoffe neu zu beleben. Wenn das Mittelalter Menschen mit schwacher Verdauung oder schlechter Nierentätigkeit verdünnte Exkrementstoffe oder

---

Tafel 10 · Bein- und Fussleiden
Oben links: *Hamamelis;* Mitte rechts: *Rainfarn;*
unten links: *Sanikel*

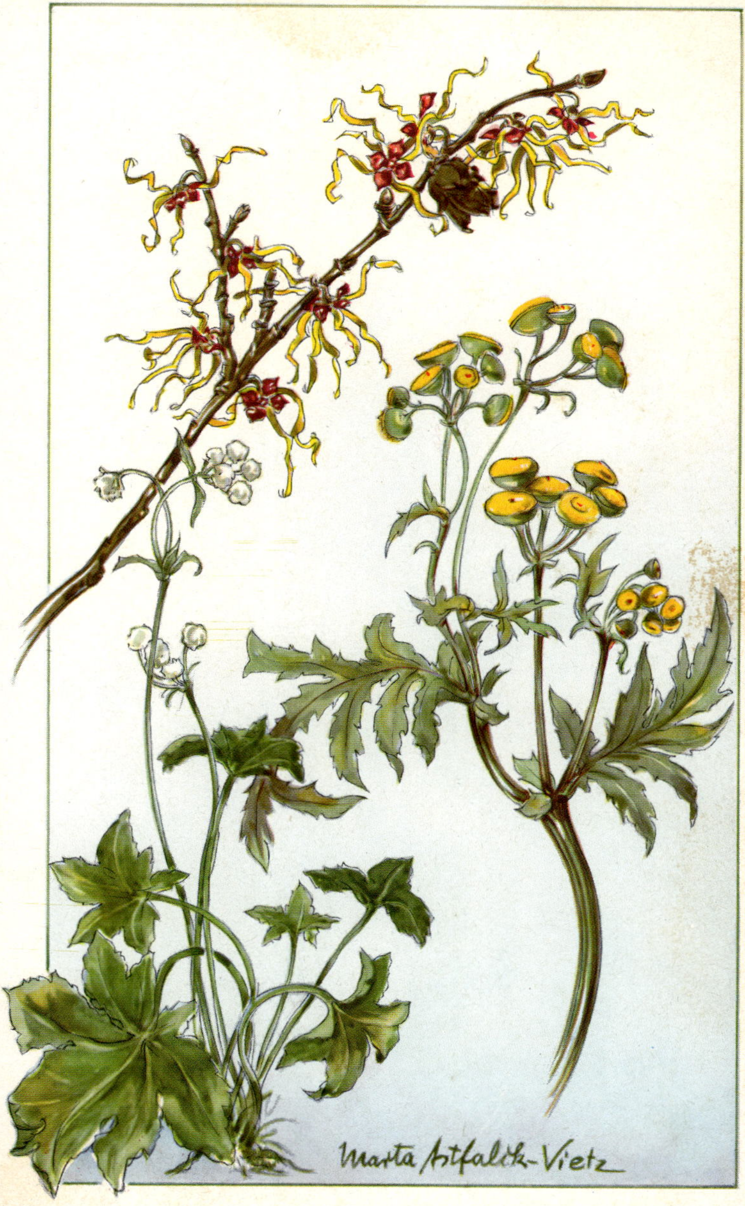
Marta Astfalck-Vietz

Urin einnehmen ließ, so war das ähnlich gedacht, es waren Fermente gesunder Organe, die die kranken Organe anregen sollten. Allerdings widersprechen solche Mittel heute unseren Geschmacksempfindungen.

Aus demselben Grunde überlegt man sich auch, ob das Insulin gegen die Zuckerkrankheit nur aus tierischen Bauchspeicheldrüsen herzustellen ist. Man versucht, es bereits aus Hefezellen zu gewinnen, sucht es in Rüben, Champignons, aber man tastet durchaus im Dunkeln, weil man wenig von der Pflanze und ihrer Wirksamkeit im menschlichen Organismus versteht. Man kennt noch nicht die für unsere einzelnen Organe besonders geeigneten Pflanzen, weil man die alten Pflanzenerfahrungen nicht zu verwerten versteht.

Nur gegen ganz wenige Krankheiten, zum Beispiel gegen Malaria, hat man das eindeutig wirksame Chinin entdeckt. Hier hilft die Pflanze unbedingt, weil sie für diese Krankheit spezifisch ist.

Es ist nicht leicht, kurz und bündig die Pflanzen zu nennen, die das Altern besiegen, da fast jeder Mensch nur auf die seiner eigenen Konstitution angepaßten Pflanzen reagiert.

Trotzdem will ich hier ganz allgemein die Pflanzen aufzählen, die wirksam gegen das Altern sind. Dabei betone ich, daß die Naturheilkunde nicht die aufgezählten heutigen technisch-mechanischen Methoden braucht, weil sie in den einzelnen Pflanzen wirksam gespeicherte Sonnenkräfte besitzt, die sie für die entsprechenden Organe nur richtig einzusetzen braucht, um ihnen neue Wärmeenergien und Stoffe für erneute Hormonbildung zuzuführen.

Alle Wunder des Lebens ruhen im Wasser, aus dem sie die Sonne durch den Pflanzenwuchs hervorzaubert. Selbst noch im Winter zeigt sich uns dieses Wunder in den Eisblumen am Fenster, es sind Kristallbildungen, die aufschießen, nur daß sie ohne Sonne und Protoplasma nicht ergrünen können. Genau so ist es im Körper, er vereist und altert, wenn die Sonne keine Vegetation mehr in ihm hervorruft. Wir müssen es also fertigbringen, daß er wieder grünt. Dazu brauchen wir keineswegs die Umwege über die Kohlenstoffe der Technik, in denen ja auch nur uralte Sonnenkräfte gespeichert liegen, das Chlorophyll lebendiger Pflanzen genügt, wenn wir es mit dem Körper und durch eigene Gemütskraft des Alternden in lebendige Beziehung bringen.

Was ein alternder Körper braucht, ganz gleichgültig, wann die Alterserscheinungen einsetzen, sind zuerst die *Flechten,* diese seltsame Vegetation aus Pilzen und Algen. Ihre Bitterstoffe wirken von den Nieren bis zu den Lungen und bringen beste Chlorophyllbestände ins Blut.

Den Flechten schließen sich die Schachtelhalme an *(Zinnkraut),* deren Kieselsäure den Körper vom Wasserwechsel der Nieren aus auf natürlichste Weise sozusagen elektrisiert, indem die Kieselsäure die Zellbatterien wieder lädt; auch hier sind es uralte Algenbestände, die wirken und das Protoplasma beleben. Die Nieren werden besser arbeiten, der Wasserhaushalt regelt sich, Wassersucht, Steinleiden, Katarrhe verschwinden, die Haut arbeitet wieder, das Wunder der Wandlung beginnt.

Auch der *Holunder* gehört hierher. Er hat eine ganz besondere Wirkung auf den Wasserhaushalt des Körpers und beseitigt alle alten Katarrhe, Rheumatismus und Gicht. Unterstützt wird der Holunder vom *Wacholder*, der nie bei Alterserscheinungen vergessen werden darf, ist er doch eines der stärksten Kieferngewächse, ganz davon abgesehen, daß die Baumfrüchte in unserer Ernährung viel zu sehr vergessen wurden. Der Wacholder wirkt über die Nieren, die er aktiviert, er beseitigt rheumatische Erscheinungen (Gicht, Steine, jede Verschleimung) und führt dem Körper ungewöhnliche Wärmemengen auf dem natürlichsten Wege zu. Er verlängert das Leben, aber nicht wie die technischen Anwendungen brutal auf Kosten der Gesamtlebensdauer. Seien wir uns darüber klar, daß jeder technische Erfolg in körperlicher Beziehung notwendigerweise nur ein Scheinerfolg sein kann, da die Natur keine Sprünge duldet, sondern langsam wachsen läßt. Eine besonders wichtige Pflanze, die hierher gehört, ist der *Wermut*, da er die gesamte Lebervegetation und Gallentätigkeit anregt, ist doch die Leber der Ausgangspunkt für alles Körperleben, zumal in ihr die Blutbereitung ihren Anfang nimmt, und für die Erneuerung des Blutes sorgt der Wermut wie keine andere Pflanze.

Ganz wesentlich ist der *Knoblauch*, dessen schwefelhaltiges, stickstofffreies Öl nie im Alter vergessen werden darf; schaffen doch die Liliengewächse eine seuchenfeste Konstitution, der manches Volk seine Widerstandsfähigkeit verdankt. Der Knoblauch ist im Alter der König der Gewürze.

Auch der Gerbstoff der *Eiche* (Eichenrinde) darf nicht vergessen werden. Gerade das Alter braucht die zusammenziehende Wirkung der Rindenabkochung, die inneren Schleimhäute werden gegerbt, und die erhöhte Widerstandsfähigkeit der Gefäße findet hier die Erklärung, selbst die Schwindsucht wird von der Eiche bekämpft. Das gesamte Darmsystem sollte des öfteren durch Thymian gekräftigt werden; denn jedes Abführmittel ist unsinnig, der Körper braucht manchmal, zumal im Alter, langsamere Verdauung; helfen können nur Pflanzen, die den Verdauungsvorgang biologisch stärken, jede gewaltsame Nachhilfe ist schädlich und kann die Lebenszeit verkürzen. Auch die Verdauung ist eine Wachstumserscheinung, die natürlich erfolgen muß.

Eine starke Wirkung auf das Nervensystem, soweit seine langsame Kräftigung in Frage kommt, haben *Baldrian* und Johanniskraut. Baldrian ersetzt verlorene Waldeskräfte im Organismus, deren Fehlen oft schon allein das Altern beschleunigt, und das Johanniskraut regt die Nervenkraft der einzelnen Organe an, läßt sich gut mit anderen Pflanzen verbinden. Besonders Frauen reagieren sehr gut auf Johanniskraut. Für das Altern der Frau erwähne ich noch: *Mutterkorn* (homöopathisch) zur Erhöhung des Blutdruckes (gelegentlich), Schafgarbe für die Nieren, weil diese in ihrem Filterwerk bei der Frau leicht früh verbraucht werden (Geburten usw.) und deshalb bei der Frau frühzeitig das Altern eintritt. Ferner *Mistel* und *Frauenmantel,* zwei Pflanzen, die vorzugsweise auf die gesamten Geschlechtsorgane der Frau wirken, die der Ausgangspunkt so vieler Krankheiten sind und die, wenn sie nicht mehr richtig funktionieren, stets das Altern einleiten.

Wesentlich ist für beide Geschlechter der regelmäßige Gebrauch von Leinöl, das auf eine wunderbare Weise den Körper widerstandsfähig macht; es wirkt vorzüglich auf Darm und Nieren, stärkt die Schleimhäute und indirekt die Nerven. Es verlängert das Leben wirklich.

An wichtigen Pflanzen für die tägliche Ernährung im Falle von Alterserscheinungen empfehle ich: Apfel, Hafer, Möhre.

Nehmen wir alle erwähnten Pflanzen zusammen, abwechselnd täglich in geeigneter Folge, so ergibt sich die natürlichste elektrische Ladung des Körpers (Zelle) und seine organische Verjüngung. Da aber die Liebe im Leben entscheidend ist und « der Geist den Körper aufbaut », dieser Geist, der jede Heilung einleitet und über den Erfolg entscheidet, so ist es klar, daß der Mensch, genau so wenig wie er auf die Dauer etwas mit einer der aufgeführten mechanischen Verjüngungsmethoden erreicht, auch nicht auf eine mechanische Wirkung der Pflanzen in seinem Körper rechnen darf, die ihm vielleicht, wie er hoffen mag, das wirkliche Umlernen, die gänzliche Wandlung seines gesamten Lebens ersparen sollen. Nein, gerade die Pflanze, in der das unbekannte Wunder des Wassers zum Ausdruck kommt, das die Sonne hervorruft, verlangt vom Menschen die Wandlung im Geist, erst dann kann sie wirklich helfen. Aber während alle technischen Versuche auf die Dauer ergebnislos verlaufen, zeigt sich das Mysterium der Pflanze schon darin, daß sie, wenn auch anfangs nur rein mechanisch als Medizin eingenommen, den Geist des Menschen bewegt, bis er eines Tages von selbst erkennt, was ich meine.

WENN DAS LIEBESLEBEN ZU VERSAGEN BEGINNT

Das Liebesleben ist ein Kapitel für sich, und ich möchte es nicht im Zusammenhang mit den Krankheiten behandeln. Immerhin liegt es nahe, nach den Alterserscheinungen und ihrer Bekämpfung auch auf die Impotenzerscheinung einzugehen und zu zeigen, daß auch sie natürliche Gründe hat und niemals mechanisch zu beseitigen ist.

In Verbindung mit dem männlichen Unvermögen (Mannesschwäche) müssen wir zugleich die sogenannte Kälte (Frigidität) der Frau betrachten, die beide ihre Ursache in Krankheiten, Störungen der inneren Drüsensekretion, rein äußerlich auch in Berufskrankheiten haben. (Menschen, die mit Ölfeuerung zu tun haben, klagen zum Beispiel über das Schwinden der Geschlechtskraft.)

Die innere Drüsensekretion der Hoden und Eierstöcke wirkt sich, wie das bei so lebenswichtigen und entscheidenden Organen für das menschliche Leben gar nicht anders sein kann, auf den ganzen Körper und das Seelenleben aus und setzt bei Störungen die gesamte Leistungsfähigkeit herab. Ich habe schon darauf hingewiesen, daß bereits vor langer Zeit ein Arzt den untrennbaren Zusammenhang von Potenz, Gesundheit und Aktivität im Leben erkannte.

Rein äußerlich hat man sich die größte Mühe gegeben, solche schwerwiegenden Störungen zu beseitigen, und wie immer hat man hauptsächlich mechanisch gedacht und zu helfen versucht.

Nachdem man erkannte, daß gealterte oder früh verbrauchte Keimdrüsen neben der Erzeugung von Fortpflanzungswellen durch ihre Hormonabsonderung den gesamten Stoffwechsel beeinflussen, hat man nach langen Versuchen bei Tieren auch bei Menschen Keimdrüsen übertragen. Man hielt wie immer das Tier dazu besonders geeignet und überpflanzte deshalb zum Beispiel Affendrüsen. Der Erfolg war nur vorübergehend und verschwand bald wieder (genau wie bei der schon erwähnten Leber- und Insulinbehandlung, die auch keine Heilung darstellt).

Man ging sogar so weit, daß man die Ausfuhrgänge der Hoden unterband, um dadurch künstlich das Zwischengewebe zu vermehren, was angeblich zu einer stärkeren Hormonerzeugung führen sollte, als ob sich die Natur solch raffinierte Eingriffe auf die Dauer gefallen ließe.

Bei Frauen blieben Einpflanzungen jugendlicher Eierstöcke, ebenso Röntgenbestrahlung mehr als erfolglos.

Wie wenig Verständnis zeigen doch solche Versuche für den Lebensprozeß im menschlichen Körper. Und wie lebendig dachte dagegen die so oft verlachte alte Volksmedizin, die zum Beispiel männliche Impotenz mit der Milch einer jungen stillenden Frau zu heilen versuchte.

Ich dürfte wahrscheinlich solche scheinbar phantastischen Versuche nicht einmal erwähnen, wenn heute nicht bekannt wäre, welche großen Kräfte in der Muttermilch stecken. Erst kürzlich berichtete Dr. A. Solé in Wien darüber, daß menschliche Muttermilch ein rettendes Blutstillungsmittel sei. Außerdem erwähnte ich schon, daß weiblicher Keimdrüsensaft männlichen Haarwuchs anregen soll. Unbekannt ist uns auch nicht, daß einst die Ägypter Verjüngungskuren mit Jünglingsblut machten.

Ich will damit nur sagen, wenn wir im gesunden menschlichen Körper nach Drüsensäften oder Fermenten suchen, die fähig sind, in einem Kranken oder Impotenten wieder Kräfte zu wecken bzw. zu übertragen, so kommen wir damit grundsätzlich den Beziehungen der menschlichen Geschlechter näher.

Es ist erstaunlich, daß man das Problem der Impotenz noch nie als Liebesproblem erkannte. Impotent werden wir, falls die Impotenz nicht eine Folgeerscheinung schwerer Krankheiten ist, welche allgemein die Organtätigkeit lähmen, weil wir mehr sexuelle Triebe ausleben, anstatt wirklich, d. h. seelisch zu lieben.

Es heißt nicht umsonst in alten Geschichten, daß junge, unschuldige Liebe schwere Krankheiten heilte und selbst verhärtete Herzen wieder schmolz und weinen machte; was bedeutet das wohl anders als: wieder «vegetativ» machte. Außer Kaiser Karl V., den die Liebe eines jungen Mädchens wieder gesund und leistungsfähig werden ließ, könnte ich noch viele Beispiele für das Wunder der Liebe anführen.

Ich hätte meinen Absatz über Impotenz und Liebe gerade so gut an den Anfang des Buches hinter die Seele setzen können, anstatt hinter das Alterskapitel. Denn die Liebe ist wie die Seele eine Urkraft, ein inbrünstiger Inhalt der Naturkraft selbst.

So wie in vielen europäischen Ländern unleugbar die Seele des Menschen in der Gefahr steht, die religiösen Bindungen zu verlieren, so ist auch das Verhältnis zu allem, was mit der Liebe zusammenhängt, bedroht. Nicht zuletzt hat sich die Einstellung zum Kind entscheidend geändert. Heute ist es nicht mehr selbstverständlich, daß Eheleute die Erfüllung ihrer Gemeinschaft in den Kindern erblicken. Häufig wird der Nachwuchs sogar als eine mögliche Einschränkung des Lebensglücks gefürchtet. Die Menschen haben in den sogenannten zivilisierten Ländern das klare und einfache Verhältnis zur Natur verloren, und die heutige Generation wird umdenken müssen, bis sie in der Lage sein wird, ihren Kindern wieder eine Bindung zum Natürlichen vermitteln zu können.

Es kann kein Zweifel sein, daß das heute bestehende Mißverhältnis zwischen Natur und Technik, das Unwissen über die Pflanze, die übertriebene Fleischnahrung (stets dieselben Fleischteile) und die auch sonst mangelhafte Ernährungsweise eine krankhafte Sexualität erzeugen, die mehr, als man glauben möchte, zur Impotenz führt.

Es ist falsch, sich vorzustellen, daß unsere Geschlechtsdrüsen dafür da wären, fortlaufend einen Geschlechtsverkehr auszuüben, dessen Folgen man oft genug durch vielerlei Mittelchen zu unterbinden versucht. Gewiß müssen diese Geschlechtsdrüsen dauernd arbeiten und Hormone erzeugen, aber doch vor allem deshalb, um alle Organe, auch die Gehirntätigkeit, günstig zu beeinflussen, die einer fortgesetzten Anregung bedürfen.

Die Beziehungen, die sich zwischen dem männlichen und weiblichen Geschlecht ergeben, dürfen nicht nur sexuell verstanden werden, sondern in diesen Beziehungen vollzieht sich ein fortgesetzter Nahrungsaustausch, der beide Geschlechter sowohl rein körperlich als auch geistig entwickeln will. Denn das, was wir Liebe nennen, ist die Erfüllung des innersten Gesetzes der Natur, die im Grunde immer neue, wertvollere Wesen aus ihrem Innersten heraus erzeugen möchte, was unter Menschen nur gelingen kann, wenn sich Mann und Frau in tiefsten, gläubigsten und stärksten Gefühlen begegnen.

Jedes gebrochene Verhältnis, das wir zu unseren Naturkräften haben, muß sich rächen und rächt sich am auffälligsten in der Impotenz, die ihre Ursache häufig in seelischen Verwirrungen hat.

Jede Beziehung zwischen den Geschlechtern ist ein Vegetationsprozeß, und wenn die Partner zusammenkommen, die zusammengehören, dann gibt es keine körperliche und seelische Impotenz, dann fängt es erst leise und dann immer nachhaltiger zwischen ihnen an zu blühen und fruchtbar zu werden. Zwei Triebe sind es, die sich im Liebesleben unterstützen: der Kontrektationstrieb, das ist der Trieb zur sexuellen Berührung, der aus unseren Vorstellungen erwacht, und dann der Detumeszenztrieb, das ist der Trieb, der an den Geschlechtsteilen eine Veränderung herbeiführt (durch gefüllte Geschlechtsdrüsen).

Leider haben die meisten Menschen nicht die Geduld, jahrelang nach dem Partner zu suchen, der zu ihnen gehört, und werden so leicht Opfer äußerer Reize.

Genau so wie die Keimdrüsen durch einen wirklich übermäßigen Geschlechtsverkehr strapaziert werden, so verkümmern sie andererseits auch bei langjähriger Enthaltsamkeit. Die Natur sucht immer den Gleichgewichtszustand. Prinzipiell arbeiten die Keimdrüsen selbst noch bei ganz alten Leuten, wenn sich auch die Keimdrüsenhormone bei der Frau nach dem Aufhören der Menstruation verringern, was aber nicht immer zutrifft.

Es ist zwecklos und gefährlich, mit äußeren Mitteln, von denen ja genug angepriesen werden, die Geschlechtstätigkeit anregen zu wollen. Hier helfen nur sexuelle Fastenkuren und richtige Ernährung. Wer das Geheimnis der Pflanze begriffen hat, weiß, daß er sich ihr nur hinzugeben braucht, um in ihr neue Geschlechtskraft zu finden.

Es kann oft Jahre dauern, aber eines Tages begegnet dem Mann die Frau oder der Frau der Mann, deren Wesen sich zu neuer Liebe entzünden. Das ist ja das Seltsame, daß wir, wenn wir nur den Mut haben, und auch die damit verbundene Arbeit nicht scheuen, unseren eigenen Weg zu gehen, die Menschen finden werden, die zu uns gehören und bei denen sich unsere Kräfte oft in einer Weise entfalten, die wir nicht ahnten. Der Vegetationsprozeß des Lebens hat für jeden seine eigenen Gesetze. Unglücklich werden wir nur, wenn wir sie *nicht* erfüllen können.

Manche Menschen, die glauben, daß sie impotent sind, sind es in Wirklichkeit gar nicht, sie haben sich lediglich einen falschen Partner ausgesucht. Der Weg aber, den wir mit einem Partner durchs Leben gehen, der zu uns gehört, ist in erster Linie ein geistiger und seelischer Tauschprozeß und ein gemeinsames Arbeitserlebnis, erst in zweiter Linie eine sexuelle und erotische Verbindung. Allerdings müssen auch diese scheinbar oft recht gegensätzlichen Beziehungen sich immer wieder durchdringen, wenn das Eheleben glücklich verlaufen soll.

Die meisten Beziehungen der Geschlechter – zumal in den Ehen – gehen daran zugrunde, daß die äußeren sexuellen Reize erloschen sind (aufgegessen sind, möchte ich sagen), und sich nun herausstellt, daß kein Tausch und kein Wachstum zwischen beiden Teilen mehr möglich ist: also kein Kontrektationstrieb mehr entsteht. Die Gründe dazu können verschieden sein. Man sagt dann auch: es floriert nicht. Das heißt, der Mann hat keine Stoffe ausgebildet, welche die Frau entwickeln kann, und die Frau hat keine für den Mann. Auf solchem fortgesetzten Tausch aber beruht die Beziehung von Mann und Frau, die zusammen durchs Leben gehen wollen.

Die Frau ist ganz allgemein nie besonders einseitig oder übertrieben sexuell veranlagt gewesen, sie hatte stets das Bedürfnis nach einer seelischen und geistigen Entwicklung. Statistisch läßt sich nachweisen, daß die Ehescheidungsziffern am niedrigsten sind bei körperlich und geistig ausgeglichenen Beziehungen der Ehepartner. Ehen, die scheitern, zerbrechen fast immer an sexuellen und wirtschaftlichen Schwierigkeiten, denn die ausgleichende seelisch-geistige Komponente fehlt. Bei uns, aber auch in anderen europäischen Ländern ist die Familie als solche viel mehr gefährdet als früher. Nicht nur die Berufstätigkeit der Frau ist eine große Belastungsprobe, auch das Verhältnis zur Ehe hat sich gewandelt. Sie wird oft mit der Einstellung geschlossen, daß man sie aufrechterhält, solange die Verbindung Vergnügen macht.

Die Frage für unser Buch ist nun: Gibt es Pflanzen, die das Liebesleben und die Geschlechtskraft auf eine natürliche Weise stärken? Man hat das menschliche Liebesleben immer in engsten Zusammenhang mit der umgebenden Flora und Fauna gebracht und schon früh nach Mitteln und Stoffen gesucht, es zu beeinflussen. Schon bei den Angelsachsen hören wir von den Liebestränken, und selbst heute ist noch nicht die Erinnerung an alte Kräuterhexen verblaßt, die heimlich Tränke brauen oder Sprüche und Zauberformeln lehren, um den Liebeswillen eines anderen Menschen zu beeinflussen oder sogar zu vergewaltigen. Noch in vielen alten Liebesliedern oder Flüchen ruht ein längst vergessener Zauber, an den wir nicht mehr denken, wenn wir solche Lieder singen oder uns zu leidenschaftlichen Verwünschungen hinreißen lassen. Liebeszauber und Liebestränke wurden schon früh als gefährlich erkannt und bekämpft, also schon viel früher, bevor die Kirche aus religiösen Gründen dagegen vorging.

Uralt war der Glaube, daß man etwas vom eigenen Ich dem anderen anheften oder einverleiben muß, damit er untrennbar mit einem verbunden bleibt. Der Mann mischte dem Mädel etwas in Speise und Trank oder das Mädchen strich ihrem Geliebten etwas Blut vom linken kleinen Finger ins Haar. Danach konnte er sich nie von ihr (oder sie nicht von ihm) trennen, mochte er (oder sie) sich noch so weit entfernen. Nichts bindet stärker als Blut. Darum trinken wir selbst heute noch bisweilen Blutsbrüderschaft. Manch einer, der seinem Hund vorgekautes Brot zu fressen gibt, um ihn stärker an sich zu fesseln, ahnt nicht, daß er damit uralten Liebeszauber ausübt.

In den alten «ägyptischen Geheimnissen» steht, daß bisweilen schon die Berührung mit ganz unscheinbaren Dingen Liebe herbeiführt. Das Wissen von den Wirksamkeiten der aphrodisischen Pflanzen ist noch immer nicht abgeschlossen, obgleich man heute über die Eigenschaften und Bestandteile der giftfreien und der giftigen Pflanzen gut orientiert ist.

Die organischen (Bitterstoffe, Glykoside, ätherische Öle, Balsame, Harze, organische Säuren, Gerbsäure) und anorganischen (Natron, Kali, Kalk, Magnesia, Kieselsäure, Eisen, Mangan, Schwefel, Phosphorsäure, Chlor, Jod, Brom usw.) Bestandteile sind weitgehend erforscht. Aber mit der Wirksamkeit der Vitamine-Hormone der Pflanzen beschäftigt man sich erst seit kürzerer Zeit eingehender. Hier erleben wir laufend neue Entdeckungen. Uraltes Wissen scheint über Nacht erstaunlich modern geworden zu sein. Das betrifft in erster Linie natürlich medizinische und ernährungswissenschaftliche Fragen. Aber auch auf das Liebes- und Sexualleben ist die Pflanze von entscheidendem Einfluß.

Unter den bekannteren pflanzlichen Nahrungsmitteln, die auf sexuellem Gebiet anregend wirken, sind es vor allem die süßen Mandeln, Haselnüsse, Hafer, Feigen, Honig, Trüffeln (überhaupt viele Pilze), Zwiebeln, Knoblauch, Kresse, Spargel, Porree, Sellerie, Rettich, Rüben und Senf, die gelobt werden. Auch die Pistazien sollen recht anregend wirken. Hopfensprossen werden in der Steiermark als Salat gegen Unfruchtbarkeit gegessen.

An Gewürzen werden gegen männliches Unvermögen vor allem Vanille, Anis, Nelken, Pfeffer, Zimt, Ingwer, Muskat und Koriander empfohlen.

Recht anregend sollen auch Eschen-, Nessel-, Fenchel-, Sonnenblumen- und Hanfsamen wirken. Eine große Rolle im alten Liebesleben spielte ferner der Leinsamen, zumal wenn er mit Honig und Pfeffer gemischt als Kuchen genossen wurde.

Einige Pflanzensäfte, so die von Eisenkraut, Pfefferminze, wilder Petersilie und einer Salbeiart sollen die Empfängniskraft der Frauen fördern. Auch Gerüche können die Sexualkraft fördern, weshalb man sich gern mit Myrrhe und Weihrauch parfümierte (Baumharze). Um hier genau zu sein, müßte ich mich ausführlich mit jeder einzelnen Pflanze beschäftigen. Dabei würde sich zeigen, daß manche Pflanze zwar nicht unmittelbar auf das menschliche Liebes- und Geschlechtsleben wirkt, aber doch indirekt, indem sie Krankheiten ausschaltet oder dagegen immun macht; Krankheiten, die sonst die Keimdrüsentätigkeit und damit das Liebesleben selbst schädigen, unter Umständen sogar vernichten würden.

Jeder kennt heute als Stoffwechselprodukt des Schimmelpilzes «Penicillium notatum Westling», das Penicillin, das im kranken Liebesleben, also bei der gonorrhöischen Infektion, eine so segensreiche Rolle, mindestens für längere Zeit, spielt. Aber die wachstumshemmende Wirkung dieses grünen Schimmels erstreckt sich noch auf manche anderen Krankheitserreger.

Wenn früher von Liebenden, besonders auch älteren Ehepaaren, oft die Zwiebel der Herbstzeitlosen und der Knoblauch aus apotropäischen (Unheil verhütenden) Gründen sorgsam aufbewahrt oder auch Kleinigkeiten davon gegessen wurden, so macht uns das nachdenklich. Wissen wir doch, daß heute ein bekannter Biochemiker mit der Herbstzeitlosen (wichtigster Bestandteil ist das Colchizin) gegen Krebsgeschwülste experimentiert, da die Pflanze Einfluß auf das Geheimnis der Zellteilung hat. Und der Knoblauch, eines der stärksten Bekämpfungsmittel von Giftstoffen, enthält Bestandteile, die sich bei Frauenleiden bewährten, die oft die Folge kranken Liebeslebens sind.

Unsere Ärzte machen heute, nach der Methode des von mir ausführlicher besprochenen Prof. Filatows, gegen gewisse Alterserscheinungen subkutane oder intravenöse Einspritzungen mit Plazentastoffen (Mutterkuchen), also mit weiblichen Hormonen, und suchen dadurch das Leben nochmals zu verjüngen.

Neue Forschungen ergaben, daß menschliche und tierische Sexualhormone auch auf das Pflanzenwachstum anregend wirken. Durch Beizung mit einem verdünnten Plazentaextrakt wurde die Saatkeimung beschleunigt. Bei der Ernte waren der Körnerertrag um 21% und das Strohgewicht um 50% gestiegen, wenn das Saatgut mit einem Plazentaextrakt gebeizt worden war, der von einer Knabengeburt stammte. Stammte er von einer Mädchengeburt, war kaum ein Einfluß auf das Wachstum festzustellen.

Das traf jedoch nicht gleichmäßig bei allen Pflanzen zu. Bei einigen verlief der Prozeß umgekehrt, bei anderen wieder zeigte sich kein Unterschied. Einzelne Pflanzen, wie z. B. Tomaten, zeigten auf männliche und weibliche Plazentaextrakte eine so auffallend unterschiedliche Reaktion, daß man daraus das Geschlecht eines Kindes schon vor der Geburt hätte bestimmen können, wenn schon vorher etwas Plazentagewebe zur Verfügung gestanden hätte, was natürlich nicht möglich war.

Bereits die Ägypter kannten eine interessante Methode vorgeburtlicher Geschlechtsbestimmung, die durch unsere modernen Forschungsergebnisse neu zu Ehren kommt. Aus dem Wachsen von Weizen- und Gerstenkeimlingen, die sie mit dem Harn Schwangerer befeuchteten, schlossen sie auf die Geburt von Knaben oder Mädchen. Das ist uns nicht mehr unverständlich, seit wir wissen, daß während der Schwangerschaft über die Plazenta spezifische Wirkstoffe in das Blut der werdenden Mutter abgeschieden werden und auch im Harn erscheinen. Prof. G. Rapp in Chikago wies nach, daß schon die Hormone des Geschlechtes des ungeborenen Kindes in den Organismus der Mutter übergehen. Sogar im Speichel der Mutter glaubte er Hormonspuren des Kindes wiederzufinden. Dadurch soll sich also schon lange vor der Geburt des Kindes nachweisen lassen, ob es männlichen oder weiblichen Geschlechtes sein wird.

Auch bei der Düngung unserer Felder hat sich gezeigt, daß der mit dem Harn und den Geschlechtshormonen der Haustiere reichlich durchtränkte Stallmist das Blühen und Wachstum der Pflanzen stark anregt. Hieraus erklärt sich auch, warum die Felder in der Umgebung von Braunkohlengebieten so gut gedeihen. Die im Kohlenstaub enthaltenen Geschlechtshormone üben eine fördernde, d. h. hier düngende Wirkung aus.

Zweifellos kennen wir noch längst nicht alle Wirkungsstoffe der Natur und ihr gegenseitiges «Liebesverhältnis», das uns Menschen oftmals recht kompliziert erscheint, das aber im Gesamtbild der Natur so einfach in seiner präzisen Wirkung ist. Es gibt in der Natur auch nicht einen Stoff, ob nun im aufbauenden oder abbauenden Sinne, der nicht seine lebensnotwendige Funktion im organischen Leben erfüllt.

Kürzlich zeigte sich, daß eine 62jährige Marokkanerin verjüngt wurde und in Kürze alle Falten und Runzeln verlor, nachdem sie einen Tee von Kakteenblüten getrunken hatte. Es wurde festgestellt, daß diese Kakteen die Fähigkeit besitzen, das Bindegewebe zu regenerieren. Es handelt sich hier also um besonders wichtige Pflanzenhormone. Ähnliche Wirkungskräfte müssen die gekeimten Weizenkörner entwickeln, mit denen (und anderen Nahrungspflanzen) dem deutschen Arzt Dr. Evers die Heilung der multiplen Sklerose, dieser trostlosesten Nervenkrankheit, die so manches Liebesglück zerstört, gelang.

Vergessen wir niemals: die Pflanzen verwandeln die biologische Urkraft, die Sonnenenergie, in Leben ... in Liebe ... in Potenz. In den natürlichen Geheimnissen der Pflanzenwelt müssen wir die Liebeskräfte wieder entdecken, wenn sie in uns zu verlöschen drohen. Natürliche, nicht denaturierte Nahrung, mehr Chlorophyll-Pflanzengrün wird so manches kranke Liebesleben gesund werden lassen.

Der beste Beweis dafür, daß das menschliche Liebesleben aus der Pflanzenwelt selbst stammt und deshalb auch am besten und natürlichsten aus ihr regeneriert wird, ist die Tatsache, daß das weibliche Geschlechtshormon, das man für praktische Zwecke früher hauptsächlich aus dem Harn von Haustieren gewann, nicht nur in Pflanzen wie Weizen, Hafer, Hefe, Kirschen, Weidenkätzchen, Knoblauch und Süßholzwurzeln entdeckt wurde. Man fand es auch in Torf-, Braun- und Steinkohle und Petroleum. Hier hat es sich unendliche Zeiten hindurch, während sich die vorzeitlichen Pflanzen in Brennstoffe verwandelten, unverändert erhalten, man schätzt auf 120 Millionen Jahre. Es wird wenig bedacht, daß die mütterliche Wärme unserer Winteröfen teilweise mit auf weiblichen Geschlechtshormonen beruht. Unser Liebes- und Geschlechtsleben reicht also in sagenhafte Zeiten zurück und war ursprünglich ein Naturphänomen.

Der Umstand, daß die Tollkirsche (Atropa Belladonna) als Aphrodisiacum gilt, dürfte wohl darauf zurückzuführen sein, daß die Pflanze ein starkes Hirn- und Nervengift ist. Diese Giftigkeit benutzen z. B. die Rumänen der Bukowina als Liebesmittel und brauen einen Liebestrank daraus, während die Frauen mit ihr die Pupillen ihrer Augen erweitern, um mit dieser Unnatürlichkeit die Männer anzuziehen. Die alten italienischen Maler brachten auf ihren Bildern nur Frauen mit Belladonnaaugen.

Die auffallenden Gefühlsveränderungen, die der Genuß von Belladonna hervorruft und der sich auch auf die Keimdrüsen stimulierend erstreckt, beruht auf der Gehirnreizung durch die Pflanze.

Die aphrodisischen Wirkungen von Spargel und Petersilie waren schon früh bekannt. Im 16. Jahrhundert heißt es vom Spargel: «...Spargen in der Speis genossen / bringen lustige begirde den männern.» Die Hausfrau lachte beim Säen der Petersilie. Der alte Volksspruch aber sagte: «Petersilie hilft dem Mann aufs Pferd, den Frauen unter die Erd.»

Wenn wir alte und neue Pflanzenbücher durchsehen, machen wir eine interessante Entdeckung. Es zeigt sich, daß die Drüsentätigkeit von Hoden und Eierstöcken in erster Linie durch Samen angeregt wird.

So gehört zum Beispiel die *Haselnuß* (Corylus avellana), die auch bei Blutarmut und Bleichsucht gut ist, da sie blutdrucksteigernd wirkt, zu den natürlichen Aphrodisiaka, was mehr oder weniger von verschiedenen Nüssen gilt. Im Volksglauben hat sich diese Verwendung der Haselnuß erhalten. Nur soll man ebenfalls bei den Nüssen, die so reich an Eiweiß sind, nicht annehmen, daß viel auch viel hilft.

In der Keimkraft des Samens der Pflanze bekommen wir das Wesen der Vegetation selbst zu spüren, und wenn wir das in der Ernährung berücksichtigen, erreichen wir eine natürliche Verjüngung unserer Samen- und Eibildungskraft. Das ist auch der Grund, warum das homöopathische Asparagin hierher gehört, dessen gute Wirkung junge und alte Leute beim Spargel kennen.

Die Volksmedizin weiß uns zu erzählen, daß die frischen Kerne in der *Sauerkirsche* (Prunus cerasus) (täglich etwa dreimal je vier Stück) ein gutes Mittel bei vermeinter Impotenz sind.

In den Knollen der *Orchideen*, zum Beispiel im *Knabenkraut* (Orchis Mascula), hat man schon in ältesten Zeiten nach Mitteln für die Potenz gesucht. Wir finden Berichte bei Theophrast, Dioskorides, Plinius usw. Unter Orchis verstand man anscheinend den Hoden. Auch im Norden waren die Orchisarten Freya, der Göttin der Liebe, geweiht. Aus den Wurzelknollen gewinnt man den Salep, der mit Wasser gekocht einen Schleim gibt und zur Stärkung verwandt wird. Nach H. Schulz soll besonders sein Kalkgehalt wesentlich sein. Im Orient wird er mit Honig als Morgengetränk verwandt und dient auch hier zur Stärkung der Zeugungskraft. Man stellte sich unter Salep Fuchshoden vor, dessen Kraft man über die Pflanze zu gewinnen hoffte.

Stets finden wir den von mir schon früher erwähnten *Hafer* bei allen sexuellen Schwächezuständen verwandt, als Grütze und Schleim. Noch manche Pflanze wäre hier ausführlicher zu nennen, zum Beispiel Akelei und Iris (Schwertlilie).

Zusammenfassend stelle ich fest, daß man stets im Samen, das heißt in der stärksten Keimkraft der Pflanze (auch junge Triebe usw. gehören hierher), die Verjüngung der Geschlechtskraft suchte.

Mit der stärksten Keimkraft der Pflanze erneuert sich auch im Menschen das Liebesleben. Je näher er der Natur kommt (und der Weg beginnt immer mit der Nahrung), um so mehr verjüngt sich sein Liebesleben, und allein diese Liebe kann Potenzen wecken. Es ist verständlich, daß im Frühjahr, wenn alle Blüten springen, alle Triebe schwellen, auch das Liebesleben der Menschen sich am gewaltigsten regt.

DIE HOMÖOPATHIE UND DIE HEILKRÄUTERKUNDE

Meine Leser haben sich gewiß längst davon überzeugt, daß in unserem Heilpflanzenbuch immer wieder auf die homöopathische Wirksamkeit der einzelnen Heilpflanzen, ganz besonders auch der

Giftpflanzen, hingewiesen wird. Tatsächlich sind die Heilpflanzentherapie und die Therapie der Homöopathie nicht voneinander zu trennen. Die Homöopathie holt allerdings ihre Heilstoffe nicht nur aus der Pflanze, sondern auch aus Tierstoffen, Mineralien usw., aber die Pflanze ist doch immer wieder der wesentliche Ausgangspunkt für alle Heilstoffe, die sie herstellt.

Grundsätzlich kann man sagen: Es gibt keine eigentlich «homöopathischen» Arzneimittel. «Homöopathisch» wird ein Mittel erst durch die Art, wie wir es anwenden. Das bedeutet: auf Grund der vergleichenden Arzneiwahl. Dieser Vergleich kommt zustande durch den am gesunden Menschen ausprobierten Arzneimittelversuch, der eine «Arzneikrankheit» mit ganz bestimmten «Symptomen» erzeugt. Diese «Symptome» nun werden mit dem zu behandelnden Krankheitsbild in allen Einzelheiten genau verglichen, inwieweit sie diesem ähnlich (homöopathisch) sind.

Die Erfahrung hat bestätigt, daß eine Krankheit im Sinne der Heilung zu beeinflussen ist, wenn man dem Kranken einen Arzneistoff in abgeschwächter (verdünnter) Dosierung einverleibt, der in massiven Gaben einen dem Krankheitsbild entsprechenden Zustand hervorruft.

Der Erfinder und Begründer der Homöopathie ist Dr. Samuel Hahnemann, Sohn eines Meißener Porzellanmalers, geb. 10. April 1755, der vor 150 Jahren den Grundsatz aufstellte: «Similia similibus curentur» = «Ähnliches wird durch Ähnliches geheilt.»

Hahnemann, der sehr alt wurde – er starb 1843 in Paris – mußte, solange er lebte, für seine Lehre kämpfen. Dieser Kampf ist selbst heute noch nicht erloschen, da Hahnemann und bis heute auch die Fanatiker unter seinen Schülern, Anhängern und Nachfolgern immer wieder darauf bestanden, daß die gesamte medizinische Wissenschaft sich der homöopathischen Lehre unterstellen müsse. Tatsächlich ist auch die Homöopathie nur ein Teilstück im gesamten medizinischen Entwicklungsprozeß, das aufgenommen und anerkannt werden muß.

Der große Hufeland ließ 1796 in seinem berühmten «Journal» – es war die damals angesehenste medizinische Zeitschrift – von dem 41jährigen Arzt Dr. Samuel Hahnemann einen längeren Aufsatz erscheinen: «Versuch über ein neues Prinzip zur Auffindung der Heilkräfte der Arzneisubstanzen». Hufeland ahnte nicht, daß er damit auf Jahrhunderte hinaus einen gefährlichen Zankapfel in die medizinische Welt warf. Aber Hahnemann konnte sich mit seinem großen Vorgänger Paracelsus trösten, der noch mehr Feinde als er gehabt und trotzdem niemals den Kampf aufgegeben hatte. Auch Hahnemann tat das nicht und führte noch vor seinem Tode die Homöopathie zum Welterfolg. In Washington wurde ihm das erste Denkmal gesetzt. Der große Bildhauer David d'Angers meißelte seinen Kopf.

Die Homöopathie, die schon bei Hahnemanns Tod über die ganze Welt verbreitet war, zählte in Deutschland vor dem letzten Krieg rund 5 Millionen Anhänger und verfügte damals über 600 Fachärzte, deren Anzahl inzwischen sehr gestiegen ist. Merkwürdigerweise hat die über die ganze Welt verbreitete Homöopathie in den fremden Ländern nicht so viele Anfeindungen und Verleumdungen zu verzeichnen wie in ihrem Ursprungsland.

Allerdings wird die Homöopathie heute auch in Deutschland schon längst von der medizinischen Fachwelt, besonders seitens der Internisten, anerkannt. Entscheidend dafür war 1925 der Vorstoß von Prof. Dr. August Bier, der sich in der Berliner Medizinischen Gesellschaft für die Homöopathie einsetzte und bedauerte, daß er erst so spät zu ihr gekommen wäre, er hätte sich sonst wahrscheinlich manche Operation ersparen können.

Erklärlicherweise muß es auf den ersten Blick hin jedem, dem homöopathisches Denken fremd ist, als widersinnig erscheinen, dem Krankheitsreiz zum Überfluß auch noch einen gleichgerichteten Arzneireiz hinzuzufügen. Wenn man aber die Symptome der Krankheit, wie das Hahnemann zuerst bewußt tat, als Abwehrmaßnahmen der Selbststeuerung des Organismus auffaßt, so muß ein organspezifisches Arzneimittel gleichgerichteter Wirkung – entsprechend den Krankheitssymptomen – die Abwehrkraft des Körpers gegen den Krankheitsreiz verstärken, damit also die Krankheit überwinden und das richtige Heilmittel werden.

Auch um das Verdünnungs- bzw. Potenzierungsproblem stritt man sich lange Zeit äußerst erbittert, zumal schon Hahnemann selbst hier im Prinzip niemals nachgab. Durch die moderne Kolloidchemie sind die Wirkungen großer Verdünnungen selbstverständlich geworden, und man bezeichnet Hahnemann, der ja selbst Chemiker war, gern als den ersten Kolloidchemiker.

Wie schon zu Hahnemanns Zeiten sind auch heute die homöopathischen Ärzte in zwei Lager gespalten. Der größere Teil arbeitet mit niedrigen bis mittleren Verdünnungen der Grundsubstanz des Arzneimittels. Die sogenannten «reinen» Homöopathen arbeiten mit «Hochpotenzen». Dabei gibt es Ärzte, die mit Verdünnungen von $1:10^{60}$ oder 1:1 mit 60 Nullen arbeiten. Das sind bereits Zahlen von einer Größenordnung, wie sie nur im Kosmos auftreten.

Es sind Ziffern, die man sich kaum noch vorstellen kann. Aber hinsichtlich der Wirksamkeit hoher Verdünnungen ist die moderne medizinische Forschung praktisch zu Ergebnissen gekommen, die sich im Prinzip nicht mehr von denen der Homöopathie unterscheiden. So wurde festgestellt, daß die neuesten Tuberkulosemittel das Wachstum der Tbc.-Bazillen noch in einer Verdünnung von 1 zu 40 Millionen hemmen. Das ist der beste Beweis dafür, daß die Homöopathie selbst mit ihren Hochpotenzen mindestens im Prinzip auf dem richtigen Wege ist.

Persönlich konnte ich mich im Laufe der Jahre immer mehr davon überzeugen, daß unsere Heilpflanzen ihre stärksten Wirkungen, zumal in chronischen Krankheitsfällen, im verdünnten Zustand erreichen. (Siehe Kapitel «Über Sammeln, Trocknen und Gebrauch der Heilpflanzen.»)

In dem Absatz über «Die Wirksamkeit der ätherischen Öle unserer Heilpflanzen» zeige ich, daß Hahnemann durchaus berechtigt war, anzunehmen, daß schon das Riechen an seinen Arzneistoffen unter Umständen heilkräftig ist.

Bei den Giftpflanzen leuchtet uns auch in der üblichen Heilkräutertherapie ein, daß das homöopathische Prinzip höchster Verdünnung richtig ist.

Ich kann an dieser Stelle nur einen flüchtigen Einblick in die Art und Weise geben, wie die Homöopathie arbeitet und mit welchen Pflanzen sie heilt. Ich lasse einige Beispiele dafür folgen, betone aber, daß es nur ein sehr flüchtiger Versuch ist, denn es gibt kaum eine wichtige in- und ausländische Pflanze, mit der die Homöopathie nicht heilt.

Arnika (Arnica Montana L.). Wird bei Quetschungen und Blutergüssen, bei der Behandlung von Blutungen, die von den Bronchien und den Nieren ausgehen, sowie bei Schlaganfall gebraucht. D 3–D 6.

Avena sativa. L. (Hafer). Bei Nervenschwäche und Schlaflosigkeit. Urtinktur–D 3.

Aconitum Napellus L. (blauer Eisenhut). Spielt eine große Rolle bei akuten fieberhaften Erkrankungen (auch bei Grippe), bei beginnendem Gelenkrheumatismus, nervösen Herzstörungen, Nervenschmerzen, Ischias. D 4–D 6.

Bryonia-Dioeca Jacq. (rote [rotbeerige] Zaunrübe). Saugt rheumatische Ergüsse auf, nimmt Gelenkschmerzen, wirkt stark auf die serösen Häute, wirksam bei rheumatischen Gelenkschwellungen (auch bei Polyarthritis), bei Bronchialkatarrhen mit trockenem Husten und Beengung. D 4–D 6–D 12.

Digitalis Purpurea L. (roter Fingerhut). Herz- und Kreislaufmittel. Bei Herzklappenfehler und Kompensationsstörungen, Herzschwäche nach Überanstrengung, auch bei Gastritis (Magenentzündung, Katarrh), Duodenitis (Entzündung des Zwölffingerdarms), Ikterus (Gelbsucht), Skrofulose, Augenentzündungen, Sehstörungen, Prostatahypertrophie. D 6–D 12–D 30.

Colchicum autumnale L. (Herbstzeitlose). Bei Gelenk- und Muskelrheumatismus, Gicht und harnsaurer Diathese, bei rheumatisch bedingter Herzbeutelentzündung, Polyarthritis, Pericarditis. D 6–D 12–D 30.

Conium maculatum (gefleckter Schierling). Ein typisches Mittel bei chronischen Leiden, Alterserscheinungen, arteriosklerotischen Beschwerden, Schwindel, Lähmungserscheinungen und Krämpfen,

Drüsenstörungen, Geistes- und Gemütskrankheiten, Impotenz. D 4–D 12.

Clematis recta L. (aufrechte Waldrebe). Einst das große Krebsmittel der alten Zeit. Gegen Hautausschläge, Drüsenschwellungen, rheumatische Nerven- und Gelenkaffektionen, chronische Gonorrhöe und andere chronische Erscheinungen. D 4–D 12.

Strychnos Nux Vomica L. (Brechnuß). Bewährtes Mittel bei vielen organischen und nervösen Magenbeschwerden (Druck, Säureüberschuß, Appetitlosigkeit), nervösen Kopfschmerzen und Herzleiden, Verstopfung, Hämorrhoiden. D 3–D 6.

Rhus Toxicodendron MICHX (Giftsumach). Hauptmittel bei rheumatischen und neuralgischen Leiden (Muskel- und Gelenkrheumatismus nach Erkältungen und Infektionen), Hautleiden mit starkem Juckreiz, nach Hahnemann bestes Mittel bei Verstauchungen und Verhebungen, gegen typhöses Fieber. D 4–D 12.

Atropa belladonna (Tollkirsche). Bei fieberhaften Zuständen, besonders bei Scharlach, Masern, Röteln und Angina, Folgen von Erkältungen, Infektionen, Gehirnaffektionen, Krämpfen, akuten Entzündungen der Luftwege, Entzündungen der oberen Luftwege, des Magen-Darmkanals, Entzündungsprozessen der Leber, Niere, Blase und der weiblichen Geschlechtsorgane, auch bei Basedow und vielen chronischen Leiden, eines der wichtigsten homöopathischen Mittel. D 4–D 30.

Anemone Vulgaris Miller (Küchenschelle). Verwendet wird praktisch: Pulsatilla pratensis. Hochgeschätztes, bedeutendes Heilmittel, besonders der weiblichen, nervösen Konstitution. Bei Kopfschmerzen, Ohrenschmerzen, Schnupfen, belegter Zunge, Monatsbeschwerden, sehr wirksam für blonde, fettleibige Frauen, Haut, Rheuma. D 4–D 12.

DIE WIRKSAMKEIT DER ÄTHERISCHEN ÖLE UNSERER HEILPFLANZEN

Die ätherischen Öle der Heilpflanzen interessieren besonders wegen ihres physiologischen und pharmakologischen Charakters. Diese Öle sind Stoffe von leicht- bis dickflüssiger Beschaffenheit, im Wasser wenig löslich. Sie haben einen ätherischen, fruchtartigen, gewürzigen, balsamischen oder auch holzigen Geruch. Wir finden sie in fast allen Pflanzenteilen, wobei ihr Gehalt allerdings recht verschieden ist. Der Standort und das Wachstum der Pflanzen spielen

---

TAFEL 11 · LIEBESLEBEN (Aphrodisiaka)
Oben links: *Akelei;* oben rechts: *Iris;* unten: *Knabenkraut*

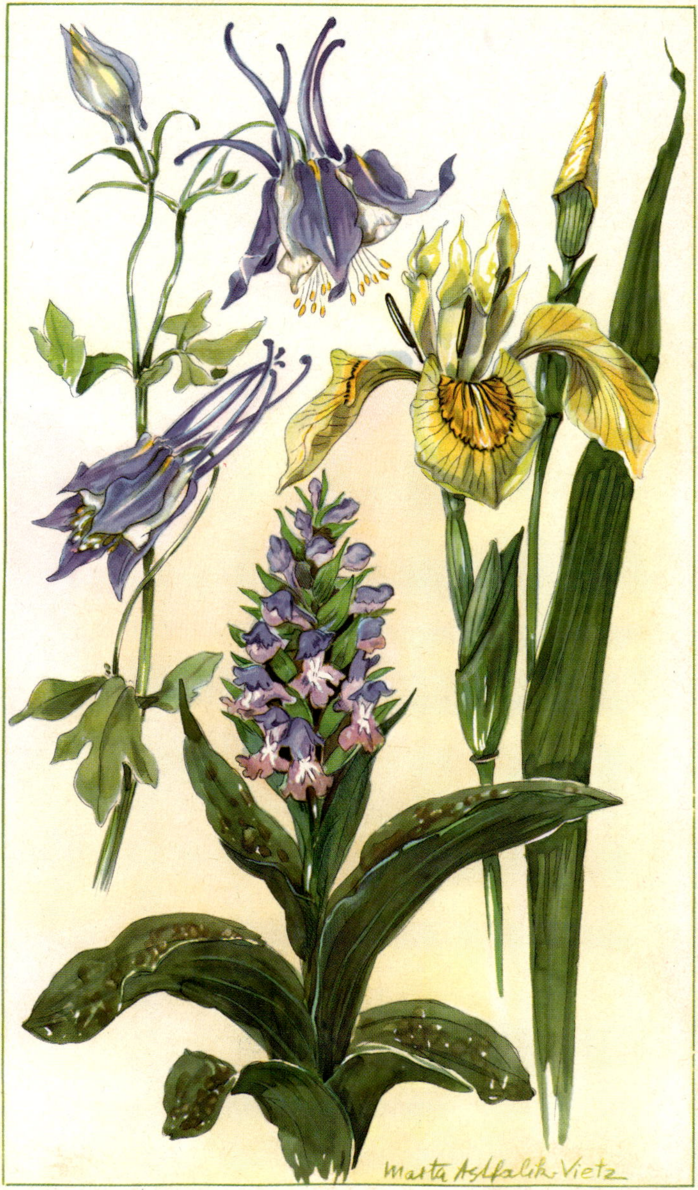
Marta Astfalck-Vietz

hierbei eine wichtige Rolle. Die chemischen Vorgänge und Wandlungen der ätherischen Öle, die sie physisch wie psychisch im Menschen- und Tierkörper hervorrufen, sind noch nicht völlig erforscht.

Nach meinen langjährigen Erfahrungen mit in- und ausländischen Heilpflanzen bin ich überzeugt, daß die ätherischen Öle, die, wie gesagt, in den meisten Pflanzenteilen vorkommen, z.B. in Blüten, Blättern, Samen, Fruchtschalen usw., pharmakodynamisch mit zu den wirksamsten und bedeutendsten Heilstoffen der Pflanzen gehören. Der einst so berühmte Hoffmannsche Lebensbalsam (Mixtura oleos balsamica), eine spirituöse Lösung von Perubalsam und ätherischen Ölen, beruhte auf ihrer Wirkung. Mir begegnete vor dem Kriege ein alter erfahrener Mediziner für Haut- und Geschlechtskrankheiten, der mit einer bestimmten Mischung ätherischer Öle, die er jahrelang anwandte, schwere Geschlechtskrankheiten heilte. Hier erwiesen sich die ätherischen Öle als antibiotische Heilmittel.

Natürlich zeigen diese Öle in der Art, wie sie pharmakologisch wirken, starke Unterschiede. Sie lassen sich verabreichen durch Einatmen, Einreiben in die Haut, die für Pflanzenstoffe viel durchlässiger ist, als man gewöhnlich weiß, Badezusätze, Einnehmen per os (Mund) und Injizieren.

Das Öl oder die Öldämpfe dringen in den Körper ein und wirken stets auf das Zentralnervensystem. Auf dem Wege über die Lungen werden die Dämpfe vom ganzen Körper angenommen und absorbiert. Es ist klar, daß dadurch kranke Atmungs- und Verdauungsorgane, Kreislauforgane, Nerven usw. heilend beeinflußt werden. Über die Ölmengen und die Art ihrer Konzentration muß der Arzt entscheiden. Gewöhnlich werden nur geringste Mengen in größter Verdünnung verwandt. Gerade bei der praktischen Anwendung ätherischer Öle ist das homöopathische Prinzip hoher Potenzen von ausschlaggebender Bedeutung, ganz besonders hinsichtlich des Heilungserfolges. Ich selbst konnte damit am eigenen Körper langjährige Nachwirkungen bösartiger Infektionen beseitigen.

Wie schon angedeutet, sind die chemischen Vorgänge, die ätherische Öle im Körper erzeugen, noch nicht durchforscht. Teilweise werden die Öle durch Haut und Nieren ausgeschieden. Jeder, der gelegentlich kleinste Mengen von Terpentinöl einnahm, kennt den danach entstehenden Veilchengeruch des Urins. Zu große Mengen ätherischen Öls, die man in den Körper bringt, können die Zellen und das Protoplasma schädigen. Das läßt aber zugleich darauf schließen, daß richtige Dosierungen auch entscheidende Heilwirkungen hervorrufen.

Stets reizen die ätherischen Öle bei äußerer Anwendung die Haut und rufen Hyperämie (Blutüberfülle) hervor. Innerlich regen kleinste Mengen (wie z. B. in Form bestimmter Heilkräutertees) den Appetit an, erhöhen die Peristaltik (Magen- und Darmbewegung) und die Speichelabsonderung. Sie verstärken die Herztätigkeit und beschleunigen die Atmung.

Es ist interessant, daß sich homöopathische Mengen der Öldämpfe bei Einatmung auf das gesamte Trieb-, Gefühls-, Seelen- und Gedankenleben auswirken, und zwar verschieden beim männlichen und weiblichen Geschlecht sowie bei Kindern. Hier werden wir an die alten Forschungen des Arztes und Zoologen Prof. Dr. Gustav Jäger erinnert, der mit seinem Werk «Entdeckung der Seele», in dem er die Wirkung der Gerüche nachwies, großes Aufsehen erregte. Die Osmotherapie (Einspritzung hypertonischer Lösungen ins Blut) befindet sich, soweit es die ätherischen Öle angeht, noch im Entwicklungsstadium.

Die Psychotherapie wird besonders die Frage interessieren, inwieweit sich die ätherischen Öle heilwirksam auf den schlafenden Menschen und das Unterbewußtsein auswirken.

Schon früher warnte ich in meinen Pflanzen- und Ernährungsbüchern davor, die Wirkung der ätherischen Öle unserer Heilpflanzen durch längeres Kochen zu vernichten. Man darf diese Pflanzen nur flüchtig aufbrühen oder läßt sie im kalten Wasser ausziehen. Außerdem können die einzelnen Heilpflanzen auch roh dem sonstigen Essen beigefügt werden. Wurzeln (Petersilie, Meerrettich usw.) werden fein oder grob gerieben. Unsere tägliche Nahrung sollte stets einen hohen Prozentsatz ihrer Rohsubstanz enthalten, die einen größeren Heilwert besitzt. Ätherische Öle sind in den Apotheken zu erhalten.

Als keimtötende, entseuchende, fäulnis- und entzündungswidrige Öle bei infektiösen Hautkrankheiten, eiternden Wunden, zur Desinfektion der Urogenitalorgane, bei Gärungen und Blähungen verwenden wir: Kieferngewächse (Terebinthina), Thymian, Kamille, Eukalyptus, Pfefferminze, Fenchel, Wacholder, Petersilie, Salbei, Meerrettich, Wermut.

Bei rheumatischen Leiden sind zu empfehlen die ätherischen Öle von: Birkenrinde, Wintergrün, Kalmus, Senf, Kampfer.

Zum Einatmen für Lunge und Atmungsorgane (nach ärztlicher Vorschrift) verwenden wir: Latschenkiefer, Fichte, Eukalyptus, Thymian. Bei Keuchhusten: Zypresse und Thymian.

Terpentinöle wirken auf das Nervensystem lähmend, während die ätherischen Öle von Kamille, Baldrian und Angelika die Nerven beruhigen. Das ist z. B. die Erklärung für die gute Schlafwirkung der Baldrianwurzel, die auch Erregungszustände mildert.

Das Knoblauchöl, auf das ich hier absichtlich etwas näher eingehe, besitzt eine umfassende Wirkungsweise. Dabei ist es allerdings wichtig, daß wir den Knoblauch von einem hochwertigen Boden bekommen, wie ihn uns z. B. besonders günstig Bulgarien bietet.

Ich habe nicht umsonst in unserem Buch immer wieder betont, daß es nicht gleichgültig ist, von welchem Boden die einzelnen Pflanzen stammen. Wildpflanzen, die sich ihren Boden noch selbst aussuchen, werden naturgemäß bessere Wirkungsstoffe haben als kultivierte Pflanzen, bei denen es oftmals zweifelhaft ist, ob bei ihrer Aufzucht auch nicht die notwendigen Nährstoffe, Spurenelemente usw. vergessen wurden.

Was der Boden mit seinen Stoffen unter Umständen bei der Heilkraft der Pflanzen bedeutet, zeigt uns am deutlichsten die Statistik, die den Völkern Nordwesteuropas eine fünf- bis sechsmal höhere Krebssterblichkeit zuschreibt als den Balkanländern. Die Balkanvölker sollen die Langlebigkeit ihrer Menschen einem reichlichen Knoblauchverbrauch danken, wobei die Pflanze selbst von einem besonders guten Boden stammt.

Die günstigen Wirkungen des Knoblauchöls sind so vielseitig, daß die Wissenschaft noch heute vor einem Rätsel steht. Das eigentlich wirksame Prinzip der Knoblauchpflanze ist noch nicht im Zusammenhang entdeckt. Manche Forscher neigen zu der Ansicht, daß sich mit dem ätherischen Öl der Pflanze noch ganz bestimmte Vitamine, Fermente und Hormone verbinden. Wahrscheinlich sind im Knoblauchöl vorläufig unbekannte Wirkstoffgruppen aktiv.

1844 war Th. Wertheim der Ansicht, im Diallyl-Sulfid (CH_2-CH-CH_2) 28 den Geschmackstoff des Knoblauchs gefunden zu haben. Bis dann 50 Jahre später F. W. Semmler feststellte, daß im Knoblauch kein Diallyl-Sulfid existiert, es handelt sich vielmehr um ein Gemisch verschiedener Sulfide.

1944 gewannen C. J. Cavallito und J. Bailey ein unbeständiges Öl von der Zusammensetzung C_6H_{10} OS_2 und nannten es Allicin, das sich noch in Verdünnungen von 1:85 000 bis 1:125 000 bakterizid (bakterientötend) erwies. Man stellte fest, daß Allicin, von dem ein mg angeblich 15 OE Penicillin entspricht, gegen die verschiedensten Mikroorganismen wirksam ist: Staphylokokken, Streptokokken, Eb. Typhosa, Bac. dysenteria, Bac. enteritides (Nahrungsmittelvergiftung) und Vibrio cholerae. Das bestätigt frühere Berichte, daß verschiedentlich Knoblauchdestillate mit Erfolg gegen Tuberkulose injiziert worden waren. Aus Schweden werden auch Erfolge mit Knoblauch bei der Kinderlähmung berichtet; das ist verständlich, wenn man annimmt, daß das Krankheitsvirus durch den Darm in den Körper gelangt.

Es ist interessant, daß die genuine (erzeugende) Muttersubstanz des Knoblauchöls, das Allicin, zwar auch einen typischen Knoblauchgeruch hat, aber doch keinen unangenehmen. Die besonders unerträglich riechenden Knoblauchöle entstehen erst durch chemische Umwandlungen des Allicins.

Wenn wir bedenken, was alles im heutigen täglichen Arbeitsleben an Krankheitserregern über die Luft- und Darmwege in den Körper einwandert und hier den Kampf mit den einzelnen Organen beginnt, fällt es uns nicht schwer, die große Bedeutung gerade dieses ätherischen Öls zu begreifen. Es ist einer unserer besten Schutzgeister gegenüber allen Infektionsgefahren. Selbst dort, wo er vielleicht einen Erreger aus bestimmten Gründen nicht abtöten kann, verleiht er mindestens dem Körper die stärksten Abwehrkräfte, die dieser heute längst nicht mehr vollständig aus der üblichen Nahrung entnehmen kann.

Der Umstand, daß ich hier einzelne besonders wichtige Wirkungsstoffe unserer Heilpflanzen, wie die der homöopathischen Potenzen unserer Giftpflanzen oder die der ätherischen Öle, besonders herausstellte, darf meine Leser nicht auf den Gedanken bringen, daß sie sich mit solchen Wirkungsstoffen begnügen könnten. Das trifft nur für besondere Krankheitsfälle, zumal chronische, zu. Entscheidend bleibt für gesunde und kranke Tage immer die Ganzheit der einzelnen Heilpflanze oder mehrere, die wir abwechselnd, oft als zusätzliche Nahrungsmittel, wenn auch nur in kleinen Mengen und nicht regelmäßig, zu uns nehmen. Nicht immer nur, um uns von bestimmten Krankheiten zu heilen, sondern um Krankheiten vorzubeugen und unseren Körper gegen Infektionen widerstandsfähig zu machen. Hier genügt dann oftmals allein schon das Riechen an bestimmten ätherischen Ölen, wie z. B. an dem besonders wirkungsvollen des Thymians. An das Riechen und Einreiben mit Pflanzenstoffen, wie in alter Zeit, werden wir uns sicher bald wieder gewöhnen.

WELCHE HEILPFLANZEN VERWENDEN WIR BEI KINDERKRANKHEITEN?

GESUNDHEIT ALS ERZIEHUNGSZIEL

Bevor ich auf verschiedene Kinderkrankheiten im einzelnen eingehe, will ich erst einmal eine mehr allgemein gehaltene Betrachtung darüber vorausschicken, ob es so etwas wie eine Erziehung zur Gesundheit überhaupt gibt und ob wir damit bereits im frühesten Lebensalter unserer Kleinen beginnen können.

Um uns darüber klarzuwerden, müssen wir uns selbstverständlich erst einmal darüber zu einigen versuchen, was Krankheit überhaupt bedeutet. Man hat nicht mit Unrecht Gesundheit einen Gleichgewichtszustand im Körperleben genannt und infolgedessen unter Krankheit Gleichgewichtsstörung verstanden wissen wollen. Es wäre nicht gut möglich, hier all die äußeren und inneren Ursachen aufzuzählen, die das, was wir Krankheit nennen, bedingen. Genügt es doch schon, eine angeborene schlechte Konstitution zu besitzen, um für manche Krankheit besonders empfänglich zu sein.

Ganz gewiß gibt es eine Menge Möglichkeiten, unsere Kinder von vornherein gesundheitlich so zu erziehen, daß gewisse Krankheitserscheinungen überhaupt nicht auftreten können oder, wenn sie doch auftreten, dann so milde sind, daß wir leicht mit ihnen fertig werden. Dabei wollen wir auch grundsätzlich nicht vergessen, daß die Grenze zwischen Gesundheit und Krankheit gar nicht immer so leicht zu ziehen ist. Hahnemann sagte einmal: Es gibt keine Krankheiten, nur kranke Menschen. Das, was wir Krankheit nennen, sind die Abwehrmaßnahmen des Körpers gegen eingetretene Schädigungen. Denken wir nur an das plötzliche Erbrechen, wenn eins unserer Kinder etwas aß, was es nicht vertragen konnte. Folgt dem Erbrechen ein Durchfall, der länger dauert, so kann auch das noch eine natürliche Abwehr sein.

Wie steht es aber nun praktisch mit der Erziehung zur Gesundheit selbst? Eigentlich beginnt diese früher als manche Mütter glauben werden. Schon den Säugling läßt eine verständige Mutter nicht einfach gewähren, sondern sie sucht ihn schon bald durch eine richtige Tageseinteilung in bezug auf Ernährung und Körperpflege zu beeinflussen. Sie wird bald merken, falls sie nur die Geduld nicht verliert, daß sie dem Säugling dadurch unauffällig manche Schwäche abgewöhnt, über die oft so viel geklagt wird und die doch nur natürliche Beweggründe hat, so das Schreien, wenn der Säugling Hunger hat oder naß machte. Es kann nicht geleugnet werden, daß solche geduldige Maßnahmen der Mutter, an denen man schon früh ihr Erziehungstalent erkennen wird, den Säugling körperlich kräftigen werden, zumal solche frühen Erziehungsmethoden ihn auch seelisch unbewußt heiter stimmen werden.

Wir werden schon in den nächsten Fortsetzungen bei zwei so wichtigen Kinderkrankheiten, wie Rachitis und Skrofulose, die im ersten Lebensjahr und nach dem Säuglingsalter auftreten, sehen, wie wichtig auch hier der gesundheitliche Erziehungseinfluß ist, um solch schweren Erkrankungen vorzubeugen. Sonne, Luft, gesundes Wohnen, Reinlichkeit, Ernährung usw. spielen auch hier eine ganz wesentliche Rolle. Genau so ist es auch bei den akuten Infektionskrankheiten: *Masern, Röteln, Scharlach, Windpocken, Diphtherie, Keuchhusten,* für die das Kindesalter besonders empfänglich ist. Auch hier ist nicht jedes Kind gleich leicht empfänglich. Hier spielt die ererbte Leistungsfähigkeit des Körpers eine entscheidende Rolle, und es kommt sehr darauf an, wenn wir verhüten wollen, daß unser Kind angesteckt wird, ob wir es schon früh zur Reinlichkeit erzogen und richtig ernährt haben.

Wir werden im Verlauf unserer Betrachtungen noch erkennen, daß so manche Krankheitserscheinung nur ein heilsamer Abwehrvorgang ist, zum Beispiel das bekannte Heilfieber, das wir niemals unterdrücken sollen. Und wir werden auch merken, daß es bei Krankheiten immer wichtiger sein wird, nicht ihre äußeren Erscheinungsformen (Symptome) zu beseitigen, sondern ihre eigentlichen Ursachen zu erkennen, was ja auch bei allen Kinderkrankheiten so wichtig ist.

Wenn wir schon bei der Säuglingsernährung daran denken, daß wir jetzt bereits den Grundstock für die gute oder schlechte Säftebeschaffenheit unseres Kindes legen, dann werden wir uns auch eine richtige und gute Ernährung von Mutter und Kind überlegen. Wir werden von früh an darauf halten, daß unser Kind sich viel in frischer Luft bewegt, damit es sich abhärtet und gar nicht erst zu Katarrhen neigt. Ich werde in der Reihe unserer Betrachtungen manchen brauchbaren Wink dafür geben können, wie wir unsere Kinder zur Gesundheit erziehen können, auch wenn sie vielleicht zu manchen Krankheiten disponiert sein sollten. Es gibt Ärzte, die zeitlebens einen schwachen Magen behielten und sich darüber freuten, daß sie dieser Magen zu Mäßigkeit zwang und ihnen viel mehr Zeit zu geistiger Arbeit ließ, als es vielleicht sonst der Fall gewesen wäre. Wir werden einsehen lernen, daß es auch eine Erziehung zur gesunden Darm- und Hauttätigkeit gibt. Ein Kapitel für sich sind Leidenschaften, seelische Verstimmungen, die oft enger mit Krankheiten zusammenhängen, als wir denken.

Aber auf alle diese Einzelheiten einzugehen, würde hier zu weit führen, ich wollte mit diesen Ausführungen nur kurz andeuten, worauf es mir bei unseren Betrachtungen im wesentlichen ankommt. Für mich ist jede Krankheit etwas Gewachsenes, das wie alles in der Welt seine Geschichte hat, aus der wir lernen können und aus der wir auch schon so viel gelernt haben, daß wir daraus für die Praxis des Erziehers, dem Gesundheit als besonders erstrebenswert erscheint, anwendbare Vorschläge zu machen haben.

DER SÄUGLING IM ERSTEN JAHR

Da sich wohl auf keinem Gebiet unseres täglichen Lebens die Auffassungen so grundsätzlich geändert haben wie auf dem der Erziehung und Gesundheitspflege unserer Kinder, komme ich gern einem oft geäußerten Wunsche nach, an dieser Stelle darüber zu berichten, wie man heute über die gesundheitliche Pflege, Ernährung, Krankheiten, Krankheitsverhütung unserer Kinder in allen Lebensaltern denkt und was für Vorschläge man zu machen hat.

Beginnen wir gleich mit der so wichtigen Ernährung des Kindes in den ersten Lebensjahren.

Trotzdem die Sterblichkeitsziffer der Kinder, welche jährlich sterben, bevor sie das erste Lebensjahr erreichen, noch recht hoch ist, hat sie doch schon im Vergleich zu früher durch eine verbesserte und naturgemäße Säuglingsfürsorge bedeutend abgenommen.

Am meisten werden sich die Säuglinge darüber freuen dürfen, daß die Zeiten vorbei sind, da man sie zu Wäschepaketen zusammenschnürte und mit Milch und Mehlpräparaten überfütterte. Niemand wird es heute mehr einfallen, zu bestreiten, daß mindestens in den ersten vier Monaten Muttermilch für den Säugling die beste Nahrung ist. Wir wollen im Interesse der Aufzucht widerstandsfähiger Kinder nie vergessen, daß *Frauenmilch unersetzlich* ist. Interessant ist auch, daß manche Mütter unter vernünftiger ärztlicher Führung zum Stillen ihrer Kinder erzogen werden können und dann oft viele Monate aushalten, was sie vorher nicht für möglich gehalten hätten.

Übrigens sind beim richtigen Stillen immer zwei beteiligt. Je stärker das Kind an der Brust saugt, desto ergiebiger ist auch die Milchabsonderung, die naturgemäß nachläßt, wenn der Saugreiz schwächer wird. Hat die Mutter nicht genug Milch oder kann sie ihr Kind aus anderen Gründen nicht stillen, so ist der beste Ersatz eine gesunde, saubere Amme, die genug Milch hat, so daß auch ihr eigenes Kind nicht zu hungern braucht. Reicht die Brustnahrung der Mutter nicht aus und ist auch keine Amme vorhanden, so kann man immerhin noch die wertvollen Vitamine der Frauenmilch retten, indem man zur «Zwiemilchernährung» übergeht, wobei Muttermilch mit verdünnter Kuhmilch gemischt wird. Die rein künstliche Ernährung mit Kuhmilch wählt man erst zuletzt. Bei der Zwiemilchernährung muß dafür gesorgt werden, daß der

Sauger der Flasche keine zu große Öffnung hat, damit sich das Kind nicht das kräftige Saugen abgewöhnt, woraus sonst leicht ein völliges Versiegen der Mutterbrust erfolgen kann.

Bei der künstlichen Ernährung mit Kuhmilch ist natürlich darauf zu achten, daß die Tieramme gesund ist, einen sauberen Stall hat, viel auf Weide geht und gutes Futter bekommt und außerdem mit sauberen Händen gemolken wird. In der Stadt wird man meistens pasteurisierte Milch verwenden, die in verschlossenen Flaschen ins Haus kommt und nur aufgewärmt zu werden braucht.

Man verdünnt die Kuhmilch in den ersten drei Monaten mit Haferschleim, etwas Zucker zugesetzt (auf 100 g Milchflüssigkeit 10 g Zucker), aber nie soll täglich mehr als ein Liter Flüssigkeit verfüttert werden. Wir sehnen uns nicht mehr nach möglichst dicken Kindern. Heute wissen wir, daß sich auch schon im frühesten Kindesalter Überfütterungen gesundheitlich rächen und zu Verdauungsstörungen führen können, die ja im Kindesalter immer leicht kritisch werden. Vom dritten Monat ab können Flaschenkinder dann auch schon dreimal täglich einen Teelöffel Mohrrüben-, Apfelsinen- oder Tomatensaft erhalten, und im sechsten Monat sind die Verdauungsorgane gewöhnlich schon so kräftig, daß jetzt auch konzentriertere Nahrung zugeführt werden kann, also Zwieback und Gemüsebrei, auch – je nach der Jahreszeit – zerdrückte süße Früchte (zum Beispiel: Erdbeeren, Himbeeren, Birnen, Äpfel, Bananen). Besonders um die Mittagszeit werden jetzt meistens zarte, durchs Sieb gerührte Gemüsebreie (Spinat, Blumenkohl, Möhren) gut vertragen.

Während wir so schon im sechsten Monat eine Brustmahlzeit oder Flasche durch ein kleines Mittagsmahl ersetzen, können wir im siebenten Monat (eventuell auch erst im achten) bereits statt einer flüssigen Abendmahlzeit eine feste geben und können jetzt schon Flocken mit Saft oder Fruchtmus, Reis, Grieß in Frucht- oder Möhrensaft verfüttern. Im achten Monat werden wir durchschnittlich noch zwei- bis dreimal täglich 200 g Milch geben, im übrigen Früchte und Gemüse, Getreidesuppen, Reis, Grieß, Flocken. Bei der Zubereitung verwenden wir etwas Butter (Öl) und achten immer auf eine gute Verbindung von gekochten und frischen Nahrungsmitteln. Fleisch, Eier, Wurst sind mindestens im ersten Lebensjahr noch abzulehnen. Sobald der Säugling Zähne hat (etwa im 10. bis 11. Monat), soll er natürlich auch beißen, wozu dann Vollkornbrot und rohes Obst günstig sind.

Eine kluge Mutter wird von Anfang an auf die Güte der Nahrung achten, die sie ihrem Kinde zuführt, sie wird sich vor totgekochter Nahrung, Kunstnahrung, die zu einer Vitaminunterernährung führt, hüten und im schlimmsten Fall immer durch Frischkost auszugleichen suchen. Sie wird auch dafür sorgen, daß ihr Kind nicht an Eiweißüberfütterung zu leiden hat und daß nicht durch Süßigkeiten aller Art frühzeitig Magen und Darm degeneriert werden, gibt es doch genügend natürliche Zuckerquellen (Honig, Obst, Nüsse). Die Mutter sollte immer daran denken, daß ein übermäßiger Zuckergenuß den Stoffwechsel übersäuert und entkalkt und so schon frühzeitig die Zahnkaries vorbereitet. Ein gutes Mittel dagegen sind Vollkornbrot, Kartoffeln, harte Frischkost und unsere prachtvollen deutschen Tees. Viel Bewegung in Licht und Luft hilft mit, den verschiedensten Kinderkrankheiten vorzubeugen.

WIE SCHÜTZEN WIR UNSERE KINDER GEGEN ERKÄLTUNG?

Wir haben uns schon so sehr an Schnupfen, Husten, Heiserkeit, leichte Bronchialkatarrhe und fast auch an die Grippe gewöhnt, daß wir diese Erscheinungen kaum noch für besonders wichtig halten. Aber der Katarrh ist eine entzündliche Erscheinung und kann oft sehr bösartig verlaufen.

Jedenfalls tut man gut, wenn der Körper zu Erkältungskrankheiten neigt, ihn auf seine Widerstandsfähigkeit untersuchen zu lassen. Gleichzeitig soll man ihn aber auch abhärten und richtig ernähren.

Es gibt kräftige Naturen, die mit einem Schnupfen nur in die kalte Luft zu gehen brauchen, um durch erhöhte Gewebetätigkeit eine heilende Reaktion hervorzurufen, schwächere können sich das nicht leisten und müssen zu Bett.

Wichtig ist dann in solchen Fällen immer die Ernährung. Und gerade bei Erkältungskrankheiten bewährt sich vorzüglich die rein vegetarische Ernährung, oft auch Hungerkuren, die der Arzt verordnet. Er wird in der ersten Zeit immer Fleisch, Eier, Käse, tierisches Fett und scharfe Gewürze verbieten. Dafür gibt es dann Schleimsuppen mit Zitronensaft oder auch öfters eine Verbindung von Leinsamen mit Zitrone und Honig. Bei quälendem Husten hat sich in solchen Fällen sehr gut Mandelmilch mit Zwiebelsaft bewährt.

Im übrigen sollte man während dieser Zeit in der täglichen Ernährung Salate, Spinat, Äpfel, Radieschen, Rettich, Meerrettich, Wacholderbeeren und Möhren nicht vergessen.

Es gibt auch einige Bäume, deren Nadeln, Beeren und Blüten (Fichte, Holunder, Linde) bei den Erkältungskrankheiten als Tees oft Wunder tun, auch eine Reihe von Heilpflanzen stehen uns zur Verfügung, wie Salbei, Fenchel, Kamille, Thymian, Huflattich usw. Unter ihnen zeichnet sich der Huflattich besonders aus.

Huflattich ist eins der ältesten und besten Hustenmittel, das schon 1543 im «New Kreuterbuch» von Fuchs erwähnt wird. Kneipp machte zuerst wieder darauf aufmerksam, wie gut er den Bronchialschleim löst.

Nach Dr. med. Bohn, dem erfahrenen Pflanzenkenner, ist der Huflattich bei beginnender Lungenschwindsucht ein Heilmittel erster Ordnung. Er macht darauf aufmerksam, daß Husten und Heiserkeit oft nach den Masern die Anfänge der Abzehrung darstellen und daß gerade hier der Huflattich geholfen hat.

Unsere Kinder werden den Wechsel von Kälte und Wärme besser ertragen und nicht so leicht einer Infektion zum Opfer fallen, wenn wir schon in gesunden Tagen den Huflattich als Tee ab und zu in der Ernährung berücksichtigen, da die Pflanze, was übrigens auch ihre Aschenanalyse zeigt, für gute Schleimhäute sorgt. Sie gehört mit zu den Pflanzen, welche leider lange Zeit vergessen waren.

WENN KEUCHHUSTEN AUFTRITT

Der Keuchhusten ist sehr oft eine Folgeerscheinung der Masern. In diesem Fall muß man besonders achtgeben, da die kindlichen Körperkräfte durch die überstandenen Masern bereits angegriffen sind und weniger Widerstand haben. Der Keuchhusten kann dadurch leicht auf die Lungen schlagen. Verdauungsstörungen, wie zum Beispiel Verstopfung, disponieren ebenfalls zu Keuchhusten. Er tritt besonders im Herbst und Frühjahr auf und ist im ersten Stadium sehr leicht ansteckend. Wenn im Hause ein Kind Keuchhusten hat, haben ihn sehr bald auch die übrigen Kinder des Hauses, ja selbst die Kinder der benachbarten Häuser. Denn da Keuchhustenkinder viel in frischer Luft sein sollen, läßt sich eine Berührung mit anderen Kindern trotz Verboten manchmal schlecht vermeiden. Schulkinder sind sofort aus dem Unterricht zu entlassen. Die ganze Krankheit dauert bis zu drei Monaten und bei empfindlichen Kindern oft noch lange Zeit darüber. Für Säuglinge und rachitische Kleinkinder ist sie lebensgefährlich.

Der Keuchhusten beginnt wie jede Erkältung, die mit Husten und Schnupfen verbunden ist. Während 8 bis 14 Tagen bildet er sich dann zum Krampfhusten aus, der einen hohlen, blechernen Klang annimmt. Plötzlich tritt der erste Anfall von Atemnot ein, der mit einem seltsam ziehenden und pfeifenden Geräusch in den Lungen beim Einatmen verbunden ist. Das Kind und sehr oft auch die unerfahrene Mutter sind zuerst aufgeregt und außer sich vor Angst, da sie die Anfälle nicht kennen. Es ist aber äußerst wichtig, daß die Mutter ihre eigene Furcht nicht auf das Kind überträgt, sondern es beruhigt. Sobald ein Anfall auftritt, gibt es einen einfachen Handgriff, der dem Kind Erleichterung schafft und verhindert, daß es vollständig ausatmet, wodurch die Krampferscheinungen und Erstickungsanfälle auftreten, so daß die Kinder blau im Gesicht anlaufen, die Augen von der Anstrengung tränen und Brechanfälle auftreten. Durch einen einfachen Griff, den Dr. Ammann angibt, wird das Kind hingegen gezwungen, vor diesen Krämpfen wieder einzuatmen. Größere Kinder läßt man auf den Boden knien, stellt sich hinter das Kind, läßt es die Arme nach aufwärts strecken. Man erfaßt es mit beiden Händen und zieht so den Brustkorb des Kindes über das an dessen Rücken gestemmte, leicht gebogene Knie nach oben und rückwärts. Kleinere Kinder läßt man zum Beispiel auf einen Stuhl stehen, legt seine beiden Hände mit dem Daumen nach oben flach auf die beiden Seiten des Kindes und dessen Achseln, hebt so das Kind auf und zieht die Schultern des Kindes über der eigenen Brust nach rückwärts. Dadurch wird der Brustkorb des Kindes in Einatmungsstellung gebracht, und das Kind muß nach einigen Hustenstößen wieder einatmen. Der Anfall wird dadurch verkürzt. Dr. Schalle schildert, daß er sogar einen vierjährigen Jungen sah, der seinem zweijährigen Bruder auf diese Weise half.

Wenn im Verlauf der Krankheit die Krampfhustenanfälle zunehmen, sind sie besonders nachts am stärksten. In der schlimmsten Zeit können bis 30 Anfälle innerhalb von 24 Stunden auftreten. Auch bei dieser Krankheit ist für frische gesunde Luft zu sorgen. Ein Luft- und Klimawechsel tut oft gute Dienste. Bei günstiger Witterung sollen die Kranken draußen spielen, aber ohne sich anzustrengen, zu laufen und zu toben, da dadurch Anfälle herbeigeführt werden. Als Nahrung bekommt das Kind in Breiform Gemüse, Obst, Milch- und Mehlspeisen, aber stets nur in kleinen Mengen, da ein zu voller Magen das Erbrechen steigert. 12 bis 20 Tropfen Fenchelöl täglich und Tee aus Thymian, Spitzwegerich und Veilchenwurzel wirken heilend. Dr. Bohn empfiehlt außerdem: schwarze Johannisbeere, Thymian und Sonnentau. Heiße Fußbäder können ableitend wirken. Prof. Schönenberger empfiehlt ansteigende Halbbäder von 37–42–44° mit Trockenpackung. Während des Bades tüchtiges Frottieren und wiederholtes Übergießen von Brust und Nacken mit lauwarmem Wasser (25°). Dadurch hofft er, die Abwehrkräfte im Organismus zu stärken und den Blutumlauf zu heben. Auch Kneipp empfiehlt bei kräftigen Kindern Wechselbäder, wobei das kalte Wasser 14 bis 16° haben soll. Dr. Schalle empfiehlt alle drei Stunden kalte Abwaschungen mit Essigwasser, anfangs mit abgeschrecktem Wasser, die sich gut bewährt haben.

Wir haben also einige einfache Mittel, um die furchtbaren Anfälle zu lindern und zu verhüten, daß die Lungen in Mitleidenschaft gezogen werden. Keuchhusten bekommt man nicht ein zweites Mal.

Es gibt leider noch immer Eltern, die das Bettnässen des Kindes als eine Ungezogenheit betrachten und versuchen, diese durch Strafen und Schelte zu bessern. Das Bettnässen, das schon vielen Müttern große Sorge gemacht hat, ist aber alles andere als Böswilligkeit. Es ist keine seelische Schwäche, die sich übrigens auch nicht aus dem Kind herausprügeln läßt, sondern eine körperliche Schwäche, für die das Kind selbst nichts kann.

Bettnässen kann die verschiedensten Ursachen haben: Erkältung der Blase, Blutarmut, Rachitis, Skrofulose, Onanie, Würmer, die vom Darm aus die Blase zur Harnentleerung reizen, Nervosität und andere krankhafte Körperzustände. Wenn man in solchen Fällen das Bettnässen heilen will, muß natürlich zuerst immer das Grundübel beseitigt werden.

Die Kinder sollen von klein an zur Reinlichkeit erzogen werden. Sie dürfen nicht zu lange in nassen Windeln liegenbleiben, weil sich dadurch das Gefühl für Sauberkeit und eintretenden Harndrang nie einstellen kann. Wenn Mütter früh mit dieser Erziehung zur Sauberkeit beginnen, ersparen sie sich und ihrem Kind viel Kummer. Wenn die Kleinen aber wirklich Bettnässer geworden sind, so behandele man sie gütig und liebevoll, sonst besteht die Gefahr, daß sie bis ins späte Alter Bettnässer bleiben.

Der Hauptgrund des Bettnässens wird in den meisten Fällen eine Erkältung des Unterleibs sein. Heiße Sitzbäder, heiße Fußbäder und heiße Heublumenauflagen auf die Blasengegend wirken heilend. Erst wenn die Heilung eingetreten ist, behandele man das Kind zur Kräftigung mit vorsichtigen Kaltwasserabwaschungen. Eine kurze Rückenabwaschung des Morgens von oben nach unten hat guten Erfolg. Das Rückenmarkzentrum, das durch eine reizbare Schwäche Bettnässen verursachen kann, wird dadurch gekräftigt. Ebenfalls durch eine leichte Klopfmassage mit beiden Handkanten.

Das beste und bekannteste Hilfsmittel bei diesem Leiden ist das Höherlegen des Bettes am Fußende. Man stellt das untere Ende des Bettes auf 30 bis 40 cm hohe Holzklötze oder lagert das Fußende der Matratze höher. Dadurch wird der Druck auf die Blase vermindert und ausgeglichen. Dieses einfache Mittel hat schon oft sofort geholfen.

Abends lasse man das Kind weder flüssige Speisen, noch Obst und Getränke zu sich nehmen. Die Ernährung soll einfach und reizlos sein. Man erzähle Kindern vor dem Zubettgehen keine aufregenden Geschichten und lasse sie zu dieser Zeit auch nicht Schularbeiten machen. Für Ruhe der Nerven muß unbedingt gesorgt werden. Denn Überempfindlichkeit, Angstneigungen, schlechte Träume (viele Kinder nässen, weil sie träumen, sie befänden sich auf dem Topf usw.) vergrößern das Übel.

Weiche Federbetten beeinflussen das Leiden ebenfalls ungünstig. Die Matratze soll am besten aus Roßhaar oder Seegras bestehen. Zwei Stunden nach dem Einschlafen nehme man das Kind hoch und lasse es urinieren. In schlimmeren Fällen muß dies in Abständen, die man mit der Zeit verlängert, öfters nachts geschehen. Alle kräftigenden Übungen: Wasseranwendungen, Massagen, Luftbad verlegt man am besten in die Morgenstunden. Ein einfaches Mittel zur Stärkung des Nervensystems ist das Sichheben und -senken auf den Zehenspitzen und das Gehen auf den Zehen. Innerlich kann Bärentraubentee gegeben werden, der günstig auf die Blase wirkt (2 g etwas abkochen, 1 Tasse täglich). Dr. Bohn empfiehlt noch Johanniskraut und Großen Wegerich.

Wir haben also gesehen, daß es sich beim Bettnässen der Kinder nicht um ein schlechtes Betragen handelt, daß sich die Untersuchung nicht auf Einzelheiten beschränken darf, sondern daß der Gesamtkörperzustand des Kindes und auch sein seelisches Leben berücksichtigt werden müssen. Stets werden wir darauf achten, daß die Gesamtkonstitution gekräftigt wird.

KAMPF GEGEN DIE RACHITIS

Die Englische Krankheit (Rachitis) hat ihren Namen daher, weil man sie im 17. Jahrhundert zuerst bei den Arbeiterkindern Londons entdeckte. Sie gehört zu den sogenannten Mangelkrankheiten. Mangel an Licht, Luft, guter Ernährung, oft auch Vererbung rufen eine Störung im Körper hervor, bei der das knochenbildende Gewebe die Fähigkeit verliert, Kalksalze aus dem Blut aufzunehmen und zu einem festen Knochenbau zu verwenden.

Die Krankheit tritt hauptsächlich im Verlauf des ersten und zweiten Lebensjahres auf. Unregelmäßige, schlechte Zahnbildung, flacher Brustkorb, verbogene Wirbelsäule, Verdickung der Gelenkenden, der Knorpel- und Knochenkränze am Brustbein, eingesunkene Rippen, Verengung und Verkürzung des Beckens sind Haupterscheinungen dieser Krankheit. Ihre Vorboten sind aufgetriebener Leib, allgemeine Unlust, Schwitzen des Kopfes, Neigung zu Schnupfen und Katarrh, Durchfall. Die Gesichtsfarbe rachitischer Kinder ist gelblichblaß, die Augen sind trübe. Manchmal kann der Ernährungszustand gut scheinen, wenn die Kinder aufgeschwemmt aussehen, aber der plumpe Körper ist dann für die schwachen Beinchen und Füßchen viel zu schwer. Bis zum 14. Lebensjahr heilt die Krankheit meist von selbst, aber wenn sie nicht rechtzeitig bekämpft wird, bleiben Rückgrats-, Bein- und Beckenverkrümmungen bestehen; gerade die letzteren wirken sich für die Frau bei Geburten sehr schlimm aus.

Man hat viele Untersuchungen angestellt, um der Entstehung

dieser Krankheit auf den Grund zu kommen und um sie bekämpfen zu können. Schwache, unterernährte Eltern, Syphilis wirken begünstigend für Rachitis. Interessant war der Befund an Affenschädeln. In Freiheit lebende Affen hatten niemals Schädelrachitis, während gefangene Affen oft daran erkrankt waren. Bei rachitischen Kindern schwanden im Sommer, wenn sie sich im Freien aufhielten, meist die Kalkmangelerscheinungen, während sie im Winter wiederkehrten. Prof. Kassowitz, Wien, wies zuerst darauf hin, daß verunreinigte stickige Luft, wie sie oft in Arbeiterwohnungen herrscht, Rachitisgift enthält. Er meinte, daß ungewaschene und schlecht gelüftete Windeln eines Säuglings verhängnisvoller für die Entstehung der Englischen Krankheit seien als Vererbung und Ernährung. Das ist zu einseitig gesehen. Wir sehen aus diesen Angaben, daß die Behandlung eines rachitiskranken Kindes umfassend sein muß. Diese Krankheit früh zu bekämpfen heißt (nach Kusler) den Masern, Keuchhusten und anderen Kinderkrankheiten ihre Gefährlichkeit nehmen. Durch Wohnen in geruchfreien, luftigen, sonnigen Räumen (keine alten Kleidungsstücke, schmutzige Wäsche usw. in Wohn- oder Schlafräumen aufbewahren), durch viel Aufenthalt im Freien in der Sonne bessert sich der kranke Zustand des Kindes von selbst.

Im Winter, wenn Sonnenlichtmangel herrscht, hilft bei schweren Fällen Ultraviolettbestrahlung, die der Berliner Arzt Huldschinsky 1919 in die Rachitistherapie einführte. Die Ultraviolettstrahlen des Sonnenlichtes erzeugen das wichtige antirachitische Vitamin D direkt in der Haut. Dieses Vitamin befindet sich im hohen Grade auch im Lebertran, der deshalb bei Rachitis so gute Heilerfolge aufweist. Auch im Eigelb ist dieses Vitamin stärker enthalten, es ist aber fraglich, ob zu allen Jahreszeiten gleichmäßig.

Solbäder (1/2 Pfd. Staßfurter Salz gut im Badewasser auflösen, Badezeit fünf Minuten), Haferstrohbäder, Heublumenwickel nach Kneipp, Abreiben des Körpers mit Franzbranntwein tun gut.

Die Ernährung spielt natürlich eine große Rolle. Süße Gemüsesäfte, Apfel- und Möhrensäfte entsäuern das Blut des Kindes. Kalkreiche, rohe Nahrungsmittel wie rohe Milch (Ziegenmilch), Dickmilch sind notwendig. Früchte, Gemüse, Salate, Vollbrot tun das Ihre. Durch Bestrahlen von Lebensmitteln, was heute vielfach angeregt wird, weckt man in ihnen das antirachitische Vitamin D neu. So kann man zum Beispiel eine zerdrückte Banane (mit Olivenöl vermischt, wenn das Kind es mag) bis eine halbe Stunde vor dem Essen in die Sonne stellen, dadurch wird das Vitamin D in Banane (und Öl) neu wirksam.

An Heilpflanzen verwenden wir: Quecke, Nelkenwurzel, Kalmus (für Bäder) und Efeu, den ich neben der Gerste ausführlich anführe, da diese Pflanzen noch nicht besprochen wurden.

Efeu (Hedera helix L.). Wenn wir durch den Laubwald gehen, sehen wir in seinem Schatten den wildwachsenden Efeu auf dem Boden liegende Mosaike bilden, oder wir sehen ihn mit seinen vielen kleinen Wurzeln Bäume oder Felsen hinauf zum Lichte klettern. Der Efeu schmiegt sich so eng an, daß man mit ihm gern Hausflächen usw. bekleidet, weil das einen heiteren und freundlichen Eindruck macht. Die Fähigkeit des Efeus zu klettern und sich um Stämme herumzuwinden, wurde schon früh beobachtet. Es fiel auch auf, daß er verhältnismäßig selten Früchte trägt, deshalb wurden Efeublätter oft das Symbol für Unfruchtbarkeit. Hatte der Efeu aber viele Früchte, dann bedeutete das ein gutes Weinjahr. Die Früchte des Efeus gleichen etwas den Weintrauben und vielleicht brachte ihn die Antike deshalb mit dem Weinstock in Verbindung. Efeukränze gehörten zu den dionysischen Festen, und aus jener Zeit ist er das Symbol der Freude geblieben.

Manche heilsame Wirkung wird uns in alten Kräuterbüchern von den Efeublättern und -beeren berichtet. Der Saft der Blätter soll der Milz helfen, äußerlich Geschwüre heilen. Efeusaft soll lästige Haare vertreiben; auch später hören wir gelegentlich, daß man gewisse Hautleiden mit dem Blättersaft zu behandeln versuchte. Alt ist die Behandlung gewisser Kinderkrankheiten (Rachitis) mit Efeublättertee (15 g auf 1 Liter Wasser). Efeu ist auch ein homöopathisches Mittel gegen Rachitis. Zerquetschte Efeublätter sollen tatsächlich günstig auf Wunden wirken und Geschwüre reinigen.

Gerste (Hordeum vulgare). Man denkt gewöhnlich wenig daran, daß die einzelnen Gräser, aus denen wir unsere wichtigen Getreidepflanzen, zum Beispiel die Gerste ziehen, Heilpflanzen sein können. Aus der Gerste lassen sich nicht nur Mehl, Graupen, Flocken, Malz für die Bierbereitung und Malzkaffee (Kneipp) gewinnen, sondern die Abkochung von Gerste gibt uns auch ein wertvolles Getränk, das den Durst löscht, den Schleim löst und schon von Kneipp als Fiebergetränk empfohlen wurde. Bei chronischem Durchfall, Blasenkatarrh, Steinleiden, Leber-Milzkrankheiten, Bronchialkatarrhen, Hautkrankheiten, Blutarmut, Rachitis leisten Gerstenabkochungen, die man bei Rachitis, Hautleiden, Gicht, Nervenschwäche noch mit Malzbädern und -packungen unterstützt, gute Dienste. Hier sehen wir deutlich, wie groß neben dem reinen Nahrungswert zugleich der Heilwert eines einzelnen Nahrungsmittels sein kann.

Wir haben also eine ganze Reihe natürlicher Mittel, um diese gefährliche Störung in der Knochenverkalkung, falls wir nur rechtzeitig eingreifen, zu beheben und Schädigungen zu verhindern, die durch Vernachlässigung leicht entstehen können.

Die Skrofulose (Drüsentuberkulose) ist eine der schlimmsten und weitestverbreiteten Kinderkankheiten, die auf einer tuberkulösen Infektion beruht, für die ein durch Vererbung schwaches Kind leicht empfänglich ist. Die Skrofulose ist ein Vorläufer der Tuberkulose und daher schon im Kindesalter unbedingt zu bekämpfen. Falsche Ernährung, Mangel an Luft und Licht, feuchte Wohnungen, Unreinlichkeit, auch überstandene Kinderkrankheiten wie Masern, Keuchhusten, Grippe können das Leiden hervorrufen, dessen Kennzeichen schweres Zahnen, aufgedunsene Körperstellen, Drüsenanschwellungen, entzündete Augen, starker Husten, geschwollene Knöchel sein können.

Die Skrofulose kennt zwei verschiedene Arten. Bei der einen sind die Kinder dick, aufgeschwemmt, rot im Gesicht und voller Ausschläge, geistig träge – bei der anderen sind sie mager, blaß, geistig regsam und reizbar. Das skrofulöse Gesicht mit seinen eitrigen, blutigen oder schuppenden Ausschlägen, die sich hauptsächlich am Mund, an den Nasenlöchern und Ohren, aber auch auf der Kopfhaut bilden, sieht schlimm aus.

Wenn gesund erscheinende Kinder beginnen, sich in ihrem Wesen zu verändern – lebhafte Kinder zum Beispiel träge, stille Kinder reizbar werden –, so strafe man sie nicht, sondern gehe zum Arzt! Rechtzeitiges Eingreifen bei dieser Krankheit wird das befallene Kind am besten vor ihren bösen Folgen – im späteren Alter vor der Tuberkulose und das kleine Mädchen vor vielen späteren Frauenkrankheiten – schützen.

Die Behandlung der Skrofulose muß den ganzen Körper erfassen von außen und innen. Abhärtung durch Luft- und Sonnenbäder, in ungünstigen Jahreszeiten Zimmerluftbäder, kräftige Ganzabwaschungen, wöchentlich zwei Halbbäder, Haferstrohbäder, in denen man das Kind wechselnd fünf Minuten warm, dann eine Sekunde kalt badet, regen die Hauttätigkeit an und machen das Kind widerstandsfähiger. Ein in warmes Haferstroh- oder Heublumenwasser getauchtes Hemd eine Stunde übergezogen, löst die harten Geschwülste am leichtesten auf, und Giftstoffe werden dadurch ausgeschieden. Der Hautausschlag im Gesicht wird wirksam mit kalten Kamillenumschlägen behandelt, gegen die geschwollenen Halsdrüsen helfen Umschläge von Lehm, der mit kaltem Wasser zu einem dicken Brei angerührt, auf Leinwand gestrichen und eine Stunde lang aufgelegt wird.

TAFEL 12 · VERLETZUNGEN – ENTZÜNDUNGEN
Oben rechts: *Kamille;* unten links: *breitblättriger Wegerich;* unten rechts: *Arnika*

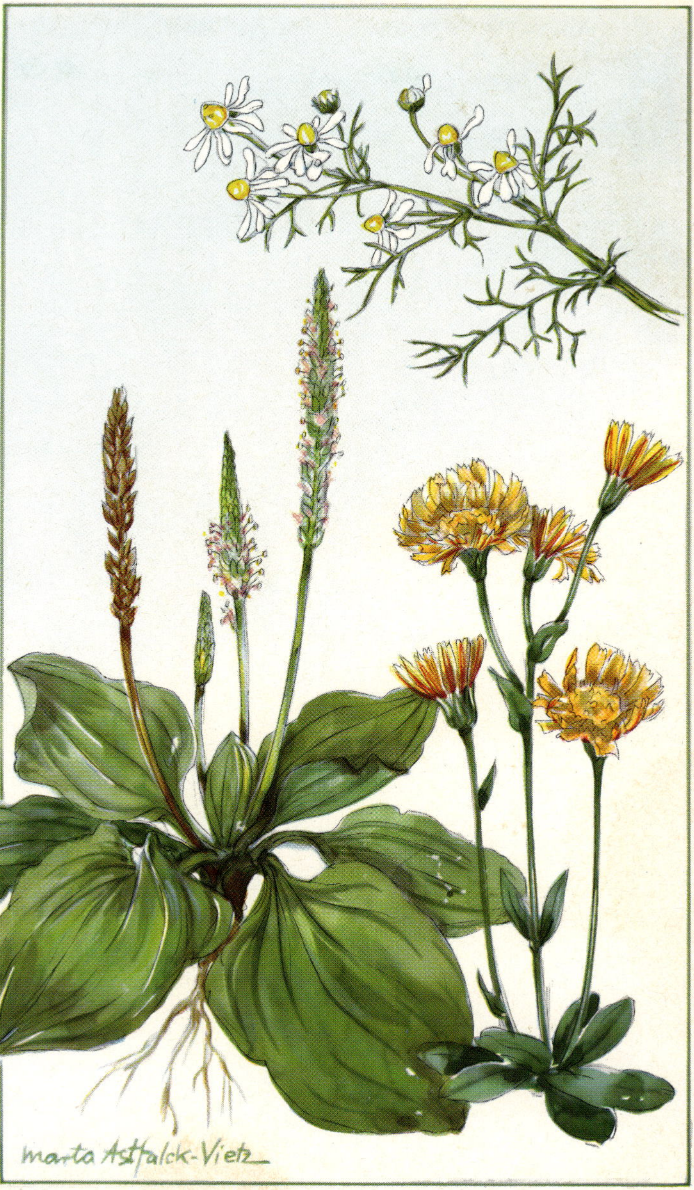
Marta Astfalck-Vietz

Auf eine gesunde Kost, durch die sich neues Blut bildet, muß die größte Rücksicht genommen werden; denn da man sich über die Ursachen der Krankheit noch nicht völlig klar ist, wäre es nicht erstaunlich, wenn man bei der Skrofulose feststellte, daß es sich hier um eine ausgesprochene Mangelkrankheit wie beim Skorbut handelt. Die Ernährung muß einfach, reizlos und salzarm, aber fettreich sein. Daher hilft Lebertran skrofulösen Kindern oft recht gut. Frisches Obst ist besonders vorteilhaft, ebenso frisches Gemüse, Sauermilch, Buttermilch, Quark, altbackenes Vollkornbrot, Honig, gemahlene Nüsse, die ja fettreich sind, ungesalzene Butter, Öl. Fleisch ist weniger wichtig. Als Tees sind Abkochungen von Kalmuswurzel, Huflattich und Sonnentau zu empfehlen, zu allererst aber die Blätter des Walnußbaumes (1 bis 2 Tassen täglich), für dessen erweiterten Anbau heute erfreulicherweise wieder stark geworben wird. Der Walnußblättertee wurde in vielen Fällen mit Erfolg, auch schon durch Kneipp, bei der Skrofulose ausprobiert. Eichelkaffee mit Milch oder ausgekochte Eichenrinde sind ebenfalls heilende Getränke. Diese Mittel sollte man gleichzeitig dem Bad zusetzen. Für Hautausschläge und Flechten gebrauchen wir die Klette und für Milchschorf das Stiefmütterchen.

Daß auch auf die Umwelt des Kindes, in der es lebt, geachtet werden muß, ist selbstverständlich. Wer es ermöglichen kann, soll sein krankes Kind für längere Zeit an die See schicken, da dort die reine Luft, ihr Salzgehalt, die starke Sonnenbestrahlung heilend wirken. Helle, luftige Räume und eine freundliche Behandlung werden bei Befolgung der angegebenen Richtlinien mit helfen, die aufsteigenden Schatten im Leben des Kindes zu besiegen; denn die Skrofulose ist zum größten Teil auch eine Schattenkrankheit, die in Luft und Licht kaum gedeiht.

MASERN

Die Masern sind die weitest verbreitete ansteckende Krankheit. Sie treten meistens im Herbst und Frühjahr auf. Ihre Vorboten sind allgemeine Schwäche, Husten, Kopfschmerzen, Eßunlust, leichtes Fieber, Atembeschwerden, Schnupfen. Wenn man nicht weiß, ob es sich um eine Erkältung oder um eine ernstere Krankheit handelt, so ist die starke Lichtempfindlichkeit der Augen ein untrügliches Zeichen dafür, daß Masern im Anzug sind. Das Kind kann nicht mehr ins Licht sehen; es verlangt, daß die Vorhänge geschlossen und die Lampen verhangen werden, da seine Augen sonst schmerzen. Ein paar Tage später zeigt sich dann schon im Gesicht der Ausschlag, der aus linsengroßen roten Erhebungen besteht, die Ähnlichkeit mit Flohstichen haben. Vom Kopf aus verbreitet sich der Ausschlag über den ganzen Körper. Nach drei bis vier Tagen erreicht die Krankheit ihren Höhepunkt. Das Fieber kann bis zu 40, 41° steigen. Augen und Nase sondern stärkeren Schleim ab, auch der Husten wird heftiger. Nach dem sechsten Tage beginnt eine Abschuppung der Haut, die in der gleichen Reihenfolge heilt, wie sie sich entzündete. Es ist bei den Masern wichtig, daß der Ausschlag herauskommt und sich nicht – wie man sagt – nach innen schlägt. Herzbeschwerden, schwere Lungen- und Drüsenerkrankungen können sonst die Folge sein.

Verläuft die Krankheit normal, so genügt meistens eine natürliche Behandlungsweise. Kneipp empfiehlt, dem Kranken ein- bis zweimal täglich ein in warmes Heublumenwasser getauchtes Hemd anzuziehen, ihn in eine Wolldecke zu hüllen und darin etwa 20 Minuten schwitzen zu lassen, da dadurch der Masernstoff an die Oberfläche gezogen und vom Hemd aufgesaugt wird. Bei Fieber tun Vollbäder von 30° C bis 10 Minuten lang gut. Der Mund soll oft mit *Kamillentee* ausgespült werden. Bei Halsschmerzen gurgele der Kranke mit Salbeitee oder Zitronensaft. Die Augen bade man ebenfalls mit Kamillentee. Man sorge für eine gute Verdauung und achte auf warme Füße.

Das Krankenzimmer muß verdunkelt und stets gut durchlüftet sein, wobei der Patient natürlich vor Zugluft und Erkältung geschützt werden muß. Wenn der Kranke keinen Hunger hat, zwinge man ihn nicht, etwas zu essen. Während des Fiebers soll die Ernährung flüssig gehalten sein. Hin und wieder ein kleiner Löffel voll Wasser oder abgekochte Früchte mit Wasser, auch wenig gesüßter Brust- oder Lindenblütentee und warme Milch (mit Honig) stillen den Durst. Kehrt der Appetit zurück, gebe man reizlose Kost, hauptsächlich Milch, Obst (gekocht oder roh gerieben) und leichte Gemüse.

Abgesehen von dem äußeren Gebrauch von Kamille und Salbei, verwenden wir bei Masern innerlich Wiesen-Geißbart und Boretsch. Bei Husten eignet sich eine Mischung aus Huflattich, Salbei und Veilchen.

Die Masern sind sehr ansteckend, aber wer sie einmal gehabt hat, bekommt sie nicht wieder – bis auf ganz vereinzelt dastehende Ausnahmen. Der Körper hat sich, indem er die Krankheit überstand, einen Masernschutz erworben, der so weit gehen kann, daß Kinder, deren Mütter Masern durchmachten, von der Krankheit verschont bleiben können.

SCHARLACH

Der Scharlach beginnt meistens mit Schluckbeschwerden, Halsschmerzen, Fieber und Erbrechen, die Mandeln schwellen an, und der Rachen hat eine dunkelrote Farbe. Dagegen fehlen Schnupfen und die Augenbindehautentzündung, die bei Masern auftreten.

Das Fieber ist anfangs sehr hoch (40 bis 41° C) und macht die Kinder unruhig. Schon nach 24 bis 36 Stunden tritt der bekannte Hautausschlag auf, der sich von Hals und Brust langsam über den ganzen Körper verbreitet und nur Lippen und Kinn frei läßt. Die Zunge, die anfangs belegt, dann geschwollen ist, wird hochrot (Himbeerzunge), dabei sieht die Haut wie mit roter Farbe bestrichen aus. Nach etwa fünf Tagen ist der Höhepunkt der Krankheit erreicht. Das Fieber mäßigt sich gewöhnlich schon nach drei Tagen, und etwa am sechsten Tag blaßt der Ausschlag ab. Die Haut wird jetzt trocken und beginnt sich abzuschuppen. Diese Abschuppung kann sich über Wochen hinziehen. Das ist der normale Verlauf, bei dem sich auch rasch das Allgemeinbefinden bessert.

Es gibt auch schwere Fälle, wo zwischen dem vierten und sechsten Tag das Fieber steigt, die Drüsen stark anschwellen und auf den Mandeln ein diphtherieähnlicher Belag erscheint, der aber nichts mit echter Diphtherie zu tun hat, wohl aber leicht auf das Ohr übergreifen und zu Mittelohreiterung (Ohrenlaufen), späterer Schwerhörigkeit (Taubheit) führen kann. Auch Gelenkerkrankungen und Nierenentzündung können sich anschließen. Es muß ganz besonders auf das Wiederansteigen des Fiebers in der dritten bis vierten Woche geachtet werden, wobei der Appetit verschwindet und der Harn spärlich und dunkelrot ist, außerdem Beinschwellungen auftreten.

Während der Krankheitszeit, die gewöhnlich sechs Wochen umfaßt, sorgen wir für gute Luft, gute Darmentleerung und salzarme Diät, um die Nieren nicht zu reizen, andererseits aber ihre entgiftende Tätigkeit zu fördern.

Mit ansteigenden Halb- bzw. Vollbädern (danach im Bett, gut zugedeckt, 1/2 Stunde nachdünsten), Packungen und Teilwaschungen regen wir die Hauttätigkeit an. Für den Hals empfehlen sich Prießnitzumschläge; mit Kamille oder Salbei lassen wir gurgeln.

Die Ernährung ist besonders wichtig. Solange Fieber vorhanden ist, geben wir leichte, flüssige Kost, so zum Beispiel Schleimsuppen von Hafer, Gerste, Reis, leichte Gemüse (Spinat, Mohrrüben, Blumenkohl, Sellerie). Auch Milch, besonders Buttermilch, Sauermilch, Joghurt, gedünstetes Obst wird gern genommen. Als Getränke empfehlen sich Obstsäfte (Traubensäfte), der Saft von gekochtem Obst. Von unseren Heilpflanzen benutzen wir: Schafgarbe, Spitzwegerich, Wiesen-Geißbart und Boretsch (Tee aus Blättern und Blüten).

Natürlich werden nicht nur Kinder von Wurmkrankheiten geplagt, aber sie sind immerhin doch eine ausgeprägte Erscheinung im Kindesalter.

Wir unterscheiden zwischen den Spul-, Maden- und Bandwürmern. Wenn unsere Kinder gelegentlich über Leibschmerzen klagen und schon länger blaß aussehen, einen nervösen Eindruck machen, öfters in der Nase bohren, dann sollten wir an die Anwesenheit von Würmern denken und den Stuhlgang untersuchen. Das Vorhandensein von Würmern braucht unsere Kinder lange Zeit nicht zu stören, aber es kann ihnen doch schleichend Kräfte rauben, da die Würmer sich ja von den Säften nähren, die der kindliche Körper zum Aufbau dringend selbst braucht.

Die *Spulwürmer* haben eine blasse Fleischfarbe und können bis zu 40 cm lang und dick wie Bleistifte werden, sie leben im Dünndarm. Ihre Verbreitung wird durch Unsauberkeit gefördert (Fingerlutschen, Herumkriechen auf dem Boden usw.). Sauberkeit ist ihr größter Feind. Um die Würmer zu vertreiben, läßt man die Kinder viel rohe Mohrrüben und manchmal tagelang eine Mischung aus: Blattsalat, Nüssen, frischem Obst und Beeren essen. Auch rohes Sauerkraut, Kürbis und Rhabarber wirken gut. An Heilpflanzen empfehlen sich vor allem Wermut und Knoblauch, die wir beide auch zu Einläufen verwenden.

Der Wermuttee wird täglich getrunken, der Knoblauch wird in Milch gekocht.

Die *Madenwürmer*, die sich zwar auch bei Erwachsenen finden, treten bei Kindern besonders häufig auf. Diese Würmer haben eine weiße Farbe, sind nur einige Millimeter lang und bevölkern zu Tausenden Dickdarm und Mastdarm. Im Mastdarm erzeugen sie den bekannten heftigen Juckreiz, Stuhlzwang und Leibschmerzen.

Wenn sie einmal eingenistet sind, wird man sie nur schwer wieder los. Das Zähneknirschen der Kinder im Schlaf, die dunklen Ringe unter den Augen, häufige Magenverstimmungen verraten uns oft das Vorhandensein von Madenwürmern.

Hände und After der Kinder müssen stets besonders saubergehalten, für peinlich saubere Wäsche muß gesorgt werden, da auch hier unbedingte Reinlichkeit oberstes Gesetz ist. Auch hier bewährt sich der reichliche Genuß von rohen Mohrrüben und die anfangs erwähnten Mittel.

Der *Bandwurm* belästigt unsere Kinder viel seltener als die Erwachsenen, aber wir finden ihn auch hier.

Der Bandwurm lebt im Dünndarm, seine Eier oder ganze Glieder des Wurms können wir im Stuhl feststellen. Er tritt gewöhnlich bei vielem Schweinefleischessen auf, zumal wenn es roh oder mangelhaft gekocht verzehrt wird. Der Wurm kann 2 bis 3 m lang werden. Gewöhnlich leidet, wer einen Bandwurm hat, an Abmagerung, Niedergeschlagenheit, Übelkeit, Leibschmerzen, Heißhunger, Blässe und Speichelfluß.

Wir bekämpfen den Bandwurm mit dem längeren Genuß von Zwiebeln, Meerrettich, rohem Obst, Beeren und Nüssen. Aber das hilft nicht immer. Die Zahl der Bandwurmmittel ist besonders groß. Am besten hilft der Wurmfarn (Farnwurzel) oder noch besser sein Extrakt (Farnkrautextrakt). Abends vor der Farnkrautkur ißt man einen Salat aus durchgedrehten Zwiebeln und Knoblauch, am folgenden Morgen nimmt man das Farnkrautmittel ein und trinkt zwei Stunden später noch einen Tee aus Sennesblättern und Wermut. Es ist darauf zu achten, daß der Kopf des Wurms mit ausgeschieden wird.

Eine solche drastische Kur werden Kinder selten vertragen. Jedenfalls darf sie nicht ohne den Arzt vorgenommen werden. Wir versuchen es bei ihnen lieber mit Kürbissamen. Wir drehen etwa 50 g durch und verrühren sie mit Milch. Abends zuvor lassen wir auch hier den Salat aus Zwiebeln und Knoblauch essen, und nach dem Einnehmen der Kerne lassen wir Wermuttee (eine Stunde später) trinken. Bei dem Kürbiskernbrei können wir einige Stunden später auch noch mit einem Löffel voll Rizinusöl nachhelfen. Bei allen Wurmkrankheiten unserer Kinder müssen wir unbedingt auf Sauberkeit, natürliche Lebensweise (Licht, Luft, Wasseranwendungen) und auf eine richtige Ernährung achten, die auch öfters Zwiebeln, Knoblauch, rohe Mohrrüben usw. und ebenfalls Bitterstoffe (wie wir sie im Wermut, Tausendguldenkraut usw. finden) berücksichtigt; auch den bisher noch nicht besprochenen *Ysop* (Hyssopus officinalis L.) sollten wir gegen Würmer versuchen. Er ist ein kleiner Strauch mit aufrechten Zweigen und dunkelblauen (violetten) Blüten, von dem wir das blühende, gewürzhafte Kraut verwenden, das in der Volksheilkunde früh als schleimabsonderndes Mittel bei allen Brustleiden verwandt wurde (auch bei den Nachtschweißen der Lungenschwindsüchtigen). Außerdem wurde es bei Magenschwäche (Dyspepsie), chronischen Darmkatarrhen, Gallen- und Nierensteinen, bei Rheumatismus und als *Wurmmittel* verwandt (20 g täglich).

Außerdem muß natürlich auch unsere Nahrung selbst wurmfrei sein.

IV

DIE PFLANZE IM HAUSE

RATSCHLÄGE FÜR FRÜHJAHRSKUREN

Wenn der Frühling aus allen Hecken dringt, die Schneeglöckchen, Windröschen, Anemonen, Lichtnelken und Veilchen blühen, wenn die Lerchenchöre aus den Feldern in den Himmel steigen und die neuen Reiser der alten Weidenstämme ihre langen Ruten mit den Blütenschäfchen ins Wasser hängen und auf allen Mauern die Ranken schwellen, dann wird es uns weh ums Herz, eine seltsame Mattigkeit dehnt sich durch unsere Glieder, wir sind traurig und wie gelähmt, möchten nichts essen und immer nur schlafen. Das ist die Frühjahrsmüdigkeit.

Widerstandslos und erwartungsvoll sind Körper und Seele der Menschen dem Duft und seltsamen Hauch des Frühlings hingegeben, der aus der Erde steigt und sie hinauslockt in Licht und Luft, um Blut und Nervenkraft der Menschen nach einem langen dunklen Winter unter den Strahlen der leuchtenden Frühlingssonne zu erneuern. Einst nannte man das «den Tod austreiben» und sang dazu, wenn es geschehen war: «Nun haben wir den Todt ausgetrieben / und bringen den lieben Sommer wieder, / den Sommer und auch den Meyen, / der Blümlein sind mancherleyen.»

War es nicht eine wunderschöne Sitte, einst am ersten Montag nach der Frühlings-Tagundnachtgleiche die Glocken zu läuten und die Mädchen mit Glöckchen und bunten Eiern über Land zu schikken? Wenn es schon ein alter Brauch war, den Winter und seine Folgen durch heiliges Wasser und Feuer unschädlich zu machen, so waren überdies die kirchlich geweihten Eier ein richtiges Frühlingsessen, obwohl man damals noch nicht wußte, daß in dem herrlichen Eigelb für unsere Blut- und Nervenkräftigung so wertvoller Phosphor, Schwefel und Lezithin stecken. Man wußte damals sicher auch noch nicht wie heute, daß die Birkenblätter eines der besten Konstitutionsmittel der harnsauren Blutentmischung sind, wunderbar geeignet zur Blutreinigung im Frühjahr. Aber wir lesen schon im 14. Jahrhundert bei C. v. Megenberg, daß die Birke, dieser nördlichste Frühlingsbaum, mit dessen Grünen das wiedererwachende Leben und die kommende sommerliche Freude verbunden waren, mit dessen Zweigen man im Frühling die Häuser schmückte und mit denen man Menschen und Tiere schlug, um die bösen Wintergeister auszutreiben, im Frühjahr angezapft wurde, um ihren Saft zur Verjüngung zu gewinnen.

Es ist begreiflich, daß noch heute wie vor Jahrtausenden im

Menschen der Glaube wurzelt, er brauche im Frühling nur in die Natur hinauszuwandern und sich dort in ihre Quellen, Säfte und Kräuter zu verlieben und sie in sich aufzunehmen, um wieder jung und schön zu werden. In solch uralten Instinkten verbirgt sich ein gut Teil Wahrheit. Wir wissen ja heute ganz gut, daß unser gesamter Organismus dem Rhythmus der Jahreszeiten unterworfen ist und daß sensible Menschen oft schon ein Wetterumschlag körperlich und seelisch verändern kann.

Heute erklären wir uns die «Frühjahrsmüdigkeit» als eine Selbstvergiftung des Körpers, der einen langen Winter – zumal wenn er in der Stadt verlebt wird – mit vielen Beschwerden bezahlt, die durch ungeeignete Wohnungs- und Kleidungsverhältnisse, schlechte Hautpflege, ferner durch eine gezwungenermaßen oft recht einseitige Eiweißernährung mit ihren Abbauprodukten an Harnsäure, die das Blut versäuern, herbeigeführt werden. Jeder Winter bedeutet für den Stubenmenschen einen Rückschritt, der in den Geweben Reststoffe zurückläßt, die den Stoffwechsel verlangsamen und vergiften. Von diesen Alters- oder Wintergiften werden in erster Linie Blut und Nerven betroffen, für die also Frühjahrskuren ein «Großreinemachen» bedeuten.

Auch die Wissenschaft bestätigt uns heute, daß wir im Körper- und Seelenleben mit einer Frühjahrskrise rechnen müssen, die manche körperlichen Krankheiten wie Blutarmut, Skorbut, Tetanie (eine im Frühjahr besonders bei rachitischen Kindern auftretende Krampfkrankheit), Magengeschwüre begünstigt und meistens darauf zurückzuführen ist, daß das Vitamin C in der Nahrung fehlt. (Siehe Kapitel über Vitamine.)

Dieser Krise verdanken wir auch die nervöse Neigung zu Ermüdungs- und Unlustgefühlen aller Art wie Kopfschmerzen, Depressionen und Aufregungen, die gerade um diese Zeit oft zu Gewalttätigkeiten und Selbstmordgedanken führen. Die Geopsychologie, ein Zweig der angewandten Psychologie, setzt uns die Frühjahrskrise im einzelnen auseinander, die sich aus den Einflüssen von Wetter, Klima und Boden und nicht zuletzt aus dem Mangel an vitaminreicher Nahrung (frischen Gemüsen usw.) erklärt. Reiche Leute, die es sich leisten können, wechseln deshalb gern um diese Zeit Klima und Boden und sorgen für eine vitaminreiche Kost. Aber auch wir, die zu Hause bleiben müssen, können uns recht billige und wirkungsvolle Frühjahrskuren leisten, wenn wir noch gesunden Instinkt haben oder uns doch von natürlichen und der Jahreszeit entsprechenden Maßnahmen überzeugen lassen.

Da alle Frühjahrskuren über die großen Ausscheidungsorgane Haut, Lungen, Nieren, Darm gehen, die bei guter Tätigkeit das Blut reinigen und die Nerven kräftigen, ist es einleuchtend, daß, abgesehen von Kräuterkuren, auf die ich gleich zu sprechen komme, auch eine Reihe natürlicher Maßnahmen die Frühjahrsreinigung unterstützen und zur Wirkung bringen. Es ist jetzt an der Zeit, zu wandern und die erhöhte Ultraviolettbestrahlung auszunutzen, die sich über das Blut bis auf die Knochen und Zähne auswirkt. Zugleich sorgen wir durch tiefes Ein- und Ausatmen (beide Male durch die Nase) für einen stärkeren Sauerstoffumsatz. Sport, Gymnastik, körperliche Tätigkeit im Garten oder auf dem Land schaffen die notwendige Bewegung und lassen sich für manche sogar mit Luftbädern verbinden. Wer das nicht kann, sollte wenigstens einmal am Tage ein Zimmerluftbad nehmen. Mit den Luft- und Lichtbädern verbinden sich die Vollbäder, Sitzbäder, Wechselduschbäder, Armbäder und Fußbäder. Beim Wandern sollte man nie das kurze Fußbad im fließenden Bach, verbunden mit Wassertreten, vergessen, das genau wie das Barfußgehen im morgenfrischen, betauten Gras von Kneipp erprobt ist, Depressionen vertreibt und das Gemüt erheitert.

Wenn wir uns heute auch kaum noch zu dem großen Fasten der Kirche im 4. Jahrhundert entschließen werden, das sich jährlich von Aschermittwoch bis zum Mittag des Karsamstags ausdehnte und Fleischspeisen verbot, so unterstützen doch kleinere Fasten eine gründliche Frühjahrskur. Wir tun gut – wenn wir uns zu keinem völligen Fasten entschließen können –, wenigstens ein Übermaß der üblichen Eiweißernährung, wie Fleisch, Eier, Käse, Mehlspeisen, im Frühjahr zu vermeiden und dafür besser öfters einen vegetarischen «Fleischextrakt» zu benutzen, der aus manchen vortrefflichen Gartenkräutern wie Löwenzahn, Melde, Brennesseln, Vogelmiere, Wegerich usw. bereitet werden kann.

Frühlings- bzw. Blutreinigungskuren sind übrigens in vielen Ländern, zum Beispiel auch in Frankreich, beliebt. Meistens verwendet man frische Kräuter zu Salaten (Gartensalat, Endiviensalat, Brunnenkresse, Sauerampfer, echten Erdrauch). Besonders vorteilhaft sind auch Kräutersäfte, die man sich aus Zinnkraut, Schafgarbe, Huflattich, Spitzwegerich, Zichorienwurzel und Sauerkraut preßt. Den Birken- und Wacholderbeerensaft wird man sich kaufen müssen. Alexander von Humboldt, der wie Goethe durch den berühmten Arzt Hufeland von der Notwendigkeit einer natürlichen Lebensweise überzeugt worden war, schätzte eine Kräutersuppe aus Schafgarbe, Gundelrebe, kleinem Wiesenknopf, Waldmeister, gekrümmter Fetthenne (Sedum reflexum), Maßliebchen, Brunnenkresse, Gartenkresse, Gartenampfer, Brennessel, gemeinem Portulak und Gartenkerbel. Die Blätter wurden weichgekocht, gepreßt und die Suppe wie jede andere lecker zugerichtet. Von den gewohnten Nahrungsmitteln benutzen wir alle, die reich an Vitamin C sind, wie: Salate, Mohrrüben, Rhabarber, Kartoffeln, Schwarzwurzeln, Eßpilze, Apfelsinen, Zitronen, Zwiebeln, Petersilie, Schnittlauch, Paprikaschoten.

Auch die Milchkuren sollten im Frühjahr bei der Blutreinigung nicht vergessen werden, vor allem die Molkenkuren, aber auch das Trinken von Sauermilch, Buttermilch, Molken, abwechselnd mit Obst- und Rohkosttagen verbunden.

Ganz abgesehen davon, daß solche Frühjahrskuren für alle Menschen mit Stubenarbeit und sitzender Lebensweise unumgänglich sind, dienen sie auch Rheumatikern, Gichtikern, Asthmatikern, Hautleidenden, Nervösen und Alternden.

Den Menschen früherer Zeit, der noch unmittelbar in der Natur lebte, mit ihr überwinterte, indem er meistens schlief, und ihre ersten Kräuter aß, die ihm im Frühling entgegenblühten, brauchte man nicht daran zu erinnern, daß mit jedem Jahr die Wiedergeburt des Menschen aus Licht und Wasser, dem großen Atem und ihrer jüngsten Flora erfolgt, da er das alles noch in tiefen Erschütterungen erlebte. Aber die Nachwehen dieses einstmals gewaltigen Naturereignisses für den Menschen: die Wiederkehr der Sonne, spüren auch wir heute noch, wenn wir frühlingskrank werden.

WELCHE BEEREN KÖNNEN WIR FÜR DEN WINTER EINMACHEN?

Der Herbst mit seinen wunderschönen Farben läßt alle Wunder der Vegetation, die einen langen Sommer hindurch in Gärten und Hecken entlang den Straßen blühend und duftend heranreifen, noch einmal im Schimmer der Früchte aufleuchten. Unwiderstehlich locken uns die herrlichen roten Beerentrauben der *Eberesche* (Vogelbeerbaum – Sorbus Aucuparia L.), deren duftende Blütenpracht uns einst im Frühjahr entzückte, hinaus in die Landschaft. Aus den weißen und rosafarbigen Blüten der Heckenrosen (Rosa canina L.) in den Gebüschen und Waldrändern sind die leuchtend roten Scheinfrüchte der *Hagebutten* (Fructus Cynosbati) geworden. An rot überlaufenen Stielen hängen die schwarzen, reif gewordenen *Holunderbeeren* (Fructus Sambuci recentes), die wir ernten können. Undurchdringlich wie zur Blütezeit sind die Schwarzdornhecken der *Schlehen* (Pruinus spinosa L.) geblieben, deren Früchte nach dem ersten Frost ohne Stiele gesammelt und getrocknet werden. Die stark riechenden *Wacholderbeeren* (Fructus Juniperi) sind reif geworden, die so gerne von Wacholderdrosseln und Krammetsvögeln gefressen und ausgesät werden. Kinder zupfen und schütteln sie jetzt von den Sträuchern und trocknen sie in warmen Stuben. Die reinettenbraunen Früchte der *Mispel* (Mespilus germanica L.) warten auf die ersten Fröste, um süßer zu werden. Die roten Beeren der *Berberitze* (Berberis vulgaris L.) wiegen sich an den Ästen und leuchten in den Herbst. Ein bißchen säuerlich sind die Früchte, aber gesüßt schmecken sie gut.

Es sind also eine ganze Reihe eßbarer Beeren, die wir finden, wenn wir uns in den Herbsttagen auf die Wanderung begeben, und sie sind nicht immer nur für die Vögel bestimmt.

Wir dürfen uns nicht wundern, daß wir den herrlichen Vogelbeerbäumen so oft an den Straßen begegnen; sie halten sich auf den schlechtesten Böden. Schon vor Jahren führten wir aus Mähren eine Eberesche ein, die inzwischen auf wilder Unterlage veredelt wurde. Ihre großen Früchte haben Himbeergeschmack, nicht zu verwechseln mit den gewöhnlichen Vogelbeeren, die nicht genießbar sind. Die Früchte der veredelten Eberesche eignen sich für Gelee und Kompott, auch zur Weinbereitung können sie verwendet werden. Vogelbeerschnaps war einmal berühmt. Das Vogelbeermus wirkt magenstärkend, dient bei Stein- und Harnbeschwerden. Der mit Zucker eingekochte Saft ist ein gutes Blutreinigungsmittel, er wird gegen Katarrhe, Rheumatismus und Gicht verwandt.

Aus dem roten Mantel der Hagebutten stellen wir Suppen und Tunken her, die für den Magen vorteilhaft sind. Vor allem aber werden aus dem Hagebuttenfleisch Marmeladen und Kompotte hergestellt, die besonders Steinleidenden zu empfehlen sind. Aus den gerösteten Hagebuttenkernen läßt sich ein Kaffee-Ersatzstoff gewinnen. Hagebuttenmarmelade liefert uns im Winter das wichtige Vitamin C und schützt uns vor Mangelkrankheiten. Hagebuttenmarmelade kann man mit Apfelmus strecken. Das Hagebuttenmark wird bis zum Weichwerden gekocht und durchs Sieb gerührt.

Auch die Holunderbeeren geben ein schmackhaftes Mus und wertvollen Saft, die beide blutreinigend sind, den Magen stärken und die Nieren reinigen. Mit Apfelsaft geliert Holundersaft. In Gegenden, wo kein Wein wächst, sind die Holunderbeeren die gegebenen Beeren für eine «Traubenkur».

Die Schlehenfrüchte werden gut getrocknet, ausgelesen, mit Zucker und Essig eingemacht oder zu einem dicken Mus gekocht. Das Mus ist bei Magenschwäche zu empfehlen. Aus frischen Schlehen pressen wir Schlehensaft. Schlehenwein ist ein nervenerfrischendes Mittel.

Die Wacholderbeeren sind ein gutes Magenmittel, wir verwenden sie zum Würzen von Wild, Fleischgerichten, Kraut (Sauerkraut), auch für Tunken, Salate, Gemüse, Rohkostgerichte. Das Wacholdermus wurde früher regelmäßig gegessen, der Wacholdersaft leistet besonders im Winter gute Dienste.

Die Mispeln kamen aus Tirol zu uns, sie werden zu Kompotten und Marmeladen verwandt; roh gegessen wirken sie gut gegen Durchfall.

Berberitzensaft wird bei Lungenerkrankungen, auch bei Leberstauungen, Gelbsucht, Grieß- und Steinleiden empfohlen; der Saft wird mit Zucker eingekocht.

Wir sehen, daß es draußen in der Natur außer unseren bekannten Heidel- und Preißelbeeren oder den Moosbeeren noch viele

Früchte gibt, die im Herbst mit ihren Farben nicht nur unser Auge entzücken, sondern uns auch durch den ganzen Winter begleiten können, um uns vor gefährlichen Mangelkrankheiten zu schützen. Deshalb sollten wir um diese Zeit nicht nur an die Astern denken.

WELCHE PFLANZEN EIGNEN SICH FÜR DEN TÄGLICHEN FAMILIENTEE?

Ich habe in meinem Buche deutlich die Überzeugung zum Ausdruck gebracht, daß wir die meisten unserer Heilpflanzen, wenn auch nicht regelmäßig und in der Qualität verschieden, zu den zusätzlichen Nahrungsmitteln rechnen müssen. Trotzdem bin ich oft gefragt worden, welche Pflanzen sich denn am besten im Haushalt als Ersatz für den bekannten chinesischen Tee verwenden lassen. Aus diesem Grunde will ich hier die Frage noch einmal im Zusammenhang erörtern.

Ein guter Familien-Gesundheitstee ist kein Heiltee, sondern ein Genußmittel, das regelmäßig zum Frühstück und zum Abendessen getrunken werden sollte. Wir müssen endlich einsehen lernen, und zwar im Interesse der Gesundheit unserer Kinder und unserer eigenen, daß uns ein Tee von Pflanzen, die aus unserer Gegend stammen, auch bekömmlich ist, daß er viele Stoffe enthält, die uns vielleicht in der täglichen üblichen Nahrung verlorengehen und uns auch vor Krankheiten schützen.

Ursprünglich, als der Mensch noch seßhafter war als heute, bestand im täglichen Ernährungsleben ein ständiger Tausch zwischen Pflanze, Tier und Mensch, d. h. zwischen den Nahrungs- und Abfallstoffen. Als Dünger kehrten alle von Tieren und Menschen verzehrten Stoffe zur Pflanze zurück.

Dieser naturbedingte Kreislauf ist in unserer heutigen zivilisierten und domestizierten Existenz längst durchbrochen. Daraus erklären sich auch die meisten Mangelzustände in unserer Ernährung und vor allem auch die Tatsache, daß uns immer mehr die natürlichen Schutzstoffe gegen Krankheiten und Infektionen verlorengehen und so viele Mangelkrankheiten (Allergien usw.) ständig zunehmen.

Die wildwachsenden Heilpflanzen, die ich ständig empfehle, bieten uns diesem zeitbedingten Zustand gegenüber noch einen guten Schutz. Es ist aber töricht, sich einzubilden, daß man dem Mangel an Wildpflanzen durch Anbau und Kulturen von Heilpflanzen abhelfen könnte. Mich fragte schon einmal vor Jahren ein Apotheker, der Heilpflanzen anbaute und auf dessen Grundstück sich z. B. bis zum Horizont einseitig Schachtelhalm erstreckte, wie es käme, daß sich in der Analyse dieser Pflanze keine Kieselsäure mehr feststellen lasse. Nun, weil die Natur niemals massenmäßig mechanisch züchtet. Es kommt bei jeder Heilpflanze auf ihre individuelle Qualität an.

Schon der verstorbene Prof. Bier studierte in seinem Mischwald in Sauen, warum gerade dort, wo der Eichelhäher eine Eichel pflanzt, ein guter, hochwertiger Eichbaum aufwächst und nicht dort, wo der Förster ihn setzt. Wir müssen diese Gesetze noch länger studieren, bis wir einmal so züchten können wie der liebe Gott in der tiefen Erkenntnis aller seiner Wesen.

Es ist kein Zufall, daß die Teebereitung in der Welt, die wir im Norden genausogut kannten wie in China, uralt ist. Erst 1657 kam die Sitte, chinesischen Tee zu trinken, über Holland, Frankreich, Rußland, England nach Deutschland.

Viele, die den chinesischen Tee dem Kräutertee vorziehen, weil er ihnen angeblich besser schmeckt, ahnen nicht, daß auch das frische chinesische Teeblatt weder aromatisch ist, noch überhaupt ein genießbares Getränk liefert. Die Herstellung des sogenannten schwarzen, chinesischen Tees erfordert, daß man die Blätter bis zu vierzig Stunden welken läßt, dann werden sie gerollt, unter feuchte Leinentücher gelegt und mehrere Stunden gären gelassen. Danach werden sie rasch getrocknet, und hierbei bekommen sie das schwarze Aussehen. Man nennt diese Gärung eine Fermentation, sie wurde übrigens auch schon sehr früh im Norden angewandt, um bestimmte Stoffe der Pflanze zur Wirksamkeit zu bringen.

Auch unser «Tee aus heimischen Blättern» ist fermentiert, und solcher fermentierter Tee kommt geschmacklich chinesischem Tee am nächsten. Wer also jetzt unseren Kräutertee versucht, wird bald merken, daß er bisher zu Unrecht chinesischen Tee bevorzugte, entsprechend zubereiteter Tee schmeckt ähnlich und wird mit der Zeit noch lieber getrunken werden.

Vor allem wollen wir uns auch darüber klar sein, daß chinesischer Tee nicht auf jeden Menschen günstig wirkt.

Es sind oft große und bisweilen auch noch recht unbekannte Kräfte, die in den unscheinbaren Pflanzen ruhen, aus denen wir einen deutschen Tee bereiten können. Wir brauchen dabei nicht nur immer an die bekannten Lindenblüten, Holunderblüten, Schafgarbe, Pfefferminze usw. zu denken, obwohl auch sie nicht als zusätzliche Nahrungsmittel fehlen sollten.

Es ist eine ganze Reihe von Pflanzen, die sich für deutschen Tee verwenden lassen, so zum Beispiel Brombeer-, Himbeer- und Erdbeerblätter, Ringelblumen- und Königskerzenblüten, die sich sehr gut mit aromatischen Pflanzen wie Schlehenblättern, Melissenblättern, Waldmeister, Thymian, Heideblüten, Hagebuttenkernen usw. aus geschmacklichen Gründen verbinden lassen.

Die Brombeerblätter wurden schon früh als bester Ersatz für chinesischen Tee geschätzt, weil sie ihm geschmacklich so nahe kommen. Die gerbstoffreichen Brombeerblätter stärken außerdem

– ähnlich wie der chinesische Tee – die Verdauungsorgane, ohne wie dieser unser Nervensystem anzugreifen, gleichzeitig sind sie auch ein glänzendes Blutreinigungsmittel und schützen gegen Husten und Durchfall. Der Engländer schätzt zum Beispiel die Brombeere so sehr, daß seine Jams (mit Zucker eingemachte Früchte) hauptsächlich daraus bestehen.

Es läßt sich also als fermentierter Tee aus deutschen Blättern empfehlen:

1. ein Haus- und Familientee, der nur aus Brombeerblättern besteht;
2. ein Haus- und Familientee, der gemischt ist aus: Brombeer-, Himbeer-, Erdbeer-, Schwarzen Johannisbeer- und Schlehenblättern.

Solche Teesorten aus heimischen Blättern sollten bei uns ebenso ein Nationalgetränk werden wie der schwarze Tee in China.

WIE EINE KLEINE ORDENTLICHE HAUSAPOTHEKE AUSSEHEN SOLLTE

Es wird immer Menschen geben, die sich nicht an Ordnung gewöhnen können, und denen wird natürlich eine Hausapotheke äußerst unsympathisch sein; denn ohne den Grundsatz (Prinzip heißt Grund!) peinlichster Ordnung läßt sich eine kleine Hausapotheke nicht führen, heißt es doch hier, auf kleinstem Raum, unter Umständen vielleicht nur in einer Pappschachtel, die wir in einer Tischschublade oder einem Winkel des Küchenschrankes unterbringen, wertvolle Kleinigkeiten so zu vereinigen, daß sie im Notfalle sofort zur Verfügung stehen, ohne daß erst ein verwirrendes und aufhaltendes Suchen einsetzt, das im Ernstfalle jeden Wert einer solchen Hausapotheke aufhebt.

Am besten wird es schon sein, wenn einem geeigneten Familienmitglied die Verantwortung für die Hausapotheke übertragen wird; denn sie muß immer überwacht werden, selbst dann, wenn sie als kleiner Schrank in einem Zimmer hängt, und erst recht dann, wenn die kleine Hausapotheke mit einem Pappkarton zufrieden sein muß. Manche heranwachsende Haustochter, der man die Sorge für diese Apotheke überträgt, wird hier vielleicht die Wahrheit des schönen, alten Sprichwortes erleben lernen: Ordnung ist die Schule der Weisheit und Tugend.

Es kommt nicht nur darauf an, daß eine Hausapotheke immer vollständig ist, daß jede Kleinigkeit, die verbraucht, auch sofort wieder ersetzt wird, wichtig ist vor allem eine ständige gewissenhafte Reinlichkeitspflege. Und je größer solch eine Apotheke ist, um so übersichtlicher und lesbarer muß das alphabetische Inhaltsverzeichnis sein. Ganz gewiß kann man mit solch kleiner Apotheke einen wahren Luxus treiben und sich alle Zufälle ausrechnen, für die sie sofort eingesetzt werden kann; und wer Erfahrungen zu nützen versteht, wird seine Apotheke auch ständig verbessern können; denn gelegentlich wird doch immer mal eine Kleinigkeit fehlen, die man augenblicklich gut hätte gebrauchen können. Also auch ich kann hier beim besten Willen nicht restlos vollständig sein, wenn ich mich jetzt darüber verbreite, was man denn im allgemeinen für eine gute Hausapotheke gebraucht.

Zuerst muß die Hausapotheke natürlich für Unfälle gerüstet sein. Das Verbandsmaterial muß vollständig sein. Ein gut (keimfrei) verpacktes Paket Verbandwatte, Verbandgaze (etwa 1 m), Mullbinden in verschiedenen Breiten (5 und 10 cm breit, 5–8 m lang), eine Rolle Leukoplast (Heftpflaster), 2 cm breit, Hansaplast (4 cm breit, 1/2 m lang) für offene Wunden müssen vorhanden sein. Sicherheitsnadeln dürfen nicht fehlen.

Wichtig ist dann: Essigsaure Tonerde, die entsprechend verdünnt werden muß, die man zu Umschlägen bei Entzündungen und zum Gurgeln gebraucht (1/2 Teelöffel auf 1/4 Liter Wasser), Brandbinden, blutstillende Watte gegen Nasenbluten.

Handtuch, Handbürste, Seife und Schere müssen stets gesondert in der kleinen Apotheke für alle Fälle bereitliegen.

Eine besondere Abteilung nimmt auf: Stoffe für die feuchten Prießnitzumschläge, Leibwärmeflasche (Gummi), einen Emailleirrigator (Gummischlauch des Irrigators gesondert und lang aufhängen), Gummiballon für kleine Kinder, Fieberthermometer.

Für bestimmte Zustände, die nur gelegentlich auftreten, wie Verstopfung, Durchfall, Magenübersäuerung, Schwächezustände und Schlaflosigkeit haben wir in der Hausapotheke eine Reihe von Mitteln vorrätig, die wir allerdings nur in Ausnahmefällen verwenden und an die wir uns nicht etwa gewöhnen. So für Übersäuerung: Doppelkohlensaures Natron; für Verstopfung: Rizinusöl; für Durchfall: Heidelbeertinktur. Bei Schwächezuständen und Ohnmacht: Hoffmannstropfen (kleines Fläschchen); bei Schlaflosigkeit: Baldriantropfen.

Selbstverständlich gebrauchen wir in unserer Hausapotheke auch ständig eine Reihe von Heilkräutern, die wir bei jeder frischen Ernte erneuern.

Für Verstopfung führen wir außer den Sennesblättern noch die Faulbaumrinde. Kamillentee haben wir für alle inneren Störungen und Umschläge jeder Art vorrätig. Gegen Magen- und Verdauungsstörungen: Pfefferminztee; als schweißtreibendes Mittel bei allen Fieberzuständen: Linden- und Fliederblütentee. Gegen überschüssige Harnsäure (Rheumatismus): Zinnkraut und Birkenblätter. Salbeitee für Gurgelungen (auch bei Mandelentzündung). Ferner für die Kleinsten gegen Darmzustände (Blähungen usw.):

Fenchel, Anis und Kümmel (schwache Aufgüsse). Und damit für die Erwachsenen auch der so oft notwendige Bitterstoff nicht fehlt, der heiter macht, sollte auch immer etwas Wermut für Tee vorhanden sein, in Erinnerung des Satzes, den ich einmal prägte: Wermut heilt Schwermut!

Zum Schluß wäre dann noch gegen Insektenstiche ein bißchen Salmiakgeist (eventuell auch Aloetinktur, Ammoniak, Zwiebelsaft) zu empfehlen.

Das wären die wichtigsten Dinge, die sich bequem in einer kleinen Hausapotheke unterbringen lassen, und solch eine kleine Apotheke läßt sich bei einiger Geschicklichkeit auch gut mit auf die Reise nehmen, wo sie natürlich genau so notwendig gebraucht wird.

ÜBER SAMMELN, TROCKNEN UND GEBRAUCH DER HEILPFLANZEN

Begreiflicherweise wird sich in vielen Lesern der Wunsch regen, hinaus in die Natur zu wandern, um sich manch eine der hier besprochenen Pflanzen selbst zu suchen. Schon deshalb, weil nach meinen Ausführungen jeder überzeugt sein dürfte, daß die in der Natur wildwachsende Pflanze, die sich ihre Nahrung noch selber holt, viel wirksamer sein muß als die in Massen angebaute, der man ihre Nahrung zuweist.

Mit einem der heute billig zu erwerbenden Kräuteratlanten, die auch Blüte- und Erntezeit der Pflanzen angeben, dürfte das Sammeln nicht schwerfallen. Allerdings muß darauf geachtet werden, daß immer neue Pflanzen unter Naturschutz gestellt werden, wodurch sich das Sammeln im Freien langsam schwieriger gestaltet.

Dafür können aber alle hier genannten Pflanzen, abgesehen von den giftigen, die ich empfahl, nur homöopathisch zu benutzen und die als homöopathische Mittel in der Apotheke auch den Laien zugänglich sind, in Apotheken, Drogerien, Reform- und Kneipphäusern bezogen werden.

Beim Sammeln draußen in der Natur muß man sich unbedingt an die Sammelzeiten halten; denn jede Pflanze hat einen Zeitpunkt, wo sich ihre wirksamen Stoffe am besten ausgebildet haben. Man sammelt auch nicht an Regentagen, wenn die Pflanzen naß sind, sondern bei sonnigem Wetter, mittags, wenn die Sonne am höchsten steht.

Getrocknet werden die Pflanzen im Schatten, weil ihnen die Sonne zuviel Kraft nehmen würde. Am besten werden sie an schattigen Stellen im Haus frei aufgehängt, so daß die Luft von allen Seiten Zutritt hat. Größere Mengen trocknet man unter häufigem Wenden auf dem Dachboden.

Bei nassem Wetter trocknen die Bauern in der Küche, recht hoch über dem Herd, damit nicht zu große Wärme den Pflanzen Duftstoffe raubt. Es lohnt sich, bei größeren Mengen Trockenkammern einzurichten.

Getrocknete Blüten und Früchte bewahrt man am besten gleich in dunklen Gläsern oder Blechbüchsen auf und erneuert sie jedes Jahr. Das geschieht ebenfalls mit Kraut, Blättern, Wurzeln, Rinden, die zuvor zerkleinert und gereinigt werden. Wichtig ist, daß alle Teile trocken aufbewahrt werden.

Wie sollen die Pflanzen verwandt werden? Darüber sind die Meinungen geteilt. Ich habe in meinem Buch immer darauf hingewiesen, daß jede Pflanze eine Nahrung darstellt und daß überhaupt alles als Nahrung aufzufassen ist, was durch den Magen geht oder Haut und Blut zugebracht wird. Selbst die Gifte sind Nahrungsmittel für unsere Organe, wenn auch konzentrierte, die nur der Arzt verordnen darf. Aber ich habe den homöopathischen Weg gezeigt, uns diese Gifte in kleinsten Mengen und je nach Bedürfnis anzueignen.

Nichts ist verkehrter, als wenn wir unserem Körper in eintöniger Folge immer dieselben Nahrungsstoffe bieten, es ist gewöhnlich eine Folge der Bequemlichkeit und Denkträgheit.

Es wäre also falsch, wollte man sich aus den Pflanzen, die ich besprach, einige heraussuchen und sie nun ständig genießen. Die Gewohnheit stumpft auch die schärfsten Wirkungen ab.

Die Pflanzenheilkunde hat zu allen Zeiten, auf Grund jahrhundertealter Erfahrungen, gelehrt, daß man gut tut, verschiedene Pflanzen zur gegenseitigen Unterstützung zu verbinden. Aus solchen Überlegungen entstand zum Beispiel die Komplexhomöopathie. Ich habe die wichtigsten Pflanzen für die entscheidenden Organe unseres Körpers gezeigt und gewöhnlich für jedes Organ eine Reihe von Pflanzen erwähnt, so daß jeder mit seinem Arzt die rechte Auswahl und Zusammenstellung ausprobieren kann. Allheilmittel gibt es auch in der Pflanzenwelt nicht. Für jede Krankheit und für jeden Patienten müssen die Pflanzen oft ganz verschieden zusammengestellt werden.

Aber schon aus meinen Angaben wird jeder erkennen können, welche Pflanzen gerade seinen Organen gelegentlich und wechselnd gereicht werden müssen – als Nahrung –, um sie widerstandsfähig gegen Krankheiten zu machen und um den Körper vollwertig zu ernähren.

Falsch ist es, sich an einzelne bestimmte Pflanzen zu gewöhnen. Ich will nur ein Beispiel erwähnen. Die Eichenrinde ist zum Beispiel ein gutes Magenmittel, das die Schleimhäute von Magen und

---

TAFEL 13 · BLUTREINIGUNG (Frühjahrskuren)
Oben links: *Schafgarbe;* oben rechts: *Brennessel;*
unten links: *Maßliebchen;* unten rechts: *Ehrenpreis*

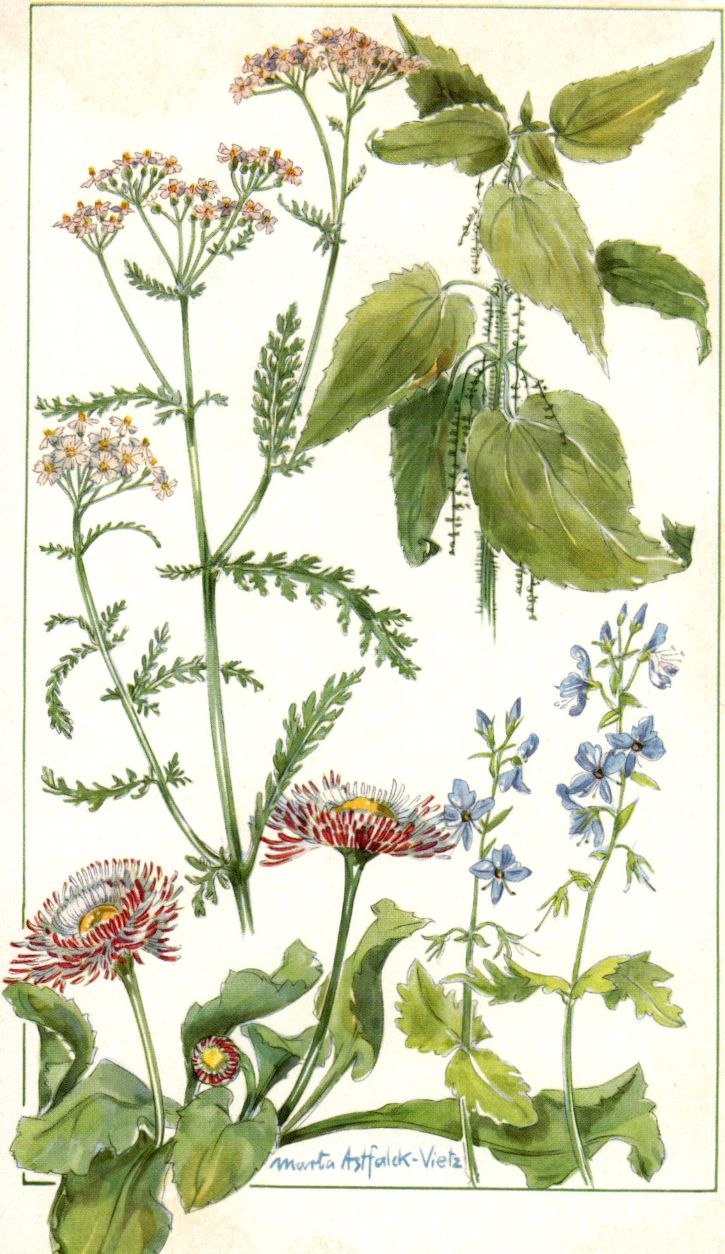
marta Astfalck-Vietz

Darm kräftigt. Gewöhnt man sich aber an sie, nimmt man sie zu lange und einseitig, dann setzt langsam Verstopfung ein.

Aber das erleben wir nicht etwa nur mit den sogenannten Heilpflanzen. Jedes gute Nahrungsmittel stumpft sich in seiner Wirksamkeit ab und verliert auch seine Eigenschaft als natürliches Heilmittel, wenn wir es zu lange, zu einseitig und im Übermaß verzehren.

Man streitet auch darüber, wie die Pflanzen am besten zubereitet werden. Die ursprüngliche Art war wohl das Kauen und Rohessen einzelner Pflanzenteile oder ganzer Pflanzen.

Sicher ist, daß die *Rohkost*, gut und lange gekaut, am wenigsten Nahrungsstoffe verbraucht, während uns gekochtes Essen viel größere Mengen zuführt.

Andererseits gibt es aber auch Pflanzenteile, und zwar besonders wertvolle wie die Schalen, Stengel, Wurzeln, die Rinde, die längere Zeit (1/2 Stunde) *abgekocht* werden müssen, um die wirksamen Stoffe herauszuholen.

Verkehrt wiederum wäre es, Stoffe wie Blätter, Blüten und Samen, die schon durch ihre Duftstoffe ihre Flüssigkeit verraten, zu kochen. Hier macht man nur einen *Aufguß*. Man übergießt die Pflanzen mit kochendem Wasser und läßt sie etwa 10 Minuten ziehen. Das macht man auch, wenn man Pflanzengemische hat, die sowohl Blüten wie Wurzeln usw. enthalten.

Eine ganze Reihe von Pflanzen wird man als Pflanzenpulver in der täglichen Ernährung als Brotaufstrich verwenden oder sie fertigen Gerichten zusetzen. Dadurch wird eine tägliche Trinkerei von Tees in größeren Mengen vermieden.

Ich werde später nochmals im Kapitel über Gewürze deutlich machen, daß einst die alte Küche mit einer Fülle von Pflanzen arbeitete, die wir heute häufig nur noch als Heilpflanzen kennen. Der Unterschied zwischen Heil- und Nahrungspflanzen ist erst sehr spät gemacht worden und hat viele Mißverständnisse heraufbeschworen.

Ein weiteres Verfahren, möglichst ergiebig aus der Pflanze alle wertvollen Stoffe herauszuholen, ist die kalte Auslaugung der ganzen Pflanze oder einzelner Teile. Die zerkleinerten Pflanzenteile werden 12–24 Stunden in kaltes Wasser gelegt, bis sie ausgezogen sind. Man kann den Auszug auch erwärmt trinken.

Die Vorschriften darüber, wieviel man von den einzelnen Pflanzen gebraucht, schwanken sehr. Allgemein wird geraten, auf eine Tasse Tee drei Fingerspitzen Pflanzenstoffe (auch wenn es sich um eine Mischung verschiedener Pflanzen handelt) zu rechnen. Persönlich würde ich immer nur zu kleinen Quantitäten raten, lange Jahre der Erfahrung lehrten mich erkennen, daß die Homöopathie recht hat, daß gerade die kleinen, in Abständen wiederholten Mengen der Pflanzen die größten Wirkungen erzielen. Das entspricht durchaus dem Wesen der Pflanze selbst, die weniger quantitativ als qualitativ wirkt.

Tinkturen, Extrakte, Öle läßt man aus den Pflanzen nach ärztlicher Vorschrift vom Apotheker herstellen.

Äußerlich verwenden wir die Abkochungen der verschiedenen Pflanzen zu Bädern, Auflagen und Einläufen. Durchschnittlich rechnet man für ein Bad $1^{1}/_{2}$ kg Pflanzenstoff, den man in 2 Liter Wasser auskocht und dann dem Bade zusetzt bzw. für Umschläge gebraucht. Für einen Einlauf gebraucht man etwa $^{1}/_{4}$ Liter des Teeaufgusses.

Auch hier handelt es sich darum, daß die Pflanzen für die verschiedenen Organe anregend und wechselnd zusammengestellt werden. Wohl gibt es einzelne Organe, für die ganz bestimmte Pflanzen in Frage kommen, aber dem Körper die richtige Mischung bieten, die seine Ganzheit erfaßt, das ist Kunst der Zubereitung in jeder Form.

V

NATÜRLICHE HILFSMITTEL, MIT DENEN WIR DIE WIRKUNG DER HEILKRÄUTER UNTERSTÜTZEN

In den einleitenden Kapiteln über Wasser, Luft, Atem, Sonne, Seele und Bewegung erzählte ich von den natürlichen Voraussetzungen für die Wirksamkeit der Heilpflanzen. Alles, was ich dort sagen konnte, war für Menschen, die noch gewohnt sind, natürlich zu leben, selbstverständlich. Ich sprach auch weniger für sie als für solche Menschen, die noch immer in der eigentümlichen Vorstellung leben, sie brauchten ihr Leben nicht nach natürlichen Gesichtspunkten einzurichten, um gesund und munter zu bleiben. Es ist aber ein Irrtum, wenn man sich einbildet, man könnte jahrelang verkehrt leben, um dann, wenn sich die Krankheiten festgesetzt haben, also chronisch wurden, einfach ein paar Medikamente usw. einzunehmen, damit alles wieder besser würde.

Heute hat man die menschliche Gesundheit längst als eine öffentliche Angelegenheit erkannt und sucht die Bevölkerung dahin zu erziehen, daß sie begreift, daß alle Maßnahmen, welche Krankheiten vorbeugen, noch viel wichtiger als solche sind, welche eingetretene Krankheiten zu heilen versuchen.

Ich möchte nun an dieser Stelle die Ausführungen meiner erwähnten einleitenden Kapitel erweitern und noch einige natürliche Hilfsmittel besprechen, deren richtige Anwendung uns oft vor Krankheiten schützen und uns auch in Krankheitsfällen selbst, besonders in der Verbindung mit unseren Heilpflanzen, auf die natürliche Weise helfen können. Im größten Zusammenhang bin ich auf alle diese Fragen in meinem Buche «20 oder 80 – immer gesund und munter – Der Weg zu Gesundheit und Lebensfreude» ausführlich eingegangen.

Wie wichtig für die Erhaltung unserer Gesundheit Licht-, Luft- und Sonnenbäder sind, wie notwendig Tiefatmung und Bewegung dazu gehören, die unsere Hautatmung und den gesamten Stoffwechsel fördern, glaube ich schon früher genügend deutlich gemacht zu haben. Hier will ich nur noch kurz auf die gesundheitliche Bedeutung der Wohnungs- und Kleidungsfrage aufmerksam machen, um mich dann etwas eingehender mit den praktischen Wasseranwendungen, Kräuterbädern, Packungen usw., diesen wichtigen Hilfsmitteln natürlicher Lebens- und Heilweise, zu beschäftigen.

Wohnungs- und *Kleidungsfragen* sollte man stets im Zusammenhang betrachten. Auch hier müssen Sonne, Luft und Sauberkeit entscheiden.

Schöne Häuser, mögen sie nun mehreren oder nur einer Familie dienen, werden immer der Landschaft und ihrer Vegetation gerecht werden, selbst in ihrem äußeren Farbton werden sie dem Klima entsprechen. Nie werden sie so eng und winkelig gebaut werden, daß Sonne und Luft nicht mehr Krankheiten und Seuchen vertreiben können. Die Wohnräume müssen – wie auch Krankenzimmer – nach Südwesten liegen, damit sie gesund und hell sind. Vergessen wir nicht, daß unsere großstädtischen Häusermassen im Verhältnis die größte Kindersterblichkeit, die meisten Krankheiten und zugleich die geringste Geburtenziffer aufweisen. Es muß unser Ziel sein, die Riesenstädte aufzulockern und die menschliche Arbeit in die Vegetation und ins Licht zu verlegen. Auch hier ist die Pflanze unser Heil. Denken wir einmal darüber nach, wie es aussehen würde, wenn wir unsere Heimat zum größten Teil in einen blühenden Garten verwandelt hätten. Die Pflanze ist das beste und einfachste Mittel, den Menschen wieder mit der Natur in engsten Zusammenhang zu bringen. Denken wir nur daran – ich erinnere zum Beispiel an die Süßlupinen –, welche Wunder natürlichster Art wir oft schon mit einer einzigen Pflanze erzielen können. Seit eh und je sichern die Pflanzen unsere Ernährung, und daran wird sich auch in Zukunft nichts ändern.

15 Kubikmeter Luftraum und 5 Quadratmeter Bodenfläche muß der Schlafraum eines Hausbewohners betragen, für ein Kind die Hälfte. Und wenn solch ein Raum noch für Arbeitszwecke benutzt wird, dann muß das angegebene Maß um 5 Kubikmeter erhöht werden.

Selbstverständlich muß in hellen, luftigen Räumen ein Geist peinlichster Ordnung herrschen. Man sorge dafür, daß möglichst wenig Vorhänge, unförmige Möbel usw. als Staubfänger wirken. Selbst die Einrichtungsgegenstände sollen dem Gesunden, Schönen und Zweckmäßigen dienen. Und man vergesse nicht, daß das beste «Wohnraumklima» immer noch aus warmem Herzen kommt.

Unsere Kleidung muß sich stets nach der Jahreszeit richten, die in unseren Wohnräumen eine künstlich veränderte sein kann. Unsere Hautfläche reagiert fortgesetzt auf die Temperatur, die sie umgibt. Bei Kälte ziehen sich die Hautgefäße zusammen, und das Blut sorgt für notwendige Körperwärme. Wird es wärmer, dehnen sich die Blutgefäße der Haut wieder aus, und das Blut kühlt sich ab. Diesen Vorgang unterstützen wir durch entsprechende Kleidung, wobei es klar ist, daß ein gesunder, abgehärteter Körper das notwendige Gleichgewicht schneller herstellen wird als ein kranker oder verweichlichter. Wir werden später bei den Wasseranwendungen erkennen, daß sie, falls wir sie richtig und regelmäßig praktizieren, ein natürliches Hauttraining darstellen.

Unsere Kleidung soll in kalten Zeiten Wärme festhalten und in heißen Zeiten Wärme abgeben. Viele glauben, unsere Kleidung müsse in kalten Zeiten luftundurchlässig sein. Das wäre ein grober Fehler. Unsere Kleidung muß zu allen Zeiten porös, d. h. luftdurchlässig sein. Im Winter dürfen die Poren allerdings nicht übermäßig groß sein. Besonders gefährlich sind alle Kleidungsstücke, welche die Verdunstung der Hautoberfläche unterbinden (Gummi). Enganliegende Kleidung ist abzulehnen, weil dadurch die Blutbewegung gehindert wird.

Falsch ist es auch, einzelne Körperteile durch Kleidung besonders zu verwöhnen. Manche tragen gern schwere, luftundurchlässige Hüte, andere wieder umwickeln den Hals mit dicken Schals. Der Hut soll den Kopf nicht übermäßig erwärmen, er soll leicht und luftdurchlässig sein. Der Hals soll möglichst frei bleiben.

Man hat sich lange gestritten, welcher Stoff sich am besten für die Unterwäsche eigne. Wolle saugt zwar das Wasser und den Schweiß viel besser auf als das Leinen, aber für den Stadtmenschen entwickelt sie zuviel Wärme und verweichlicht ihn. Das übliche Leinen hält die Wärme nicht, ein naßgeschwitztes Leinenhemd kann recht gefährlich werden. Gegen grobe Leinwand ist nichts einzuwenden, da sie die Körperwärme hält und die Hauttätigkeit unterstützt, leider bekommt man sie nur noch selten.

Am geeignetsten sind Kleidungsstücke aus Flanell, auch Unterkleider aus weitmaschigen Geflechten von verknotetem Zwirn (Netzhemden usw.), die von Lahmann erfundenen Baumwolltrikots, welche die Körperwärme besonders gut regeln und die Ausscheidung giftiger Stoffwechselprodukte unterstützen.

Unsere Kinder werden sich nicht so leicht erkälten, wenn wir ihnen an kühleren Tagen Trikotunterzeug aus weitmaschigem Stoff anziehen und sie in der heißen Zeit im Spielanzug oder in der Badehose laufen lassen, damit möglichst viel Luft an den Körper kommt. Luftdurchlässige Trainingsanzüge werden glücklicherweise in der warmen Jahreszeit heute immer mehr bevorzugt, und selbst das *Barfußlaufen* in freien Zeiten wird gern von alt und jung geübt.

Wir haben alle Ursache, unsere Füße zu pflegen, die sonst immer mehr verkümmern. Besonders im Frühling und Sommer müssen wir morgens barfuß durch den nassen Wiesentau gehen, wie es schon Prießnitz, Kneipp, Felke und andere empfahlen.

Das Barfußlaufen braucht nicht gleich auf nassem Boden zu beginnen, es gibt keine bessere Abhärtung für unsere Füße, als wenn wir im Sommer über warmen Boden und Steine laufen, die von der Sonne erwärmt wurden. Das Barfußlaufen über trockenen Boden, durch taufrisches Gras, auch das Wassertreten im fließenden Wasser sind herrliche Abhärtungsmittel und gute Ableitungsmittel bei Verdauungsbeschwerden und überanstrengten Nerven. Wir beleben dadurch die Hauttätigkeit und beugen Erkältungen vor.

Daß Barfußgehen im taufrischen Gras oder im fließenden Wasser führt uns unmittelbar zu den eigentlichen Wasseranwendungen, die wohl zu der ältesten natürlichen Heilweise überhaupt gehören und die in einem Buche nicht fehlen dürfen, das sich vorzüglich mit der Kräuterheilkunde beschäftigt, da die Wirkung der Pflanze im menschlichen Körper – wie ich immer wieder betone – am besten durch einfache und natürliche Behandlungsweisen unterstützt wird.

Wenn man von Wasseranwendungen spricht, darf man nicht vergessen, den Mann zu nennen, der bei uns zuerst wieder im Jahre 1886 mit der uralten Wasserkur bekannt machte und uns im Zusammenhang mit ihr eine große natürliche Heilweise schenkte, die sich wirklich eine biologische nennen darf, ich meine Sebastian *Kneipp.*

Kneipp schuf eine im wahrsten Sinne des Wortes volkstümliche Heilbewegung. Wir haben in Deutschland bereits 17 anerkannte Kneippkurorte, die nach dem Satze Kneipps arbeiten: «Gesundheit ist eine sittliche Pflicht des einzelnen gegenüber dem ganzen Volk.» Am bekanntesten von den heutigen Kneippkurorten ist wohl Wörishofen geworden, wo Kneipp selber lebte und heilte. Aus dem Geiste Wörishofens ist auch das Werk eines Schülers Kneipps geboren, das ich nicht verfehlen möchte, hier meinen Lesern zu empfehlen: «Die Kneippkur – die Kur der Erfolge», von Sanitätsrat Dr. Albert Schalle (Kurarzt in Bad Wörishofen).

Bevor ich zu den Wasseranwendungen selbst übergehe, will ich noch einmal daran erinnern, daß in unserem Volke der Glaube an den Geist und die *Heilkraft des Wassers* immer lebendig war.

Es ist eine alte Vorstellung, daß die Quellen belebende Kraft besitzen. Immer wieder begegnen wir in den Märchen der Völker einem wunderbaren Wissen vom Wasser des Lebens, das Kranke wieder gesunden läßt. Der Quellenkult ist uralt. Die christliche Kirche übernahm viele dieser Quellen und baute auf ihnen Gotteshäuser. Noch heute erinnern bei uns viele Ortsnamen, wie Heiligenbrunn, Heilbronn, an alte Quellen.

Es ist sicher, daß die Menschen früherer Zeit die Heilquellen gläubigen Herzens aufsuchten und daß dieser Glaube zumindest den Heilungsablauf förderte. Wenn man auch die chemische Beschaffenheit der heilkräftigen Stoffe im Wasser früher noch nicht kannte, so war doch ihre praktische Wirkung damals schon so gut wie heute bekannt.

So lernen wir, wenn wir uns mit der alten Geschichte der Völker beschäftigen, schon früh bei ihnen ein reges Badeleben kennen, das mit Trinkkuren verbunden war. Wir reden heute von einer Badesaison, früher gab es sogar richtige Badeprozessionen; denn die gläubige Verbundenheit der Volksmassen mit den Naturkräften war noch viel stärker.

Das Bad der alten Zeit war eine Erziehungsstätte zur gesunden Lebensweise. Kranke wie Gesunde sollten hier nicht nur Quellwasser trinken und darin baden, um gesund oder widerstandsfähig zu bleiben und Krankheiten vorzubeugen, sie sollten bereit sein, mit der Kur, die sie begannen, ihr bisheriges Leben völlig zu ändern. Sie sollten sich wandeln, so wie es der lebendige Quellgeist des Wassers von ihnen verlangte.

Es ist kein Zufall, daß solche Quellen gewöhnlich von besonders begnadeten Menschen entdeckt wurden, woran uns heute noch viele Heiligenbilder erinnern. Man muß sich einmal vorstellen, was für Folgen es hatte, daß der bekannte Gründer der Naturheilbewegung, *Prießnitz*, in Gräfenberg beobachtete, wie sich Tiere im Quellwasser heilten, und daß er dadurch wieder in den Menschen den Glauben an das Wasser weckte und sie nur mit Quellwasser heilte. Aus dieser Erkenntnis ging eine Bewegung hervor, die heute bei uns schon 16 Millionen stark ist und von der bereits in der ganzen Welt gesprochen wird.

Wir wissen, daß gerade unser deutsches Vaterland, das man mit Recht wegen seiner vielen Quellen ein «heilendes Land» nennt, besonders reich an lebendigem Wasser ist. Da aber bei uns – wie auch im Ausland – die Menschen nicht das ganze Jahr über in Badeorten leben können, hat es sich längst eingebürgert, daß in den Haushaltungen regelmäßig Tafelwässer verbraucht werden. Es ist eine aufschlußreiche Beschäftigung, einmal festzustellen, was in den verschiedensten Gesellschaftsklassen für Wasser getrunken wird. Man kommt dabei zu dem Ergebnis, daß die Wasserfrage heute ein wichtiges Problem geworden ist, das ich schon früher behandelte.

In den meisten europäischen Ländern hat man sich lange daran gewöhnt, neben dem üblichen Leitungswasser, das man gewöhnlich zum Kochen verwendet, eine ganze Reihe mehr oder weniger neutraler Brunnen regelmäßig oder auch gelegentlich zu trinken, was man in Gegenden nicht nötig hat, die noch reines Quellwasser zu bieten haben.

Ich erinnere zum Beispiel an die berühmten französischen Tafelwässer Vichy und Evian, die in der ganzen Welt berühmt sind.

Natürlich brauchen die vielen Mineralwässer unserer großen Brunnen – ich erinnere nur an Baden-Baden, Homburg, Ems, Nauheim, Kissingen und wie sie alle heißen – nicht dagegen zurückstehen, wenn sie auch nicht alle ein neutrales Tafelwasser enthalten, das man zu jeder Tageszeit trinken kann. In Krankheitsfällen muß man sich schon von seinem Hausarzt beraten lassen, welches Wasser getrunken werden muß. Unbedingt brauchen wir aber auch in gesunden Tagen ein vollwertiges Wasser, und auch hier haben wir in Deutschland eine große Auswahl. Ich erinnere nur an das berühmte Fachinger Wasser, die Wildunger Helenenquelle, an die recht angenehme Silvana-Heilquelle, die aus dem Fichtelgebirge stammt, und so viele andere.

Wenn man bedenkt, daß schon in früheren Jahren und auch in der letzten Zeit wieder von der Dunaris-Quelle, einer Natron-Lithion-Quelle in Daun-Eifel behauptet wurde, daß sie sehr günstig bei Krebs wirken soll, so kann man sich einen Begriff davon machen, was lebendiges Wasser für den Körperhaushalt bedeutet.

Es kann kein Zweifel sein, daß die Alten eine ganz besondere Vorstellung von der verjüngenden Kraft des Wassers hatten. Ihre tiefe Naturverbundenheit ließ sie im Wasser sogar nach einem seelischen Element suchen, und es war für sie auch nicht gleichgültig, zu welchen Jahreszeiten längere Trinkkuren vorgenommen wurden. Die Trinkkuren in der März- und Osterzeit, am Vorabend des Johannistages sollen – wie noch Paracelsus erzählt – besonders heilkräftig gewesen sein. In einer Zeit starker technischer Entwicklung, die uns oftmals durch eine zu einseitige Düngung den Boden und damit auch die Nahrungsmittel für Mensch und Tier verschlechtert und uns außerdem in den großen Städten nur noch ein recht fragwürdiges Leitungswasser zu bieten hat, kann die Wasserfrage für den täglichen Gebrauch gar nicht wichtig genug genommen werden. Glücklicherweise haben wir in unserem Lande noch genug Möglichkeiten, uns vollwertiges Wasser zu besorgen.

WASSERKUREN

Kneipp hatte erkannt, daß die Wasserbehandlung einen natürlichen Lebensreiz darstellt, der bald steigernd, bald mildernd, ausgleichend und umstimmend auf die Blutbewegung und Nervenversorgung wirkt. Es gibt wohl kaum ein anderes Mittel, mit dem man so milde Reize ausüben könnte, um Reaktionen im Körper auszulösen. Und dabei hilft das Wasser bei so ganz verschiedenen Krankheiten. Es beweist uns geradezu den engen Zusammenhang und die Wechselbeziehung aller Organe, sonst könnten wir nicht mit dem Wasser, wenn wir auf eine bestimmte Stelle einwirken, oft auch an einer ganz anderen Wirkungen erzielen. Es leuchtet ein, daß wir, wenn wir mit einer Wasserkur den gesamten Körper angreifen und seine Lebenskraft heben, damit unwillkürlich den Teilen nützen, die gerade erkrankt sind.

Die bekanntesten Wasseranwendungen sind die *Waschungen*. Mit den kalten *Ganzwaschungen* erhalten wir die Haut, welche zugleich mit Lungen und Nieren in einer Wechselbeziehung steht, funktionstüchtig, regen Blutbewegung und Stoffwechsel an und kräftigen die Nerven.

Kneipp empfahl morgens eine kühle Ganzwaschung (mit rauhem Frottiertuch). Die Ganzwaschung muß schnell vor sich gehen. Wer nicht schnell danach angenehm warm wird, legt sich nach der Waschung kurze Zeit wieder ins Bett. Man gewöhnt sich an die schnelle, kalte Ganzwaschung sehr bald und kann sich dann auch sofort ankleiden. Diese Ganzwaschung ist Kindern, schwächlichen Naturen, selbst Fiebernden zu empfehlen.

Am besten beginnt man mit der Ganzwaschung im Sommer, dann ist man im Winter abgehärtet genug und wird bei diesem Verfahren nicht mehr frösteln oder frieren, was die gute Wirkung der Ganzwaschung aufheben würde.

Die einfache Ganzwaschung härtet uns ab, schützt uns vor Erkältungen und Katarrhen.

Bei der Ganzwaschung wäscht man in raschem Zug erst Gesicht und Hals, dann Brust, Leib, Arme und Rücken und schließlich die Beine. Die Abwaschung kann mit oder ohne Hilfe vorgenommen werden, nur muß sie stets schnell geschehen. Sie ist besonders Personen dienlich, die an Schweißausbrüchen leiden oder längere Krankheiten hinter sich haben. Man muß, wie bei allen Waschungen, auch bei der Ganzwaschung darauf achten, daß sie nicht in Zugluft vorgenommen wird.

Nach jeder Ganzwaschung muß sofort für warme Ankleidung gesorgt werden, falls man nicht ins Bett zurückkehrt oder sich bei guter Witterung im Freien durch Bewegung erwärmt. Das Nichtabtrocknen erzeugt rasch eine natürliche Wärme. Waschungen müssen der Konstitution des einzelnen angepaßt werden. Nach jeder Waschung muß vollständige Erwärmung eintreten.

An die Ganzwaschung sollte sich jeder gesunde Mensch gewöhnen, da sie ihn abhärtet, kräftigt und erfrischt. Die *Teilwaschungen* eignen sich besonders für Schwache und Kranke, die sich schlecht bewegen können. Bei der Teilwaschung reiben wir den einzelnen Körperteil erst naß und dann trocken. Danach kommt das einzelne Glied (Bein usw.) wieder unter die Decke. Durch die Teilwaschung erzielen wir eine bessere Blutbewegung, regen den Stoffwechsel an und beseitigen Stauungen. Wichtig sind die Teilwaschungen auch bei Infektionskrankheiten.

WICKEL

Unter dieser Bezeichnung haben wir Umschläge für die einzelnen Körperteile zu verstehen. Wir fertigen diese Umschläge aus einem zweifachen Stück Leinen an, das wir im Wasser auswringen, auflegen und dann mit einem trockenen Wolltuch umgeben, wobei das trockene Tuch das feuchte um einige Zentimeter überragt. Beide Tücher müssen fest und luftdicht abgeschlossen aufliegen. Das feuchte Tuch der Packung zieht die Blutgefäße der Haut zusammen, um sie dann zu erweitern, während das wollene Tuch zunehmend Wärme entwickelt. Durch diese Packung (Wickel) wird die Haut zur Ausscheidung angeregt. Durchschnittlich bleibt eine Packung etwa 1–1½ Stunden liegen, bevor sie erneuert wird.

Wir unterscheiden bei den Packungen zwischen *Hals-*, *Brust-*, *Leib-* und *Wadenwickel*.

Beim Halswickel legen wir ein im kalten Wasser ausgewrungenes Leinentuch um den Hals, umgeben es mit einem oben und unten überstehenden wollenen Tuch und erneuern den Wickel, wenn er trocken wird. Dieser Wickel wird verwandt gegen Mandelentzündungen, Rachen- und Kehlkopfkatarrh, Schilddrüsenvergrößerungen (Kropf).

Beim Brustwickel legt sich der Kranke auf das im kalten Wasser ausgewrungene Leinentuch, das um die Brust geschlungen und rasch und fest mit dem Wolltuch umgeben und festgesteckt wird. Will man auch die oberen Brustpartien und die Schultern in die Packung mit einbeziehen, dann wählt man einen dreieckigen Brustumschlag. Der rechte Winkel eines dreieckigen Leinentuches, das im kalten Wasser ausgewrungen ist, wird auf den Rücken gelegt, die beiden Enden werden über die Schultern auf der Brust gekreuzt, durch die Achselhöhlen gezogen, auf dem Rücken festgeheftet und gut mit einem Wolltuch umwickelt. Den Brustwickel verwenden wir bei Bronchialkatarrhen, Lungenentzündungen und trockener Brustfellentzündung.

Besonders gern und oft wird der Leibwickel angewandt. Das nasse Leinentuch wird fest um den Leib gezogen, das Wolltuch überragt das Leinentuch oben und unten und schließt es luftdicht ab. Wenn möglich, versucht der Kranke in allen Packungen zu schlafen, wodurch diese um so besser wirken.

Der Leibwickel wird gern nachts angewandt, zumal bei Fieber, wobei man den Wickel stets wechselt, wenn er lästig wird; er kann wiederholt erneuert werden. Die Wirkung des Leibwickels ist besonders beruhigend, er saugt Krankheitsstoffe aus und leitet ab. Gute Wirkungen tut er bei Magen- und Darmleiden, er beruhigt bei Herzleiden, Blutdrucksteigerung, Nervenstörungen, Schlaflosigkeit usw. Gerade dieser Wickel zeigt – zumal bei chronischen Krankheiten, wenn wir ihn nur lange genug anwenden – eine umfassende heilsame Wirkung. Er wird auch bei Frauenkrankheiten sehr geschätzt.

Der Wadenwickel, der bei Blutstauungen oder Venenentzündungen gebraucht wird, ist berühmt durch seine ableitende Wirkung und wird gern bei Schlaflosigkeit und Kopfschmerzen gebraucht.

Wir müssen uns darüber klar sein, daß alle feuchtkalten Wickel nur wirken können, wenn die Körperstellen, auf die wir sie bringen, nicht zu kalt sind, bzw. sich schnell wiedererwärmen; wir müssen also unter Umständen mit Wärmflaschen nachhelfen. Werden Wickel im Laufe der Zeit heiß und trocken, so verwandeln sie sich in erregende Umschläge und leiten bei Infektionskrankheiten die Giftstoffe kräftig ab.

Ein etwas drastischeres Mittel ist die *Ganz-* oder *Vollpackung*, die man allerdings nicht gern bei Kindern und Nervösen anwendet. Trotzdem wird diese Packung gern bei Fiebernden, Stoffwechselkranken, außerdem bei chronischen Leiden angewandt. Der ganze Körper wird mit einem nassen, ausgewrungenen Leinen umhüllt (Kopf bleibt frei), das wieder fest von einer Wolldecke umschlossen wird. Das Schwitzen unterstützen wir mit Pflanzentees (Linde, Holunder). Wenn die Füße kalt sind, legen wir Wärmflaschen an. Die Ganzpackung saugt die Giftstoffe des Körpers besonders stark auf und wirkt beruhigend. Man kann 2–3 Stunden in der Packung bleiben und kann sie eventuell wiederholen. Nach der Packung nehmen wir eine Ganzwaschung vor.

KALTE UND HEISSE KOMPRESSEN

Neben den erwähnten Wickeln und Ganzpackungen werden schon lange die kalten und heißen Aufschläge (Kompressen) verwandt. Zu den Aufschlägen verwenden wir mehrfach gefaltete Leinentücher, die wir in Wasser tüchtig auswringen. Kühlende Aufschläge bedecken wir nicht und wechseln sie, wenn sie sich erwärmen. Sie dienen dazu, das Blut zu verdrängen, und bewähren sich zum Beispiel bei Verletzungen und Quetschungen. Kühlende Kompressen kommen auf Leib, Nacken, Brust, Herz und ersetzen die früher oft angewandten Eisbeutel. Kühlende Nacken- und Herzkompressen beruhigen das nervöse Herz. Kühlende Kompressen auf Wunden verwenden wir, wenn schon Entzündungserreger vorhanden sind, aber auch um die Heilung zu fördern. Die Wundfläche bedecken wir zuerst mit Verbandgaze, die feuchte Kompresse legen wir auf die Gaze. Auch bei Verbrennungen bewährt sich der feuchte Verband.

Heiße Kompressen verwenden wir auch bei starken Schmerzen, zumal bei Koliken (Gallenstein- und Nierenkolik), bei Krampfzuständen, schmerzhafter Menstruation, bei vielen entzündlichen Prozessen (Furunkel, Gelenkentzündungen), auch bei Bronchialkatarrhen, Keuchhusten, Asthma, ferner bei Rheumatismus und Gicht.

Auf die heiße Kompresse legen wir ein überstehendes wollenes Tuch, welches die Stelle umschließt, die behandelt wird. Heiße Kompressen lassen wir nur ½–1 Stunde liegen, wiederholen sie lieber öfter, indem wir zwischendurch die behandelte Stelle kalt abwaschen. Bei der Behandlung der Leiborgane wählen wir an

Stelle der heißen Kompresse die alte, gut bewährte heiße Wärmflasche, die für gesteigerte Durchblutung des Leibes sorgt und beruhigend und krampfstillend wirkt.

Bei Dampfkompressen verwenden wir ganz heißes Wasser, legen auf die Kompresse eine heiße Wärmflasche und bedecken beide mit einem Wolltuch. Es handelt sich hier wie auch bei den heißen Kompressen darum, daß die Hitze erhalten wird. Die heißen Kompressen können auch aus Leinentüchern bestehen, in denen wir heiße Heublumen, Leinsamen, Heilerde (Fango) gut einschließen; wichtig bleibt aber immer die Hitze. Die heißen Kompressen lassen sich überall anwenden, wo es darauf ankommt, eine Wärmezufuhr zu erreichen. Mit feuchtheißen Dauerauflagen erweichen wir Drüsen, Geschwülste und Geschwürbildungen.

GÜSSE

Unter den Güssen verstehen wir das Begießen des Körpers mit kaltem Wasser. Güsse, zumal solche, die mit heißem und kaltem Wasser wechselten, waren schon im Altertum in Gebrauch. Bei uns wurden sie zuerst wieder durch die Quellduschen von Prießnitz bekannt, später wurde ihre praktische Anwendung von Kneipp zu einem überlegten System ausgebaut.

Wir unterscheiden nach Kneipp zwischen Knie-, Schenkel-, Rücken-, Arm- und Obergüssen, die sich also immer auf einen bestimmten Körperteil richten. Je kälter ein Guß ist, desto stärker ist die folgende Wärmeentwicklung.

Beim Knieguß werden Fuß, Unterschenkel und Knie begossen. Dabei wird ein ruhiger Strahl von den Fersen bis zum Knie und zurück geführt. Er soll das Blut vom Kopf ableiten und chronische Kopfschmerzen bekämpfen. Er soll sich auch bei Blutstauungen an diesen Stellen und bei rheumatischen und gichtischen Leiden bewährt haben.

Beim Schenkelguß begießen wir das ganze Bein bis zur Hüfte, die Wirkung ist noch stärker als beim Knieguß.

Der Rückenguß setzt dann den Schenkelguß fort, er ist in seiner Wirkung besonders stark und soll vor allem das Zentralnervensystem beeinflussen. Ältere, schwächliche und herzkranke Menschen dürfen ihn nicht anwenden.

Der Armguß, bei dem wir die Arme von unten nach oben und wieder zurück begießen, ist besonders milde und wird bei gewissen Herzkrankheiten (Herzasthma, Neigung zu Herzkrämpfen), bei Schreibkrämpfen, rheumatischen Schmerzen der Arme und Schultern, bei Nervosität (Schlaflosigkeit) angewandt.

Beim Oberguß stützen wir uns mit den Händen auf. Der Guß beginnt beim rechten Arm nach aufwärts, geht über die Schultern zur Brust und über den linken Arm zurück, indem man das Wasser nach vorn abfließen läßt.

Der Oberguß ist vor allem ein natürliches Mittel gegen Asthma und wird bei chronischen Bronchialkatarrhen verwandt.

Neben diesen Güssen kennen wir dann noch den Vollguß und den Blitzguß.

Der Vollguß, der manchen Dicken gut bekommt, Stauungen beseitigt, die Blutbewegung und eine kräftige Ausscheidung giftiger Stoffwechselprodukte anregt, besteht darin, daß wir den ganzen Körper mit Wasser übergießen und gleichzeitig den Körper energisch mit den Händen frottieren.

Den Blitzguß können sich nur widerstandsfähige Naturen leisten, die an Fettsucht, Rheumatismus, Stoffwechselkrankheiten und chronischen Gelenkerkrankungen leiden. Die Einrichtung für den chronischen Blitzguß finden wir heute in vielen Schwimmanstalten. Man wird aus kurzer Entfernung mit einem dünnen Wasserstrahl bespritzt, der unter einem gewissen Druck steht. Der Strahl wird langsam verschärft und geht von den Beinen am Außenrand des Rückens zu den Schultern hinauf, die Arme hinab, wobei sowohl die vordere wie die hintere Körperseite bespritzt werden.

Der Blitzguß dauert höchstens vier Minuten und wirkt außerordentlich belebend auf die Nerven und die Stimmung, er hebt vor allem unser Kraftgefühl.

Der Vollguß erinnert etwas an die *Duschen*, die ich persönlich am meisten schätze. Allerdings sind die Duschen nicht für Kinder im ersten Lebensjahr, auch nicht für hochbetagte oder blutarme und nervöse Menschen geeignet, jedenfalls muß hier stets der Hausarzt entscheiden.

Für kräftige Naturen sind die Duschen nach körperlicher Arbeit, Sport usw. eine Erholung, da die Duschen die Blutbewegung anregen und wie Massage wirken. Wir haben in den Duschen ein prachtvolles Anregungsmittel für die Haut. Wie bei allen Wasseranwendungen kommt es auch bei den Duschen darauf an, daß ein Wärmegewinn eintritt. Eine Wasseranwendung, der kein wohliges Wärmegefühl folgt, sondern ein längeres Frieren, ist immer verkehrt. Ich habe die Volldusche im Laufe der Jahre besonders schätzengelernt und möchte sie 1–2mal die Woche nicht mehr vermissen. Gerade die Volldusche zeigte mir, wie wichtig für unseren Körper, wenn er kräftig genug ist, eine Reaktion ist, die sein Wärmegefühl erhöht. Diese Reaktion vermittelt uns am besten die Wechseldusche. Voraussetzung ist allerdings dabei, daß die Dusche den ganzen Körper gleichmäßig (abgesehen vom Kopf, den wir schützen können) wie ein Mantel umgibt. Besonders für Menschen, die leicht frieren, wäre es verkehrt, mit einer kalten Volldusche zu beginnen. Der Körper muß durch die heiße Volldusche gründlichst erwärmt werden, erst dann folgt die kurze kalte Volldusche. Ein drastischer Wechsel, den kräftige Personen öfters wiederholen werden, zumal wenn die Wechseldusche nicht täglich angewandt wird. Ich habe durch diese Wechseldusche die Reaktionskraft der Hautblutgefäße verstärkt und bin dadurch auf dem natürlichsten Wege mancher heraufziehenden Krankheit rechtzeitig zuvorgekommen, während sich mein Wohlbefinden durch diese Wechselduschen zugleich hob.

Es hat mich interessiert zu lesen, daß schon die alten Mexikaner Heißduschbäder kannten. Solche Heißwasserkuren sollen noch jetzt in Mexiko existieren. Der Kranke wird auf eine Pritsche gelegt, und es rieselt auf ihn aus vielen kleinlöchrigen Duschen unter starkem Druck heißes Wasser von 43° C vom Hals bis zu den Füßen. Bereits nach einer Stunde tritt Fieber auf. Die Kur muß aber mehrere Stunden hindurch (manchmal acht Stunden lang) durchgehalten werden, wenn sie erfolgreich sein soll. Sie wird angewandt bei Rheumatismus, Magenleiden und anderen Krankheiten. Heilerfolge sollen auffallend schnell eintreten, manchmal schon nach vier solcher heißen Dauerduschen.

VOLL- UND TEILBÄDER

Über die Notwendigkeit der Luft- und Sonnenbäder schrieb ich bereits. Jetzt wollen wir uns noch mit den verschiedenen Formen der Bäder und ihren Zusätzen beschäftigen. Auch hier ist es nicht möglich, vollständig zu sein.

Es ist selbstverständlich, daß für den gesunden Menschen die Bäder im Freien, im Meer, in Flüssen, Seen und Quellen am wirkungsvollsten sind. Aber dazu besteht für den Stadtmenschen und zumal für den kranken und schwachen Menschen nicht immer Gelegenheit. Beschränken wir uns also auf die Bäder, welche wir zu Hause vornehmen können.

Wir unterscheiden hierbei zwischen kalten und warmen Voll- und Teilbädern.

Das *kalte Vollbad* darf nur ein paar Sekunden dauern und eignet sich nicht für schwächliche und nervöse Menschen, auch nicht für Herz- und Nierenkranke. Das kalte Vollbad härtet ab, regt den Stoffwechsel an und wirkt belebend. Das kalte Vollbad eignet sich auch für viele Fettleibige. Wenn das Fieber bei akuten Infektionskrankheiten hoch ansteigt, kann das kalte Vollbad oft sehr nützlich sein, es darf aber nur von einem Arzt verordnet werden, der die Wasserpraxis beherrscht.

Das *lauwarme Vollbad* (33–35° C), das ebenfalls als einfaches Reinigungsbad genommen wird, wirkt bei nervösen Störungen, Hautkrankheiten und Schlaflosigkeit beruhigend; man kann 30 bis 40 Minuten darin verweilen. Nach dem Bad ist eine kurze kalte Dusche oder Abwaschung zur Abhärtung zu empfehlen.

Das *heiße Vollbad* (38–40° C) nimmt man nur 15 Minuten lang, es eignet sich nicht für Nervöse, Herzkranke, ist aber nützlich bei Erkältungen, Katarrhen, die gerade ausgebrochen sind, bei Rheuma, Gicht usw. Da das heiße Vollbad die Eigenwärme des Körpers steigert, verwendet man es gern zu Schwitzkuren. Grundsätzlich sollten heiße Bäder nur recht kurz genommen werden. Bei krampfartigen Schmerzen (Koliken, Magenkrämpfen), Hautleiden, Hexenschuß usw. bewähren sie sich ausgezeichnet. Auch nach den heißen Vollbädern sollte man stets mit einer kalten Brause oder Abreibung schließen.

Zu den sogenannten Teilbädern gehört das *Sitzbad*, das kalt oder heiß und als Wechselbad genommen werden kann.

Das *kalte Sitzbad* wird nur ein paar Sekunden genommen, es wirkt ausgezeichnet auf den Unterleib, regt die Verdauung an, fördert die Blutbewegung, bekämpft Kopfschmerzen, Schwindel und Blutandrang, fördert den Schlaf und härtet zugleich ab. Die Tätigkeit der Unterleibsorgane wird durch das kalte Sitzbad reguliert, ebenfalls können dadurch mit der Zeit Unregelmäßigkeiten in der Menstruation beseitigt werden. Natürlich muß unmittelbar nach dem kalten Sitzbad die Reaktion, das heißt die Erwärmung, eintreten.

Das *heiße Sitzbad*, das man durch Zugabe von heißerem Wasser in ein ansteigendes Sitzbad verwandeln kann (nach einer Pause von etwa 3 Minuten usw.) bricht man ab, wenn der Kranke ins Schwitzen gekommen ist. Dabei kann das Wasser so heiß sein, wie es vertragen wird. Nach dem Schweißausbruch wäscht man Kopf, Hals, Arme, Brust, Rücken usw. kalt ab. Das heiße Sitzbad dient den Leiborganen, beseitigt Kreislaufstörungen und leitet Kopfschmerzen ab. Wir können die heißen Sitzbäder abwechselnd mit kalten nehmen, dabei dauert das heiße 5 Minuten und das kalte etwa 10 Sekunden. Dieses *Wechselsitzbad* soll gute Dienste bei Steinleiden tun.

Herzschwache wählen das *kalte Armbad* (bei Herzkrämpfen das heiße Armbad). Das kalte Armbad dauert nach Kneipp 30 Sekunden, danach müssen die Arme geschwungen werden. Das *heiße Armbad* dauert etwa 2 Minuten, danach werden die Arme kurz in kaltes Wasser getaucht. Die Armbäder sind erprobte Mittel, das Herz zu entlasten und die Nerven zu beruhigen.

Kneipp schätzt sehr das *kalte Halbbad*, das er selbst nachts vom Bett aus nahm (5–10 Sekunden). Man sitzt bis zur Magengrube in diesem Bad und muß dafür sorgen, daß die Reaktion eintritt; man muß also warm ins kalte Halbbad hinein und danach in einigen Sekunden wieder warm sein. Dieses Halbbad ist die einfachste Abhärtung für Kinder und Erwachsene. Auch das Halbbad kann natürlich heiß genommen werden, zumal unter dem Zusatz ausgekochter Heublumen (auf die Kräuterbäder gehe ich noch besonders ein), und soll gut bei Rheuma, Gicht, Ischias wirken. Man bleibt in dem *heißen Halbbad* nur 5 Minuten und gießt danach den Unterkörper kalt ab.

Bei den *Fußbädern* unterscheiden wir ebenfalls kalte, heiße und Wechselbäder.

Das *kalte Fußbad* nimmt man am besten mit bewegten Füßen (Wassertreten). Das Wasser bei diesen Bädern soll bis in die Mitte des Unterschenkels reichen. Ein kaltes Fußbad dauert 1–2 Minuten. Auch hier heißt es: je kälter, je kürzer. Die kalten Fußbäder dienen bei Krampfadern, Plattfußbeschwerden oder Fußschweiß. Auf Wanderungen sollte man sie öfters im fließenden Wasser nehmen, die Füße werden dadurch abgehärtet, das Wandern wird viel leichter.

Heiße Fußbäder dauern 10–20 Minuten, sie dienen bei Migräne, asthmatischen Anfällen, Bronchialkatarrh, Erkrankungen von Nase, Augen, Ohren.

Wechselfußbäder nehmen wir (40° C heißes Wasser 2 Minuten lang, dann kurz kalt) zur Kräftigung der Füße.

Augenbäder sind nicht sehr beliebt, aber man kann sich sehr an sie gewöhnen. Mir zum Beispiel würde morgens etwas fehlen, wenn ich mein tägliches Augenbad vermissen müßte. Man steckt das Gesicht in eine breite Schale mit kaltem Wasser, öffnet und schließt die Augen unter Wasser wiederholt (1/4 Minute genügt). Das Augenbad hält das Auge frisch, klar und wirkt besonders bei Bindehautkatarrhen vorteilhaft.

VOLL- UND TEILDAMPFBÄDER

Die Voll- und Teildampfbäder dienen dem Schwitzen. Kneipp verband seine Dampfbäder mit bestimmten Kräuterabkochungen, vor allem mit Heublumen, Haferstroh, Zinnkraut und Kamillen.

Das *Ganzdampfbad* (Dampfkastenbad), das man nur selten im Jahr anwenden sollte, da es den Stoffwechsel sehr kräftig anregt und ein gutes Herz verlangt, darf man nicht bei hohem Fieber, Neigung zu Blutungen, Lungenleiden, schweren Nervenleiden oder Bleichsucht nehmen. Dem Kastendampfbad, das bei 45° C etwa 1/2 Stunde dauert und dem oft eine erregende Ganzpackung

---

TAFEL 14 · MAGEN UND DARM
Unten links: *Wermut;* unten Mitte: *Pfefferminze;* unten rechts: *Fenchel;* oben: *Fenchelsamen*

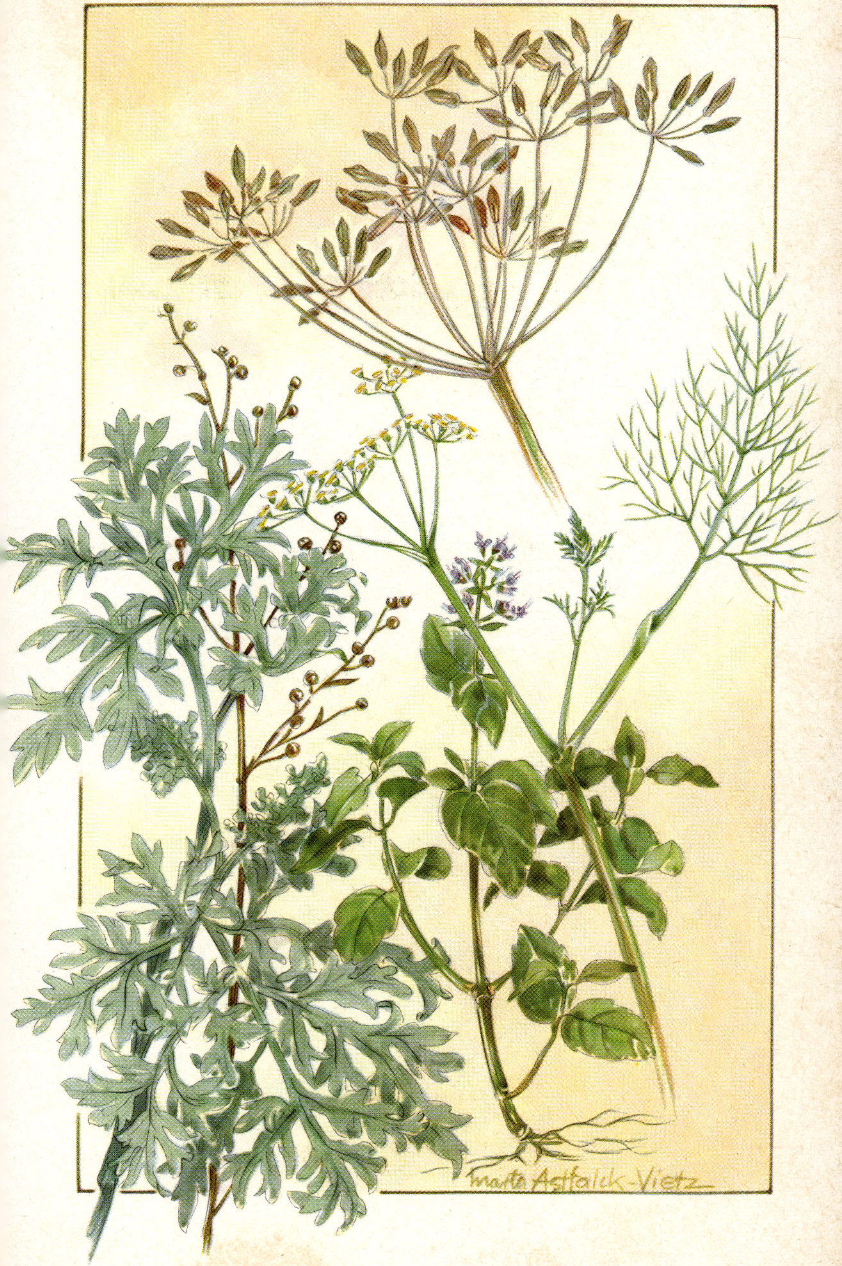
Marta Astfalck-Vietz

folgt, muß sich stets eine Ganzabwaschung anschließen. Dampfbäder sind ausgesprochene Reinigungsmittel, zumal bei Hauterkrankungen.

Sehr beliebt sind die *Teildampfbäder*, die sich besonders auf Füße, Arme, Hände, Kopf und andere Körperteile beziehen. Beim Kopfdampfbad zum Beispiel halten wir den Kopf nur über die dampfende Flüssigkeit, zu der wir eine Linden-, Holunder- und Kamillenabkochung verwenden. Wir bedecken uns dabei so mit einem Tuch, daß Kopf und Hals angedampft werden. Das dauert etwa 15 Minuten, dann folgt eine kühle Abreibung. Das Kopfdampfbad eignet sich bei akuten Katarrhen, Halsleiden, Stirn- und Kieferhöhlenentzündungen, Drüsenschwellungen, Gesichtsschmerzen, Ausschlägen usw.

Sitzdämpfe verwenden wir bei Unterleibsbeschwerden, Nieren- und Blasenerkrankungen (auch bei Hämorrhoiden).

Fußdämpfe gebrauchen wir bei rheumatischen Erscheinungen (ebenfalls bei Unterleibsbeschwerden und Blasenleiden). *Handdampfbäder* (auch Armdampfbäder), die etwa 40 Minuten dauern, wenden wir bei Ausschlägen der Hände und bei Armleiden an. Es muß immer eine kühle Abreibung folgen.

Hierher gehört auch die «Sauna», das alte *finnische Dampfbad.* In einem geräumigen Blockhaus, dessen Öffnungen mit Moos verdichtet sind, steht ein Herd aus Feldsteinen, dem gegenüber sich Liegepritschen befinden. Die Steine werden in Glut gebracht, und die Badenden versammeln sich in diesem Raum, der langsam eine Temperatur von 60–80° bekommt, die bereits eine mächtige Schweißabsonderung bei den Badenden hervorruft. Erst dann werden die glühenden Steine mit Wasser besprengt, so daß mächtige Dampfwolken entstehen, in die sich harzige Stoffe der Baumstämme der «Sauna» mischen. Der Schweißausbruch bei dieser Verbindung von Heißluft- und Dampfbad ist gewaltig. Sobald der Schweißausbruch eingetreten ist, wird der Körper der Badenden mit in Wasser eingeweichten Birkenzweigen kräftig geschlagen, um die Ausscheidungstätigkeit der Haut weiter zu steigern. Es vergehen knapp 20 Minuten, bis die Gesamtwirkung eingetreten ist. Im Sommer wird der Körper nach dieser Schwitzkur mit kaltem Wasser und Knetmassage behandelt, im Winter geht es aus der Badestube sofort in den Schnee hinaus, um sich mit Schneebällen zu bearbeiten. Wir sehen, die finnische «Sauna» ist für unsere zivilisierten Begriffe eine große Strapaze, der nicht mehr jeder von uns gewachsen sein wird. Der Gedankengang ist aber im Interesse der Gesundheit der dortigen Bevölkerung richtig, denn die «Sauna» härtet den Menschen sicher ab, schützt ihn vor Erkältungskrankheiten, Rheuma, Gicht und so manchen Leiden, gegen die wir uns mit unseren milderen Dampfbädern zu schützen suchen.

Wir haben uns inzwischen überzeugt, wie hervorragend Wasser auf den gesunden und kranken Körper wirkt, indem es vor allem die Zirkulation, die Blutmischung und die Nervenversorgung des Körpers günstig beeinflußt. Das Anwendungsgebiet des Wassers ist ziemlich unbegrenzt, und wichtig sind vor allem die Reaktionen, die wir mit dem Wasser in seinen vielen Formen hervorrufen können.

Ich habe oft in meinem Buche angedeutet, daß alle Vorgänge im Körperleben zusammenhängen und alle Organe in Wechselbeziehung stehen. Mit der Wasserkur heben wir, vorausgesetzt, daß wir sie richtig verstehen und praktische Erfahrungen besitzen, das Gesamtleben unseres Körpers, und das kommt dann dem einzelnen kranken Organ zugute.

Jetzt möchte ich noch einige Beispiele dafür bringen, was sich an Heilkräutern unseren Bädern zusetzen läßt. Die Zusätze zu Bädern – ich erinnere nur an das durch Dr. Janson wieder berühmt gewordene alte *Seifenwasserbad*, das sich in der Kinderpraxis bei Masern und Scharlach bewährte – waren früher immer gebräuchlich. Auch hier haben wir es mit starken Hautreizen zu tun, die Krankheitsgifte an die Oberfläche leiten und damit von den inneren Organen fernhalten.

Berühmt wurden die Kräuterzusätze zu Bädern wieder durch *Kneipp*, auch der Kräuterpfarrer *Joh. Künzle* in der Schweiz wandte sie mit Erfolg an. Künzle erzählt uns von dem Gemeinds-Götti aus einer Berggemeinde im Wallis, der alte und schwache Leute mit Erfolg in einer Abkochung (3 Stunden) von Tannen- und Fichtenknospen wiederholt baden ließ, was sie kräftigte. Ähnlich wie Kneipp kochte dieser Mann für ein Heublumenbad 2–3 Kilo Heublumen ab für Kranke, die an Hautausschlägen litten. Diese Heublumen sammelte er sich aber nicht von kultivierten Wiesen, sondern draußen in der Wildnis. Für Rheumatiker und Gichtleidende hatte der Gemeinds-Götti seine *«Roßbäder»*. Für ein solches Bad kochte er 4 Stunden eine Mischung von Wacholder- und Forrenkries, Farnwurzeln, Brennesseln und Bergheublumen. Von solchen Bädern mußten oft 30 genommen werden. Gegen Schmerzen im Unterleib, Blasenkatarrh fügte er Sitzbädern eine ausgekochte Mischung von Heublumen und Tannenkries hinzu, auch diese Sitzbäder mußten meistens oft wiederholt werden.

Kneipp selbst tauchte seine Wickel bei chronischem Gelenkrheumatismus gern in eine ausgekochte Mischung von Haferstroh, Heublumen und Fichtennadeln; sie mußten jeden Morgen und Abend 2 Stunden angewandt werden. Dazu kamen Kräutervollbäder, Güsse usw.

Gewöhnlich rechnen wir für das Vollbad eines Erwachsenen etwa $^{1}/_{2}$–1 Pfund Pflanzen, für Kinder entsprechend weniger. Hier muß die Menge der einzelnen Konstitution entsprechen.

Die *Heublumenbäder*, die Kneipp so schätzte, wurden gewöhnlich aus dem Heuabfall hergestellt, gekocht und einem Bad von 35–37° C zugesetzt. Angewandt wurden sie bei Rheuma, Gicht, Skrofulose, Nieren-, Blasen- und Unterleibsleiden, nervösen Störungen. Auch für Fußbäder (offene Füße, Krampfadergeschwüre) dienten die Heublumen, außerdem für Wickel und Kompressen.

Haferstrohbäder, die besonders wertvoll durch den hohen Kieselsäuregehalt des Haferstrohs sind, wurden von Kneipp gegen Grieß- und Steinleiden geschätzt, sie empfehlen sich auch bei Nieren-, Blasen-, Gicht- und Rheumaleiden, ferner bei Fußschweiß, Hautausschlägen. Kneipp verwandte den Haferstrohabsud ebenfalls für seine Wickel, er eignet sich auch als Kompresse bei Unterleibsbeschwerden und Koliken.

Von der *Gerstenabkochung* wissen wir, daß sie ein gutes Fiebergetränk ist, sie eignet sich ferner für Bäder, Wickel, Kompressen, Dämpfe, zumal bei Rachitis, Hautkrankheiten, Nervenschwäche.

Die *Kalmuswurzel*, welche so günstig auf das Knochensystem wirkt, gebrauchen wir für die Bäder unserer rachitischen und skrofulösen Kinder. Außerdem stärken Kalmusbäder die Nerven.

Senfbäder sind sehr alt im Gebrauch, da das Senfmehl ein ausgezeichnetes Hautreizmittel ist, worauf der alte Gebrauch der Senfpflaster für Fußsohlen und andere Körperstellen beruht, um Entzündungen abzuleiten und Ausschläge herauszutreiben. Wir können die Senfbäder gebrauchen bei fieberhaften Krankheitszuständen.

Walnußblätterbäder gebrauchen wir bei der Skrofulose mit ihren vielen Hauterscheinungen, bei hartnäckigen Wunden und langwierigen Knocheneiterungen. Kneipp empfahl diese Bäder für skrofulöse Kinder und verwandte die Blätterabkochungen ebenfalls für Waschungen, Umschläge und Fußbäder.

Kamillenblüten, deren Abkochung wir äußerlich zu Umschlägen, Waschungen, Spülungen (vor allem bei Frauenleiden) gebrauchen, verwenden wir auch bei Eiterungen, schlecht heilenden Geschwüren; selbst bei rheumatischen Leiden wirken Kamillenbäder gut.

Zinnkraut verwandte Kneipp für Sitzbäder bei Nieren- und Blasenleiden, gegen Beschwerden beim Urinieren und als Zusatz zu Fußbädern (Geschwüren, Knochenfraß).

Die *Pfefferminze* können wir gut zu aromatischen Waschungen und Bädern verwenden, auch zu Sitzbädern und Umschlägen, da sie immer anregend wirkt.

Die Abkochung der *Eibischwurzel*, die eine erweichende Wirkung hat, eignet sich als Zusatz für Bäder, Waschungen und Kompressen.

Der *Thymian,* welcher leicht reizend und desinfizierend wirkt, eignet sich für Bäder und Umschläge bei akuten, fieberhaften Erkrankungen und rheumatischen Leiden.

Kleiezusätze zu Bädern sind günstig bei Rheumatismus, Gicht und Hautleiden.

Die Abkochung der *Eichenrinde,* die wir zu Umschlägen bei nässenden Ekzemen, gegen Frostbeulen, Mastdarmfisteln gebrauchen, eignet sich als Badezusatz für rachitische und skrofulöse Kinder.

Bekannt sind die Abkochungen von Knospen und Nadeln der *Fichten* und *Kiefern* als Badezusatz, besonders bei Entzündungen, Rheumatismus und Gicht. Auch diese Bäder eignen sich gut gegen Hautausschläge, Rachitis und Skrofulose.

In der Schweiz kocht man *frische Lärchenzweige* für Bäderzusätze ab, sie sollen sich bei Hautkrankheiten, Geschwüren usw. bewähren.

Die Abkochung der *Weidenrinde* (die Rinde enthält bis zu 7,5 % Salizyn) gebraucht man zum Waschen gegen Schuppen. Die Bäder wirken kräftigend, besonders für die rachitische und skrofulöse Konstitution.

Das *Wacholderreiserbad* gilt als kräftigend und leistet bei Rheumatismus, Gicht und Ischias gute Dienste.

Interessant ist, daß die norwegischen Lappen *Birkenlaub* gegen Rheumatismus verwenden. Sie benutzen das junge, eben ausgeschlagene Birkenlaub, das auf der Blattoberseite noch einen weißen Belag hat. Das ist bei Birkenlaub der Fall, das noch nicht ganz entfaltet ist und sich klebrig anfühlt.

Das Laub wird dick auf ein Lager geschüttet, auf das sich der Kranke legt. Mit Ausnahme des Kopfes wird der Kranke ganz mit Blättern bedeckt. Zuerst tritt ein Juckreiz auf, der bisweilen unerträglich wird, aber nur kurze Zeit dauert. Dann erfolgt ein gewaltiger Schweißausbruch, der angenehm empfunden wird. Nach dem Schwitzen fühlt sich der Kranke außerordentlich erleichtert. Man nimmt an, daß die erwähnte weiße Schicht der Blätter einen schweißtreibenden Stoff, nämlich Betuloretinsäure oder Butylester enthält.

Nach Bädern ist *Lilienöl* eines der altbewährtesten und berühmtesten Einreibemittel für die Hautpflege.

Ich habe nur wenige Pflanzen mitgeteilt, die sich als Zusätze für Bäder eignen. Es gibt kaum eine einheimische, giftfreie Pflanze, die sich nicht in irgendeiner Weise mit unseren Wasseranwendungen verbinden ließe. Es steht fest, daß Pflanzenstoffe, die wir unseren Bädern zusetzen, innerlich vom Körper aufgenommen werden.

Noch ein paar Worte über Moor- und Schlammbäder (Fango). In Ländern vulkanischen Ursprungs wurden die vulkanischen Aschen schon früh zu Badezwecken ausgenutzt. Wir gebrauchen Moor im getrockneten Zustand und können es verpacken und versenden.

Moor und Schlamm unterscheiden sich zwar voneinander, sind aber beide organischen und anorganischen Ursprungs; sie haben sich aus den fossilen Resten (eines frühen geologischen Zeitalters) von Pflanzen und Tieren, verbunden mit mineralischen Bestandteilen, gebildet, entstehen aber auch heute noch. In den organischen Moorablagerungen erkennen wir heute Hormonfaktoren, welche die Ovarien-(Eierstock-)funktion fördern.

Moorbäder stellen wir aus der trockenen Moorerde her, die wir mit heißem Wasser oder mit Dämpfen vermischen, wobei wir zwischen salinischen Mooren, Eisen- und Schwefelmooren unterscheiden. Die Moorerde wird mit Wasser zu einem Brei verrührt, erhitzt und dem Bade zugesetzt (etwa 3 Liter), sie kann auch zu Teilbädern verwandt werden (Hand, Arm, Knie usw.), für Badezwecke muß sie keimfrei sein und alkalisch reagieren. Das Moorbad reizt die Haut, bindet sehr viel Wärme und regt die Aufsaugung krankhafter Ausschwitzungen im Körper an. Man verwendet es bei Neuralgien, Rheumatismus, Exsudaten (Ausschwitzungen) und Frauenleiden. Bei Nachwirkungen von Gelenkentzündungen bestreicht man die kranken Stellen mit Schlamm.

Unter *«Fango»* verstehen wir einen mineralischen Schlamm (zum Beispiel aus der Eifel, Neuenahr usw.), der je nach seiner Herkunft sehr wertvolle und wirksame Bestandteile enthalten kann, denken wir nur an die Juraformation (Kalk, Ton, Mergel usw.). Die Fangopackungen zeichnen sich schon dadurch aus, daß sie fest aufliegen und nicht zerfließen können wie Breiumschläge, sie dienen besonders gegen Gicht, chronischen Rheumatismus, Gelenkleiden, Neuralgien, Ischias usw.

Die *Rügensche Kreide* (bis zu 98% kohlensaurer Kalk) ist in der ganzen Welt berühmt. Versuche führten zu dem Ergebnis, daß sich Kreide gut mit den Heilwerten von Moor und Fango vergleichen kann. Heute werden alle Krankheiten, die sich thermisch behandeln lassen (Rheuma, Gicht, Ischias, chronische Gelenkentzündungen, alte Knochenbrüche usw.) auch mit Kreidebädern behandelt. Selbst für Schönheitskompressen dient die Kreide. Es ist anzunehmen, daß dem weißen Heilschlamm eine große Zukunft bevorsteht.

Da ich gerade von der Heilkraft der Erde spreche, will ich auch etwas von jenen Erden erzählen, die wir nicht nur äußerlich, sondern auch innerlich verwenden können.

Mutter Erde gebiert alles Leben. Zu allen Zeiten hat es die Völker nachdenklich gemacht, daß alle Wesen ihre Nahrung und Kraft aus dem Erdboden holen. Der Urvater der Germanen, der Zwittergott Tuisto, ist von der Erde geboren, und von ihm leiten sich die Menschen her. Mit der germanischen Nerthus waren ganz ähnliche Vorstellungen verbunden wie mit der römischen Erdmutter, der «Terra mater». In angelsächsischen Zaubersprüchen klingt immer wieder die uralte Beschwörung auf: «Heil sei dir Erde, der Menschen Mutter, sei du wachsend in Gottes Umarmung, erfülle dich mit Frucht, den Menschen zunutze.»

Einst wurden die neugeborenen Kinder auf die Erde gelegt, damit die Erdkraft in das junge Leben ströme. Zugleich ließ man aber auch kranke Menschen und Tiere Erde berühren. Man bestrich kranke Glieder mit einer Mischung aus Erde und Milch. War ein Junge von einer Schlange gebissen, mußte er seinen Fuß zuerst in einen Topf mit Buttermilch und dann drei Stunden in frische Erde stecken. Man grub Erde für Kranke aus, um sie darin zu «baden», legte Erde im Krankenzimmer auf den Ofen, weil die Ausdünstung gesund sein sollte, und ließ auch Erde von Menschen und Tieren essen, um sie gesund zu erhalten.

Maßgebend war in alter Zeit die Zauberkraft der Erde. Deshalb galt Erde, die von einem frischen Grabe stammte, als besonders heilsam, zum Beispiel gegen Warzen, die damit bestrichen wurden, aber auch für bestimmte Krankheiten.

Besonders zauberkräftig war die Heimat-Erde, von der die in die Ferne Ziehenden etwas mitnahmen, um immer mit der Heimat verbunden zu bleiben und gegen das zermürbende Heimweh geschützt zu sein. Groß war einst die Liebe zur heimatlichen Erde, die deshalb bei vielen Gelegenheiten geküßt wurde. Sehr merkwürdig ist auch die alte Sitte, sterbende Menschen, besonders während des Todeskampfes, auf die Erde zu legen, damit das Sterben leichter vor sich gehe. Heute ist uns allen ja noch die Sitte bekannt, bei Beerdigungen den Toten drei Häufchen Erde auf den Sarg ins Grab nachzuwerfen. Das ist ein sehr alter Brauch, der besagt, daß wir aus Erde entstanden sind, wieder zu ihr werden und einst wieder aus ihr hervorgehen werden.

Wenn man sich überlegt, wie alt der Glaube an die Kraft der Erde ist, kann man sich nicht wundern, daß sie neben Sonne, Luft und Wasser zu den ältesten Heilmitteln gehört. Sicherlich ist es auch früher den Menschen nicht entgangen, daß die Tiere bei mancher Gelegenheit, zumal wenn sie sich krank fühlten, Erde fraßen oder in Lehm, Schlamm oder Sand badeten. Die Sitte des Erdeessens bei verschiedenen Völkern beobachtete schon Alexander v. Humboldt. Aber schon in ältesten Zeiten muß man die Heilkraft der Erde für bestimmte Krankheiten gekannt haben, da sie schon Dioskorides (50 n. Chr.) als ein hervorragendes Gegenmittel für Gifte erwähnt. Um dieselbe Zeit wird sie auch von Plinius gelobt, und 150 n. Chr. empfiehlt sie der berühmte Galenus bei Geschwüren, Hämorrhoiden, schmerzhaften Geschwülsten, Milzleiden, Wassersucht, Gebärmutterflüssen, Hautleiden usw. Um 1530 finden wir die Erde von Paracelsus empfohlen. Zwischendurch vergißt man allerdings auch gelegentlich ihre Heilkraft. Aber um 1890 sehen wir sie wieder von Kneipp verwandt, der besonders äußerlich viel Erfolg mit ihr hatte.

Unsere Zeit verdankt die erneute Anwendung von Heilerden vor allem zwei Männern, die noch nicht lange tot sind, dem Geh. Med.-Rat Julius Stumpf und einem Vorkämpfer der Naturheilbewegung, Adolf Just.

Stumpf verwandte die *weiße Tonerde* (Bolus alba), die schon im Mittelalter bei eitrigen, übelriechenden Wunden eine Rolle spielte und deren gute Erfolge bei Durchfällen ihm auffielen. Er stellte bald fest, daß Bolus alba ein wertvolles Mittel bei der asiatischen Cholera und bei schweren infektiösen Brechdurchfällen ist, damit wurde er sich vor allem auch der Bedeutung der inneren Anwendung von Erde bewußt. Ihm ist es zu danken, daß Bolus alba im Kriege innerlich gegen Durchfälle angewandt werden konnte. Heute wissen wir, daß es sich bei der guten Wirkung von Bolus alba um absorptive Vorgänge, besonders um Bindung von Bakteriengiften, handelt. Der einzige Nachteil von Bolus alba ist vielleicht, daß sie sich im Darm etwas klumpt und zu lange liegenbleibt. Außerdem ist sie als schwache Säure nicht geeignet, die heute so häufige Magenversäurung aufzuheben.

Just wurde auf die Erfolge Stumpfs mit *Bolus alba* aufmerksam und suchte nun seinerseits nach einer geeigneten Erde für den äußeren und inneren Gebrauch. Dabei beobachtete er, daß Tiere nie klebrigen Ton fressen, sondern nur lehmartige, lockere Erdarten. Nach manchen Versuchen fand er einen in der Steppenzeit, die auf die diluviale Eiszeit folgte, abgelagerten Löß, den er dann als *Luvos-Heilerde* in den Handel brachte.

Äußerlich gilt diese Erde als entzündungswidrig und schmerzstillend bei Eiterungen, Furunkeln, Karbunkeln, Venenentzündungen, Krampfadern, Unterschenkelgeschwüren, Rippenfell- und Bauchfellentzündungen, Kiefer- und Stirnhöhlenentzündungen, Ohrenleiden, Drüsenentzündungen, Gelenkerkrankungen, Augenerkrankungen, Insektenstichen usw.

Innerlich soll diese Erde vor allem Säuren, aber auch Giftstoffe (Fäulnisprodukte, Bakterien, andere Darmgifte usw.) binden; sie hat sich bei Stoffwechselschlacken und Säurebeschwerden gut bewährt, wobei die Abgabe von basischen Mineralstoffen (Kalk, Eisen, Magnesium usw.) mitspricht, die günstig auf den gesamten Mineralstoffwechsel des Körpers wirkt.

Besonders hoch ist bei dieser Erde der Gehalt an Kieselsäure, die wir besonders bei Tuberkulose, Rheuma, Gicht und Fettsucht, aber auch für Knochen, Haut, Haare, Nägel usw. gebrauchen und deren Gehalt doch nicht wieder zu hoch ist, da von den Verdauungssäften nur ein kleiner Teil Kieselsäure gelöst wird. Besonders günstig scheint sich diese Erde auf die Gärungs- und Fäulnisprozesse im Dickdarm auszuwirken, langjährige dyspeptische Beschwerden, Verstopfungen, Verdauungsschwäche usw. sind durch diese Erde geheilt worden. Das Einnehmen von Erde ist ein recht natürliches Mittel, den Körper mit Basen anzureichern und sein Gesamtbefinden und seine Leistungsfähigkeit zu heben.

Unsere Nahrung wird uns heute oft in einem vielfach allzusehr gereinigten Zustand angeboten, so daß ein bißchen keimfreie Erde gewiß nicht schaden kann. Gewöhnlich werden 1–3 Teelöffel täglich auf nüchternen Magen empfohlen. Das mag für Krankheitsfälle zutreffen. Der Gesunde wird sich mit einem Teelöffel täglich nach der Hauptmahlzeit begnügen, mancher Krankheit wird er dadurch vorbeugen und sich durch die alte Kraft der Erde, in der soviel ursprüngliche Lebenskraft steckt, vor allem eine gute Magen- und Darmtätigkeit erhalten, welche eine Vorbedingung für alle menschliche Leistungsfähigkeit ist.

VI

DIE BEDEUTUNG DER PFLANZE IN DER ERNÄHRUNGSFRAGE

VITAMINE UND HORMONE – IHR EINFLUSS AUF GESUNDHEIT UND LEISTUNG

Nachdem ich mich in den vergangenen Kapiteln in der Hauptsache auf die Beziehungen zwischen Krankheiten und Pflanzen beschränkte, kann ich jetzt den Kreis erweitern und voraussetzen, man hat verstanden, daß ich den Begriff Pflanze nicht nur auf die sogenannten Heilpflanzen eingeengt wissen möchte, sondern ganz allgemein in der Aufnahme der Pflanze in unseren Körper bereits die Gestaltung menschlichen Schicksals zu erkennen glaube.

Nachdem wir wissen, daß die Pflanze die Voraussetzung für tierisches und menschliches Leben ist, können wir uns auch vorstellen, wie tief sie in unser Leben eingreift. Wie wollte man irgendeinen wirklichen oder auch nur einen eingebildeten Wert in unserem Leben berechnen können, ohne ihn auf den Grundwert der Pflanze zurückzuführen. Eine Rechnung unseres Lebens – auf welchem Gebiet auch immer wir sie vornehmen –, die wir ohne Berücksichtigung der Pflanze machen, wird falsch sein.

Es kommt mir aber in diesem Buche weder auf die wirtschaftliche noch auf die politische Seite des Lebens an, die ebenfalls ihre Wertbestimmungen auf Naturgesetze zurückführen müssen, wenn sie Fehler vermeiden wollen. Ich will nur immer wieder zum Ausdruck bringen, daß das menschliche Leben ein Wachstumsergebnis des Bodens ist.

Deshalb möchte ich hier kurz auf den Erziehungswert der Ernährung (also der Pflanze) eingehen.

Leider ist es vergessen, daß den Völkern einst ihre Nahrungspflanzen, die vielfach Charakterpflanzen für Tiere und Menschen waren, heilig waren und verehrt wurden. Der Kult der Völker entstand aus der Verehrung der Pflanze, die – wie ich deshalb in den einzelnen Pflanzenbesprechungen immer wieder andeutete – tief mit allen mythischen Vorstellungen im Volksleben verbunden war. In den Pflanzen vermutete man die Geister der Ahnen.

Für den natürlich denkenden Menschen der Vorzeit war Erziehung stets eine Erzeugung aus vorhandener Nahrung, wobei er stets begriff, daß es dabei auf die Qualität ankommt. Das heißt, daß *der* Mensch am besten erzogen wird, den man richtig und hochwertig ernährt, worunter natürlich nicht üppige Vielesserei zu verstehen ist.

Die Ernährung der Völker, mit der ich mich später noch beschäftigen werde, wird uns zeigen, wie sehr die einzelnen Völker darauf aus sind, sich einen möglichst großen Nahrungskreis zu schaffen. Zwar nicht immer bewußt, aber doch instinktiv wissen sie, wie wertvoll die verschiedenen Nahrungsmittel für Gesundheit, Erziehung und Fortpflanzung sind.

Die modernen Ernährungsforschungen zeigen uns, daß es in der Nahrungsfrage längst nicht mehr um den Streit geht, ob man nur Fleisch, nur Pflanze, nur roh oder nur gekocht essen soll.

Es handelt sich darum, ob die Nahrung für Tier und Mensch in ihrem lebendigen Wasser und ihren Pflanzen die für ein vollwertiges Leben notwendigen Minerale: Kalzium, Magnesium, Natrium, Kalium, Kieselsäure, Chlor, Eisen, Phosphor, Schwefel enthalten und ob die Nahrung auch die in ihrer chemischen Natur oft noch unbekannten Vitamine vorweist.

Diese Vitamine sind in der Nahrung meist nur in ganz geringen Mengen vorhanden, und doch genügt ihr Fehlen, um im Körper schwere Schädigungen hervorzurufen und sogenannte Mangelkrankheiten zu erzeugen.

Wieder zeigt sich hier die entscheidende Wirksamkeit der Pflanze und die große Wirkung ihrer auch noch so kleinen, ja oft homöopathisch kleinen Wertbestände; denn schwere Körperstörungen können durch Zugaben kleinster Mengen des fehlenden Vitamins beseitigt werden.

Und gerade hierin haben wir einen wertvollen Beitrag der Pflanze zu erkennen.

Ich habe schon früher betont, daß eine Ernährung durch Fleisch grundsätzlich nur aus ethischen Gründen abgelehnt werden kann; denn ein gesunder Magen verarbeitet auch Fleisch ohne Schaden. Unbedingt ist aber die Vorstellung abzulehnen, daß wir ohne tierisches Eiweiß nicht auskämen und daß die Pflanzennahrung nicht vollwertig wäre.

Wie sollte die Pflanzennahrung nicht vollwertig sein, die Tiere und Menschen aufbaut, alle Kräfte der Minerale enthält und alle Vitamine, die – wissenschaftlich einwandfrei bewiesen wurde es vor kurzer Zeit – die innere Sekretion der Drüsen (man vergleiche die Wirkung der Vitamine mit der der Hormone) maßgebend beeinflussen. Inzwischen ist auch die Verbindung zwischen Vitaminen und Hormonen wissenschaftlich festgestellt.

In den Pflanzen, die wir kennenlernten, ruht so mancher Stoff, der geeignet ist, die innere Drüsensekretion anzuregen, und so manches unserer pflanzlichen Mittel trägt jene Vitamine in sich, mit denen sich heute die Öffentlichkeit beschäftigt. Zweifellos ist die Hormon- und Vitaminfrage heute ein wichtiges Kapitel in der Ernährung und überhaupt für die menschliche Gesundheit geworden. Es vergeht kaum ein Tag, der uns nicht neue Berichte über diese Gebiete brächte, so daß wir wohl verstehen können, daß sich auch unsere Leser brennend für diese Frage interessieren.

Der große Chemiker Abderhalden lehrt, daß der Hormonbedarf unseres Körpers durchaus von der Art der Ernährung abhängig ist. Denn wir wissen heute, daß zwischen Vitaminen und Hormonen enge Beziehungen bestehen, wodurch deutlich wird, daß alle Wunder des Körpers in der Nahrung ruhen.

Hormone sind Reizstoffe, die im Körper von den verschiedensten Organen (Schilddrüse, Nebenniere, Hoden, Eierstock, Bauchspeicheldrüse, Hirnanhang, Zirbeldrüse, Thymus usw.) gebildet und durch die innere Sekretion für die Ernährung weitergegeben werden, um so bis in die entferntesten Organe und Gewebe für deren Aufbau zu wirken.

Es ist kein Widerspruch, daß wir die Vitamine von außen mit der Nahrung aufnehmen, während sich die Hormone im Körper selbst aufbauen; denn es scheint so, daß einst, als es noch keinen Unterschied zwischen pflanzlichem und tierischem Leben gab, auch noch keiner zwischen Vitaminen und Hormonen vorhanden war. Heute noch gibt es einzelne Tiere, die zum Beispiel das wichtige Vitamin C nicht mit bestimmter Nahrung aufzunehmen brauchen, weil sie es aus anderer Nahrung selbst aufbauen.

Es liegen genügend Versuche vor, die uns die zauberhafte Wirkung der Hormone und ihre Beziehung zu bestimmten Nahrungsstoffen beweisen.

Ein stärkeres Auftreten des Hypophysenhormons vermehrt den Hochwuchs und das Längenwachstum, erhöht die Tätigkeit (Lebensfähigkeit) und Kampfesfreude. Durch Aktivierung der Sexualhormone erreichen wir Verjüngungserscheinungen. Mit der Hormontherapie behandeln wir heute Stoffwechselkrankheiten, Zirkulationsstörungen und seelisch-nervöse Leiden. Mit dem weiblichen Geschlechtsdrüsenhormon stillen wir schwere Blutungen (Bluterkrankheit). Das Keimdrüsenhormon, das in enger Beziehung zu dem Vitamin E (Fortpflanzungs- und Fruchtbarkeitsvitamin) steht, wirkt günstig bei frühzeitigen Vergreisungserscheinungen des Mannes und bei Wechseljahrstörungen der Frau.

Schon das Altertum wußte, wie erneuernd die Geschlechtskraft auf den gesamten Organismus wirkt. In den Geschlechtshormonen stecken Fernwirkungen, die sich auf alle Organe erstrecken; durch sie werden auch noch andere Körperhormone wachgerufen.

Noch viele unbekannte Stoffe schlummern in unseren Pflanzen, die sicher auf dem Nahrungswege recht bedeutend für unser Körperleben werden können. Alle Lebensenergien werden sich immer wieder in den Pflanzenstoffen sammeln. Heute gibt auch die Wissenschaft zu, daß das Pflanzenleben der Ausgangspunkt für alles tierische und menschliche Leben ist. Selbst Radium nehmen gewisse Pflanzen auf, falls sie auf einem radioaktiven Boden wachsen, und dann in Mengen, die uns nicht schädlich werden.

Ganz eng sind Hormon-, Vitamin- und Ernährungsfragen

verbunden. Während wir uns früher noch mehr für die notwendigen Mengen der einzelnen Nährstoffe interessierten, beschäftigt uns heute die Beschaffenheit der einzelnen Nahrungsstoffe; wir suchen nach den Bestandteilen, deren Fehlen Gleichgewichtsstörungen im Körperhaushalt hervorrufen. Daraus ist zu ersehen, wie wichtig heute die Nahrung und ihre Güte für ein gesundes Körperleben sind.

Schon Liebig ahnte, daß wir wahrscheinlich neben unserer üblichen Nahrung noch kleinerer Mengen unbekannter Stoffe bedürften; aber erst viel später entdeckte man die Vitamine als außergewöhnlich bedeutungsvolle Nahrungsbestandteile, und daß das Fehlen dieser winzigen Ergänzungsstoffe, deren Wesen auch heute noch vielfach unerforscht ist, zu schweren Krankheiten führt, die wir als sogenannte «Vitaminmangelkrankheiten» bezeichnen, zu denen zum Beispiel der Skorbut (der Schrecken aller Seefahrer, die auf ihren Reisen von Konservenkost leben mußten), die «Englische Krankheit» der Kinder, Pellagra und andere Hautleiden, die Möller-Barlowsche Krankheit (ein Kinderskorbut), Augenleiden, Nervenentzündungen usw. gehören.

Alle diese und andere Krankheiten werden durch einen Mangel an bestimmten Vitaminen hervorgerufen und verschwinden, wenn wir im Körperhaushalt das Gleichgewicht durch Hinzufügung solcher winziger Ergänzungsstoffe wiederherstellen. Natürlich ist dabei immer vorausgesetzt, daß auch sonst Ordnung im Körperhaushalt herrscht und er mit den nötigen Mengen Eiweißstoffen, Fetten, Kohlehydraten, Mineralsalzen und Wasser versorgt wird.

Es ist interessant, daß sich sogar der Völkerbund mit der Vitaminfrage beschäftigte und schon 1931 eine internationale Vitaminkonferenz einberief. Wenn wir erst einmal so weit sein werden, daß «natürliches Denken auf der ganzen Linie» international anerkannt wird, dann wird selbst die Weltwirtschaft besser werden.

Wieweit man in maßgebenden Kreisen den Einfluß der Ernährung, zumal den der Vitamine, auf die Erziehung im weitesten Sinne erkannte, zeigt ein Vortrag, den bereits 1935 der dänische Landesgewerbearzt Dr. Gudjonsson vor der Berliner Medizinischen Gesellschaft über Vitamine hielt. An 30000 Tierversuchen, die er im Laufe der Jahre unternahm, konnte er feststellen, daß der Körper bei vitaminarmer Ernährung nicht nur hinfällig wird, sondern auch den Ansteckungskrankheiten keinen Widerstand mehr leisten kann. Auch die sogenannte «Frühjahrsmüdigkeit» beruht nach seiner Ansicht auf Vitaminmangel. Er berichtete über Versuche an Arbeitern, Soldaten und Schulkindern mit täglichen Vitaminzulagen, welche Appetit und Wohlbefinden bei allen hoben. Sogar Fettsucht und Magerkeit wurden durch die Vitaminzulagen geregelt. Bei den Soldaten nahm durch die Vitaminzulagen die

Leistung merklich zu, und bei den Schulkindern bewirkten sie ein gutes Allgemeinbefinden.

Es ist wichtig, daß Dr. G. Gudjonssons Versuche bewiesen, daß Dänemark trotz seiner vorzüglichen Landwirtschaft in der üblichen Nahrung zu wenig Vitamine hat. Wenn das schon für Dänemark gilt, dann muß es erst recht für die übrigen europäischen Staaten zutreffen. Dr. G. machte auch nochmals auf die heute schon gut bekannte Tatsache aufmerksam, wie gefährlich es ist, die Vitamine durch ungeeignete Behandlung (Totkochen der Nahrung, Wegschütten des Gemüsewassers, gleichzeitiges Rösten, Dämpfen, Bakken der Nahrung) zu vernichten.

Ausdrücklich betonte Dr. G. die Notwendigkeit, ebenfalls die Haustiere (zumal im Winter) vitaminreich zu ernähren. Es ist wenig bekannt, daß man sich in landwirtschaftlichen Kreisen über die Artverarmung der Wiesenflora infolge der in früherer Zeit empfohlenen Monokultur beklagt, da sie Nutzvieh und Bienenvölker schädigt und sich letzten Endes dann auch in der menschlichen Ernährung bemerkbar macht.

Dr. G. führte zum Beispiel die Leistungsfähigkeit und Körpergröße der nordischen Völker auf eine hochwertige Ernährung seit frühester Zeit zurück. Wir werden später genauer erfahren, wovon sich gerade die Germanen ernährten.

Was die Ernährung für die Erziehung gesunder Menschen bedeutet, beweisen auch die Vitaminforschungen des Nobelpreisträgers Prof. von Euler-Chelpin, der als Auslandsdeutscher im Biochemischen Institut von Stockholm arbeitet. Er zeigte durch Fütterungsversuche an Ratten den Einfluß des Vitamins A auf das Wachstum. Bei seinen Versuchen benutzte er den gelben Farbstoff Karotin der Möhre. Erst kürzlich entdeckte er in der unscheinbaren schwarzen Johannisbeere ein neues Vitamin, das gegen den Erreger der Lungenentzündung schützt. Es ist bezeichnend, daß schon die Volksmedizin den Saft der schwarzen Johannisbeere bei schweren Brustkrankheiten empfahl.

Heute, wo wir uns wieder über das Wesen und die Bedeutung der Nahrungsinhalte klarwerden, verstehen wir, warum zum Beispiel die einfache alte nordische Ernährung gesund war. So wurde im Norden besonders gern Haferbrei mit dem äußerst fett- und vitaminreichen grünen Hering gegessen. Pellkartoffeln mit Hering sind noch heute ein gesundes deutsches Volksessen. Für Kinder schon deshalb, weil Hering (auch Bückling) kleine zuträgliche Mengen Jod enthält und die Vitamine A und D, welche günstig auf das Wachstum wirken und wertvoll für rachitische Kinder sind.

Das Vitamin A, das das Wachstum fördert, finden wir in vielen der früher besprochenen Pflanzen, so in Heidelbeeren, Johannisbeeren (roten), Brombeeren, Mohrrüben, Tomaten, Petersilie, Zwiebeln, Brennesseln, Löwenzahn, Brunnenkresse. Bei gänzlichem

Fehlen des Vitamins A tritt Knochenerweichung, Nachtblindheit und Aufhören des Wachstums ein. Der Einfluß von Vitamin A auf das Wachstum zeigt seine Beziehung zu den Drüsen mit innerer Sekretion. Lebertran (ungereinigt) enthält reichlich Vitamin A, auch in Butter, Fettkäse, Ei und Kohlgemüsen finden wir es. Die üblichen Büchsengemüse verlieren ihren Vitamin-A-Gehalt durch das Kochen.

Das Vitamin B finden wir in Apfelsinen, Bananen, Tomaten, Trauben, Honig, Spargel, Rüben, Erbsen, Leber, Grünkohl, frischer Hefe, Mangold, Kalbs- und Rinderniere, Brennesseln, Porree, Rettich, Weizen, Gurken. Auf keinen Fall sollte man das Vitamin, soweit man diese Pflanzen kocht, mit dem Kochwasser wegschütten.

Bei Vitamin-B-Mangel tritt die gefürchtete Beriberi-Krankheit auf (Lähmungserscheinungen).

Vitamin C dient besonders gegen Skorbut und die Möller-Barlowsche Krankheit (Säuglingsskorbut bei künstlich ernährten Säuglingen). Es findet sich reichlich in grünem Gemüse, Zitronen, Äpfeln, Himbeeren, Blumenkohl, Pellkartoffeln, Mandarinen, Schoten, Spinat, Hagebutten, schwarzen Johannisbeeren, Grapefruits. In getrockneten Hagebutten soll es sich unter Umständen zwei Jahre halten. Schulkindern sollte man, damit sie das Vitamin C bekommen, viel rohes Obst und auch öfters ungekochte grüne Pflanzenteile (als Salate) geben, da sich gerade Vitamin C besonders schlecht erhalten läßt.

Schon vor Jahren stellte der Arzt der Königsberger Universität an Schulkindern fest, daß das Vitamin C eine entscheidende Rolle in der Leistungsfähigkeit spielt. Er konnte deutlich nachweisen, wie bei Vitaminmangel Leistungen und Lebenslust nachließen, während sie durch eine Nahrung, die reich an Vitamin C war, bald stiegen. Es handelte sich nicht etwa um Präparate, sondern um Pellkartoffeln, Zitronen, Apfelsinen, Hagebutten. Auch ich habe oft in meinen Arbeiten auf die Wichtigkeit der Hagebutten (vor allem in den Wintermonaten) in unserer Ernährung hingewiesen. Wir haben in unserer Flora genug vitaminreiche Nahrungsmittel, die uns über die gefährlichen Übergangszeiten hinweghelfen können.

Inzwischen schilderten amerikanische Forschungen auch den Einfluß der Ernährung auf die Erziehung. Kriminell veranlagte Kinder wurden durch vegetarische Rohkostnahrung gebessert.

Vitamin D verhindert bei Mensch und Tier Rachitis. Kinder und Erwachsene haben unter seinem Fehlen zu leiden, und das Kleinkind ist unter solchen Umständen schweren Schäden ausgesetzt (Mißgestaltung im Knochenbau). Wir finden es im Lebertran, der vielleicht schon deshalb gute Wirkungen hat. Ebenso wie die Pflanzen speichert auch der Dorsch, der im Wasser und lange Zeiten ohne Licht leben muß, große Chlorophyllwerte, die sich besonders günstig auf die Knochen auswirken müssen, wenn wir den Tran verfüttern. Die Wirkung steigert sich noch, wenn wir den Lebertran von der Sonne (ultraviolette Strahlen) bestrahlen lassen. Wir finden das Vitamin auch in Ölen, Eidotter, Butter, Karotten, Möhren, Spinat.

Das Vitamin E spielt eine Rolle bei der menschlichen und tierischen Fortpflanzung, es tritt besonders reich in Getreidekeimlingen, Eiern und Kohlgemüsen auf.

Die Untersuchungen über die Vitamine sind noch lange nicht abgeschlossen, und es ist anzunehmen, daß noch manche unscheinbare Pflanze (wie die schwarze Johannisbeere) gefunden werden wird, die ein neues, wirkungsvolles Vitamin enthält, das früher vielleicht einmal unter anderem Namen bekannt war, aber längst vergessen wurde.

Auf dem Gebiete der Ernährung stehen uns noch große Entdeckungen bevor, die unsere medizinischen Anschauungen bereichern werden; denn das Erlebnis der Pflanze bedeutet immer eine Wandlung.

Nach den bisher vorliegenden wissenschaftlichen Erfahrungen tun wir gut, wenn wir dafür sorgen, daß unsere Ernährung möglichst aus zwei Dritteln pflanzlicher und nur einem Drittel tierischer Nahrungsstoffe gemischt wird. Dann wird unsere Ernährung den notwendigen Basenüberschuß haben, den unser Obst und Gemüse vermitteln, und es werden auch leicht alle Vitamine vertreten sein, die wir zur Ernährung unserer Kinder und für unsere eigene gebrauchen.

Niemand soll aber glauben, es könnte ihm oder seinen Kindern schaden, wenn das Fleischessen aus Abneigung abgelehnt wird und sich die Ernährung auf vollwertige Pflanzen (und Pflanzenöle) beschränkt. Man soll stets dem Instinkt folgen, der sich das auswählen wird, was der Körper braucht, und der der blassen Theorie überlegen ist.

Wer aber wirklich Hunger auf Fleisch verspürt, dem rate ich, von hochwertigem Fleisch (Wild, das sich noch sein Futter selbst sucht) und Fisch und nicht von Masttieren zu leben, die notwendigerweise anomale Erscheinungen mit allen Konsequenzen sind. In der Natur gibt es in unseren Breitengraden kein übermäßiges Dickenwachstum, wie wir das bei unseren gemästeten Haustieren kennen, denen wir so manche Trägheit verdanken. Es wird immer gut sein, ganz besonders in Ernährungsangelegenheiten, den Willen der Natur zu erforschen und ihn auch in unserem Körperleben zu erfüllen. Je besser wir diesen Willen erkennen, um so besser wird sich unser Gemeinschaftsleben gestalten, das ebenfalls ein Körperleben ist. Dieses zu erzeugen, scheint mir der tiefere Sinn aller Ernährung zu sein, den zu erfüllen uns nur im natürlichen Sinne gelingen kann. Stets gilt auch hier der Satz Goethes: «Was fruchtbar ist, allein ist wahr.»

Ich brauche hier nicht näher darauf einzugehen, daß zu reichlicher Salz- und Zuckergenuß schädlich ist. Sicher hängt die Tatsache, daß 90% aller Kinder (96% Schulkinder) morsche Zähne haben, nicht allein mit dem Zucker zusammen. Aber die Verdauungskrankheiten der Kinder, die nach Geheimrat Strauß, Berlin, um das Dreifache gewachsen sind, könnten mit einem hohen Zuckerverbrauch und einer auch sonst falschen Ernährungsweise zusammenhängen. Dauernd nehmen Steinleiden, rheumatische Erkrankungen, Krebsleiden zu und gesellen sich langsam in ihrem Ausmaß zu der Tuberkulose. Das sollte Anlaß genug sein, das Problem der Ernährung nach allen Seiten hin zu untersuchen.

Mit dem Würzen der Speisen verfahren wir meistens genau so einseitig, wie wir etwa Kaffee und chinesischen Tee trinken. Meistens beschränken sich unsere Gewürzmittel auf Salz, Pfeffer und Senf. Es ist natürlich, daß aus solcher Einseitigkeit, zumal wenn sie, wie das beim Salzgenuß die Regel ist, auch mengenmäßig übertrieben wird, Krankheiten (besonders der Nieren) entstehen müssen.

Um möglichst vollständig zu sein, werde ich bei der Aufzählung der verschiedensten Gewürze manche Pflanze wiederholen müssen, die schon als Heilpflanze – meistens ausführlicher – besprochen wurde. Ich tue das aber absichtlich, um der Frau, welche zu Haus die Küche führt, zu zeigen, wie viele Pflanzen einst als Gewürze der Nahrung zugesetzt wurden, die wir jetzt nur noch in Krankheitsfällen kennenlernen.

Die große Kunst des Kochens bestand immer darin, einem ganz einfachen Gericht mit einem Minimum von Gewürz einen ungewöhnlichen Geschmack zu geben.

In der mittelalterlichen Klosterküche erreichte das Würzen einen Höhepunkt an Geschmack, wie ja auch damals das Kochen noch eine Kunst war, die erst nach langjähriger Erfahrung erlernt wurde. Es war wohlüberlegt, daß die Fürsten und hohen Geistlichen erfahrene Köche besaßen. Man wußte noch, daß ein richtig ernährter Mann leistungsfähiger und gesünder ist als einer, der dauernd unter einer schlechten Küche leiden muß und mit der Zeit gesundheitlich zerrüttet wird.

Unsere heutige Küchenführung hat viele Stoffwechselleiden auf dem Gewissen, was nicht immer bedacht wird. Allerdings leidet die heutige Hausfrau unter der Not der Zeit und kann ihre

---

TAFEL 15 · PFLANZEN MIT HOHEM VITAMINGEHALT
Links: *Hagebutte;* oben rechts: *Schwarze Johannisbeere;* unten rechts: *Schnittlauch*

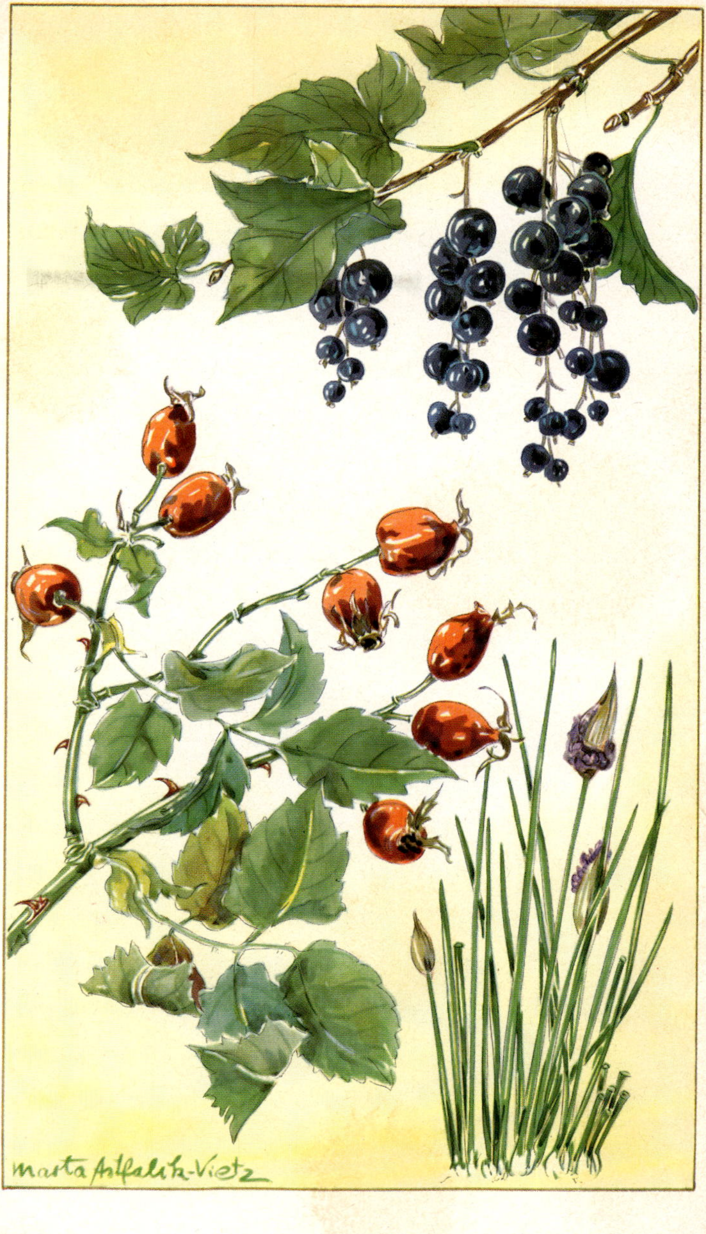
Marta Astfalck-Vietz

Familienmitglieder kaum noch individuell, wie es für die einzelnen am vorteilhaftesten wäre, ernähren.

Um richtig kochen zu können, muß man nicht nur etwas von Chemie verstehen, sondern auch von dem Leben und der Wirksamkeit der Pflanze, und, so gedacht, liegt in der Redensart: «Die Liebe geht durch den Magen», ein tieferer Sinn, als man gewöhnlich wahrhaben möchte.

Knaben und Mädchen müßten schon in der Schule über Ernährung und Kochen unterrichtet werden. In Dänemark gibt es an der Universität Aarhus einen Lehrstuhl für Hauswirtschaft. Unterrichtet wird in Betriebs-, Koch- und Ernährungslehre, und die Studierenden beiderlei Geschlechts können den Doktor in Hauswirtschaft ablegen.

Gewürze sind Nahrungsstoffe, die wir in erster Linie wegen ihres Geschmackswertes gebrauchen. Man wußte schon recht früh, daß die Gewürze die Verdauung einmal durch den Geschmack, dann aber auch dadurch, daß sie die Speichel- und Magendrüsen reizen, fördern.

Heute wissen wir, daß wir die Gaumengenüsse nicht der Zunge, sondern dem Geruchsvermögen der Nase verdanken, deren Riechzentrum im Gehirn liegt. Über die Wirkungsweise der Gewürze ist die Forschung noch nicht abgeschlossen.

Richtiges Würzen stellt die höchste Veredelung dar. Auch von den Gewürzen kann man behaupten, vorausgesetzt, daß man sie nur in kleinsten Mengen und abwechslungsreich gebraucht, daß sie wie alle Pflanzen Krankheiten vorbeugen. Die alte französische, italienische, vor allem aber die frühe chinesische Küche verdanken ihren Weltruf der findigen Verwertung von Gewürzen. Die Frau des Hauses, die ihre Speisen richtig zu würzen versteht, kann sich glücklich schätzen; denn es wird immer darauf ankommen, sowohl den Geschmack der Familienmitglieder als auch den der Gäste anzuregen. Vieles im Leben geht an Geschmacklosigkeit zugrunde. In der Pflanze sind uns aber die feinsten Mittel gegeben, über den Geschmack auf das Gehirn und das gesamte Nervensystem zu wirken.

Gewürze wurden schon in ältesten Zeiten verwandt. Den Indogermanen war zum Beispiel der Salzgenuß bekannt. In den steinzeitlichen Pfahlbauten der Schweiz fand man Kümmelsamen. So wie Homer die Zwiebel, erwähnt die Edda den Lauch als Beigabe zum Trank, und bereits in der vorrömischen Zeit waren den Germanen fremde Gewürze, wie Pfeffer, Ingwer, Kümmel, Silphium, Muskatnuß und Gewürznelken, bekannt.

Leider gibt es heute in vielen Haushaltungen kaum andere Gewürze als Pfeffer, Salz, Essig, Senf, Vanille und Zimt. Es sind daneben aber noch viele einheimische und ausländische Gewürze vorhanden, die aus dem Gebrauch gekommen sind.

Zum Beispiel: *Anis.* Besonders in Thüringen angebaut. Gewürz für Backwerk, Konfitüren, Liköre. Arzneilich zu Brusttee. Schon im Mittelalter Zusatz zu allen Getreidespeisen.

Basilikum (Küchenkraut). Aromatisch, anregend, zu Tunken. Vorteilhaft bei Verstopfung.

Beifuß, ein wilder Wermut, sehr wirksames ätherisches Öl. Schon früh zu Fleisch, Fisch, Wild und Geflügel als Gewürz verwandt. Fäulniswidrig, abführend, reinigend.

Bohnenkraut (Saturei). Gemüse- und Wurstgewürz, gut für Magen und Nerven.

Boretsch (Gurkenkraut). Gewürzgemüse, gute Würze für Salate.

Dill. Für Soßen, Salate, zum Einmachen für Gurken.

Estragon. Gern benutzt zum Würzen von Essig, Gurken, Mostrich, für Suppen, Braten, Tunken (gut für Rheumatiker).

Fenchel. Zum Würzen von Salaten, Naschwerk. Gebrauch sehr alt. Gut bei Husten, Verschleimung, Erkältung.

Kalmus. Der Wurzelstock dient als Gewürz und wird gern stückweise kandiert. Magenstärkend, aromatisch, bitter und gewürzig.

Kerbel. Sehr alte Speisewürze im Norden. Ähnelt etwas der Petersilie und wird wie sie gebraucht. Geruch und Geschmack angenehm, zu Suppengemüsen, Salaten, Soßen. Schleimlösend, harntreibend, darf bei Frühjahrskuren nicht fehlen.

Knoblauch wurde bei uns schon früh von allen zwiebelartigen Gewächsen bevorzugt. Sein Genuß stärkt den Körper. Gemüsegewürz für alle Speisen. Wirksam ist der Schwefelgehalt. Wird bei Alterserscheinungen bevorzugt.

Kresse. Brunnen-Gartenkresse als Gewürz für Salate, Fleisch, Gemüse. Regt den Appetit an, war schon sehr früh bei uns im Gebrauch.

Kümmel. Wurde seit ältester Zeit der Nahrung wegen seines Wohlgeschmacks und seiner gesundheitsfördernden Eigenschaften (magenstärkend, soll auch bei zu schwacher Periode helfen) zugesetzt. So zu Mehlspeisen, Fleisch. 3–7 % ätherisches Öl. Dient der Bäckerei, Käsebereitung, auch zur Mastfütterung.

Lavendel wirkt krampfstillend, gärungswidrig, blähungstreibend. Wegen seines gewürzhaften Geruchs wird er gern Räucherpulvern zugesetzt, zwischen die Wäsche gelegt; dient zu aromatischen Umschlägen, Bädern, Parfüms.

Majoran. Bekannt als Wurstgewürz, schmeckt stark kampferartig, beliebtes Küchengewürz, erwärmend, nervenstärkend.

Melisse, ätherisches Öl, Gerbstoff, Harz. Zitronenartiger würziger Geruch, balsamischer, etwas bitterer Geschmack. Schon von Plinius Hypochondern und Hysterikern empfohlen, belebend und beruhigend.

Meerrettich, ätherisches Öl mit zu Tränen reizendem Geruch.

Bekömmliches, heilkräftiges Gewürz (scheidet Harnsäure und Stoffwechselgifte aus). Macht Vorspeisen und Salate besonders schmackhaft.

Mohn. Als Ölpflanze uralt. Magenöl. Der Samen zum Bestreuen von Gebäck, Füllmasse für Kuchen.

Petersilie. Vorzügliches Gewürz und Heilmittel. Verwendung in Suppen und zu Salaten. Guter Ersatz für Kochsalz (auch bei Nieren- und Blasenleiden).

Pilzpulver. Zuerst durch die Klosterküche wieder verbreitet, besonders als Ersatz für Fleisch; gut geeignet, Speisen, besonders Soßen, recht schmackhaft zu machen.

Pimpinelle (Bibernell). Als Suppengrün und Salatgewürz. Ein alter Gesundheitsspruch sagte: «Eßt Bibernell! Eßt Bibernell! / Dann sterbet ihr nicht so schnell!»

Porree. Lauchart, bekömmlich und heilkräftig. Harntreibend. Ein Gewürz ähnlich der Zwiebel. Auch als Gemüse.

Rosmarin. Schon früh als Gewürz verwandt, besonders in Italien und Frankreich. Wertvoll bei Blutarmut. Zu Rosmarinessig und Likör verarbeitet, balsamisch.

Salbei. Bitter gewürzig, kampferartiger Geruch. Küchengewürz. Zur Verbesserung des Magensaftes und des Blutes.

Sauerampfer. Dieses Knöterichgewächs ist eine vorzügliche Gewürzpflanze für Suppen, Gemüse und Salate (blutreinigend und -verbessernd).

Schnittlauch. Eine Lauchart, die man regelmäßig Suppen, Salaten, Eiern, Käse zusetzen und als Brotaufstrich verwenden sollte. Eins der besten Küchengewürze. Wichtig bei Bleichsucht (Eisengehalt).

Sellerie (Knolle und Grün gemischt). Gewürziger Geruch, scharf süßlicher Geschmack. Gewürz für Fleischbrühe, mit Grieß, Reis, Eiereinlauf in Suppen. Knollen als Salat und Gemüse.

Senfkörner. Samen ganz oder gemahlen als Gewürz, besonders für Speisen mit hohem Eiweißgehalt (Käse usw.), zu Gurken, zum Marinieren.

Spargelpulver. Anregendes Suppengewürz, harntreibend, enthält Asparagin.

Suppenwürzkräuter. Sellerie, Lauch, Petersilie, Porree, Karotten, Kerbel, Kohlrabi, Blumenkohl, Portulak, grüne Erbsen, Spinat, Brennessel, Spitzwegerich, Schafgarbe, Thymian, Erdbeerblätter, Frauenmantel, Pilze.

Thymian, aromatisch. Gewürz für alle Speisen. Wertvoll bei Erkältung, Husten.

Veilchenwurzelpulver. Gewürz für Obstsalate, Fruchtsuppen, Getreidespeisen.

Wacholderbeeren. Seit alter Zeit zum Einpökeln von Fleisch, Einmachen von Sauerkraut (Wacholderbranntwein) und anderen

Speisen benutzt. Schutzmittel gegen ansteckende Krankheiten. Magenstärkend.

Tomatenwürzkraut. Gewürz für alle Salate, Soßen, beste organische Nährsalze. Anregend für die Leber. Reichlich Vitamine aller Gruppen.

Zwiebel. Seit ältester Zeit bekannt. Täglich notwendiges Gewürz (wertvoller Schwefelgehalt), besonders im Winter. Der Milzbrandbazillus und ein bei der Lungenentzündung vorkommender Bazillus soll sich bei Gebrauch von Zwiebel nur langsam weiterentwickeln können. Macht sehr widerstandsfähig.

Ausländische Gewürze

Sternanis (Illicium anisatum). In China heimisch. Süßaromatisch, fenchel- oder anisähnlicher Geschmack, asiatisches Küchengewürz. Nicht zu verwechseln mit dem giftigen japanischen Sternanis. Gut für Backwerk, Wurzelgemüse.

Kardamomen (Elettaria cardamomum). Früchte aus der Familie der Ingwergewächse (Vorderindien). Gewürz für Backwerk, Likör und Wurst. Gegen Verdauungsschwäche, Versäuerung. Die Duftstoffe kommen vorzüglich zur Wirkung, durchdringen den Organismus, aromatisch.

Cayennepfeffer. Kleinfrüchtige Art des Spanischen Pfeffers, enthält das scharf riechende und schmeckende, kampferartige Kapsizin. In kleinsten Mengen Magenanreger, guter Fettverdauer, regt Nieren- und Drüsentätigkeit an.

Gewürzkörner (Nelkenpfeffer). Früchte von Pimenta officinalis. Über 4 % ätherisches Öl, Küchengewürz, erinnert an Pfeffer und Gewürznelken und wird bei Gewürzwaren verwandt.

Ingwer. Heimat Südasien, scharfer, brennender Geschmack. Beste Sorte Jamaika-Ingwer oder Cochiningwer (weißer Ingwer ist geschält). Wird vielen verdauungsfördernden Heilmitteln zugesetzt, dient als Gewürz (auch als Kaumittel) besonders für Obstgerichte, Salate, ist ein guter Blutreiniger.

Kapern (Capparis spinosa). Abgewelkte Blütenknospen des Kapernstrauches. Küchengewürz, kleine Gaben gut für die Nieren.

Koriander. Früchte von Coriandrum sativum. Dient als Gewürz zu Backwerk, Likören, in Butter und Käse, für die Kuchenbäckerei.

Lorbeerblätter. Heimat Mittelmeerländer. Ätherisches Öl, Gerbstoff, bitterer Geschmack, aromatischer Geruch. Kommt an alle Soßen, Marinaden. Beliebtes Reiz- und Genußmittel.

Macisblüte (Muskatblüte), sehr aromatisch (viel Amylodextrin, Dextrin, Harze, ätherisches Öl, Fett), starke Würzkraft. Nur kleinste Mengen, dann anregend bei Verdauungs- und Darmschwäche.

Curry, scharfes englisches Gewürzpulver (Hauptbestand der Worcester-Soße), stammt aus Indien und gehört zu jeder Mahlzeit (Reis, Fleischragout usw.). Eine Summe von Kräutern, welche die Drüsentätigkeit fördern, die Spannungskraft erhöhen und noch manche andere Vorteile für den Körper haben. Nur kleinste Mengen.

Gewürznelken. Das Gewürz wird vielfach gebraucht zu Kuchen, Parfümerien, Likören, Zahntinkturen, Kräuterkissen, aromatischen Bädern, uralte Verwendung. Arzneilich wirkt es leicht adstringierend (zusammenziehend), regt Nerven- und Gefäßsystem an.

Paprika. Kommt aus Spanien und Ungarn. Aus Ungarn der sogenannte Rosenpaprika. Abgesehen von Obstgerichten, läßt er sich zu allen Gerichten der täglichen Küche gebrauchen. Eine der reichsten und billigsten Quellen für Vitamin C. Anregend für Magen, Nerven, Drüsen.

Pfeffer, weiß. Heimat Sundainseln. Guter Fettverdauer, scharf würzig, in kleinsten Mengen magenstärkend, fieberwidrig.

Safran (Blütennarben von Crocus sativus). Gewürz und Färbmittel für Teigwaren, Butter, Suppen, uraltes Würzmittel. Geringe Gaben erregend, nervenbelebend, krampfstillend.

Vanillestangen. Heimat Java, Madagaskar. Gewürz zu Schokolade, Puddings, Gefrorenem, auch für Parfümerie (früher Nervenmittel und Aphrodisiakum).

Zimt, Astrinde der Laurazeengattung. Heimat Ceylon. Feuriges Gewürz (wirksames ätherisches Öl), wird den Speisen gern in Verbindung mit Ingwer, Gewürznelken, Kardamomen zugesetzt. Volksmittel bei chronischen Durchfällen, zu starker Menstruation. Anregend, entsäuernd. Kleinste Mengen.

ZUCKER, SALZ, HONIG

Der Zucker ist ebenfalls ein Gewürz. In geringen Mengen wird der Magen ihn vertragen, aber große regelmäßige Mengen reizen den Organismus und versäuern die Säfte.

Der Zucker ist besonders wertvoll als Fruchtzucker der Früchte. Danach haben wir auch den Honig einzuschätzen, der als Lävulose bereits im Leib der Biene einen Verdauungsweg durchgemacht hat und deshalb besonders bekömmlich ist.

Die gebräuchlichsten Zuckersorten stellen wir aus Rübensaft her, der nur noch im sogenannten Rohrzucker alle Mineralstoffe der Zuckerrübe enthält. Das Einkochen, Reinigen, Raffinieren und Bleichen des Rübensaftes, aus dem wir den bekannten weißen Zucker als Pulver oder Würfel gewinnen, raubt der Zuckerrübe die Nährsalze und Vitamine.

Man kann sich vorstellen, daß ein übermäßiger Gebrauch dieses Zuckers, den wir vielfach in den verschiedensten Nahrungsmitteln zu uns nehmen (Schokoladen, Bonbons, Kuchen, Marmeladen, Konfitüren usw.), noch dazu fast immer regelmäßig, auf die Drüsen schädlich wirken muß. Manche nennen diesen Zucker einen Kalkräuber.

Es bleibt unbestritten, daß unser Organismus – ebenso wie er Salz gebraucht – auch Zucker gebraucht. Aber wenn wir schon solche Extrakte herstellen, wie sie die üblichen Salz- und Zuckerarten darstellen, dann dürfen wir von ihnen nur einen mäßigen Gebrauch machen, genau wie von allen Gewürzen.

Von Natur aus verlangt unser Körper durchschnittlich immer die ganze Pflanze und nicht einen Teil von ihr. So ist es auch mit der Zuckerrübe. Deshalb wird man sich am besten an den Rohrzucker halten.

Wenn wir in der Küche die von mir erwähnten Gewürze verwenden, wird unser Salzbedarf äußerst gering sein. Etwas Salz braucht der Magen aber stets zur Verdauung (Meeressalz).

Und wenn wir in der Ernährung den natürlichen Fruchtzucker der Trauben, süßen Äpfel, Birnen, Pflaumen, Feigen und anderer Früchte, außerdem den reinen Bienenhonig verwenden, dann dürfte auch unser Zuckerhunger vollauf befriedigt werden.

Veranlaßt durch viele Zweifel im Volk über die Nützlichkeit und Schädlichkeit des Zuckers, hat sich jetzt auch die wissenschaftliche Forschung damit beschäftigt.

Man hat Untersuchungen an Mehl- und Zuckerarbeitern, an Bäckern und anderen angestellt und dabei gefunden, daß Rohrzucker auf die Zähne keine schädliche Wirkung hat. Bei Arbeitern in Zuckerraffinerien und industriellen Betrieben der Zuckerverwertung wurde niemals eine Karies beobachtet, die durch ständige Einwirkung von Staubzucker entstanden sein konnte. Die Milchsäure, welche beim Vergären des Zuckers im Munde entsteht, greift die Zähne nicht an. Anders ist es allerdings bei süßen Mehlspeisen. Hier führt die Verdauung nicht wie beim Zucker zur Bildung von Milchsäure, so daß Reste solcher Speisen nicht mehr als unbedenklich bezeichnet werden können. Man kann aber durch anschließenden Genuß von Obst das gesunde «saure Milieu» im Munde wiederherstellen. Deshalb sollte man zum Beispiel Kindern abends vor dem Schlafengehen einen sauren Apfel geben. Also der Genuß von Obst nach einer Mahlzeit oder abends wirkt wegen seines Säuregehaltes zahnschützend.

Da wir in der alten Waldbienenzucht und ihren unermeßlichen Honigernten die ursprüngliche Zuckerquelle vor uns haben, möchte ich dem Honig eine kurze Betrachtung widmen.

Nektar und Ambrosia sind im griechischen Mythos die Götterspeise, welche Jugend und Unsterblichkeit verleiht. Schon in den ältesten Zeiten im Norden opferte man den Göttern den Honig der Blüten, brannte ihnen zu Ehren riesige Wachskerzen und räucherte mit Ambra oder Bernsteinharzen. Nektar und Ambrosia sind Honig und Baumharze. Sicher war in der Vorstellung unserer Ahnen die Ernährung aus hochwertigen Blüten und Bäumen die beste.

So wie heute noch die Kinder das Marienkäferchen, das Sonnenküchlein, auf die Finger setzen und es wie den Kuckuck fragen: «Sunnekieken, ik frage di, wo lange schall ik leven?», weil der Käfer seit Urzeiten als ein Bote und Vertrauter Gottes galt, so war auch die Biene für unsere Vorfahren ein göttliches Insekt, von vollkommener Tugend und Reinheit. Der Staat, den sie aufbaut, ist von solcher Intelligenz, daß dieses einzig zähmbare Insekt ihnen für ihr Leben ein leuchtendes Beispiel gab.

Die Biene soll noch aus dem verlorenen Paradies stammen, und in einem alten Liede heißt es, daß Gott drei heilige Engel, die er zur Prüfung der Menschen auswählte, vom Himmel in die Welt gehen hieß: «wie die Biene auf die Blume».

Die Gabe der Dichtkunst wird Pindar durch Bienen zugetragen, und alte Märchen erzählen uns, daß der ein Glückskind ist, auf dessen Mund die Bienenkönigin im Schlafe fliegt. Wolken von Bienen fallen auf den süßen Saft der Esche, und von dem heiligen Yggdrasil läßt die Edda Tau triefen, der Honigsfall heißt und die Bienen nährt.

Uralt war im Norden der Genuß und die Verwendung des Honigs. Auch der Met war ursprünglich eine einfache Mischung von Honig und Wasser, die man gesotten gären ließ. Plinius berichtet von germanischen Honigscheiben von acht Fuß Länge.

Den ältesten Honigertrag lieferten in Urgermanien die wilden Waldbienen, und auch als man die Bienen aus dem Wald in den Garten versetzte, wurde die Waldweide noch lange nicht von den Bienen aufgegeben. Zu jener Zeit bildeten die Bienen noch einen ganz wesentlichen Teil des bäuerlichen Viehreichtums. Es gab ein weit verzweigtes Bienenrecht, ein Zeichen, was für eine Rolle der Honig spielte, gab es doch bis ins Mittelalter noch keinen anderen Süßstoff.

Aber nicht nur im Norden blühte die Bienenzucht. In Ägypten, Griechenland und Rom bestand sie schon vor Jahrtausenden. Korsika hatte als Tribut nach Rom jährlich 2000000 Pfund Honig und Wachs zu liefern. Mit dem Christentum verbrauchte auch die Kirche riesige Mengen Wachs, was allerdings durch den Protestantismus zurückging. Die religiösen und sozialen Unruhen, die mit dem Dreißigjährigen Krieg kamen, vernichteten die Bienenzucht fast ganz.

Ein Volk von 20000 Arbeitsbienen weidet im Jahr etwa auf 200 Millionen Blüten, von denen es nebenbei noch 20 Millionen befruchtet durch unwillkürliche Übertragung des Pollens der Pflanzen. Dieser indirekte Nutzen der Bienen (Bestäubung der Blüten vieler Nutzgewächse), der von volkswirtschaftlicher Bedeutung ist, beträgt das Zehnfache der direkten Einnahmen aus Honig und Wachs.

Die Zahl der Bienenvölker betrug in Deutschland 1913 2,3 Millionen, 1928 1,6 Millionen Völker. Man berechnet etwa 20 bis 25 Millionen Kilogramm Honigverbrauch im Jahr, wovon Deutschland selbst ungefähr 18 Millionen erzeugt und für über 2 Millionen Mark einführte. Eingeführt wird hauptsächlich aus den Vereinigten Staaten, Haiti, Chile, Kuba. Es wäre eine Kleinigkeit, uns in Deutschland selbständig mit billigem Honig zu versorgen.

Vor dem ersten Weltkrieg besaß Deutschland über 2 Millionen Bienenvölker. Der Honigertrag betrug allein etwa 40 Millionen Mark, den Gesamtnutzen der Bienenzucht schätzte man aber auf etwa 400 Millionen Mark, da die Bienen ja außer den Obstbäumen auch noch viele Nutzpflanzen befruchten. Je mehr Bienen wir in unseren Gärten haben, desto höher werden auch unsere Erträge sein. Immer wieder müssen wir daran denken, daß in der großen Natur draußen wie in der kleinen unseres Körpers alle Wesen oder Organe zusammenarbeiten und erst dadurch die Gesamtleistung steigern.

Leider sind wir bei uns so oft der Ansicht, wir könnten aus unserem Boden nur Nahrungsstoffe aus Pflanzen wie Rüben, Kartoffeln usw. holen und müßten alle edlen Erzeugnisse aus dem Süden und den Tropen einführen.

Die Bienen holen den Nektar aus: Linde, Roßkastanie, Obstbäumen, Ginster, Heidekraut, Haselnuß, Salweide, Buchweizen, Esparsette, Raps, Sonnenblumen, Thymian, Heidelbeere, Ahorn, Löwenzahn, Stachelbeere, Klee, Salbei, Weißtanne, Distel und so vielen anderen Pflanzen. Aus ihnen entsteht der Honig als gefahrloser, konzentrierter Zucker. An wie vielen der üblichen gekochten Süßigkeiten haben wir uns dagegen schon den Magen verdorben.

Es ist lange her, daß die Bienen zu jedem Haushalt gehörten. Sie wurden sehr zärtlich behandelt, der Tod des Hausherrn wurde ihnen mitgeteilt, und die Stöcke wurden mit Flor behängt; dagegen mit einem roten Tuch, wenn Hochzeit war. Man segnete die Stöcke mit den Worten: «Ihr Bienen und Königinnen, setzt euch auf eures Herrn Acker und Wiesen, wie es der Herr Christus geboten, zum Sammeln von Wachs und Honig ...»

Es ist nicht leicht, sich in unserer Zeit der elektrischen Beleuchtung die wundervolle, beruhigende Wirkung der Honigwachskerzen vorzustellen. Nur manchmal erleben wir das reine, sanfte Kerzenlicht wieder in den Kirchen oder zu Hause an hohen Festtagen.

Die ganze Schönheit des Bienenlebens kommt in dem Hochzeitsflug der Königin zum Ausdruck, die mit dem Nachtschwarm in eine neue Wohnung zieht. In diesem Hochzeitsflug steckt ein großes Geheimnis des Lebens. Welch ein Staat, der nur ein Individuum zur Fortpflanzung braucht! Die jungfräuliche Königin steigt auf, steht wie ein goldener Mittelpunkt als strahlende Sonnenblüte im Raum, während rings um sie Tausende von Männchen kreisen. Nur von einem wird die königliche Mitte erreicht und hoch oben in der Luft befruchtet. Gleich danach geht das Männchen zugrunde.

Die befruchtete Königin wird jetzt sorgfältig von den geschlechtslosen Arbeitsbienen gepflegt und gefüttert. Das Zentralproblem beginnt: die Eiablage. Die Königin legt an manchen Tagen bis zu 3500 Eier. Ein Huhn müßte täglich 20 Eier legen oder eine Frau jeden Tag 3 bis 4 Kinder bekommen, um die Leistung einer Bienenkönigin zu erreichen, die jährlich über 100 000 Eier legt.

Von dem unermeßlichen Honigertrag, als der Südosten Europas, die Abhänge der Karpaten und die sich anschließenden Ebenen noch riesige Lindenwaldungen waren, haben wir jetzt keine Vorstellung mehr. Heute sitzen die Bienen meistens nicht mehr in ihren Körben hoch oben in den Tannenbäumen. Heute wird schon vielfach mit den Körben gewandert, so blüht die Wanderbienenzucht besonders in der Heide.

Kalt gepreßter Honig kommt an Güte dem Schleuderhonig gleich, ebenso der Leckhonig. Der warm gepreßte Honig ist von geringerer Qualität. Farbe und Beschaffenheit sind sehr verschieden. Akazienhonig ist wasserklar. Rapshonig hellgelb, Obstblüten- und Kleehonig goldgelb. Lindenhonig muß in der Durchsicht goldgelb sein. Die im Hochsommer und Herbst gewonnenen Honige sind dunkler. Buchweizenhonig dunkelbraun, Heidehonig rötlichbraun. Die Tannenhonige sind gelbbraun mit einem grünlichen Schimmer. Verfälschungen durch Stärkesirup, Fruchtzucker, Kunsthonig waren früher zahlreich, so daß Honigkauf eine Vertrauenssache war. Deutschland steht an erster Stelle.

Wir wissen, daß die Pflanze mit Hilfe des Sonnenlichtes Zuckerstoffe herstellt, vorzugsweise Rohrzucker, der zu gleichen Teilen aus Trauben- und Fruchtzucker besteht. Man nennt ihn Nektar und denkt dabei an den Göttertrank der Griechen, der Unsterblichkeit verleihen sollte. Die Honigdrüsen der Pflanzen heißen Nektarin, denn die Pflanzen sind ja die eigentlichen Erzeuger des Honigs, den die Biene durch ein Ferment ihres Speichels sozusagen für uns vorverdaut. Durch diesen Prozeß wird der Rohrzucker in Invertzucker verwandelt, so daß unsere Organe den Trauben- und Fruchtzucker des Honigs unmittelbar aufnehmen können.

Der Honig enthält einen Wirkstoff, der die Zuckerausnutzung

unseres Körpers fördert; keine andere Zuckerart kann sich mit ihm vergleichen. Die Forschungen ergaben aber auch, daß der Honig noch andere Wirkstoffe enthalten muß, darunter einen cholinartigen. Das Cholin kennt man als einen Stoff, der sich außer in der Nebennierenrinde, auch in der Darmschleimhaut, in Galle, Milz, Gehirn usw. findet und in der Natur z. B. in Eidotter, Hopfen, Pilzen usw. vorkommt. Im menschlichen Körper erfüllt das Cholin wichtige Aufgaben; es steht mit dem Nervensystem in besonderer Arbeitsgemeinschaft. Wir wissen, daß es die Herztätigkeit lähmt, den Pulsschlag verlangsamt, den Blutdruck durch Erschlaffung der Adern senkt und die Darmbewegung anregt. Mit dem Honig bieten wir einem normalen Herzen, das z. B. sportlich etwas leisten soll, ein gutes Mittel, Anstrengungen besser zu überstehen. Die der Volksmedizin schon lange bekannte Heilwirkung des Honigs bei Schlaflosigkeit beruht ebenfalls auf dem Cholin.

Jeder Herzkranke kennt die uralte Heilpflanze bei Herzleiden: Digitalis purpurea L., roter Fingerhut. Das Wesen seiner Heilkraft ist weniger auf eine Veränderung des Blutdrucks als auf eine Veränderung der Blutverteilung zu beziehen. Sowohl die Blutdrucksenkung bei Herzschwäche als auch die Blutdruckerhöhung bei Stauungskrankheiten werden durch die Verbesserung der Herztätigkeit (Regulierung, Pulsaderverlangsamung, Vergrößerung des Minutenvolumens) zur Norm zurückgeführt. Die Herzmuskulatur wird leistungsfähiger, das Herz beginnt, normal zu arbeiten. Untersuchungen am Krankenbett zeigten, daß Honigwaben die Digitaliswirkungen vorteilhaft unterstützen, sogar verbessern und das kranke Herz kräftigen.

Bekanntlich soll das Herz die Organe mit Blut versorgen. Der cholinartige Wirkstoff des Honigs beeinflußt die Blutgefäße günstig und fördert die Durchblutung der Organe. Zugleich senkt er den zu hohen Blutdruck und behebt Störungen in der Blutversorgung. Die Darmbewegungen werden vorteilhaft von ihm angeregt.

Wir sind in letzter Zeit bei sportlichen Veranstaltungen wiederholt von Todesfällen durch Herzschlag überrascht worden, wobei sich herausstellte, daß dabei wesentlich das Nervensystem (Angst vor Mißerfolgen) beteiligt war. Hier hätte wahrscheinlich richtiger Honiggebrauch manches verhindern können. Also: Honig beim Training, nach langen Krankheiten, im Wochenbett u. ä.!

Interessant sind auch die Ergebnisse mit Honig bei der Zuckerkrankheit. Wie wir wissen, muß das Insulin der Bauchspeicheldrüse die Verwertung des Blutzuckers besorgen. Wenn der Zuckerkranke Insulin bekommt, sinkt der Zuckergehalt im Blut, und die Organe können wieder Zucker verwerten. Es wurde festgestellt, daß die Hormone des Honigs ähnliche Wirkung haben.

Versuche ergaben, daß bei einem 58jährigen Zuckerkranken 50 g reiner Honig nach 1½ Stunden den Blutzucker von 250 mg auf 200 mg senkten.

Untersuchungen zeigten, daß Lindenhonig und Tropenhonig gegen Bakterien wirken. Nadelholzhonig erhöht die Widerstandskraft. Mit Honig, den man auf die Gaumenmandeln aufträgt, wurde erfolgreich die Diphtherie bekämpft. Ausgezeichnete Resultate sieht man auch bei der Wundbehandlung und Hautpflege. Honig ist eines der wichtigsten Mittel für den gesamten menschlichen Stoffwechsel. Deshalb sollte er nicht nur als diätetisches Mittel bei allen Krankheitsformen, die eine Schon- und doch Kräftigungskost verlangen, sondern auch als natürliches Nahrungsmittel nach Möglichkeit regelmäßig gebraucht werden. Bereits der Säugling sollte statt Zucker reinen Bienenhonig – einen Teelöffel auf die Flasche – bekommen. Die körperliche Entwicklung solcher «Honigkinder», vor allem ihre Widerstandsfähigkeit gegen Infektionen, ist ausgezeichnet. Auch für das heranwachsende Kind, für werdende oder stillende Mütter, für Rekonvaleszenten ebenso wie für alternde Menschen ist Honig ein vorzügliches Kräftigungsmittel.

Die Aufgabe der Imker ist es, die Qualität des Honigs zu verbessern, und zwar dadurch, daß sie ihn rein und sauber gewinnen. Es muß für Qualität gesorgt werden. Noch längst nicht sind die medizinischen Wirkungen aller Honigarten erforscht. Muß es so weit kommen, daß erst die Apotheken wirklich hochwertigen Honig verkaufen?

Prof. Dr. med. E. Koch, Bad Nauheim, schrieb kürzlich: «Im Honig liegt schließlich in starkgesättigter und halbflüssiger Form aufgespeicherte Sonnenkraft vor, die von den Organen sofort verwertet und in Lebenstätigkeit umgesetzt werden kann.»

Zwischen Pflanze, Biene, Honig und Mensch bestehen tiefgehende schicksalshafte Beziehungen, die wir pflegen, aber nicht einseitig ausnutzen sollten, um das Gleichgewicht der Natur nicht zu stören, das die Harmonie unseres eigenen Körperlebens ergibt.

HEIL- UND NÄHRKRAFT DER BÄUME

Wer den Weg der Pflanze von Anfang bis zum Ende richtig durchdenkt, muß zum Schluß im Walde ankommen, als dem stärksten Ausdruck alles vegetativen Geschehens.

In unserer heutigen Zivilisationsperiode haben wir längst vergessen, daß unsere Vorfahren einst im Walde lebten und sich von den Früchten seiner Bäume, den Pflanzen, Pilzen und dem Wild ernährten. In dem Worte «Stammbaum» klingt noch die Erinnerung an sagenhafte Zeiten (Totemismus). Von den Gräsern und ihrer Zucht, den schwankenden Getreidefeldern usw., ernährte sich der Mensch sehr viel später.

Durch die Natur geht der Wille zur Baumgestaltung, aber wir haben uns schon lange daran gewöhnt, daß die europäischen Länder teilweise recht mangelhaft mit Wäldern bedeckt sind. Man denkt sehr wenig darüber nach, daß dieser Zustand sich auch auf die menschliche Konstitution, Glaubens- und Denkweise auswirken muß.

Die größte Waldfläche der Erde hat Südamerika (50 %). In Europa verteilt sich der Waldbestand folgendermaßen: Finnland 70 % des Bodens, Schweden 60 %, Rußland, Österreich und Tschechoslowakei etwa 35 %, früheres Deutschland 26 %, Großbritannien und Irland nur 4 %. Fast waldlos sind Länder wie die Mongolei, der Irak, Turkestan, die Sahara, das Innere Australiens.

Der Wald ist eine Rohstoffquelle für Holz, die schon heute vielleicht für die Völker noch wichtiger ist als die Ölquellen, die ebenfalls ein Angel- und Kampfpunkt der menschlichen Wirtschaft sind. Heute ist auch im Bauwesen die Alleinherrschaft von Eisen, Stahl und Beton gebrochen; man hat wieder erkannt, daß auch das Holz seine Qualitäten hat und in vielem dem leblosen Material aus Eisen und Stahl überlegen ist.

In unseren holzverarbeitenden Gewerben hatten 11,6 % aller Gewerbebeschäftigten überhaupt zu tun (Stellmacherei, Möbeltischlerei, Fabrikation von Zündhölzern, Stöcken und Schirmen, Stiften und Gardinenstangen, Sägemühlen, Papierindustrie, Klavier-, Geigenbau, Billard-, Sargherstellung, Flechterei, Dreherei, Bürsten- und Pinselfabrikation, Holzkohlen-, Harz-, Teer- und Pechgewinnung, Spielzeugindustrie). Daran schließt sich die holzverarbeitende chemische Industrie (künstliche Textilfaser, Kunstseide, Kunstwolle aus Holz [Holzverkleidung], Gerbstoffextrakt- und Harzgewinnung) usw.

Aber der Wald ist nicht nur als Rohstofflieferant wichtig, sondern auch als Regler des Wasserhaushaltes auf der Erde.

Die Gesamtwaldfläche der Erde wird auf 4,3 Millionen Hektar geschätzt. Das bedeutet bei einer durchschnittlichen Verdunstung im Jahr von 1500 Kubikmeter Wasser auf den Hektar, daß die Wälder auf der Erde 6,5 Billionen Kubikmeter Wasserfluten in Dampf und Wolkenfeuchtigkeit verwandeln (Angabe von Dr. Popopfsky).

Jetzt begreifen wir, warum in Amerika vor einer der letzten Ernten die Felder, infolge Ausrottung der Wälder, stellenweise vertrocknen mußten. Von der kanadischen Grenze bis zum Staate Texas wurde deshalb ein 150 Kilometer breiter Schutzwall aufgeforstet, wozu 4 Milliarden Bäume notwendig waren.

Der Wald regelt das Gleichgewicht zwischen Himmel und Erde, indem er entscheidend auf den Kreislauf des Wassers wirkt, mit der ihm entströmenden Feuchtigkeit das Klima beeinflußt, Regen und Feuchtigkeit vermittelt und damit die menschliche Kultur beeinflußt.

Schon Riehl machte darauf aufmerksam, daß die Waldbevölkerung fast durchweg ein ungleich selbständigeres eigenes geistiges Gepräge hat als die leichter beeinflußbare des offenen Landes. Das Leben der Waldbevölkerung ist trotz oft größerer Armut gefestigter und stetiger.

Der Mensch wird körperlich und seelisch durch den Umkreis seiner Pflanzen- und Tierwelt, mit der und durch die er lebt, charakterisiert. Man spricht nicht umsonst von den Charakterpflanzen der Völker. Leider haben sich unsere philosophischen Denksysteme oft sehr weit von der Natur entfernt, so daß sie keine biologischen Schlüsse mehr ziehen können.

Es ist für die Konstitution und die Geisteskraft des Menschen ein großer Unterschied, ob er mehr von Baumfrüchten oder Grasarten (Zerealien) lebt. Mit dem Übergang von der ursprünglichen Waldwirtschaft zur Acker- oder Gräserwirtschaft ernähren wir uns in der Hauptsache von Getreidearten, wozu Kartoffeln, Rüben, Kohlarten kommen.

Selbst wenn wir immer noch nicht von der Monokultur einer extensiven Feldwirtschaft zu einer intensiven Gartenwirtschaft übergehen wollen, lassen sich doch in der heutigen Landwirtschaft viel mehr Obst- und Fruchtbäume unterbringen. Auf vielen Straßen, Chausseen und leeren Plätzen lassen sich Bäume mit eßbaren Früchten pflanzen.

Jeder, der die Kraft des Baumes liebt und den stärksten Ausdruck der Pflanzenwelt im Walde sieht, wird wünschen, daß der heutige Waldbestand geschont und daß kahlgeschlagene Stellen wieder aufgeforstet werden. Der letzte Krieg fügte uns einen Schaden zu, der auf Jahrzehnte hinaus kaum wieder gutzumachen ist.

Das Wichtigste aber ist – und darin liegt die große Umstellung im Hinblick auf die Vergangenheit, die nur an einem schwachstämmigen Einheitswald interessiert war, der sich rasch schlagen und verkaufen ließ –, daß die Forstwirtschaft heute wieder für den guten alten Mischwald eintritt, der in seiner lichten Schönheit unvergleichlich ist. Heute läßt man kein geschlagenes Revier mehr brachliegen, und die wunderschönen Eichen, Buchen, Eiben usw. kehren zu den Tannen, Fichten, Kiefern zurück, so daß kein Kahlschlag mehr in Frage kommt.

Es wird nicht allen bekannt sein, daß im März 1898 zuerst wieder Wilhelm Wetekamp auf die Gefährdung unserer Naturdenkmäler (uralte Bäume usw.) aufmerksam machte. Es war die

Sehnsucht, die Mutter Natur wiederzuerkennen und unser Leben auf der ganzen Linie wieder «natürlich» zu gestalten. Es ist klar, daß man dabei bis zur Wildnis des Waldes zurückdenken muß, der immer eine nie versiegende Quelle des Lebens gewesen ist.

Wer den Wald vernichtet oder falsch bewirtschaftet, vernichtet ein unschätzbares Gut.

Früher hatten die Menschen eine viel engere Bindung zum Wald und kannten seine heilkräftigen Gaben. In ihren Liedern spielte der Wald häufig eine Rolle, und auch die Dichter haben das beruhigende Rauschen seiner Bäume besungen. Wir finden heute nicht minder im Wald die Ruhe und Erholung, die wir suchen.

Nicht jeder wird sich darüber klar sein, was es für unsere ganze Kultur bedeutet, wenn man sich für den Mischwald an Stelle des lange üblichen Einheitswaldes einsetzt. Um das Problem in seiner ganzen Tragweite zu übersehen, muß man sich erinnern, daß heute auch unsere Landwirtschaft in der Artverarmung der Wiesenflora infolge unbiologischer Einstellung der vergangenen Zeit einen schweren Schaden erkennt, der sich nicht nur an unseren Bienenvölkern rächt. Man hat gefunden, daß die fehlende ausgleichende Wirkung des Vielerlei der Wiesenflora sich auch im Viehstall bemerkbar macht. Das Vieh wird weniger widerstandsfähig gegen Krankheiten und gibt uns schlechtere Stoffe für unsere Ernährung. Gleichzeitig müssen die Wiesenerträge zurückgehen und der Boden durch die Einseitigkeit der Vegetation ermüden. So ruiniert also auch – genau wie im Walde – im Wiesenbau die Monokultur oder an Arten verarmte Kultur den Boden.

Es ist also für unser gesamtes Volksleben außerordentlich wichtig, daß die Forstwirtschaft wieder für eine lebendige Lebensgemeinschaft im Walde eintritt, wozu Prof. August Bier noch vor seinem Tode klar und verantwortungsbewußt aufforderte. Die Lebensgemeinschaft des Waldes zeigt uns die notwendige Vielgestaltigkeit des Lebens, die wir unbedingt berücksichtigen müssen.

Zu der Lebensgemeinschaft im Walde, die in einem fortgesetzten Tauschverkehr steht, gehören die verschiedensten Bäume, zum Beispiel: Eichen, Platanen, Eschen, Ebereschen, Birken, Buchen, Fichten, Kiefern usw., und zu ihnen wieder die Tiere, Wildpflanzen und Pilzwurzeln. Wer kennt das Fadengewirr, das unterirdisch und geheimnisvoll als Pilzfäden das Leben von Wald, Wiese und Heide verkettet, dieses Mysterium? Sicher ist, daß der Humus, von dem alle Bodenfruchtbarkeit abhängt und damit auch das Schicksal von Mensch und Tier, erst durch die Lebensgemeinschaft der kleinen und großen Pflanzenwelt zustande kommt.

Es könnte wohl keinen besseren Beweis gegen die mechanische Auffassung vom Leben und die Gleichmachereibestrebungen menschlicher Denkunfähigkeit geben als dieses wunderbare Mysterium, das uns die ursprüngliche Natur zeigt. Es ist erfreulich, daß der Geist die menschliche Natur zu verbinden sucht, und dieser Geist kann das gerade deshalb, weil er in seinem ganzen Fühlen und Denken eine natürliche Einheit besitzt.

Schon früher waren Ernährungsforscher der Ansicht, daß sich Vererbungsfehler nur durch die beste, knappste und hochwertigste Nahrung ausgleichen lassen, die zugleich die beste Medizin ist.

Heute wissen wir außerdem, daß uns erst richtige und vollwertige Nahrung einen gesunden und intelligenten Menschenschlag sichert. Wir beginnen mit der Nahrung, und das ist grundsätzlich immer die Pflanze, den Menschen bereits auch zu erziehen.

Wir wissen, welche Qualitäten unsere Obstbaumfrüchte enthalten, aber wir wissen noch längst nicht genug, wie wichtig für unsere Volksernährung Nüsse, Kastanien, Bucheckern und ihre Öle sind. Auch Obstbäume gehören in den Wald.

Noch längst nicht genug berücksichtigen wir in der täglichen Ernährung unsere Tees von Linde, Birke, Holunder. Viele Heilmittel, die wir draußen holen, bieten uns unsere Eichen, Weiden, Birken, Eschen, Erlen, Buchsbäume, Lärchen und Pappeln.

Immer sind die Stoffe, die zu uns aus dem Walde oder von einzelnen Bäumen kommen, starke Chlorophyllträger, die unser Blut erneuern, unsere Nerven kräftigen, auf dem natürlichen Wege unsere Widerstandsfähigkeit gegen Krankheiten stärken und im wahrsten Sinne des Wortes Leib und Seele zusammenhalten. Der Wald birgt unermeßliche Schätze in sich, die wir nur zu heben brauchen. Dazu müssen wir uns aber unermüdlich darum bemühen, in den Reichtum, den der Wald uns zu geben hat, einzudringen. Und je mehr wir die heilende Kraft seiner Pflanzen an uns und an anderen Menschen erfahren, desto staunender und gewiß auch ehrfürchtiger werden wir vor diesem Ereignis der Natur stehen. Die Beschäftigung mit der lebenspendenden Kraft des Waldes führt uns zu immer neuen Entdeckungen, denn ganz und gar werden wir sein Geheimnis nie ergründen können – ein unerforschter Rest wird stets bleiben.

Der Wald spielt für unser Leben eine ungemein wichtige Rolle, und solange wir ihn erhalten, wird er uns eine Quelle für ein gesundes Leben sein.

In meinen Arbeiten warb ich seit Jahren um Verständnis für das Gesetz der Wildnis. In der Lebensgemeinschaft des Mischwaldes können wir die Naturgesetze studieren, die auch für unser persönliches Leben und das aller Menschen maßgebend sind. In diesem Zusammenhange bat ich auch darum, nicht die Ernährung aus dem Walde zu vergessen. Die Sammelwirtschaft war viel früher da als unsere heutige Landwirtschaft. Hochwertiger kann die Nahrung niemals sein als so, wie die Natur sie wachsen läßt.

Vergessen wir nie, daß die Gesundheit und damit auch das Glück von uns allen aus dem Wald, aus der Natur kommt. Wir wollen die

Fortschritte der Technik nicht verkennen. Aber als vor Jahren der bekannte ungarische Lyriker Ladislaus Torkos anläßlich seines hundertsten Geburtstages, den er in ungeminderter geistiger Frische beging, gefragt wurde, was er von der technischen Entwicklung halte, die im Laufe seines Lebens stattfand, antwortete er nachdenklich: «Die Welt ist nicht glücklicher geworden.» Auch wir wissen das heute: Die Welt wird erst wieder glücklich werden, wenn sie sich auf die Natur besinnt und das Menschenleben nach ihren Gesetzen ordnet.

Tafel 16 Heil- und Nährkraft der Bäume
Oben links: *Linde;* Mitte: *Birke;* unten: *Eiche*

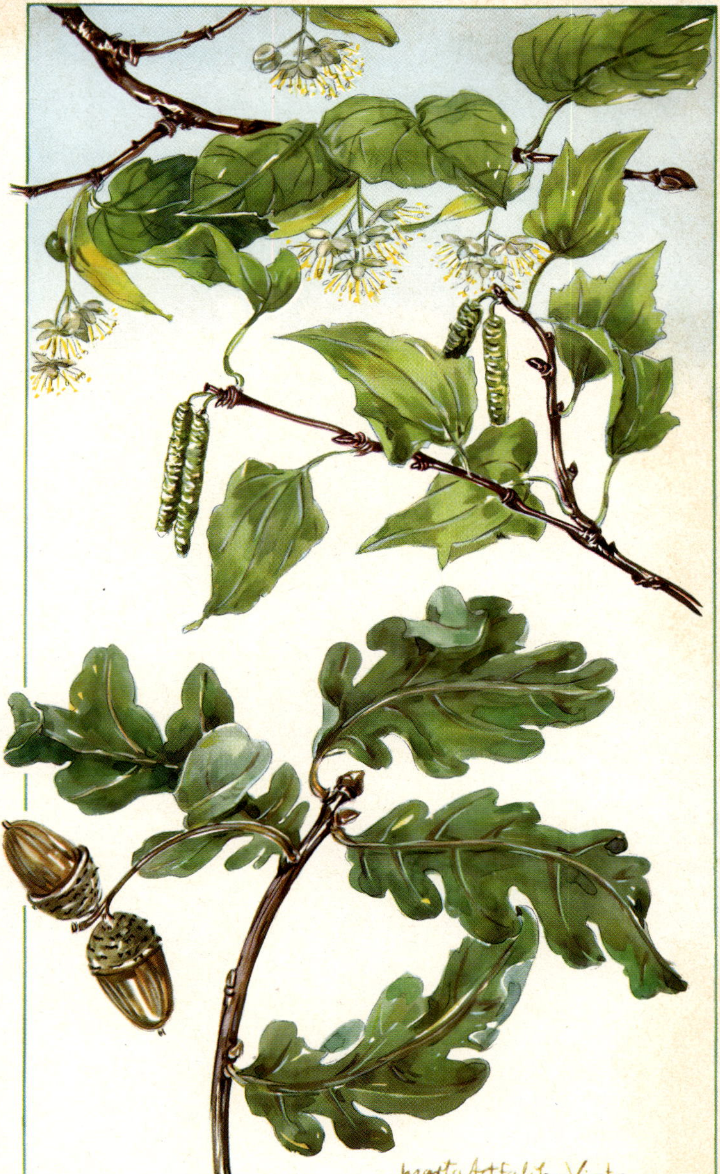
Marta Astfalck-Vietz

VII

DIE HEILPFLANZEN IM GARTEN

DER ALTE DEUTSCHE GARTEN

«Ach! Und drüben am Bach, wo Ulmen das alternde Hoftor übergrünen und den Zaun wilder Holunder umblüht, da empfängt mich das Haus und des Gartens freundliches Dunkel, wo mit den Pflanzen mich einst liebend mein Vater erzog.»
Hölderlin

Vom Walde möchte ich mich jetzt unserem Garten zuwenden, in dem sich so mancher Mensch die Liebe zu der ungebrochenen Naturkraft des Waldes erhält. Dort in der Stille erinnert er sich an die grüne Einsamkeit, in der er vor Jahrtausenden selbst einmal lebte und deren seltsames Rauschen noch immer tief in seinem Blute lebt und ihn zu gewissen Zeiten urplötzlich überfällt. In solchen Stunden sehnt sich dann der heutige Mensch nach seinem Garten. Nun, wir wissen das alle, und wir wollen uns das Herz nicht schwer machen. Unterhalten wir uns lieber darüber, wie es einst im alten deutschen Garten aussah.

In der Stille des alten Gartens, der eng mit dem Bauernhof verbunden war, wurden Arznei- und Würzkräuter gezogen. Ebenfalls Schlehen, Äpfel, Nüsse, Kirschen, Birnen, Pflaumen, Kastanien, Mispeln, Quitten und Pfirsiche, soweit es das Klima erlaubte. Unter dem Obst dominierte der Apfel, dessen Qualität noch heute zeigt, was für leidenschaftliche Obstzüchter unsere Vorfahren waren.

Aus der Karolingerzeit wird uns noch viel von dem alten Gartenleben überliefert. Damals versorgten die Gärten alle Bevölkerungsschichten reichlich mit Obst. Die Klöster übernahmen diese Tradition. Es ist interessant zu wissen, daß die Regel des heiligen Benedikts noch grundsätzlich den Fleischgenuß von vierfüßigen Tieren verbot. Man lebte von Fisch, Geflügel, Baumfrüchten, Beeren und Kräutern des Gartens. Bei festlichen Bewirtungen der Bevölkerung wurden stets in großen Mengen Äpfel, Birnen, Nüsse usw. gereicht.

Der Kräuter- und Blumengarten, in dem vor allem die für Krankheitsfälle heilkräftigen Pflanzen wuchsen, wurde mit großer Liebe gepflegt. Zu den ältesten Heilpflanzen gehörten auch Rose und Lilie. Sie waren Bestandteile altheidnischen Kultes. Ihr Zauber verbarg sich in Geruch und Farbe. Rose und Lilie waren der Holda geweiht, welche ihre zarten Schleier gern auf den Rosensträuchern der Gärten trocknete, die davon besonders lieblich dufteten.

Die Heil- und Ernährungspflanzen wurden im alten Garten

ursprünglich nicht auf getrennten Räumen angebaut, da unsere Vorfahren auch die Heilpflanzen mit zur täglichen Ernährung verwandten. Es wuchsen nebeneinander Heilpflanzen, wie Minze, Raute, Salbei, Schlangenwurz, Anis, Laserkraut, Allermannsharnisch, und Gewürzkräuter, wie Petersilie, Sellerie, Fenchel, Saturei, Senf, Zwiebel, Porree, Kerbel, Laucharten, ferner Gurken, Melonen, Kohlrabi, Salat; außerdem Kichererbsen, Mangold, Pastinaken und solche Pflanzen, die zum Färben beim Tuchweben dienten, wie Krapp, Malve, Karde.

Den strengeren Unterschied zwischen Arznei- und Küchengarten begann erst das Kloster zu machen. Wie das frühe Kloster den Garten als ein kleines Heiligtum pflegte, erfahren wir von Walafried Strabo, dem «Schielenden», der 842 Abt des Klosters von Reichenau war und der ein Gedicht «de cultura hortorum» schrieb, in dem wir besonders reizvoll die Liebe des Menschen vor tausend Jahren zur Erde und ihren kleinen Pflanzenseelen kennenlernen. Das Beet, das man damals zuerst für die Pflanze anlegte, war noch wirklich ihr kleines Bett. In all diesen Einzelheiten erkennen wir, wie vor so langer Zeit in mühsamer Kleinarbeit und mit liebevoller Geduld die Schönheit unseres heutigen Gartens erfunden wurde.

Walafried beschreibt uns im einzelnen, wie er zu Frühlingsanfang seinen kleinen Garten von Brennesseln und anderem Unkraut mit den Händen reinigt, wie er ihn umgräbt, Maulwurfshügel zerstört, wie er jeden Regenwurm aufliest, dann die Beete formt und Holzbretter gegen die erhöhte Erde stemmt. Wie er die Erde mit kleinen, selbstgemachten Rechen und Hacken zerkleinert, dann fetten Dünger herbeischafft, wie er den Samen legt oder die überwinterten Pflanzen umsetzt. Und wie er nach Aufgang der Saat mühsam Wasser herbeiholt und jedes Pflänzchen liebevoll aus der hohlen Hand begießt, damit nichts weggeschwemmt wird. – Mit besonderer Liebe und Zärtlichkeit wurden im Klostergarten des Mittelalters die Rosen, Lilien und Veilchen gepflegt, da Mönche wie Nonnen die Zierlichkeit der Blütenformen und ihre Farbe verehrten. Die Farben- und Blumensprache des Mittelalters war von großer Schönheit und immer aufs tiefste mit göttlicher und menschlicher Liebe verbunden.

Der Reiz und die Anmut des mittelalterlichen Gartens finden ihren schönsten Ausdruck in jenem alten deutschen Garten, in dem eine wunderschöne stille Wiese Obst-, Kräuter- und Blumengarten verbindet. In diesem alten Garten ist so mancher Traum, so manches unvergeßliche Volkslied entstanden, die ja immer nur aus dem Blütensamen der Erde selbst hervorgehen, da wo sie am verschwiegensten ist. Die alten Dichtungen wußten wohl, daß in der verborgenen Stille solcher Gärten die Seele zu blühen anfängt, die in den steinernen Städten so rasch welkt und ihren Duft verliert. Immer suchen die Dichter in der Abgeschiedenheit der Gärten nach jenen Liedern, welche die Seele ihres Volkes bezaubern, ist doch das wirkliche Gedicht nichts anderes als eine Sprache der Blumen und Vögel, des Wassers und der Winde und der goldenen Sonnenhaare, die im Garten träumen.

In den alten Gärten standen noch vereinzelt frühere Waldbäume, bisweilen auch fremde Zierbäume und Ziersträucher. Karl der Große ließ in solchen Gärten noch Ebereschen, Lorbeerbäume und Pinien pflegen. In dem königlichen Garten aber fehlte nie die Eiche, unter welcher der König ruhte, wenn er krank war. Wie tief ging noch die Beziehung zu dem alten Stammbaum des menschlichen Geschlechtes, daß man ihn selbst im Garten nicht vermissen mochte und letzten Endes von ihm allein die Heilung in schwierigsten Fällen erwartete, war er doch der stärkste Ausdruck alles vegetativen Geschehens, mit dem man immer in alter Zeit das menschliche Leben untrennbar verflochten fühlte.

In dem einfachen «gertelin» (Gärtchen) des Bauern vor dem Haus auf der Straße, wo das Leben noch langsam und gemütvoll an ihm vorüberzog, besuchten ihn abends seine Freunde. Und in dem Bürgergarten hinter dem Haus oder draußen vor der Stadt duftete seine Rosenlaube, in die er verliebt war.

Gern sah man im alten Garten auch eine Quelle, einen Brunnen, neben dem die Linde rauschte, oder einen kleinen reizenden Weiher mit schnellen Fischchen. Auf allen Bäumen des Gartens nisteten Vögel, welche die Luft mit Gesang erfüllten. Die Wege durch den Garten waren nie harte Kies- und Steinpfade; sie führten lautlos durch duftendes grünes Gras, von dem der Fuß nur wenig für einen schmalen Pfad niederlegte. Heute erinnern wir uns nur noch in fernen Dörfern an heißen Sommertagen in schönen, verwilderten Bauerngärten mit üppigen Hecken und glühenden Rosen an die Gärten der alten Zeit.

Im Mittelalter sind es vor allem die Rosengärten, welche sich durch die deutschen Heldensagen ziehen. Breite Linden beschatten sie, aus ihrem grünen Dickicht leuchten goldene Rosen, weiße Lilien und tönt Nachtigallengesang. Hier wandeln die Liebenden. Die Rosengärten der Liebe aber sind zugleich die stillen Gärten der toten Seelen; denn nach alter Vorstellung ist die Stätte der Liebe wie die der ewigen Abgeschiedenheit ein Garten, wo neben Rosen und Lilien auch die ärmeren, aber nicht weniger lieblichen Bauernblumen blühen: Hyazinthen, Tulpen, Levkojen, Goldlack und Nelken.

Das Mittelalter lebte noch fern der Sachlichkeit unserer Tage, die alle romantischen Gefühle zerstört, welche man oft verspottete, ohne zu überlegen, daß alle Romantik nur Vegetation, lebendiges Wachsen, bedeutet. Der alte deutsche Garten war ein wirklicher Zaubergarten, in dem der kranke oder enttäuschte Mensch wieder gesundete, mochte er in diesem Garten nun ein Heil- oder

Gewürzkraut finden, mochte ihn auch nur die Schönheit einer unscheinbaren Blume entzücken oder seine Seele hinter der Verschwiegenheit blühender Zweige das Flattern eines Schmetterlings berühren. Irgendwie ist es immer der Garten des Paradieses, seine Schönheit und Unschuld, in die wir zurückkehren, wenn wir in einen Garten der alten Zeit kommen; in seiner Stille werden wir neu geboren.

WIE PFLEGEN WIR HEUTE UNSEREN KRÄUTERGARTEN?

Heute ist die deutsche Pflanzenwelt wieder so weit wie irgend möglich in den Dienst des Volkes gestellt, und die Erkenntnisse der Ernährungswissenschaft haben uns wieder zu einer stärkeren Bevorzugung der Pflanzenkost geführt. Gemüse, Obst und Gewürze sind keine Luxusartikel mehr, sondern sollen als regelmäßige und abwechslungsreiche Kost auf jedem Tisch erscheinen. In Deutschland stieg der Gesamtverbrauch an Obst von 1 856 000 Tonnen im Jahre 1926 auf mehr als 2 000 000 Tonnen im Jahre 1936, an Gemüse von 2 900 000 Tonnen im Jahre 1926 auf 3 890 000 Tonnen im Jahre 1936. Man hat statistisch nachgewiesen, daß ein Stadtmensch von mittlerem Alter und 70 kg Gewicht, der körperlich nicht besonders viel arbeitet, etwa 2530 g Nahrungsmengen verbraucht. Nun rechnet man, daß 1100 g ausschließlich aus Obst und Gemüse bestehen sollten und weitere 1700 g aus anderen Nahrungsmitteln einschließlich Kartoffeln. Praktisch ist es aber so, daß der Forderung von 1100 g an Obst und Gemüsen tatsächlich nur 260 g gegenüberstehen.

Wir sehen also, wie wichtig auch heute wieder bei uns, wahrscheinlich noch viel mehr als früher, der Gartenbau geworden ist. Es genügt nicht, daß von 17,5 Millionen Haushaltungen in Deutschland 5,5 Millionen über einen Kleingarten verfügen. Immer wieder werde ich meine seit Jahren vertretene Forderung erheben, daß wir unser Land, soweit wie nur möglich, in einen blühenden Garten verwandeln müssen, wodurch wir gezwungen sind, wie einst die Chinesen, Ackerbeetkultur zu treiben und den Boden besonders liebevoll und intensiv zu bearbeiten, der dann auch besonders hohe Erträge liefert. Wir sichern mit der Pflanze unserem Volke ein glückliches Schicksal.

Mehr noch als früher wird dann auch der Garten die Heil- und Gewürzpflanzen in sich aufnehmen und, wenn er die Gesetze der Wildnis zu beachten weiß, auch die Grundlage für die Verbesserung der Qualität und Quantität beim Anbau unserer Drogen werden.

Es gibt so manche südländische Gemüse, Früchte und Gewürze, die in südlichen Gegenden auch bei uns gedeihen. Wir haben Südgemüsegärtnereien an der Bergstraße, in Weinheim, in Bad

Dürkheim, wo neben dem Paprika auch Netz- und Cantalupemelonen, sogar Wassermelonen wachsen. In Heppenheim gedeihen der Süßfenchel, die Auberginen (Eierfrüchte), Zughetti, Okraschoten, Ajota, Oporto- und Süßzwiebeln, auch Zuckermais. In Dürkheim gibt es sogar Feigenhaine und Granatäpfel. Mit Oliven und Zitronen werden Versuche gemacht.

Der Gartenbesitzer, der Heil- und Gewürzpflanzen anbauen möchte, aber noch keine Erfahrungen besitzt, richtet erst einmal einen kleinen Gartenteil dafür ein und beschränkt sich auf die gebräuchlichsten Pflanzen, die für den eigenen Hausbedarf genügen.

Anfänger sind jedenfalls dringend davor zu warnen, etwa aus dem Anbau von Heil- und Gewürzpflanzen ein Geschäft machen zu wollen. Der Anfänger wird kaum in der Lage sein, wirtschaftlich erfolgreich auf diesem Gebiet zu arbeiten, da er die Ansprüche der Pflanzen an Boden und Klima, an Düngung und Fruchtwechsel nicht kennt, über den besten Erntezeitpunkt nicht orientiert ist, von der richtigen Trocknung nichts versteht, auch keine Erfahrungen betreffs Lagerung, Versand und beste Absatzmöglichkeiten hat.

Bei dem Heil- und Gewürzpflanzenanbau für den eigenen Bedarf sind Fehler, die uns unterlaufen, leichter zu verschmerzen, und mit der Zeit werden wir uns durch diesen Anbau doch noch eine Nebenerwerbsquelle schaffen.

Beim Boden achten wir darauf, was die einzelnen Pflanzen an Mineralstoffen verlangen, ob sie Trockenheit oder Feuchtigkeit bevorzugen. Meistens sind die Heil- und Gewürzpflanzen ja recht anspruchslos, auch an Dünger verlangen sie nicht viel, Hauptsache bleibt immer, daß er gut verrottet ist. Wir müssen immer daran denken, wie fein in der Natur alles Verwesende durch die Witterung, den Magen der Kleintiere und die Bodenorganismen vermahlen wird. Gute Komposterde eignet sich am besten für unsere Pflanzen.

Das Saatgut kaufen wir in gärtnerischen Samenzuchtbetrieben, wo es einer Kontrolle unterliegt. Wenn wir nicht direkt aussäen wollen, können wir auch im Frühbeetkasten vorkultivieren, wobei wir schwache Sämlinge rechtzeitig ausmerzen können. Solche vorkultivierten Pflanzen sind gewöhnlich kräftiger, sobald wir sie dann, wenn sich einige Blätter entwickelten, ins Freiland bringen. Falls wir direkt aussäen, geschieht es in Rillen, damit wir das Unkraut leichter beseitigen können. Auf gute Bodenvorbereitung ist natürlich zu achten. Im Herbst wird der erwähnte gut verrottete Dünger eingegraben, und im Frühjahr wird der Boden mit dem Rechen bearbeitet, eine gewisse Festigkeit soll die Oberfläche des Bodens nicht verlieren. Während des Wachstums lockern wir den Boden, wodurch wir das Unkraut bekämpfen und gleichzeitig die Bodengare erhalten. Das Unkrautjäten und das Bewässern an heißen Tagen dürfen wir nicht vergessen. Auch vor Schädlingen (Engerlinge usw.) müssen wir die wachsenden Pflanzen behüten. Mehrjährige Pflanzen müssen wir gegen den Winter schützen (Laub, Deckreisig usw.).

Bei der Ernte spielt der richtige Zeitpunkt eine große Rolle. Die Blütendrogen ernten wir am Vormittag, wenn sie abgetrocknet sind, da nasse Pflanzen nie geerntet werden dürfen. Auch das Aufstapeln der grünen Pflanzen vermeiden wir. Kraut- und Blattdrogen ernten wir nachmittags, wenn sie trocken sind und ihr Gehalt am höchsten ist. Schlechte Blätter werden gleich entfernt. Bei den Körnerdrogen müssen wir aufpassen, daß sie nicht ausfallen, die Wurzeln werden gleich gewaschen und ihre schlechten Stellen entfernt. Bei der Ernte darf auch nicht vergessen werden, daß bei Heil- und Gewürzpflanzen bisweilen alle Teile oder doch die meisten zu verwenden sind. Die besten Pflanzen wählen wir zur Saatgutgewinnung aus.

Besonders wichtig nach der Ernte ist dann das Trocknen und das Aufbewahren unserer Heil- und Gewürzpflanzen. Gerade beim Trocknen sollte man für gute Einrichtungen sorgen, da durch diese die wertvollen Bestandteile der Pflanzen erhalten werden. Die Pflanzenernte darf nicht einfach in warmen Stuben aufgestapelt werden.

Die Blüten- und Blattdrogen trocknen wir auf luftigen Trockengestellen, den sogenannten Trockenhorden, oder auch in luftigen Räumen (Speicher- und Dachböden), dabei bleibt dann die Naturfarbe erhalten. Die Zugluft kann stark sein, aber die Wärme darf nicht 30–35° C überschreiten.

Die Wurzeldrogen können in der Sonne trocknen und bei künstlicher Wärme nachtrocknen, hier darf die Wärme 35–40° C nicht überschreiten.

Die Körnerdrogen werden erst auf Tüchern ausgebreitet, bis sie richtig ausgetrocknet sind.

Bei der Aufbewahrung ist darauf zu achten, daß die Drogen in trockenen Räumen und in fest schließenden Gefäßen verwahrt werden, niemals eng nebeneinander, damit ihre Gerüche sich nicht stören können. Licht und Luft sollen zu den Gefäßen keinen Zutritt haben.

Von den von mir im Buch erwähnten Pflanzen lassen sich vom Gartenbesitzer anbauen: Anis, der guten und leichten Boden verlangt; Basilikum, das guten Gartenboden braucht und im Mistbeet ausgesät wird (gute Bienenweide); Beifuß, der fast auf jedem Boden, der Kalk hat, gedeiht (Mistbeet); Bibernelle, die überall im Garten wächst; Bohnenkraut, das auf jedem Boden gedeiht, aber sonnige Lage bevorzugt; Boretsch auf jedem Boden; Brunnenkresse wird im Juni gesät, sie braucht fließendes Quellwasser, das nicht zufriert; Dill eignet sich für jeden Garten; Estragon braucht guten, feuchten Boden, muß bei Kälte geschützt werden; Fenchel gedeiht nur in warmer, milder Gegend; Kalmus pflanzen wir an feuchten Stellen (Teichen); Koriander braucht guten, feuchten Boden; Kümmel kann überall angebaut werden, der Boden muß humusreich sein; Lavendel kommt mit magerem Boden aus, reift aber nicht aus, wird schon früher geerntet und muß im Winter sehr geschützt werden; Liebstöckel verlangt alten, gut gedüngten Gartenboden; Löffelkraut wächst auf jedem nicht zu trockenen Boden; Majoran (Bienenweide) verlangt lockeren, humusreichen Boden; Melisse (reiche Bienenweide) verlangt geschützten, nicht zu trokkenen Gartenboden (Frostschutz); Meerrettich braucht warmen, gedüngten Boden; Petersilie braucht wenig Dung, aber lockeren Boden; die Pfefferminze liebt einen feuchten humusreichen Boden; Quendel braucht trockenen, sonnigen Boden ohne Düngung; Raute braucht mittelguten Boden; die Ringelblume wächst in jedem Bauerngarten und stellt keine Ansprüche; Rosmarin verlangt geschützten, gut gedüngten Boden; Salbei wächst überall, stellt keine Ansprüche; Sauerampfer verlangt reiche Düngung; Sellerie muß gut gedüngt, feuchten Lehmboden (Kalk) haben; Schwarzwurzel braucht einen nährstoffreichen Boden; Thymian (reiche Bienenweide) braucht guten trockenen Boden und sonnige Lage; auch Ysop ist eine gute Bienenweide und braucht eine trockene, sonnige Lage.

Zum Schluß möchte ich noch dafür werben, daß wir in unseren Gärten, in denen früher nie die Bienenkörbe fehlten, dafür sorgen, daß sie sich wieder vermehren, indem wir unsererseits für die Futterpflanzen der Bienen sorgen, zu denen ja so viele Heil- und Würzkräuter gehören. Es gibt einen Forscher, der sich fast ein Menschenalter mit der Bienenzucht beschäftigte, das ist Dr. med. Zaiß, der die Schrift verfaßte: «Der Wert des Honigs», die zu lesen sich sehr lohnt.

PFLANZEN FERNER LÄNDER LEBEN IN UNSEREN GÄRTEN

Nach dieser etwas nüchternen Darstellung möchte ich aber den Garten noch nicht verlassen. Mancher wird sicher ein bißchen mißtrauisch gewesen sein, als ich davon erzählte, daß sich in Südwestdeutschland selbst Feigen kultivieren lassen. Und doch gibt es so viele Zier- und Nutzpflanzen, die den Sommer hindurch oder auch noch im Herbst in den Gärten unsere Augen erfreuen, die im Laufe der Jahrhunderte durch kluge Reisende und Forscher aus fernen Ländern in unsere Gärten und auf unsere Felder gebracht wurden. Nie hat auch bei uns der Wissenschaftler aufgehört, die weite Welt nach immer neuen Pflanzen abzusuchen, die sich an unseren heimatlichen Boden gewöhnen, die Nahrungsmittel für

Mensch und Tier vermehren und den menschlichen Schönheitssinn vertiefen.

Noch im Oktober leuchten die Sonnenblumen in den Gärten, deren Samen wertvolles Öl zur Nahrung und zur Herstellung von Firnis führen. 1721 brachte ein Schiff aus den Prärien Nordamerikas den ersten Sonnenblumensamen nach Europa. Von dort kamen auch der wilde Wein, eine Lupine, Phlox und die Goldrute, deren goldgelbe Blüten uns noch im Oktober begegnen, zu uns.

Der Speisekürbis, dessen riesige Früchte jetzt die Gemüseläden zieren und dessen Fruchtfleisch so bekömmlich ist, stammt aus dem Süden der Vereinigten Staaten. Eine beliebte Zierpflanze unserer Gärten, der Goldmohn (Eschholtzia), ist ein gelber Gruß aus Kalifornien.

1803 brachte uns Humboldt aus der Heimat der Azteken die strahlenden Zinnien und Georginen. Die Astern, die so schön im Sommer blühten, kamen mit vielen anderen Blumen (Pfingstrose, Glyzine, Rhabarber usw.) aus China, die Hortensie aus Japan.

Japan, dieses uralte Wunderland seltsamster Vegetation, dessen Zauber wir nur ahnen können, schickte uns außer den Chrysanthemen, Tigerlilien und Anemonen noch viele Kostbarkeiten. Das zarte tränende Herz (Dicentra spectabilis) wanderte aus Ostasien ein, und aus Sibirien kamen die schwarzroten Blüten der Rosenmalve, mit denen man den Wein färbt.

Amerika ist eine Fundgrube für so manche unserer Pflanzen. Heute versuchen wir, unseren Boden auch für den Tabak aus Südamerika zu gewinnen. Das alte Inkareich schenkte uns die schon erwähnten Tomaten, Kartoffeln und Bohnen. Im 18. Jahrhundert kreuzten wir virginische und chilenische Erdbeeren mit heimischen Walderdbeeren, aus denen unsere Gartenerdbeeren entstanden. Aus Chile kommen auch unsere beliebtesten Topfpflanzen, die prächtigen Fuchsien. Als Zierpflanze ist bei uns besonders auf den Balkons die Betunie beliebt, die aus Argentinien stammt. Auch von dem hübschen Zwergstrauch, der Steingartenberberitze, werden wenige wissen, daß sie vom Feuerland an der Südspitze Südamerikas stammt, wo die wilden Lamas und riesige Scharen von Seevögeln leben.

Auch das dunkle Afrika mit seiner phantastischen Flora und Fauna hat uns manche Pflanze geschenkt. Wenn Pflanzen, zum Beispiel der Lein, aus dem der Flachs gewonnen wird, reden könnten, dann würden sie uns jahrtausendealte Geschichten erzählen. Noch heute ist der Lein nach der Baumwolle die wichtigste Faserpflanze der Welt. Bis ins höchste Altertum geht die Linnenkultur in Ägypten zurück. Man kleidete sich nicht nur in Linnen mit Gold- und Purpurbesatz, man fuhr auch mit linnenen Segeln um die Welt. Noch heute hält das Leinen so mancher Mumienhülle.

Die leuchtend roten Blüten des Gartenleins (Linum grandiflorum) kamen aus Algerien zu uns. Und wer kennt nicht die scharlachroten Blüten brennender Liebe und feuriger Schwerter unserer Pelargonien und Gladiolen, aus denen noch immer die Seele Afrikas spricht? 1690 kamen sie nach Europa. Eine Art der kleinen blauen Lobelien, die man bei schweren Atemstörungen (Vergiftungen) gebraucht, die Lobelia erinus, kam um 1900 zu uns. Mit ihr kam die gelbe Montbretia. Die kleine Reseda, die zwar keine leuchtende Blumenkrone wie ihre Schwestern besitzt, aber um so süßer duftet, wanderte vor Jahrhunderten aus Ägypten in unsere Gärten.

Auch aus Australien sind Pflanzen zu uns gekommen: eine Immortelle, Helichrysum bracteatum, und ein reizendes Tausendschönchen vom Swan River, das Brachycome.

Aus Indien haben den Weg zu uns gefunden: der Pfeifenstrauch, Philadelphus coronarius, der in Südeuropa verwilderte und den man nach seinen weißen, stark duftenden Blüten wohl auch fälschlich «wilder Jasmin» nannte, und die dunkelroten Blütenähren des Fuchsschwanzes, den man amarantus, d. h. unverwelklich, nannte (Amaranthus caudatus). Aus Indien kamen auch der Pfirsich mit seinen oft unwahrscheinlich schönen Samtfarben und der seltsame Rhododendron arboreum mit von unten silberweiß schimmernden Blättern und dunkelroten Blüten. Erst aus Kreuzungen mit kaukasischen Arten entstanden unsere Gartenformen.

Die Blütenpracht orientalischer Gärten wurde oft besungen, und viele Blumen haben hier geträumt, bevor sie zu uns kamen. Von dort stammt die weiße Lilie (Lilium candidum), die so unschuldig und rein auf den Gräbern unglücklich Liebender blüht, auch der Mohn und die prachtvolle Hyazinthe, die, wie die Sage erzählt, aus dem Blute unschuldig Getöteter sprießt.

Ein blumenliebender flandrischer Staatsmann, der in Konstantinopel lebte, soll dort die Tulpe entdeckt und nach Europa gebracht haben. Ihr Name soll «Dulbend», das Tuch, bedeuten, welches die Türken um ihren Fez wickelten. Bei uns sollen die Tulpen zuerst 1559 in Augsburg als große Seltenheit in den Gärten der Fugger geblüht haben. Heute kann der Weltmarkt die Millionen Tulpen, welche jedes Jahr die holländischen Felder verzaubern, gar nicht aufnehmen.

Über Konstantinopel kamen auch die Kaiserkrone (Fritillaria imperialis) und das Gartenranunkel (Ranunculus asiaticus) zu uns. Die erste gezüchtete Rose, das Sinnbild der goldenen Sonnenrose am blauen Himmel, soll in Persien geblüht haben und von dort in den Norden gekommen sein.

Die rotviolette oder rotweiße Gartenwicke, die so gut riecht, ist aus Süditalien zugewandert. 1695 beschrieb sie zuerst der Pater Franciscus Cubani in Sizilien.

Selbst aus dem Norden sind Pflanzen zu uns gekommen, so dient zum Beispiel der Islandmohn (Papaver nudicaule) zum Bepflanzen von Felsenbeeten in unseren Gärten.

Panta rhei – alles fließt – sagt Heraklit. Wir wissen, daß die Pole, die Meere und die Berge, wenn auch unendlich langsam, im Laufe der Jahrtausende über die Erde wandern. Alles fließt. Aus der Pflanze wurden Mensch und Tier. Unaufhörlich wandert die Pflanze über die Erde, ob nun der Wind oder das Wasser ihre Samen weitertragen, ob Mensch und Tier sie essen, ob sie aus Gründen der Wirtschaft oder lediglich aus Liebe zur Schönheit auf Wasser- oder Luftschiffen weitergetragen wird: alles fließt.

Wundersam sind die Wege der Pflanze, und immer anders schön, ob sie als verschwiegene Seerose auf unseren schilfumkränzten Teichen im Norden lebt oder als Lotos auf den Flächen, die der Nil überschwemmt.

—

Beim Abschluß meiner Arbeit erhalte ich eine Nachricht, die uns für einen Augenblick das große Pflanzenwunder in vollendeter Schönheit zeigt. Im Tropenhaus der Hamburger Gartenbauausstellung steht eine 2000jährige Lotosblume aus Japan. Ihre erste rosafarbige Knospe wächst gerade aus dem Wasser heraus. Diese Lotosblume wurde aus einer Wurzel gezogen, die der japanische Botaniker Dr. Ohga in seiner Heimat von einer Lotosblume abgetrennt und nach Hamburg geschickt hatte. Die ursprüngliche Lotosblume war aus einem 2000jährigen Samen gezogen worden, den man bei Ausgrabungen in der Nähe von Tokio aus neolithischer Zeit gefunden hatte.

Unvergänglich ist das Wunder der Pflanze, ob sie aus einem jahrtausendealten Samenkorn überraschend in berauschender Schönheit vor uns aufsteigt oder ob sie tief in der Erde in ihren Wurzellaboratorien die gefährlichsten Gifte erzeugt, die sie mit dem Saftstrom in die Blätter, Blüten und Früchte hinaufschickt, in denen sie dem Wissenden ihr Geheimnis offenbart. In der nötigen Potenzierung vermag er damit die schlimmsten Krankheiten zu heilen, wie z. B. mit der Tollkirsche die Encephalitis-Parkinson, die bösartige Kopfgrippe. Wenig unterscheiden sich die Giftdrüsen der Tiere mit ihren Stoffen von denen der Giftpflanzen.

Wie unscheinbar ist oft die einzelne Pflanze, und doch ist sie seit Jahrtausenden, wie ich schon in den einleitenden Kapiteln sagte, bis heute der größte Chemiker geblieben. Sie allein kann die Nahrung für Menschen und Tiere herstellen. Sollte sie nicht auch die einzige sein, die Mensch und Tier, ob nun allopathisch oder homöopathisch, heilen kann? Ich persönlich bin davon überzeugt und halte mich an ihre unsichtbaren, aber geradezu phänomenalen

Energien als Nahrungs- oder Heilmittel, Begriffe, die kaum noch voneinander zu trennen sind.

Ich bin in einem der früheren Kapitel, als wir uns über die Pflanzen unterhielten, die wir gegen Alterserscheinungen gebrauchen können, absichtlich nicht auf die heute modernste Methode eingegangen, das menschliche Leben zu verlängern. Ich will das hier nachholen und dabei gleichzeitig und zum Abschluß nochmals das Mysterium der Pflanze in seiner großen Wunderkraft zeigen.

Versuche, das Leben zu verlängern und den Tod abzuschaffen, sind von frühester Vergangenheit an bis heute immer wieder unternommen worden. Nach den früher viel diskutierten Verjüngungsversuchen Woronoffs und Steinachs, die sich auf das Wissen von der Keimdrüsenfunktion stützten und tierische Geschlechtsdrüsen überpflanzten, hat man jetzt erkannt, daß der Altersprozeß des Menschen ein langsames Anhäufen von Giftstoffen in den Zellen seines Bindegewebes darstellt.

Aber als der bekannte russische Augenspezialist Prof. V. P. Filatow in der Mitte der dreißiger Jahre zuerst behauptete, daß absterbendes Gewebe fähig sein sollte, kranke Organe, denen man es einpflanzte, zu beleben und sogar zu heilen, da wollte man nicht daran glauben. Noch dazu als weiter versichert wurde, daß dieselbe Wirkung mit einem Stückchen menschlichen, tierischen oder auch pflanzlichen Gewebes erreicht werden könnte.

Aber die Sache stimmte, und man mußte zugeben, daß es sich hier um eigenartige Prozesse handelte, die sich unmittelbar auf der Grenze zwischen Leben und Tod abspielten. Als Augenarzt hatte Filatow schon mehrfach Hornhautübertragungen vorgenommen. Praktisch hatte er dabei entdeckt, daß seine Experimente besser gediehen, wenn er das zu verpflanzende Gewebe zuvor etwas unterkühlte. Dabei bildeten sich dann auf dem Gewebe besondere Substanzen, die sich gewissermaßen gegen den bevorstehenden Tod wehrten.

Filatow unternahm jetzt Versuche mit Pflanzengewebe und stellte fest, daß sich auch hier ähnliche Abwehrstoffe gegen den Tod bildeten. Es zeigte sich, daß es sich um dieselbe Substanz handelte, die im Herbst erscheint, wenn sich die Blätter braun färben und absterben. Filatow konnte diesen Prozeß künstlich wiederholen, wenn er Blätter in völlige Dunkelheit brachte. Er fand in der wässerigen Flüssigkeit solcher Pflanzengewebe schließlich bestimmte Stoffe, die die Lebensenergie aktivierten und die er «biogenetische Reizstoffe» nannte.

Bei weiteren Versuchen entdeckte dann Filatow die Aufsehen erregende Tatsache, daß dieses absterbende Gewebe, gleichgültig ob es vom Tiere, vom Menschen oder der Pflanze stammte, auf jedes andere Gewebe belebend wirkte. Nur mußte stets die eine Bedingung erfüllt sein: tierisches Gewebe mußte vor der Verwendung

6–7 Tage im Eisschrank der Kälte ausgesetzt werden. Die Pflanzenzellen wurden nicht auf Eis gelegt, sie kamen 4–12 Tage in völlige Dunkelheit. In dieser Zeit bildete sich aus dem Chlorophyll (Pflanzengrün) – durch die ungünstigen Lichtverhältnisse – ein ähnlicher Wirkungsfaktor wie beim tierischen Gewebe.

Grundsätzlich wird das tierische oder pflanzliche Gewebsstückchen dem Kranken stets unter die Haut transplantiert. Man kann das Zellmaterial aber auch einspritzen. Prof. Filatow heilte mit seiner Methode Hunderte von Magengeschwüren, Asthmafällen, Hautgeschwüren usw. Sein Verfahren wurde von bekannten Ärzten übernommen. Die französischen Ärzte L. Gosse und P. Martin berichteten über große Erfolge bei schmerzhaften Stümpfen, Wundatonie, Knochenbrüchen, rheumatischen Erkrankungen. Dabei zeigte sich, daß das Filatowsche Verfahren auf Krankheitserreger, also Mikroben, keinen Einfluß hat, nur auf die Organe selbst.

Der Berliner Prof. Dr. E. H. Kühts konnte auf einem Hamburger Chirurgentag ebenfalls über erstaunliche Heilerfolge mit der Methode Prof. Filatows berichten. Auffallend ist stets die Neubildung von Zellen, das Verschwinden von Schmerzzuständen beim Kranken, die plötzliche Beendigung chronischer Leiden. Diese kleine Übertragung von Zellgewebe tat Wunder bei so schwer zu behandelnden Leiden wie z. B. der Schuppenflechte, der Ischias, bei Verknöcherungen im Muskelgewebe usw. Im Augenblick erregen größtes Aufsehen die Erfolge des Schweizer Arztes Dr. Paul Niehaus mit dieser Methode, der mit Einspritzungen von Zellen aus Hörzentren und Hörnerven sogar Taubheit aufhob und mit Herzzellen Herzkranke wieder arbeitsfähig machte. In Verbindung mit Dr. Niehaus entdeckten westdeutsche Forscher die Möglichkeit, mit bestimmten Zellenübertragungen die Krebskrankheit zwar nicht zu heilen, aber doch die unerträglichen Schmerzen der Kranken aufzuheben.

Mich interessiert im Zusammenhang mit unserem Heilpflanzenbuch vor allem die Tatsache, daß es genügt, in der besprochenen Weise ein Blatt in die Haut zu pflanzen, um auf diese Weise die gesamte Zellentätigkeit des kranken oder gealterten Organismus zur Heilung und zur Verjüngung wieder anzuregen.

In der Einleitung habe ich bereits beschrieben, daß es die Pflanze ist, die in unserem Leben die Sonnenenergie wirksam werden läßt, sie, die ihr Chlorophyll (Pflanzengrün) in Hämoglobin (Blutfarbstoff) verwandelt. Aus Blatt wird auf dem Nahrungsweg Blut. Und so gering auch die elektrischen Wurzelenergien einer einzelnen Pflanze sein mögen, ohne die Pflanzen gäbe es – bis zur Atomenergie des Urans gerechnet – keine Energie auf der Erde. Kein Vogel und kein Flugzeug können sich ohne sie erheben und kein Menschengehirn vermag ohne sie zu denken. Sie ist das rätselhafte

Schicksal von Tier und Mensch. Meine Leser, die mit mir denken mögen, wird es nicht erstaunen, daß ein einzelnes Blatt der Aloe, eine kleine Summe von Pflanzenzellen, die man in die Haut pflanzt, den gesamten Stoffwechsel des Organismus – bis tief hinein ins Seelische – wieder beleben kann. Viele werden noch aus den Märchen die Wunderpflanzen kennen, die uns verborgene Schätze finden lassen, die durchaus nicht immer nur materiell gedacht sind. Gemeint sind auch die Schätze der Gesundheit und Glückseligkeit.

Die Pflanze, die, wie das jetzt der 70jährige Professor Otto Warburg wieder entdeckte, tief beseelt ist und von der jede Zelle atmet, stand in alter Zeit immer im Mittelpunkt allen Zauberglaubens. Man konnte mit ihr so gut das Leben des einzelnen Menschen wie ganzer Völker verändern. Das ging nach alter Anschauung «übernatürlich» vor sich. Heute ist alles Übernatürliche recht natürlich geworden. Ich glaube, ich habe in meinem Buch genug Beispiele dafür gebracht, daß unsere Pharmakologen und Homöopathen mit den Pflanzen ebenfalls zaubern können. Zauberer waren zu allen Zeiten Menschen, die die Naturkräfte und ihre Gesetze kannten und die bestrebt waren, nach ihnen das Leben der Individuen und der Gesellschaft zu ordnen, gesund und glücklich zu gestalten.

Und zum Schluß bitte ich dich, der in meinem Buch nach einem Heilkraut sucht, das ihn gesund macht:

Vergiß nie, wie groß die Macht der in der freien Natur aufgewachsenen Pflanze ist! Schon ein einziges kleines Blättchen kann dich verjüngen!

WELCHE PFLANZENARTEN SIND HEUTE GESCHÜTZT?

Unter Naturschutz stehen bei uns einmal 24 Pflanzenarten, die unter vollkommenen Schutz gestellt sind, bei weiteren 9 Arten sind die unterirdischen Dauerorgane oder Rosetten vollkommen geschützt, und für weitere 22 Arten besteht ein Sammel- oder Handelsverbot.

Zu den vollkommen geschützten Pflanzenarten, die nicht beschädigt und von ihren Standorten entfernt werden dürfen, zählen wir:

1. Straußfarn, Struthiopteris germanica Willd.,
2. Hirschzunge, Scolopendrium vulgare Smith,
3. Königsfarn, Osmunda regalis L.,
4. Federgras, Stipa pennata L.,
5. Türkenbund, Lilium martagon L.,
6. Schachblume, Fritillaria meleagris L.,
7. Gelbe Narzisse, Narcissus pseudonarcissus L.,
8. Orchideen, Knabenkräuter, Orchidaceae, die folgenden Gattungen und Arten:
   Frauenschuh, Cypripedium calceolus L.,
   Waldvögelein, Cephalanthera,
   Kohlröschen, Brändlein, Nigritella,
   Kuckucksblume, Platanthera,
   Fliegen-, Bienen-, Hummel- und Spinnenblume, Ophrys, Dingel,
   Limodorum abortivum (L.) Swartz,
   Purpur-Knabenkraut, Orchis purpureus Huds.,
   Riemenzunge, Himantoglossum hircinum (L.) Spr.,
9. Pfingstnelke, Felsennelke, Dianthus caesius Smith,
10. Berghähnlein, Anemone narcissiflora L.,
11. Alpen-Anemone, Teufelsbart, Anemone alpina L., einschließlich ihrer gelben Abart Anemone sulphurea L.,
12. Großes Windröschen, Anemone silvestris L.,
13. Akelei, Aquilegia, alle einheimischen Arten,
14. Küchenschelle, Pulsatilla, alle einheimischen Arten,
15. Frühlingsadonisröschen, Adonis vernalis L.,
16. Weiße Seerose, Nymphaea alba L.,
17. Diptam, Dictamnus albus L.,
18. Seidelbast, Daphne, alle einheimischen Arten,
19. Stranddistel, Eryngium maritinum L.,
20. Alpenveilchen, Cyclamen europaeum L.,
21. Aurikel, Primula auricula L.,
22. Gelber Fingerhut, Digitalis ambigua Murr. und Digitalis lutea L.,
23. Enzian, Gentiana, die folgenden Arten:
    Stengelloser Enzian, Gentiana acaulis L., mit den beiden Unterarten Gentiana Clusii P. u. S. und Gentiana Kochiana P. u. S.,
    Gefranster Enzian, Gentiana ciliata L.,
    Lungen-Enzian, Gentiana pneumonanthe L.,
    Gelber Enzian, Gentiana lutea L.,
24. Edelweiß, Leontopodium alpinum L.

Diese Pflanzen genießen also völligen Schutz, sie dürfen nicht beschädigt, abgepflückt oder ausgegraben werden. Selbst auf Privatgrundstücken stehen sie unter Schutz, wenn sie auch die Nutzung des Grundstücks nicht beeinträchtigen sollen. Nur wenige Stücke sind der wissenschaftlichen Forschung freigegeben worden. Der Drogenhandel verbraucht allerdings

noch eine gewisse Menge geschützter Pflanzen; er soll seine Bedarfsmenge aber immer mehr aus dem Anbau gewinnen. Auch gärtnerische Betriebe erhalten noch geschützte Pflanzen. Wichtig ist es, daß die Bevölkerung selbst zu der Einsicht kommt, daß uns der Naturschutz Reste urtümlicher Naturkraft erhält, deren Gesetze wir studieren und praktisch anwenden müssen, um nicht dem Kultursiechtum zu verfallen.
Zu den teilweise geschützten Pflanzenarten gehören:

1. Maiglöckchen, Convallaria majalis L.,
2. Meerzwiebel, Scilla, alle einheimischen Arten,
3. Wilde Hyazinthe, Muscari, alle einheimischen Arten,
4. Gemeines Schneeglöckchen, Galanthus nivalis L.,
5. Großes Schneeglöckchen, Märzenbecher, Leucojum vernum L.,
6. Schwertel, Siegwurz, Gladiolus, alle einheimischen Arten,
7. Christrose, Schwarze Nieswurz, Helleborus niger L.,
8. alle Rosetten tragenden (rosettig beblätterten) Steinbrecharten, Saxifraga,
9. Himmelschlüssel, Primel Primula, alle einheimischen Arten.

Es ist verboten, die unterirdischen Teile (Wurzelstöcke, Zwiebeln) oder die Rosetten dieser wildwachsenden Pflanzen zu beschädigen oder von ihrem Standort zu entfernen.

Ein kleines Sträußchen Schneeglöckchen für den eigenen Bedarf kann man sich also pflücken, aber die Pflanze darf nicht gewerblich gesammelt werden. Dort, wo das Große Schneeglöckchen als Unkraut bekämpft wird (auf den Wiesen des Alpenvorlandes) werden seine Zwiebeln auf Antrag zu Zuchtzwecken freigegeben.

Pflanzen oder Pflanzenteile, die hier erwähnt wurden, darf man weder frisch noch trocken mitführen noch versenden, feilhalten, ein- und ausführen, anderen überlassen, erwerben, aufbewahren oder sich bei solchen Handlungen beteiligen.

Wenn man im Inland diese geschützten Pflanzen oder Pflanzenteile durch Anbau gewann und verkaufen will, muß man sich über ihre Herkunft ausweisen können. Dafür gibt es ortspolizeiliche Ausweise.

Wenn man wildwachsende, nichtgeschützte Pflanzen sammeln will (Blumen, Heilkräuter, Farne usw.), muß man einen polizeilichen Erlaubnisschein für das Kalenderjahr erwerben, den man bei sich führt und aus dem hervorgeht, welche Stellen für das Sammeln und welche Pflanzenarten zum Sammeln freigegeben sind.
Folgende Arten dürfen zum Sammeln nicht freigegeben werden:

1. Rippenfarn, Blechnum spicant (L.) Smith,
2. Schlangenmoos, Bärlapp, Lycopodium, alle einheimischen Arten,
3. Eibe, Taxus baccata L.,
4. Wacholder, Juniperus communis L., mit Ausnahme der Beeren,
5. Meerzwiebel, Scilla, alle einheimischen Arten,
6. Gemeines Schneeglöckchen, Galanthus nivalis L.,
7. Großes Schneeglöckchen, Märzbecher, Leucojum vernum L.,
8. Schwertlilie, Iris, alle einheimischen Arten,
9. Händelwurz, Gymnadenia, alle einheimischen Arten,
10. Knabenkraut, Orchis, alle einheimischen Arten,
11. Gagelstrauch, Myrica gale L.,
12. Trollblume, Trollius europaeus L.,
13. Eisenhut, Aconitum, alle einheimischen Arten,

14. Leberblümchen, Hepatica triloba Gil.,
15. Sonnentau, Drosera, alle einheimischen Arten,
16. Hülse, Stechpalme, Ilex aquifolium L.,
17. Geißbart, Aruncus silvester Kost.,
18. Eichenblättriges Wintergrün, Chimophila umbellata (L.) Nutt.,
19. Sumpfporst, Mottenkraut, Ledum palustre L.,
20. Rostrote und Rauhblättrige Alpenrose, Rhododendron ferrugineum L. und Rhododendron hirsutum L.,
21. Bergwohlverleih, Arnica montana L.,
22. Stengellose Eberwurz, Silberdistel, Wetterdistel, Carlina aculis L.

Der Naturschutz kann in Ausnahmefällen in Gegenden, wo Eisenhut, Sonnentau, Sumpfporst und Bergwohlverleih häufig vorkommen, das Sammeln dieser Pflanzen freigeben. Über das Anbieten und Befördern angebauter Pflanzen der erwähnten Arten muß man sich ausweisen können.

Vielfach herrscht die Ansicht, daß wir heute noch Schmuckreisig, also Zweige von Bäumen, Sträuchern, Gebüschen und Hecken entnehmen dürften, um sie als Grünschmuck für Feiertage usw. zu verwenden. Gern werden zum Beispiel die Kätzchenzweige von Weiden, Hasel, Espen, Erlen und Birken geraubt. Das ist verboten. Über Schmuckreisig, das von privaten Grundstücken stammt, muß man sich ausweisen können. Die Entnahme für wissenschaftliche Zwecke ist geregelt.

Wir sehen also, wie wichtig so manche unscheinbare Pflanze geworden ist. Uns interessieren die hier angeführten Bestimmungen vor allem vom Standpunkte der Heilpflanzenbewegung. Wir müssen das Sammeln von Heilpflanzen überwachen, wenn wir die Vernichtung unserer Pflanzenwelt verhüten wollen.

Pflanzen, die sich mit der großen Kraft der sogenannten «Unkräuter» wie Brennessel, weiße Taubnessel, Huflattich, Spitzwegerich, Feldstiefmütterchen, Ackerschachtelhalm usw. verbreiten, braucht der Naturschutz noch nicht zu behüten. Aber Knabenkräuter, Akelei, Küchenschelle, Frühlingsadonisröschen, weiße Seerose, Diptam, Seidelbast und Enzian wären rasch verschwunden, wenn man sie der Sammelwut überließe. Küchenschellenkraut, Frühlingsadoniskraut, Kellerhalsrinde, Knabenkrautknollen wurden so stark gesammelt, daß man teilweise auch die schwarze Nieswurz und alle Rosetten tragenden Steinbrecharten schützte.

Selbst für manche nicht gänzlich geschützte Pflanzenarten kann heute keine Sammelerlaubnis erteilt werden, da auch die Bestände der nichtgeschützten Heilpflanzen immer schneller gelichtet werden. Selten nur wird man die Erlaubnis bekommen zu sammeln: Bärlapp, Eisenhut, Leberblümchen, Sonnentau, Stechpalme, eichenblättriges Wintergrün, Sumpfporst, Bergwohlverleih, Eberwurz. Nur wenn einzelne Pflanzen, wie schon erwähnt, in manchen Gegenden sehr zahlreich auftreten, zum Beispiel Eisenhut, Sonnentau, Sumpfporst und Arnika, können sie vorübergehend freigegeben werden.

Wir dürfen ebenfalls nicht vergessen, daß manche Pflanzen, wie Odermennig und die bittere Kreuzblume, durch Abreißen ihres Wurzelhalses vernichtet werden können. Andere Pflanzen wiederum brauchen ebenso wie die Bäume viele Jahre, bis ihre Wurzeln wirksame Bestände an heilkräftigen Stoffen liefern, so zum Beispiel Hauhechel und die große Wurmfarnwurzel.

VORKOMMEN, WIRKSTOFFE UND ANWENDUNG DER HEILPFLANZEN

Wir lieben Tabellen ihrer Übersichtlichkeit, aber auch der Schnelligkeit wegen, mit der wir an das Ziel unserer Fragen gelangen. Davor muß gewarnt werden, denn jede Tabelle muß, um die Übersichtlichkeit zu erhalten, bestimmte Dinge weglassen – Kleinigkeiten vielleicht, die aber gerade für *diesen* speziellen Krankheitsfall von Interesse sind. Darum bitte ich, nachfolgende Tabelle mit Einsicht zu behandeln und nicht zu vergessen, auch in den Hauptteil zurückzublättern.

Zur Erklärung sei noch gesagt, daß man unter «Vorkommen» die Sammelgegenden und -zeiten und unter «Wirkstoffe» die zu sammelnden Pflanzenteile findet.

Pflanze	Vorkommen	Wirkstoffe	Anwendung
Abbißkraut Scabiosa Succisa	Kraut Mai bis Juni, Wurzeln September bis Oktober auf Wiesen	Im Kraut Saponine, in den Wurzeln Gerbstoff	10 g der Wurzel zum Gurgeln bei Schleimhautentzündungen. 1–2 g des Krautes als Tee für Leber- und Gallenleiden
Ackergauchheil Anagallis arvensis	Juni–Juli auf Äckern und in Gärten	Im Kraut Saponine, in den Wurzeln Gerbstoff	Vor allem in der Homöopathie als D_3-Tinktur gegen Hautleiden
Adonisröschen Adonis vernalis	Mai auf Berghängen	In allen Teilen Digitalisglykoside	Bei Herzkrankheiten anstelle von Strophanthin. Giftig! Anwendung nur durch den Arzt
Agar-Agar	In tropischen Meeresalgen	Schleim, Gelose und Salze	Als Füllmittel, um die Magen-Darmtätigkeit anzuregen
Alant Inula Helenium	Wurzeln im Frühjahr und Herbst auf Wiesen	Ätherisches Öl (Helenin), Inulin, Azulen und Alantol in den Wurzeln	Bei Erkrankungen der Schleimhäute 3 g als Aufguß. Schleimfördernd bei Husten, als D_1–D_2 in der Homöopathie bei Reizhusten und Menstruationsbeschwerden

Pflanze	Vorkommen	Wirkstoffe	Anwendung
Aloe Aloe vera	Afrika und Südeuropa	Aloin und Emodin in den Blättern	In der Verdünnung D_1 als Abführmittel und gegen Hämorrhoiden
Alpenrose Rhododendron	In Mittelgebirgen	Gerbstoffe und Arbutin in den Zweigen	Homöopathisch in der Verdünnung D_1 gegen Witterungsneuralgien
Andorn Marrubium vulgare	Juni–August an Wegrändern und Schutthalden	Marrubiin, Gerbstoffe und ätherisches Öl in den Blüten	3 g zum Aufguß als sekretionsförderndes Mittel und bei Leber- und Milzleiden
Angelika Archangelica officinalis	Blätter im Juni vor der Blüte, Wurzeln u. Samen im Spätherbst an Flußufern	Ätherische Öle in allen Teilen der Pflanze, in den Wurzeln Gerbstoff und Harz	Zum Einreiben bei rheumatischen Beschwerden. 2 g Blätter oder Samen, auch 3 g der Wurzel im Aufguß als magenstärkendes, schweiß- und harntreibendes Mittel
Anis Pimpinella Anisum	Nach Europa eingeführt und in Gärten angebaut. Reifezeit nach Lage und Witterung	Ätherische Öle und Cholin in den Früchten	In der Homöopathie und 3 g im Aufguß als anregendes, schleim- und reizlinderndes Mittel
Anserine Potentilla Anserina	Mai–Juni in Ödland	Unerforschte Wirkstoffe und Gerbstoffe im blühenden Kraut. Tormentol und Flavone in den Wurzeln	Ein Aufguß von 3 g wirkt krampflösend (Asthma, Keuchhusten), regt Magen- u. Darmtätigkeit an
Apfel Pyrus Malus	Überall, je nach Sorte bis November	Apfelpectin in der Schale, Apfel-, Zitronensäure, Zucker, Gerbstoffe, Enzyme in der Frucht und Amygdalin im Samen	Apfeltee bei Fieber. Reife Früchte gegen Darmerkältungen, auch Ruhr, Leber-, Nieren- und Stoffwechselkrankheiten. Blutreinigungsmittel

Pflanze	Vorkommen	Wirkstoffe	Anwendung
Arnika Arnica montana	Juni–Juli auf feuchten und Gebirgswiesen	Ätherische Öle, Arnikaflavon, Pressorstoff und Gerbstoffe in den Blüten	Als Anregungsmittel für den Blutkreislauf; Fieber- und Nervenmittel. Dosierung durch den Arzt
Asthmakraut s. Stechapfel			
Attich Sambucus Ebulus	Vor und nach der Blüte (Juli–August) auf Lichtungen und an Hecken	Ätherische Öle in der Frucht und Bitterstoffe vor allem in der Wurzel	Anwendung vor allem homöopathisch (D_1) bei Wassersucht, Nieren- u. Blasenleiden. Giftig!
Augentrost Euphrasia officinalis	Juni–Oktober auf Wiesen	Aucubin, Gerbstoff, ätherische Öle im Kraut	Homöopathische Anwendung bei Augenleiden (Linsentrübung) und Bronchitis, zum Tee 0,3 g verwenden
Baldrian Valeriana officinalis	September bis Oktober auf feuchten Wiesen und an Wasserläufen	Ätherische Öle, Alkaloide, azyklische Estersäure, Gerbstoff und Harz in der Wurzel	Als ein über das Zentralnervensystem wirkendes Beruhigungsmittel. Zahlreiche Präparate, als Tee bis zu 4 g
Banane Musa sapientium	In den Tropen	Fruchtsäure in den Früchten	Durch ihren Basenüberschuß wirkt die Banane bei verschiedenen Stoffwechselstörungen heilend. Als D_1-Tinktur bei Verstopfung und Hämorrhoiden
Bärentraube Arbutus uva ursi	April–Sept. auf Heiden und in Nadelwäldern	Arbutin, Gerbstoff, Gallussäure in den Blättern	2–5 g im Aufguß gegen Erkrankungen der Nieren und der Harnwege. Keimtötende Wirkung im Harn
Bärlapp Lycopodium clavatum	Juli–Sept. auf Heiden und in Nadelwäldern	Im Kraut Alkaloide, in den Sporen Sporonin und Bitterstoff	Bis zu 4 g des Samens als Aufguß gegen Blasenleiden u. als harntreibendes Mittel
Bären-Lauch s. Knoblauch			

Pflanze	Vorkommen	Wirkstoffe	Anwendung
Basilikum Ocimum basilicum	Kulturpflanze	Vor allem das blühende Kraut enthält ätherische Öle und Gerbstoff	2–3 g als Tee bei Erkältungen der Nieren, wirkt allgemein beruhigend und schweißtreibend
Beifuß Artemisia vulgaris	Juli–August an Flußufern und im Ödland	Im Kraut ätherische Öle und Bitterstoff; in der Wurzel Inulin und Gerbstoff (im Herbst sammeln)	Bei Epilepsie und Unterleibserkrankungen 2 g von Wurzel oder Kraut als Tee, auch als homöopathisches Mittel D_3–D_2
Beinwell Symphytum officinale	April–Mai in Gräben und auf feuchten Wiesen	Im Kraut Alkaloide; in der Wurzel Schleimstoffe, Inulin, Asparagin und Gerbstoff	Bis zu 3 g der zerkleinerten Wurzel wirken reizmildernd, entzündungshemmend, gegen innere Blutungen und zum Gurgeln bei Angina
Benedikten-kraut Cnicus benedictus	Kulturpflanze	Im blühenden Kraut Bitterstoff, Schleimstoff, Gerbstoff und ätherisches Öl	Sekretionsförderndes Mittel, bei Leber-, Magen-, Darmleiden. In der Verdünnung D_1 oder bis zu 5 g als Tee
Berberitze Berberis vulgaris	März–Mai an Hecken und Gebüschen	In allen Teilen vor allem das Alkaloid Berberin. In den Beeren Fruchtsäuren	3–4 g im Aufguß oder abgekocht gegen Leber- (Gelbsucht), Nierenleiden und Steinbildung. Starkes Abführmittel
Betonie Betonica officinalis	Juni–Juli in Wäldern und auf Wiesen	Im Kraut Gerbstoffe, Betaine, Cholin und Bitterstoff	Bei Asthma u. Magenerkältung. Schleimlösendes, harntreibendes Mittel
Bibernelle Pimpinella saxifraga	September bis Oktober an Waldrändern u. auf Wiesen	In der Wurzel ätherisches Öl, Pimpinellin und Gerbstoff	2–3 g, leicht aufgekocht, wirken auf die Nieren und steintreibend
Bilsenkraut Hyoscyamus niger	Juli–August auf Ödland und an Hecken	In allen Teilen Hyosciamin, Atropin, Scopolamin, Atroscin, Bitter- und Gerbstoffe	Stark giftig! In der Verdünnung D_4–D_3 gegen Erregungszustände des zentralen Nervensystems

Pflanze	Vorkommen	Wirkstoffe	Anwendung
Birke Betula alba		Saponin, Gerb-, Bitter-, Schleimstoff und ätherisches Öl in den Blättern u. teilw. im Birkensaft	Tee wirkt harntreibend und blutreinigend; äußerlich gegen Gicht und Rheuma
Birne Pirus communis		Reich an Fruchtsäure	Blut- und Nervenmittel, harntreibend
Bitterklee Menyanthes trifoliata	Mai–Juni in Sümpfen und Wiesengräben	In allen Teilen Menyanthin, Gerbstoff, Saponin und ätherisches Öl	Zusammen mit Pfefferminze als Magenmittel. Als Fiebertee sowie gegen Rheuma und Gicht. Homöopathisch gegen Neuralgien
Bitterorange Citrus aurantium	Kulturpflanze in Südeuropa	In den Blättern und der Fruchtschale ätherische Öle, Gerb-, Bitterstoffe und Fruchtsäuren	1–2 g der Schale, leicht abgekocht, wirken magenstärkend, ebenfalls 3 g der Blätter
Bittersüßer Nachtschatten Solanum dulcamara	Im Frühjahr oder Herbst an Flußufern	In allen Teilen Solacein, Solanin, Saponine und Gerbstoff	Giftig! Höchstens 1 g im Aufguß, besser in der Verdünnung D_4 bis D_2 gegen Hautleiden, Rheumatismus, Asthma und Gastritis
Blasentang Fucus vesiculosus	Wird an den Meeresufern angeschwemmt	Jodide und Bromide	1–2 g als Tee bei Stoffwechselkrankheiten. Erkrankungen der Schilddrüse sollten nur vom Arzt behandelt werden. Homöopathisch bei Kropf, Fettsucht, Skrofulose
Bockshornklee Trigonella Foenum graecum	Wild und als Kulturpflanze im Mittelmeergebiet	Im Samen Schleimstoffe und Saponin	Ein Aufguß aus 1,25 g Samen hilft gegen Magengeschwüre, Zukkerkrankheit, Rachitis und Skrofulose. Zum Gurgeln, Klistieren und für Umschläge zum Abheilen von Furunkeln usw.

Pflanze	Vorkommen	Wirkstoffe	Anwendung
Blutwurz Potentilla erecta	Im Herbst in Wäldern und auf Heiden	In der Wurzel Gerbstoff und Tormentillrot	1–2 g der Wurzel im Aufguß, vor allem gegen Durchfall
Bohne Phaseolus vulgaris	Kulturpflanze	In den Schalen sind Trigonellin, Aminosäuren, Asparagin und Cholin enthalten	200 g Schalen in 1 l Wasser 3 Stunden gekocht gegen Herz- u. Nierenkrankheiten, Wassersucht und Zukkerkrankheit, hemmt Harnsäure- u. Steinbildung
Bohnenkraut Satureja hortensis	Kulturpflanze in Südeuropa	Ätherisches Öl, Gerb-, Schleimstoffe im Kraut	Magenstärkend und als Mittel gegen Blähungen
Boretsch Borago officinalis	Kulturpflanze	In den Blättern u. Blüten Schleimstoffe, Saponin, Gerbstoff und Mineralstoffe	Herzstärkend u. harntreibend. Bis zu 3 g der Blätter oder Blüten im Aufguß
Braunwurz Scrophularia nodosa	Mai–August an Gebüschen und Gräben	Im Kraut Saponine, Flavonglykoside und Hesperetin	3–4 g leicht aufgekocht bei Hautleiden und Drüsenschwellungen
Brechnuß Strychnos nux vomica	Kulturen vor allem in Vorderindien	In der Frucht Alkaloide, Strychnin, Brucin und Cholin	Homöopathisch gegen Verdauungsstörungen, Fieber, Leber-, Gallenleiden und bei Störungen der Regel
Brennessel Urtica dioica	Juni–Sept. an Wegrändern und Hecken	In den Blättern der Nesselgiftstoff, Histamin, Ameisensäure, Chlorophyll und Vitamin C	Blutreinigend, harntreibend und bei rheumatischen Erscheinungen. 3–4 g der Blätter und Stengel als Tee. Äußerlich als Haarwuchsmittel. Homöopathisch gegen Hautleiden
Brombeere Rubus fruticosus	In Gebüschen und an Waldrändern während des Sommers	In den Blättern Gerbstoffe und Vitamin C	Früchte und Wurzel harntreibend. Ein Blätteraufguß von 2–4 g hilft bei Durchfällen. Auch zum Augenspülen

Pflanze	Vorkommen	Wirkstoffe	Anwendung
Brunnenkresse Nasturtium officinale	Mai–Sept. an Gewässern und Quellen	Im Kraut Senfölglykosid, ätherische Öle, Bitterstoffe und Vitamin C	Ein Tee von 2–4 g wirkt als Blutreinigungsmittel, gegen Skrofulose und regelt den Wasserhaushalt des Körpers
Carrageen	Droge aus Meeresalgen (Irländisches Moos, Knorpeltang, Felsenmoos, Perlmoos)	In allen Teilen über 80 % Schleimstoff	Findet Anwendung bei Leiden der Atmungsorgane, Darm- und Nierenkrankheiten
Cayenne-pfeffer Capsicum fastigatum	Vor allem Westindien	Ätherisches Öl (Capsaicin)	Anregungsmittel bei Verdauungsstörungen, äußerlich gegen rheumatische Krankheiten
Chinarinde Cinchona succirubra	In Asien angebaut	Alkaloide(Chinin, Chinidin usw.), Chinasäure, Chinagerbsäure, ätherisches Öl	Vor allem ein Fiebermittel, bei Leber- und Gallenleiden sowie Rheuma
Dill Anethum gravolens	Kulturpflanze	Ätherisches Öl und Amin in den Früchten	Wie Anis und Fenchel fördert auch der Dill, als Tee 2–3 g, dieMilchabsonderung, gut gegen Blähungen
Diptam Dictamnus albus	An Waldlichtungen und Hängen Süddeutschlands während des Sommers	Dictamnin, Dictamnolacton, Bitterstoff und Saponin in der Wurzel	2–4 g als Wurmtee und harntreibendes Mittel. In der Verdünnung D_2 bei Erkrankungen der Harnwege
Dornschlehe Prunus spinosa (s. a. Schlehe)	März–Mai an Hecken und Waldrändern, im Norden seltener	Kämpferin, Kämpferol, Blausäureglykosid in den Blüten	Tee aus 1–3 g bei Nieren-, Blasen-, Harnleiden und als Abführmittel
Dost Origanum vulgare	Juli–Sept. auf Hügeln, liebt Wärme	Ätherisches Öl und Gerbstoff im blühenden Kraut	2 g im Aufguß bei Erkältungen, Krämpfen, Asthma, äußerlich als Einreibmittel bei Rheuma und bei Gelenkleiden

Pflanze	Vorkommen	Wirkstoffe	Anwendung
Eberesche Sorbus Aucuparia	Als Straßenbaum weitverbreitet	Parasorbinsäure, Sorbinsäure, Apfelsäure, Gerbstoff und Pectin in den im Herbst reifen Früchten	Gegen Darmerkältungen und Durchfall 3 bis 5 g als Tee
Eberwurz Carlina acaulis	September bis Oktober auf dürren Hängen	Ätherisches Öl, Gerbstoff und Inulin in der Wurzel	Bis 1 g als Tee wirkt schweiß- und harntreibend, fördert die Menstruation u. regt das Nervensystem an
Efeu Hedera helix	Im Frühjahr an Bäumen und Mauern	In den Blättern Saponine	Efeublättertee (15 g auf 1 l) hilft bei Katarrhen der Schleimhäute; homöopathisch (D_1) bei Rachitis. Äußerlich zur Wundbehandlung
Ehrenpreis Veronica officinalis	Juni–August auf trockenen Wiesen und an Gebüschen	Im Kraut Aucubin, Bitter- und Gerbstoff	Ein Tee von 3–4 g wirkt auf Magen und Darm. Zu empfehlen bei Bronchitis, Blasenerkältungen und Hautleiden
Eibe Taxus baccata	Wächst in Europa	Taxin, ätherisches Öl in den Blättern	Homöopathisch bei Rheuma, Gicht, Nieren-, Magen-, Leberkrankheiten
Eiche Quercus pedunculata	In ganz Europa verbreitet	Gerbstoffe und Quercit in der Eichel; Gerb- und Bitterstoffe in der Rinde	Eichelkaffee gegen Durchfälle, mit Kakao und geröstetem Weizenmehl gemischt bei (Pilz-) Vergiftungen, Skrofulose und Rachitis. 1–5 g der Rinde leicht abgekocht als Kräftigungsmittel für die Unterleibsorgane. Äußerlich zum Gurgeln und für Wundverbände

Pflanze	Vorkommen	Wirkstoffe	Anwendung
Eisenhut Aconitum napellus	Gebirgspflanze	Aconitine und andere Alkaloide in der Wurzel, die nach der Blüte zu sammeln ist	Stark giftig! Wird nur vom Arzt bei Rheuma, Gicht, Ischias und schweren Erkältungen verordnet
Endivie Cichorium Endivia	Kulturpflanze	In den Blättern Intybin und Lactucerol	Als Salat magenstärkend
Engelsüß Polypodium vulgare	An Baumstümpfen und Mauern im April und September	In der Wurzel ein unerforschter Bitterstoff, ätherisches Öl, Schleimstoff	Ein Tee von 4–10 g hilft bei Erkrankungen der Luftwege, Bronchitis, Lungentuberkulose; harn- u. galletreibend
Enzian Gentiana lutea	April–Sept. auf Gebirgswiesen	Gentiopricin, Gentiogenin, Gentiamarin, Gerbstoff, Schleim und Pectin in der Wurzel	Bei Magen- und Darmbeschwerden, Skrofulose, Gicht, Rheumatismus, Blutarmut und Verstopfungen 2–3 g als Tee vor dem Essen
Erdbeere Fragaria Vesca	Mai–Juli in Wäldern und Kahlschlägen	Gerbstoffe und Säuren im Kraut	3–5 g als Tee bei Durchfällen, homöopathisch bei Frostbeulen
Erdrauch Fumaria officinalis	Mai–Juli auf dem Acker und an Wegrändern	Fumarin und andere Alkaloide sowie Bitterstoffe und Schleim im Kraut	Bis 2 g als Blutreinigungstee bei Hautleiden, Leber-, Gallenleiden und Hämorrhoiden. Gut in Verbindung mit Löwenzahn
Erle Alnus glutinosa	An Sümpfen und Ufern verbreitet	Gerbstoffe, Phlobaphene und Harzsäuren in der Rinde	Als Tee (5 g) zum Gurgeln bei Angina und als Mittel bei Darmblutungen
Estragon Artemisia Dracunculus	Kulturpflanze	Ätherisches Öl, Gerb- und Bitterstoffe im Kraut	Wirkt als Tee (2–4 g) harntreibend
Eukalyptus Eucalyptus globulus	In den Tropen kultiviert	Ätherisches Öl, Gerb- und Bitterstoffe in den Blättern	8–10 g als Tee bei Fieber, Katarrhen, Gelenkrheumatismus, Mastdarmerkrankungen und Malaria

Pflanze	Vorkommen	Wirkstoffe	Anwendung
Farnkraut Dryopteris Filix mas	In schattigen Wäldern	Filimaron, Filixsäure, ätherisches Öl, Gerb- und Bitterstoffe	Die Filixwirkstoffe ergeben die besten Wurmmittel (vor allem Bandwurm), die die Medizin besitzt
Faulbaum Rhamnus Frangula	Frühling oder Herbst in niedrigen Wäldern	Frangularosid, Frangulin, Saponin, Gerb- und Bitterstoffe in der Rinde	Gegen Stuhlträgheit und alle daraus entstehenden Folgeerscheinungen. 2–5 g als Tee höchstens dreimal täglich; nur abgelagerte Rinde verwenden
Feigenbaum Ficus cariaca	In Südeuropa und dem Orient heimisch	Frucht- und Traubenzucker in der Frucht	Bei Darmträgheit. In Milch aufgeweicht oder abgekocht gegen Katarrhe und Husten
Fenchel Foeniculum vulgare	Kulturpflanze	In allen Teilen ätherisches Öl	Bei Magenschmerzen und Blähungen; auswurffördernd bei Lungenkrankheiten, Keuchhusten und Asthma. Regt die Menstruation an und fördert Geburten. 4 g des Samens (Kinder die Hälfte) als Tee
Fetthenne Pinguicula vulgaris	Auf Mooren und Wiesen, Mai–Juni	Labenzym, Benzoesäure, Bitterstoff und Schleim im Kraut	Als Tee bis zu 1 g bei Keuchhusten
Fichte Picea excelsa	In Deutschland weitverbreitet	Ätherisches Öl und Harz in den Sprossen	Fichtennadelöl bei Lungenerkrankungen, Katarrhen und Asthma
Fingerhut, roter, Digitalis purpurea	Juli–September auf sonnigen Hängen u. Kahlschlägen	Digitalisglykoside, Saponine, Flavone, Diginin, Gerbstoffe, Schleim u. Enzyme in den Blättern	Stark giftig! Darf nur vom Arzt bei Herzleiden, Kreislaufstörungen, Wassersucht, Gelbsucht, Bluthusten verordnet werden
Flieder s. Holunder			

Pflanze	Vorkommen	Wirkstoffe	Anwendung
Frauenmantel Alchemilla vulgaris	Mai–August auf Wiesen u. in Wäldern	Gerb- und Bitterstoffe im Kraut	Ein Tee von 2–4 g hilft speziell bei den Unterleibsleiden der Frau, bei Magen-, Darmbeschwerden u. äußerlich zum Waschen von Wunden
Fünffingerkraut, Potentilla reptans	Mai–August an sonnigen Standorten	Gerbstoff und Flavon im Kraut	Homöopathisch als blutstillendes Mittel und gegen Fieber
Gänseblümchen, Bellis perennis	Frühjahr, Sommer auf Wiesen und Grasplätzen	Saponin, ätherisches Öl, Gerb-, Bitterstoffe und Schleim in den Blüten	Als Tee 3–4 g und homöopathisch D_1 bis D_2 bei chronisch katarrhalischen Leiden und zu Einläufen bei Darmentzündungen sowie Blutschwamm
Geißraute Galega officinalis	Frühsommer auf feuchten Wiesen und Sumpfstellen	Galegin, Galuteolin, Saponin, Bitter- und Gerbstoff im Kraut	Bis zu 4 g als Tee bei Hautkrankheiten und Stoffwechselstörungen. Blut- und harnzuckersenkende Wirkung bei Diabetes
Germer, weißer, Veratrum album	Frühling oder Herbst im Alpenvorland	Protoveratrin, Germerin und andere Alkaloide	Es soll nur durch den Arzt bei Nervenschmerzen, Krämpfen, Herzschwäche, Wechselfieber und Diarrhöe verordnet werden
Gerste Hordeum vulgare	Kulturpflanze	Hordenin, Cholin, Betain und Vitamin A, B_1, D, E im Keim	Gerstenschleim bei Durchfall, Steinleiden, Leber-, Milzleiden, Katarrhen, Blutarmut, Hautkrankheiten und Rachitis durch die blutdrucksteigernde Wirkung
Gewürznelken Eugenia Caryophyllata	In den Tropen kultiviert	Ätherisches Öl, Gerbstoff, Caryophyllin u. Schleim	Als magen-, nerven- und gefäßanregendes Mittel

Pflanze	Vorkommen	Wirkstoffe	Anwendung
Gichtrübe Bryonia alba	April-Oktober an Zäunen und Hecken	Bryoniae, Bryonin, ätherisches Öl, Gerbstoff und Schleim in der Wurzel	Giftig! Durch den Arzt bei Lähmungen, Wassersucht, Gicht, Rheuma und als Abführmittel. In der Verdünnung D_2–D_1 bei Bronchitis, Ischias, Brust- und Bauchfellentzündungen
Giftlattich Lactuca virosa	Mai–Aug. an felsigen, trokkenen Orten	Lactucin, Lactucopicrin, Lactucerin, Apfel- und Zitronensäure im blühenden Kraut	Giftig! Verordnung durch den Arzt bei Kopfschmerzen, Schlafstörungen, Reizhusten, Grippe, Asthma und Lungentuberkulose
Gift-Sumach Rhus toxicodendron	In Deutschland fast nur angepflanzt	Toxicodendrol und Gerbstoff	Stark giftig! Langjährige Vergiftungserscheinungen schon äußerlich durch den Milchsaft. – Homöopathisch bei rheumatischen, neuralgischen und stark juckenden Hautleiden: D_6–D_4
Ginster Sarothamnus scoparius	April–Juni an sonnigen Plätzen, Wald und Heide	Spartein und andere Alkaloide, Scoparosid in den frischen Blüten	Als Kreislaufmittel, bei Haut- u. Nierenleiden, als Wehenmittel und zur Stärkung der Herzmuskeln
Goldmelisse Monarda didyma	Kulturpflanze, in Kanada heimisch	In der Wirkung wie die Zitronenmelisse, mit der sie auch gemischt wird	
Gottesgnadenkraut Gratiola officinalis	Mai–Juli auf Torfmooren und sumpfigen Wiesen	Gratiolin, Gratiolon und Gratiotoxin im blühenden Kraut	Giftig! Auf Verordnung des Arztes bei Drüsenerkrankungen, Hautleiden, Hämorrhoiden und als Abführmittel
Guajak Guajacum officinale	Heimat ist das tropische Amerika	Saponine und ätherisches Öl in der Wurzel	Als Blutreinigungstee, harn-, schweißtreib., bei Gicht, Rheuma, Lues und Hautleiden

Pflanze	Vorkommen	Wirkstoffe	Anwendung
Gundelrebe Glechoma hederacea	April–Mai an Hecken und Gebüschen	Glechomin, Cholin, Gerbstoff und ätherisches Öl im blühenden Kraut	2–4 g als Tee bei veralteten Katarrhen u. Erkrankungen der Bauchorgane u. Blasenleiden
Gurke Cucumis sativus	Kulturpflanze	Fruchtsäuren	Äußer- und innerlich bei Hautleiden
Hafer Avena sativa	Kulturpflanze	Saponin, Trigonellin und Avenin in der Frucht	Als Brei bei Darmerkältungen. 20 g auf 1/4 l bei Fieber und Nierenentzündung
Hagebutte Rosa canina	Im Herbst an Waldrändern und Hecken	Vitamin C, B_2, P, Gerbstoff, ätherisches Öl, Fruchtsäuren und Pectin in der Frucht	Gegen Wassersucht, Steinleiden und Würmer, äußerlich als Augenwasser, 5 g der entkernten Früchte als Tee
Hamamelis Hamamelis virginiana	Heimat Nordamerika	Gerb- und Bitterstoff, ätherisches Öl in den Blättern	Blutstillendes Mittel, gegen Hämorrhoiden, Diarrhöe, Furunkel und Geschwüre
Hanf Cannabis sativa	Kulturpflanze	Öl, Eiweißstoffe und Vitamin K im Samen	Enthält im Gegensatz zum indischen Hanf kein Haschisch. Homöopathisch D_1–D_2 bei hysterischen Zuständen, Leberschwellung, Kolik und Herzklopfen
Hanf, wilder Erysimum officinale	Heimat Südeuropa	Ätherisches Öl und Gerbstoff	Homöopathisch bei Kehlkopf-, Nasen-, Rachenkatarrh, Schnupfen und Heiserkeit; auswurffördernd und abführend
Haselwurz Asarum europaeum	Im August in Gebüschen und Laubwäldern	Asaron und andere ätherische Öle, Gerbstoff, ein unbekanntes Glykosid in der Wurzel	Ein Tee bis zu 1 g wirkt als Brechmittel. Homöopathisch D_3 bei Blutwallungen, Rheuma und Kolik

Pflanze	Vorkommen	Wirkstoffe	Anwendung
Haselnuß Corylus avellana	Heimat Südeuropa	Ätherisches Öl, Gerb- und Bitterstoffe	Haselnußblätter dienen als Ersatz für Hamamelistee bei Hämorrhoiden
Hauhechel Ononis spinosa	Frühjahr und Herbst auf trockenen Wiesen und an Wegrändern	Ätherisches Öl, Glykoside und Gerbstoff in der Wurzel	2–4 g leicht abgekocht wirken harntreibend, gegen Rheuma, Harngrieß, Katarrh und Blasenschwäche und Hautleiden
Hauswurz Sempervivum tectorum	Kulturpflanze, auch verwildert	Gerbstoff, Apfelsäure und Schleimstoff in den frischen Blättern	In der Verdünnung D_2 bei Zungenbrennen, Dys- u. Amenorrhöe
Heckenrose s. Hagebutte			
Heide Calluna vulgaris	Juli–August in Heiden und Wäldern	Flavonglykoside, Gerbstoff, Arbutin, Saponin, Kalk und Kieselsäure im blühenden Kraut	Heidekraut-Tee gegen Rheuma und Gicht, homöopathisch bei Nieren- und Blasenleiden
Heidelbeere Vaccinium Myrtillus	Im Spätsommer in Wäldern und auf Heiden	Gerbstoffe, Pectin, Invertzucker, organische Säuren, Vitamin A, B, C in der Frucht, Arbutin, Hydrochinon, im Blatt Myrtillin	Die Früchte wirken stopfend bei Durchfällen, auch gegen Dickdarmkatarrh und Würmer. 3–5 g Heidelbeerblättertee bei leichtem Diabetes
Herbstzeitlose Colchicum autumnale	Im Herbst auf feuchten Wiesen	Colchicin im Samen	Stark giftig! Nur vom Arzt bei Gicht, Rheuma, Stoffwechselkrankheiten, Wassersucht und Cholera
Herzgespann Leonurus cardiaca	Juli–August an Hecken u. auf Ödland	Leonurin, Gerbstoff, ätherisches Öl und ein Alkaloid im Kraut	Ein Tee von 1–2 g beseitigt Verschleimungen, Magen- und Herzbeschwerden sowie klimakterische Beschwerden, Sterilität und Anämie

Pflanze	Vorkommen	Wirkstoffe	Anwendung
Heublumen Flores Graminis	Gräser aus der Familie Gramineae, können als kleine Bestandteile des Wiesenheus ausgesiebt werden	Vor allem Cumarin in Gräsern und Blüten	Finden Anwendung bei Umschlägen und Kräuterbädern
Himbeere Rubus idaeus	Als Kulturpflanze und in Wäldern	Zitronensäure und andere organische Säuren sowie Pectin in den Früchten. Im Blatt Vitamin C	Früchte sind leicht harntreibend, Fiebergetränk; Himbeerblättertee (2–4 g) hilft bei Durchfall
Hirtentäschel Capsella bursa pastoris	Auf Ödland und Schutt vor der Blüte	Cholin, Acetylcholin, Tyramin, Diosmin und Gerbstoff im Kraut	5 g als Tee bei Unterleibsblutungen der Frau (speziell Menorrhagien), aber auch bei Nasen-, Lungenbluten, Schlagaderverkalkung, Darmträgheit und zur Unterstützung des Geburtsvorganges
Hohlzahn Galeopsis ochroleuca	Juli–August auf sandigen Äckern	Kieselsäure, Gerbstoff, Saponin, ätherisches Öl und ein unerforschter Bitterstoff im blühenden Kraut	4–7 g leicht aufgekocht bei chronischer Bronchitis, Lungentuberkulose (75 Teile Zinnkraut, 150 Teile Vogelknöterich, 50 Teile Hohlzahn), Blut- u. Milzerkrankungen
Holunder Sambucus nigra	An feuchten Orten in Europa weit verbreitet	Ätherisches Öl, Eldrin, Quercetin, Schleim, Gerbstoff und Cholin vor allem in der Blüte	4 g als Tee heiß, schnell und viel getrunken bei Erkältungen, Gicht, Rheuma und zum Gurgeln bei Angina und Halsentzündungen. 25 g der Rinde, einmal täglich abgekocht, wirken stark harntreibend und abführend. Früchte, reich an Vitamin J, C_2 bei Neuralgien

Pflanze	Vorkommen	Wirkstoffe	Anwendung
Hopfen Humulus lupulus	Kulturpflanze, im September auch an Ufern und Hecken	Humulon, Lupulon u. ätherisches Öl in den Blüten	5 g als Tee bei Neurosen, Krämpfen, Magenschwäche, Schlaflosigkeit, Skrofulose, äußerlich bei Wunden und Geschwüren
Huflattich Tussilago Farfara	Februar–März an feuchten Orten	Schleimstoffe in der Blüte, weiterhin im Blatt Gerbstoff, Gallussäure, Bitterstoff, Inulin, Salpeter u. Zink. Blätter werden Juli–August gesammelt	Huflattichblätter 4 g als Brusttee bei Bronchialkatarrh, Hautleiden, Drüsenschwellungen und Rheuma. Durch seine schleimhautstärkende Wirkung als Vorbeugungsmittel gegen Erkältungen
Immergrün Vinca minor	Heimat im Kaukasus, in Deutschland gelegentlich gepflanzt	Vincin und Gerbstoff	Homöopathisch als Bittermittel und bei Bluthusten
Immortelle Gnaphalium arenarium	Juli–Oktober auf Sandboden und an Wegrändern	Bitterstoff, ätherisches Öl und Gerbstoff in den Blüten	Als Tee bei Stauungen des Pfortadersystems (Leber, Milz), Gelbsucht. Homöopathisch D_2–D_1 bei Ischias
Ingwer Zingiber officinale	Heimat Westindien	Ätherisches Öl, Gingerol u. Säuren	Bei Durchfällen und Verdauungsstörungen und zur Beseitigung von Mundgeruch
Irländisches Moos s. Carrageen			
Isländisches Moos Cetraria islandica	April-Oktober zwischen Moos, Gras und Heide	Schleimstoffe, Flechtensäuren, Vitamin A und Jod in der ganzen Pflanze	Am Tage 15–30 g als Tee bei allen Erkrankungen der Luftwege, Lungentuberkulose, Nieren-, Blasenerkrankungen und bei Erschöpfung
Johannisbeere, rote Ribes rubrum	Kulturpflanze	Zitronensäure und Vitamin A in den Früchten	Reich an Zitronensäure und Vitamin A, wertvoller ist jedoch die schwarze Johannisbeere

Pflanze	Vorkommen	Wirkstoffe	Anwendung
Johannisbeere, schwarze Ribes nigrum	Hauptsächlich kultiviert	Vitamine C, C_2, J, B, Fruchtsäuren, Pectin und Bor in den Früchten, ätherisches Öl in den Blättern	1–2 g Johannisbeerblätter (täglich bis zu 30 g) als Tee gegen Gicht, Lungenentzündung, Blasenleiden, Grieß, Wassersucht u. Krampfhusten; zum Gurgeln bei Angina
Johanniskraut Hypericum perforatum	Juli–August auf Feldern und an Waldrändern	Ätherisches Öl, Gerbstoff u. Pectin im blühenden Kraut	2–4 g als Nerventee und bei allen Frauenkrankheiten, die auf Eierstockstörungen beruhen. Gegen Bettnässen, Gastritis, Leberleiden, Ischias und Rheuma
Kalmus Acorus Calamus	Frühjahr oder Herbst in Sümpfen und an Flußufern	Ätherisches Öl, Bitter-, Gerb-, Schleimstoff und Calamin im Wurzelstock	2–4 g leicht abgekocht bei Magenschmerzen, Blähungen, Leber-, Milzleiden, bei Skrofulose u. Rachitis der Kinder, auch äußerlich zu Waschungen
Kamille Matricaria Chamomilla	Mai–Juli auf Feldern u. an Wegrändern	Ätherisches Öl, Bitterstoff und Apiin in den Blütenköpfen	4–5 g als Tee bei allen Erkältungen, Magenverstimmungen, Blähungen, Nervenschmerzen, Unterleibsleiden der Frau (bei Krampfwehen und als Kindbett-Tee), äußerlich aufweichend und entzündungshemmend bei Wundverbänden, zum Gurgeln und zu Einläufen, desodorierend
Kampfer Camphora officinarum Nees	Heimat Ostasien	Ätherisches Öl = Keton	Mittel gegen Schwächezustände, Gallenleiden, Lungenentzündung, äußerlich bei Rheuma und Neuralgien
Kardamomen Elettaria Cardamomum	Heimat Vorderindien	Ätherisches und fettes Öl	Magenstärkend, gegen Verdauungsschwäche u. Krämpfe

Pflanze	Vorkommen	Wirkstoffe	Anwendung
Kartoffel Solanum tuberosum	Kulturpflanze	Solanin vor allem in der unreifen Frucht und den Keimen, ferner Gerbstoff, Vitamine C_1, B_1, B_2 und Schleim	Preßsaft aus frischen Knollen bei Magenleiden. Homöopathisch: trockene Haut und Zungenrisse
Käslikraut Malva neglecta	Juni–September auf sonnigen Hängen	Schleimstoffe und Bitterstoff in den Blüten	2–3 g leicht abgekocht bei Katarrhen, zum Gurgeln bei Mandelentzündung und als Augenwasser
Kastanie (Roß-) Aesculus Hippocastanum	In Deutschland gepflanzt u. verwildert	Saponine, Glykoside, Aglykon vor allem im Samen	Getrocknet oder geröstet bei Hämorrhoiden, Gebärmutterblutungen, Darmkatarrh, Bronchitis. Homöopathisch bei Leberschwellung, Gastritis, Enteritis. Zum Tee 2 g
Kerbel Anthriscus Cerefolium	Kulturpflanze	Ätherisches Öl, Apiin und Bitterstoff im Kraut	2 g, bis zu 30–60 g täglich als Tee bei chronischen Hautleiden, Gicht und Wassersucht. Harntreibend und abführend. Bei Lungentuberkulose. Zu Umschlägen bei Harnverhaltung
Kiefer Pinus silvestris	Weitverbreitet auf sandigem Boden	Ätherisches Öl, Bitter-, Gerbstoff und Vitamin C in den Kiefernsprossen	Als Terpentin- oder Haarlemer Öl bei Lungenerkrankungen, als Tee wegen Vitamin C und als Badezusatz bei Nervosität
Kirsche Prunus Cerasus Prunus Avium	Kulturpflanze	Reich an Fruchtsäuren, in den Fruchtstielen Gerbstoff	2–4 g der Stiele, leicht abgekocht, wirken harntreibend und stopfend bei Durchfall

Pflanze	Vorkommen	Wirkstoffe	Anwendung
Kleie	Abfall beim Getreidemahlen		Als Badezusatz bei Rheuma, Gicht und Hautleiden
Klette Arctium Lappa	Im Herbst an Zäunen und auf Schutt	Ätherisches Öl, Inulin, Gerbstoff und Schleim in der Wurzel	5 g als Tee bei Ausschlägen, Eiterungen und Geschwüren, Haarkrankheiten, Gicht, Rheuma, in der Verdünnung D_3 bis D_1 bei Akne und Furunkulose. Blutreinigungsmittel
Knabenkraut Orchis mascula	Mai–Juni auf feuchten Wiesen	Schleim- und Eiweißstoffe in der Knolle	4–6 g leicht abgekocht oder als Präparat (Mucilaginosum) reizmildernd u. schmerzherabsetzend bei Erkältungen der Luftwege und des Magen-Darm-Kanals
Knoblauch Allium sativum	Kulturpflanze	Ätherische Öle, Fermente, Vitamine A, B_1, B_2, C und Wirkstoffe auf die Sexualorgane	Frische Knoblauchzwiebel, Kaltauszüge, geruchlose Präparate bei Kreislaufstörungen, infektiösen Darmkatarrhen, Ruhr, Typhus, harntreibend, leicht abführend, schleimlösend bei Bronchitis, Störungen durch die Wechseljahre, Geschwülsten. Homöopathisch D_2–D_3 bei Sodbrennen, Asthma, Lungentuberkulose und zur Förderung der Menstruation. Knoblauch soll auch krebsverhindernd wirken

Pflanze	Vorkommen	Wirkstoffe	Anwendung
Königskerze Verbascum thapsiforme	Juli–August auf sonnigen Hängen	Schleimstoff, Saponine, Bitterstoff, Farbstoffe und ätherisches Öl in den Blüten ohne Kelch	2–5 g als Brusttee und bei Fieber sowie allen Erkältungen der Schleimhäute. In der Verdünnung D_1 bei Rheuma u. Neuralgien (Schläfenschmerz)
Koriander Coriandrum sativum	Kulturpflanze	Ätherisches Öl, Gerbstoff und Vitamin C in der Frucht	Magenstärkend und krampflösend. Zerquetscht als Bestandteil des «Karmelitergeistes» bei Rheuma und Gelenkleiden
Kornblume Centaurea Cyanus	Juni-Juli in Getreidefeldern	Bitterstoff, Glykoside und Kaliumsalz in der Blüte	3 g als Tee wirken menstruationsfördernd
Kresse Nasturtium officinale	Frühjahr bis Herbst meist an fließenden Gewässern	Senfölglykosid, ätherisches Öl, Vitamin C und E im Kraut	Homöopathisch gegen Katarrh und Stoffwechselerkrankungen
Kreuzblume Polygala amara	Mai–Juni auf sumpfigen Wiesen	Saponine, Phenolglykosid und ätherisches Öl in der ganzen Pflanze	2–3 g, bis zu 15 g täglich, bei Lungenleiden, zur Förderung der Milchsekretion und Stärkung der Magenorgane
Kreuzdorn Rhamus cathartica	Sept.–Okt. an Gebüschen und Waldrändern	Emodinglykoside und Flavonglykoside in der Frucht	5 g als Tee wirken harntreibend und abführend, gegen Hautausschläge, Gicht, Wassersucht und als Blutreinigungsmittel
Kreuzkraut Senecio Fuchsii, Senecio Jacobaea	Mai–Juli in schattigen Wäldern	Senecionin und andere Alkaloide in der blühenden Pflanze	Homöopathisch D_2 bis D_1 bei Gebärmutterstörungen, Weißfluß, Leber-, Gallenleiden u. Hexenschuß
Küchenschelle, gemeine Pulsatilla vulgaris	Im Juli auf sonnigen Hängen u. Heiden	Protoanemonin, Saponine und Gerbstoff im blühenden Kraut	Giftig! Homöopathisch bei Nervenleiden, Migräne, Grippe und Star

Pflanze	Vorkommen	Wirkstoffe	Anwendung
Kümmel Carum Carvi	Kultiviert oder Juni bis August auf Wiesen	Ätherisches Öl und Gerbstoff in der Frucht	6 g, Kinder weniger, leicht abgekocht bei Blähungen, bei schwacher Periode und zur Förderung der Milchabsonderung
Kürbis Cucurbita Pepo	Kulturpflanze	Wirkstoffe weitgehend unerforscht	Zur erfolgreichen Wurmkur sind für Kinder 200–400 g, für Erwachsene 400 bis 700 g zu schälende Kürbiskerne erforderlich, 2–3 Stunden später sind 2 Löffel Rizinusöl zu nehmen. Die Wirkung schwankt, es ist jedoch die einzige ungiftige Wurmkur. Homöopathisch bei Seekrankheit
Labkraut Galium verum, Galium Aparine	Juni–Oktober auf Wiesen u. an Gebüschen	Galiosin und andere Glykoside, ätherisches Öl und Labenzym	2–5 g als Drüsentee, der auf das Lymph- und Pfortadersystem wirkt
Lärche Larix decidua	An der Donau, sonst gepflanzt	Ätherisches Öl, Harzsäuren im Lärchen-Terpentin	Terpentinöldämpfe bei Katarrhen, innerlich, nach Verordnung, bei Halsentzündungen (Diphtherie) und Keuchhusten
Lavendel Lavendula vera	Kulturpflanze	Lynalylazetat und andere Bestandteile des ätherischen Öles sowie Gerbstoff	1–4 g der Blüten als Tee oder einige Tropfen des Öles auf Zukker wirken krampflindernd, helfend bei nervösem Herzklopfen, Migräne und Neurasthenien. Äußerlich als Wundheilmittel

Pflanze	Vorkommen	Wirkstoffe	Anwendung
Lebensbaum Thuja occidentalis	Viel auf Friedhöfen gepflanzt	Ätherisches Öl, Glykoside und Gerbstoff in dem «weißen Zedernöl»	In der Verdünnung D_3–D_2 bei Gicht, Rheumatismus, Neuralgien, Gedächtnisschwäche, Melancholie. Äußerlich als Einreibmittel bei Gicht und Rheuma
Legföhre Pinus montana	Vor allem im Gebirge	Ätherisches Öl in den Nadeln	Dämpfe des Latschenöls helfen bei Bronchialkatarrh, als Badezusatz dient es der allgemeinen Kräftigung des Körpers
Lein Linum usitatissimum	Kulturpflanze	Schleimstoffe, fettes Öl, Ölsäuren, Linamarin, Vitamin F u. Pectin in dem Samen	5 g, leicht abgekocht, allgemein bei Erkältungskrankheiten, Entzündungen des Darms und der Harnorgane. Leinöl bei Hämorrhoiden, mit gleichen Teilen Kalkwasser bei Brandwunden. 2–3 Eßlöffel des unzerkauten Samens als Abführmittel
Liebstöckel Levisticum officinale	Kulturpflanze	Ätherisches Öl, Harz und Zucker in der Wurzel und im blühenden Kraut	Ein Tee von 2–4 g aus der Wurzel wirkt harntreibend und abführend (nierenreizend!). Ein Tee aus dem Kraut ist allgemein anregend
Linde Tilla grandifolia	Weitverbreiteter Straßenbaum	Ätherisches Öl, Gerbstoff, Schleim, Hesperidin und Saponin (?) in den Blüten	Lindenblütentee (5 g) bei allen Erkältungen, schweiß- u. harntreibend, krampflindernd, äußerlich gegen Sommersprossen. Lindenkohle bei Störungen der Verdauungsorgane u. Blähungen. Homöopathisch bei Muskelschwäche der Augen, Leukorrhöe und Rheuma

Pflanze	Vorkommen	Wirkstoffe	Anwendung
Löffelkraut Cochlearia officinalis	Mai–Juni in Gräben und Sümpfen	Senfölglykosid, Bitterstoff, Gerbstoff, Vitamin C und Mineralstoffe im Kraut	2 g als Tee regen die Gallen- und Nierentätigkeit an, gegen Stein- und Grießbildung, Wassersucht, Gicht, Rheuma, Skorbut, zum Gurgeln u. zu Umschlägen
Lorbeer Laurus nobilis	Heimat im Mittelmeergebiet	Ätherisches Öl, Rutin und Furocumarine in den Blättern und Früchten	Die Früchte sind magenstärkend, sie finden bei Salben Verwendung. Das Öl dient als Hautreizmittel
Löwenzahn Taraxacum officinale	März–Mai auf Wiesen und Ödland	In der im Frühjahr und Herbst zu sammelnden Wurzel Bitterstoff Taraxacin, Cerylalkohol, Lactucerol, Gerbstoffe, Phlobaphene, ätherisches Öl und Inulin; im Kraut Lutein und Cholin	5–10 g als Tee bei Leber-, Darm- und den daraus entstehenden Hautleiden, bei Stoffwechselkrankheiten, Zuckerharnruhr, bei Blutarmut, Neuralgien und Kopfschmerzen. Die Wurzel läßt sich wie Spargel zubereiten. Als Preßsaft für Frühjahrskuren und homöopathisch
Lungenkraut Pulmonaria officinalis	März–Mai in Laubwäldern	Schleimstoffe, Kieselsäure, Gerbstoff und Saponin im Kraut	4 g als Tee bei Lungenleiden, Heiserkeit und Reizungen der oberen Luftröhre
Lupine Lupinus luteus	Kulturpflanze und wild	Lupinidin und andere Alkaloide im Samen	Zur Süßlupine veredelt dient sie als Viehfutter, ihre blutzuckersenkende Wirkung wird noch untersucht
Macisblüte Myristica fragrans	Heimat Indien	Ätherisches und fettes Öl in der Muskatblüte	Magen- und darmstärkend, gegen Durchfall, Magenkrämpfe u. Blähungen

Pflanze	Vorkommen	Wirkstoffe	Anwendung
Maiglöckchen Convallaria majalis	Im Frühling in schattigen Laubwäldern und angebaut	Digitalisglykoside, Saponine u. ätherisches Öl	Stark giftig! Homöopathisch D_4–D_6 bei Herzfehlern (in der Zeit der Schwangerschaft und Wechseljahre) u. Hautjucken
Mais Zea Mays	Kulturpflanze	Saponine, ätherisches Öl, Alkaloid, Gerb- und Bitterstoff vor allem in den Blüten	3 g der Narben und Griffel als Tee bei Blasenleiden, Entzündungen der Nieren u. Harnwege, Bettnässen u. Wassersucht. Blutzuckersenkend. Homöopathisch bei organischen Herzleiden
Majoran Origanum majorana	Kulturpflanze	Ätherisches Öl, Bitter- und Gerbstoff im blühenden Kraut	3–5 g als magenstärkender Tee, zum Einreiben bei Rheuma
Malve s. Stockrose			
Mandarine Citrus nobilis	Kulturpflanze im Mittelmeergebiet	Ätherisches Öl, Bitter-, Gerbstoff und Säuren in den Schalen	Wie Pampelmusen-, Limonen- und Apfelsinenschalen als Magenmittel und bei leichten Krämpfen
Mandel Amygdalus communis, Prunus Amygdalus	In Süddeutschland kultiviert	Blausäureglykosid Amygdalin, Cholin, Asparagin, Schleimstoff und Vitamin E im Samen	Mandelöl bei Krampfhusten, Bronchitis u. Asthma. Mandelkleie als Schönheitsmittel. Zusatz zu Augenwässern. Homöopathisch bei Diphtherie und Tetanus
Mangold Beta vulgaris var. cicla	Kulturpflanze	Saponine, Betain, Asparagin, Raphanol und Coniferin	Das Betain im Mangold wirkt schleimlösend bei Lungenkatarrh
Maßliebchen s. Gänseblümchen			
Maulbeerbaum Morus nigra Morus alba	Heimat Kleinasien	Freie Säuren und Pectin	Maulbeerblätter finden als Haarwuchsmittel Verwendung

Pflanze	Vorkommen	Wirkstoffe	Anwendung
Meerrettich Cochlearia Armoracia	Kulturpflanze, auch verwildert	Sinigrin und freies Senföl in der Wurzel	Meerrettichöl wirkt harntreibend, gegen Wassersucht, Nierenentzündung, Eiweißharnen, Bronchialkatarrh und Lungensucht. Geriebener Meerrettich fördert bei Umschlägen die Hautdurchblutung (Rheuma, Ischias, Neuralgien)
Meeresalgen s. Carrageen, Meerschwamm u. Zeylonkraut			
Meerschwamm Euspongia officinalis	Alge im Mittelmeer	Jod, Brom, Eisen und Kalzium	Homöopathisch bei Schilddrüsenanschwellungen
Meisterwurz Peucedanum Ostruthium	Kulturpflanze, im Gebirge verwildert	Ätherisches Öl, Bitterstoffe und Gerbstoff in der Wurzel	Bis zu 2 g als magenstärkender Tee, abführend, bei Bronchitis, Gicht, Rheuma, Gelbsucht. Homöopathisch bei Magen- und Hautleiden
Melde Atriplex hortensis	Kulturpflanze	Saponine	Vor allem als Gemüsepflanze
Melisse Melissa officinalis	Kulturpflanze, auch verwildert	Ätherisches Öl, Gerbstoff, Bitterstoff in den Blättern nach der Blüte	Melissengeist oder 3 bis 5 g als Tee besonders als nervenstärkendes Mittel für die Frau (Krämpfe im Unterleib, nervöse Störungen, Kopfschmerzen, Hysterie, Schlaflosigkeit), Menstruationsstörungen, Migräne. Äußerlich zu Wundverbänden
Melone Cucumis melo	In Italien und Ungarn angebaut	Gerb-, Bitterstoff und Fruchtsäuren	Finden in der Heilkunde keine spezielle Verwendung
Mispel Mespilus germanica	In Süddeutschland gepflanzt	Blausäureglykoside in den Früchten	Roh gegessen gegen Durchfall

Pflanze	Vorkommen	Wirkstoffe	Anwendung
Mistel Viscum album	Während des ganzen Jahres Schmarotzer auf den meisten Waldbäumen, auch auf Apfelbäumen usw.	Viscotoxin, Acetylcholin und Cholin in den Blättern	5 g als Misteltee regen die Stoffwechsel- und Drüsentätigkeit an. Bei Blähungen und als Wurmmittel. Die blutdrucksenkende Wirkung des Tees wird heute von der Medizin bestritten. In der Verdünnung D_1 bei Arteriosklerose, Neuralgien und Krämpfen
Mohn Papaver somniferum	Kulturpflanze	Opium-Alkaloide, Mecon- und andere Säuren sowie Pectin und Schleimstoffe in den Mohnköpfen	Giftig! Opiumpräparate werden nur vom Arzt verordnet. In der Verdünnung D_3 bei Nervenschmerzen und Reizhusten
Möhre Daucus Carota	Kulturpflanze	Ätherisches Öl, Pectin, Carotin u. Vitamin A, B_1, B_2, C in der Wurzel sowie zusätzlich ein Alkaloid im Samen	Mohrrüben sind Fettverdauer, ihr Saft hilft selbst bei chronischen Magen-Darmstörungen, Brechdurchfällen und Schleimhäutekatarrhen der Luftwege. Äußerlich bei Verbrennungen. Der Samen ist gegen Blähungen gut
Moosbeere Vaccinium Oxycoccus	Im Herbst vielfach auf Torfsümpfen	Vacciniin, organische Säuren, Pectin und Vitamin C in der Frucht	Bei Gicht und Rheuma und den Störungen des Wasserhaushaltes im Körper
Multebeere Rubus chamaemorus	In Sümpfen, vereinzelt in Norddeutschland		Auch Sumpfbrombeere genannt, siehe unter Brombeere
Muskat s. Macisblüte Myristica fragrans			Muskatnüsse wie Macisblüte. Muskatbutter und -öl zu schmerzlindernden Verbänden

Pflanze	Vorkommen	Wirkstoffe	Anwendung
Mutterkorn Secale cornutum	Ein Schmarotzerpilz des Getreides bei Getreidereife	Mutterkornalkaloide, Tyramin, Histamin, Acetylcholin, Cholin, Uracil und Betain im Mutterkorn	Giftig! Nur vom Arzt zur Beeinflussung der glatten Muskulatur d. Bronchien, des Magen-Darm-Kanals, bei der Geburt usw. zu verordnen. In der Verdünnung D_3–D_4 bei Rückenmarkkrankheiten, Zuckerkrankheit und Krämpfen
Myrrhen Commiphorica abyssinica	Heimat in Nordostafrika	Ätherisches Öl und Bitterstoff	Magenstärkendes Mittel bei Darmkatarrhen und Verdauungsstörungen, äußerlich zum Gurgeln und zur Wurmbehandlung
Nachtschatten, bittersüßer Solanum dulcamara	Juli–September an schattigen Ufern	Solacein, Solanein, Solanin, Bitterstoff, Gerbstoff und Saponin in den Blättern der blühenden Pflanze	Nur homöopathisch bei Hautleiden, Drüsenschwellungen, Nervenlähmungen, Asthma, Gastritis und Wassersucht, abführend u. schleimlösend
Nelken Eugenia Caryophyllata	In den Tropen kultiviert	Ätherisches Öl, Gerbstoff, Caryophyllin u. Schleim	Als Magenmittel
Nelkenwurz Geum urbanum	Im Frühjahr an feuchten und schattigen Orten	Ätherisches Öl, Gein, Bitter-, Gerbstoff und ein Flavon in der Wurzel	1–3 g als nervenstärkender Tee, bei Durchfall, Menstruationsstörungen, Weißfluß, Gebärmutterblutungen, Rheuma und Darmkatarrh
Nieswurz Helleborus viridis niger foetidus	Im ganzen Jahr auf steinigen Hängen	Digitalisglykoside, Saponin, Akonitsäure und ätherisches Öl in der Wurzel	Giftig! Nur vom Arzt als Herzmittel, zur Anregung der Darmsekretion, bei Gicht, Rheuma zu verordnen. In der Verdünnung D_4–D_8 bei Psychosen, Kopfschmerzen u. Brechdurchfall

Pflanze	Vorkommen	Wirkstoffe	Anwendung
Nußbaum Juglans regia	In Deutschland weit verbreitet	Ätherisches Öl, Gerbstoff und Juglon in den Blättern	Homöopathisch D2 bis D1 bei Augenkatarrhen, Skrofulose, Rachitis, Gicht. Nußblätter abgekocht als Wurmmittel und Blutreinigungsmittel
Nüsse s. Haselnuß, Walnuß, Mandel, Kastanie, Pistazie	Zu den Nüssen zählen auch Kokosnuß, Hickorynuß, Paranuß, Erdnuß u. a.		
Odermennig Agrimonia Eupatoria	Juni–August an Wegrändern und Hängen	Gerbstoff, Bitterstoff, ätherisches Öl und Nikotinsäureamid im Kraut	5 g als Magen-, Leber-, Gallentee, äußerl. für Umschläge bei Geschwüren u. zum Gurgeln bei Pharyngitis (Rachenschleimhautentzündung)
Olive Olea europea	Heimat im Mittelmeergebiet	Ölsäureglyzeride, Linolsäure, Palmitin-, Stearin- und freie Säuren	Olivenöl bei chronischen Katarrhen, Hämorrhoiden, Gallenleiden und Würmern
Orangen Orangenschalen Citrus aurantium	In Südeuropa	Ätherisches Öl, organische Säuren Hesperidin, Gerb- Bitterstoff und Vitamine	Orangen haben eine blutdrucksenkende Wirkung, bei Paradentose, Halskrankheiten und Gicht. Orangenschalen wirken nerven- und magenstärkend
Paprika Capsicum annuum	Kulturpflanze	Capsaicin u. Vitamine C, P, J, Carotin in den Schoten	Anregend für Nerven, Magen, Drüsen, harntreibend, bei Seekrankheit, Scharlach. Äußerlich als Hautreizmittel bei Rheuma, Pleuritis und Angina pectoris, zum Gurgeln bei Angina. In der Verdünnung D4–D2 bei Beschwerden der Wechseljahre

Pflanze	Vorkommen	Wirkstoffe	Anwendung
Pestwurz Petasites officinalis	Im Oktober auf feuchten Wiesen	Ätherisches Öl, Bitterstoff, Pectin, Inulin, Cholin, Gerbstoff und Schleimstoff in der Wurzel	Homöopathisch D_2 bei Kopf- und Halsschmerzen und Heiserkeit, schleimlösend
Petersilie Petroselinum sativum	Kulturpflanze	Ätherisches Öl, Flavonglykoside, Apiin, Inosit und Vitamin C in der Wurzel und im Kraut, in den Früchten Schleimstoff	Früchte und Samen sollte nur der Arzt bei Harnverhaltung und Blasenschwäche verordnen. In der Verdünnung D_3–D_1 bei Blasenleiden. Der Saft äußerlich gegen Krätzemilben und Kopfläuse
Pfeffer Piper album Piper nigrum	Heimat Vorderindien	Ätherisches Öl, Harz, Piperin und Chavicin	Schwarzer Pfeffer (die reifen Früchte heißen weißer Pfeffer) als Reiz- und Magenmittel bei Verdauungsschwäche, Fieber und als Hautreizmittel
Pfefferminze Mentha piperita	Kulturpflanze, auch verwildert, Mai bis August	Menthon, Menthol, Gerb- und Bitterstoff in den Blättern	5 g als Tee zur Belebung der Magentätigkeit, bei Verdauungsschwäche, Blähungen; krampflösend, gallenfördernd (gegen Gallensteine und -grieß) und bei Schwächezuständen. Äußerlich zu Umschlägen und als Badezusatz; Pfefferminzöl zum Einreiben bei Kopfschmerzen, Migräne und bei Juckreiz. Homöopathisch bei Heiserkeit und Gallensteinkoliken

Pflanze	Vorkommen	Wirkstoffe	Anwendung
Pfingstrose Paeonia officinalis	Im Frühjahr als Gartenpflanze	Alkaloid, Glykosid und Gerbstoff in der Wurzel	Homöopathisch D_2 u. Wurzelabkochung bei Nervenleiden, Rheuma, Gicht, Hämorrhoiden und bei Kinderkrämpfen
Pilzvergiftung	Selbst bei eingetretener Vergiftung ist der Magen durch Brechmittel oder Spülung zu entleeren. Tierkohle – in Wasser aufgeschwemmt – ist reichlich durch den Mund oder Einlauf zuzuführen. Kaliumpermanganat und Uzara sind zu empfehlen. Auf jeden Fall sofort einen Arzt aufsuchen.		
Pinie Pinus pinea	Heimat im Mittelmeergebiet	Ätherisches Öl und Harzsäuren	Der wohlschmeckende Pinienkern wird medizinisch nicht verwendet
Pistazie Pistacia vera	Heimat Syrien	Ätherisches Öl und Harzsäuren	Pistaziennüsse werden wie Mandeln verwendet
Porree Allium porrum	Kulturpflanze	Ätherisches Öl, Flavonglykoside, Pectin, Inulin und Vitamine	Porree und Schnittlauch werden wie Knoblauch und Zwiebel verwendet: Sie wirken auf die Nieren ein, magenstärkend und leicht blutdrucksenkend (Arteriosklerose)
Porst Ledum palustre	Mai–Juni in Torfmooren	Ätherisches Öl, Arbutin, Quercetin und Gerbstoff in den Blättern	Giftig! Der Arzt verordnet ihn bei Hautkrankheiten u. Darmleiden; harntreibend. In der Verdünnung D_4 bei Asthma, Gicht, Ischias, Rheuma und krankhaftem Harndrang
Portulak Portulaca oleracea	Heimat Südeuropa	Ätherisches Öl und Gerbstoff	Das Kraut wird innerlich als Abführmittel, äußerlich zu kühlenden Wundverbänden benutzt

Pflanze	Vorkommen	Wirkstoffe	Anwendung
Preißelbeere Vaccinium Vitis idaea	In Wäldern und auf Heiden	Arbutin, Gerbstoffe u. ein Flavonglykosid in den im Frühjahr u. Herbst zu sammelnden Blättern. Organische Säuren, Vitamin A, C, Pectin u. Gerbstoff in den Beeren	5 g als Ersatz für Bärentraubentee bei Gicht, Rheuma und Husten. Die Beeren sind gut gegen Durchfall u. Lungenbluten
Quecke Triticum repens	Frühjahr und Herbst als Unkraut auf Feldern und in Gärten	Schleimstoff, Inulin, Triticin, Saponin, Glykoside und ätherisches Öl in der Wurzel	Homöopathisch, als Preßsaft und 5–8 g leicht abgekocht b. Leberkrankheiten (Diabetes), Drüsenschwellungen u. Skrofulose
Quendel Thymus serpyllum	Juni–August an Hängen u. auf Sandstellen	Ätherisches Öl, Serpyllin, Gerbstoff und ein Flavon im blühenden Kraut	2–4 g ergeben einen nervenstärkenden Tee, wird vor und nach der Geburt empfohlen. Wirkungsvoller Badezusatz
Radieschen Raphanus sativus var. radicula	Kulturpflanze	Ätherisches Öl in der Wurzel	Das Radieschen ist weniger wirksam als der Rettich (s. d.) und wird medizinisch nicht verwendet
Rainfarn Tanacetum vulgare	Im Juli an Hecken und auf Schutt	Ätherisches Öl und Bitterstoffe in den Blättern	Giftig! Bis zu 1 g als Wurmtee b. Steinleiden u. Schwindel. Die zerquetschten Blätter sollen b. Krampfadern u. Geschwülsten lindernd wirken
Raute Ruta graveolens	Kulturpflanze und verwildert, Juni bis Juli	Ätherisches Öl, Rutin und Furocumarine im Kraut	1 g, bis zu 10 g täglich, als Tee bei Gebärmutterblutungen, unregelmäßiger Periode, erschlafften Gebärmuttermuskeln, Wechselfieber und nervösen Leiden. Homöopathisch bei Schwäche der Augenmuskeln. Zum Gurgeln und als Hautreizmittel

Pflanze	Vorkommen	Wirkstoffe	Anwendung
Rettich Raphanus sativus	Kulturpflanze	Senfölglykoside, ätherisches Öl und Vitamin C in Wurzel, Blatt und Samen der frischen Pflanze	Ein bewährtes Mittel gegen alle Verschleimungen im Körper, Leber- und Gallenleiden (Steine) sowie Rheuma. Rettichsaft bei Husten und Bronchitis. In der Verdünnung D_2 gegen Neuralgien
Rhabarber Rheum palmatum	Heimat Asien, nicht zu verwechseln mit dem bei uns heimischen Rhabarber	Emodinglykoside, Emodine u. Gerbstoffe in der Wurzel	Bekannt als Abführmittel: 2–4 g. Auch bei Magen-, Leber-, Milzleiden in kleineren Mengen. Bei Gallenleiden zu meiden
Rhabarber Rheum undulatum	Kulturpflanze	Oxal- und andere Säuren sowie Vitamine	Der sogenannte «Gartenrhabarber» sollte bei Nierenleiden nicht gegessen werden. Medizinisch nicht speziell verwendet
Ringelblume Calendula officinalis	Kulturpflanze	Ätherisches Öl, Carotin und Calendulin in den Blüten	2–10 g als Tee bei Magengeschwüren, Drüsenverhärtungen, Darmfisteln, Leberleiden, Gelbsucht, Skrofulose, Typhus u. schmerzhafter Menstruation. Die Volksheilkunde empfiehlt die Ringelblume auch bei Magen-, Brust- u. Gebärmutterkrebs
Rizinus Ricinus communis	Heimat in den Tropen	Rizinolsäureglyzerid und andere Glyzeride und Säuren	Es ist das verbreitetste Abführmittel, aber auch bei Magen-, Darmkatarrhen, Nieren und Blasenentzündungen in kleinen Mengen. Äußerlich bei Hautkrankheiten
Roggen Secale cerale	Kulturpflanze	Protein, Amide, Fett, Stärke und Vitamine	Homöopathisch als Kräftigungsmittel

Pflanze	Vorkommen	Wirkstoffe	Anwendung
Rose Rosa canina s. Hagebutte			
Rosa damascena Rosa gallica Rosa centifolia	Gartenpflanze	Ätherisches Öl, Gerbstoff, Cyanin und Quercitrin in den Blättern	2–4 g als Tee gegen Durchfall. Homöopathisch D_1 bei Heufieber
Rosmarin Rosmarinus officinalis	Gartenpflanze	Ätherisches Öl u. Gerbstoff im Blatt	1–2 g als Tee bei Magen-, Leber-, Nierenleiden u. chronischen Hautausschlägen; schweiß- und wassertreibend. Homöopathisch bei Störungen der Menstruation. Äußerlich zu Wundverbänden und zum Einreiben bei Rheuma
Roßkastanie s. Kastanie			
Rübe Beta vulgaris und Abarten	Kulturpflanze	Saponine, Betain, Asparagin, Raphanol und Coniferin in der Wurzel	Besonders die Zuckerrübe wirkt auswurffördernd, empfohlen bei Lungenkatarrhen
Safran Crocus sativus	Heimat im Orient	Glykoside, ätherisches Öl, Carotin, Xanthophylle und Saponin	Vor allem homöopathisch D_2 bei Hysterie, Wechselfieber und Gicht, nervenbelebend, krampfstillend und menstruationsfördernd
Salbei Salvia officinalis	Kulturpflanze, auch verwildert	Ätherisches Öl, Gerbstoffe, Saponin, Glykosid, Bitterstoff und Nicotinsäureamid in den Blättern	1 g als Tee wirkt auf den Magen-Darm-Kanal und zugleich auf das Lungengewebe stärkend und bei Katarrhen. Bei Leber-Nierenleiden, Nachtschweiß u. zum Gurgeln bei Entzündungen der Mundschleimhäute. Homöopathisch bei Beschwerden der Wechseljahre und Hautschlaffheit. Bei Nierenleiden u. während

Pflanze	Vorkommen	Wirkstoffe	Anwendung
			der Schwangerschaft sollte Salbei nur vom Arzt verordnet werden
Sandsegge Carex arenaria	Im Frühjahr auf Dünen u. an Flußufern	Kieselsäure, Saponin, Gerbstoff, ätherisches Öl und Schleim in der Wurzel	Die Sandsegge wird auch als «deutsche Sarsaparille» bezeichnet und kann mit der echten abwechselnd verwendet werden. 5–8 g leicht abgekocht als Tee, der den Stoffwechsel anregt und das Blut reinigt, bei Ekzemen, Geschwüren, Lues, Rheuma sowie Bronchitis und Heiserkeit, schweiß- und harntreibend (jedoch nicht bei vorhandener Nierenentzündung!)
Sanikel Sanicula europaea	April–Juli im Gebirge	Saponine, ätherisches Öl, Bitterstoff in den Blättern	Zu Umschlägen, Waschungen und als Badezusatz
Sarsaparille Smilax utilis	Heimat Mittelamerika	Saponine, Sarsasaponin, Glykoside und ätherisches Öl	Wirkt wie die Sandsegge (s. d.). 5–8 g, nicht mehr als 30 g täglich, als Tee bei Geschwülsten, Hautleiden, Lues und Nierenleiden (da die Kieselsäure fehlt), schweiß- und harntreibend
Sauerampfer Rumex acetosa	März–August auf feuchten Wiesen	Kaliumoxalat, Oxalsäure, Vitamin C und Gerbstoff im Blatt	In Verbindung mit anderen Pflanzen wird die blutreinigende Kraft des Sauerampfers gern zu Frühjahrskuren benutzt. In der Verdünnung D_1 bei Hautkrankheiten u. Halsschmerzen; 1–2 g des Samens als Tee gegen Würmer

Pflanze	Vorkommen	Wirkstoffe	Anwendung
Sauerdorn s. Berberitze			
Sauerkirsche s. a. Kirsche			Sauerkirschkerne werden von der Volksheilkunde bei Impotenz verwendet
Sauerklee Oxalis acetosella	April–Mai in Laubwäldern	Oxalsäure und Kaliumoxalat in den Blättern	Bei Verdauungsstörungen, Leberleiden (Gelbsucht) und in der Verdünnung D_3 bis D_2 bei Rheuma, Gicht und Nervenreißen
Sauerkraut	Hierunter versteht man mit Salz und Gewürzen eingestampften milchsäurevergorenen Weißkohl. Sauerkohl enthält Milch-, Essig- und Buttersäure. Sauerkraut fördert die gute Verdauungstätigkeit (gegen Furunkulose, Hautleiden usw.), es ist auch bei Diabetes zu empfehlen.		
Schachtelhalm s. Zinnkraut			
Schafgarbe Achillea Millefolium	Mai–Sept. auf Wiesen und an Wegrändern	Ätherisches Öl, Achillein, Aconitsäure und Gerbstoff im Kraut	3–6 g als Tee, der die Magen- und Gallensekretion anregt und den ganzen Kreislauf beeinflußt. Bei Magenkatarrhen, -krämpfen, als Frauenmittel (Weißfluß, Gebärmutterkatarrh), bei inneren Blutungen (Lunge, Darm, Blase, Gebärmutter), Scharlach, Hysterie u. als Wurmmittel. Homöopathisch bei Zirkulationsstörungen
Scharbockskraut Ranunculus Ficaria	Im Frühjahr auf Wiesen	Anemonin, Saponin und Vitamin C im Kraut	Als Blutreinigungsmittel, bei Störungen im Pfortadergebiet u. Hautleiden in Form von Salat. Homöopathisch bei Hämorrhoiden

Pflanze	Vorkommen	Wirkstoffe	Anwendung
Schierling Conium maculatum	Im Sommer an feuchten, schattigen Stellen	Coniin und andere Alkaloide sowie Diosmin und ätherisches Öl im Kraut	Stark giftig! Wird nur vom Arzt bei Neuralgien, Asthma, Krampfhusten, Blasenkrämpfen, Drüsenschwellungen und Schmerzen verordnet. In der Verdünnung D_4–D_8 auch bei Gerstenkorn und Hautkrankheiten
Schlehe Prunus spinosa	März–Mai an Waldrändern und in Gebüschen, im Norden fehlend	Kämpferin, Kämpferol, Blausäureglykosid in den Blüten; organische Säuren, Gerbstoff u. Pectin in den Früchten	Tee aus 1–3 g bei Nieren-, Blasen-, Harnleiden und als Abführmittel. In der Verdünnung D_2 bei Menstruationsbeschwerden und Weißfluß. Die reifen Früchte sind magenstärkend
Schlüsselblume Primula officinalis	März–April auf trockenen Wiesen	Saponine, Phenolglykoside, ätherisches Öl, Flavone und Vitamin C in den Blüten sowie Kieselsäure in den Wurzeln (im Frühjahr sammeln)	2–4 g als Tee bei Gicht und Rheuma, Bronchialkatarrh, Erkältungen und Migräne; schleimlösend und abführend. Homöopathisch D_2 bei Neuralgien
Schneeglöckchen Galanthus nivalis	Febr.–März, gepflanzt und verwildert	Bitterstoff in der Zwiebel	Die Zwiebel wirkt brechreizend
Schnittlauch Allium Schoenoprasum	Kulturpflanze	Ätherisches Öl, Pectin u. Vitamin C im Lauch	Schnittlauch und Porree werden wie Knoblauch und Zwiebeln verwendet: Sie wirken auf die Nieren ein, magenstärkend u. leicht blutdrucksenkend (Arteriosklerose)

Pflanze	Vorkommen	Wirkstoffe	Anwendung
Schöllkraut Chelidonium majus	März–Mai an Mauern und Hecken	Alkaloide, ätherisches Öl und Fermente im frischen Kraut	Giftig! 1/2 g ergibt einen wirksamen Tee gegen Leberleiden, -entzündung, Gelbsucht, Milzkrankheiten und Magen-Darmkrämpfe. Homöopathisch auch bei Hautleiden, Gicht u. Rheuma. Äußerlich bei Entzündungen, Hautkrebs und Warzen
Schwarzdorn s. Schlehe			
Schwarzer Holunder s. Holunder			
Schwarzer Senf s Senf			
Schwarzwurzel s. Beinwell			
Schwertlilie Iris germanica Iris florentina Iris pallida	Gartenpflanze, auch verwildert	Ätherisches Öl, Stärke, Schleim, Gerbstoff und Iridin in der Wurzel	4–6 g leicht abgekocht wirken harntreibend und abführend, bei Wassersucht, Halskatarrhen und homöopathisch bei Ischias und Migräne
Seenelke Armeria maritima	An den Küsten der Nord- und Ostsee	Jod, Fluor, Brom und Kochsalz	Bei Schilddrüsenerkrankungen und gegen Fettsucht
Seetang s. Blasentang			
Seidelbast Daphne Mezererum	März–Juni in Gebirgswäldern	Mezerein und Daphnin im Bast	Giftig! Homöopathisch D_3–D_4 bei Juckreiz, Hautkrankheiten, Entzündungen der Schleimhäute und Grippe
Seifenkraut Saponaria officinalis	Im August an Büschen und Hecken	Saponine in der Wurzel	5–10 g über Nacht kalt angesetzt bei Ekzemen, Furunkulose; auswurffördernd. Homöopathisch bei Erkältungen und Depressionen

Pflanze	Vorkommen	Wirkstoffe	Anwendung
Sellerie Apium graveolens	Kulturpflanze	Ätherisches Öl, Apiin, Cholin, Asparagin und Schleim in der Wurzel	Die Wurzel wird als Abführmittel gegessen, bei Rheuma, Gicht, Blasen- und Nierenleiden. In der Verdünnung D_1 bei Harnverhaltung und Sodbrennen
Senf Brassica nigra (Sinapis alba)	Kulturpflanze	Sinigrin, Sinapin, ätherisches Öl, Myrosin und Schleim im Samen	Senfsamen mit Essig, Most, Zucker und Gewürzen versetzt sind als Senf oder Mostrich bekannt. Bis zu 3 g des Samens als Tee bei Katarrhen und Entzündungen, Kreislaufschwäche, Bronchitis, Wassersucht u. Wechselfieber. Homöopathisch D_3 bei Heufieber und Sodbrennen. Äußerlich zu Umschlägen und Bädern als Hautreizmittel (Durchblutung) und schmerzlindernd bei Rheuma und Neuritis
Senf, wilder Sisymbrium officinale	Im Frühjahr und Sommer an Wegrändern	Senfölglykosid, Rhodanwasserstoffsäure und Gerbstoff im Kraut	Wilder Senf wird wie Löffelkraut (s. d.), Brunnenkresse (s. d.) und Lauch zu Frühjahrskuren und die zerquetschten Blätter zu Umschlägen bei Geschwüren verwendet
Sennesblätter Cassia angustifolia	Heimat im Orient	Anthrachinone, Emodin, Flavone, Gerb-, Bitterstoffe und Schleim	½–1 g als Abführtee
Sesam Sesamum indicum Sesamum orientale	Heimat Vorderindien und Orient	Ölsäureglyceride und Lezithin im Samen	Zu Klistieren bei Hämorrhoiden sowie bei Gallenleiden und Harnbeschwerden

Pflanze	Vorkommen	Wirkstoffe	Anwendung
Seven(Sade)-baum Juniperus Sabina	In Deutschland gepflanzt	Ätherisches Öl, Pinipikrin, Gerbstoff und Gallussäure	Stark giftig! Nur vom Arzt in der Verdünnung D_4–D_{12} bei Blasen-, Nierenleiden, Gonorrhöe, Koliken und Menstruationsstörungen zu verordnen
Siegwurz Allium victorialis	April und September im Gebirge	Ätherisches Öl nur in der frischen Wurzel	2–5 g leicht abgekocht gegen Würmer und Krämpfe
Silber- oder Mariendistel Carduus Marianus	Gepflanzt und verwildert	Ätherisches Öl, Bitterstoff, Tyramin, Histamin. Die Wirkstoffe befinden sich im Eiweiß unter der Schale des Samens	3 g, bis zu 10 g täglich, des zerkleinerten Samens mit Schale (!) leicht abgekocht bei Leberschwellungen, Milz (Seiten-)stechen und Gallenkoliken
Sonnenblume Helianthus annuus	Kulturpflanze, auch verwildert	Quercimeritrin, Quercetin, Glykosid, Cholin und Betain vor allem in der Blüte, Cholin, Betain, Lezithin und Gerbstoff im Samen	Sonnenblumenöl ist ein Fiebermittel, aus den Blüten wird eine Droge gegen Malaria gewonnen. Homöopathisch D_1 bei Nesselausschlägen und Halsschmerzen
Sonnentau Drosera rotundifolia	Juni-Juli auf Sümpfen und Moorwiesen	Droseron, Gerbstoff, Gallussäure, ätherisches Öl, Benzoësäure, Vitamin C und unbekannte Wirkstoffe im Kraut	1/2 g als Tee bei Keuchhusten, Erkrankungen der Luftwege, Reiz- und Kitzelhusten. In kleinen Mengen gegen Schwangerschaftserbrechen. In der Verdünnung D_1 bei nervösen Zuständen, Gesichtsreißen und Kehlkopftuberkulose
Spargel Asparagus officinalis	Kulturpflanze	Saponin, Asparagin, Vanillin, Gerbstoff und Kaliumsalze in den Sprossen	Spargel besitzt eine abführende Wirkung. Homöopathisch D_1 bei Harnbeschwerden u. bestimmten Herzleiden, besonders im Alter

Pflanze	Vorkommen	Wirkstoffe	Anwendung
Spinat Spinacia oleracea	Kulturpflanze	Oxalsäure, Eisen, Chlorophyll, Vitamine A, B_1, B_2, B_6, D und Secretin im Kraut	Durch den Wirkstoff Secretin ist Spinat besonders verdauungsfördernd
Spitzwegerich Plantago lanceolata	Im April auf Wiesen und an Wegrändern	Aucubin, Xanthophyll und Schleimstoff in den Blättern	2–4 g als Tee bei chronischen Katarrhen, Husten, Heiserkeit, Bettnässen und Skrofulose; schleimlösend, harntreibend. Der Preßsaft eignet sich gut zu Wundverbänden
Stechapfel Datura stramonium	Gepflanzt und verwildert	Alkaloide, ätherisches Öl und Gerbstoff in den Blättern	Stark giftig! Nur vom Arzt bei Krampfzuständen zu verordnen. Homöopathisch D_4 bei Trigeminusneuralgie und Wahnvorstellungen
Steinklee Melilotus officinalis	Angebaut, auch verwildert (Juli bis August)	Cumaringlykoside, Cholin und Schleimstoff im blühenden Kraut	Homöopathisch D_1 bei Kopfschmerzen u. Migräne
Sternanis Illicium anisatum	Heimat Ostasien	Ätherisches Öl. Anethol und Gerbstoff in der Frucht	2–4 g als Hustentee, schleimfördernd. Auch bei Blähungen
Stiefmütterchen Viola tricolor	Juli-August auf Feldern und an Wegrändern	Saponin, Rutin, ätherisches Öl, Violanin, Gerb- u. Schleimstoff im blühenden Kraut	3–5 g, bis zu 20 g täglich, bei Skrofulose, Drüsenvereiterung, allen Hautausschlägen, stark blutreinigende Wirkung, abführend und schleimfördernd. Als Tee oder homöopathisch auch bei Blasenbeschwerden

Pflanze	Vorkommen	Wirkstoffe	Anwendung
Stockrose Alcea rosea	Gartenpflanze	Schleim-, Gerbstoffe, ätherisches Öl u. Anthocyanglykoside in den Blüten	5 g als Tee bei Hals- und Magenkatarrh u. Magengeschwüren. Rosenblüten mit 5 g Kamille auf 1/2 l kochendes Wasser als Dampf gegen Ohrenschmerzen
Strophanthus Strophanthus hispidus Stroph. gratus Stroph. Kombé	Heimat Südafrika	Strophanthine, Saponin und Strophanthinsäure in dem Samen	Stark giftig! Wird vom Arzt vor allem bei Herzkrankheiten verordnet
Sturmhut Aconitum Napellus	Juli–August im Gebirge	Aconitine und andere Alkaloide sowie Gerbstoff im blühenden Kraut und in der Wurzel	Stark giftig! Nur vom Arzt bei bestimmten Gelenkerkrankungen. Homöopathisch D_4–D_{12} bei rheumatischen und katarrhalischen Leiden, bei rheumatischen Schmerzen und Neuralgien
Sumpfporst s. Porst			
Süßholz Glycyrrhiza glabra	Heimat Zentralrußland	Glycyrrhizin, Glykosid, Bitterstoff und Mannit	Schleimfördernd und abführend. Bei Katarrhen und Heiserkeit. Blutreinigungsmittel
Tabakersatz	Hierunter sind Asthmazigaretten zu verstehen, auch die Sitte, bei chronischer Bronchitis und asthmatischen Anfällen Huflattichblätter mit und ohne Tabak zu rauchen		
Tanne Abies alba	Überall anzutreffen	Ätherisches Öl, Bitter- und Gerbstoff in den Spitzen	Tannennadelöl zu Umschlägen und Einreibungen bei rheumatischen-neuralgischen Schmerzen. Innerlich bei Lungenerkrankungen. Als Badezusatz und zum Inhalieren. Homöopathisch D_3–D_4 bei Rachitis

Pflanze	Vorkommen	Wirkstoffe	Anwendung
Taubnessel Lamium album	April–Sept. an Wegen und Hecken	Schleim-, Gerbstoff, Saponin und ätherisches Öl in den Blüten (ohne Kelch)	1–3 g als Tee bei Weißfluß, Menstruationsstörungen, Bleichsucht (Erkrankungen der Milz und Lymphdrüsen), Katarrhen und Ruhr. Allgemein stärkend, schleimfördernd und harntreibend. Homöopathisch D_1 auch bei Schlaflosigkeit, Blasenkrämpfen und Harnbeschwerden
Tausendguldenkraut Erythraea Centaurium	Juni–August auf feuchten Wiesen, besonders im Gebirge	Erytaurin und andere Bitterstoffe sowie Erytauron und ätherisches Öl im blühenden Kraut	1–3 g als Tee (1 Std. vor dem Essen) bei Magenschwäche, -leiden, -schmerzen, -geschwüren, -säure (Sodbrennen), -katarrh, Leber-, Gallenleiden, Blutarmut, Skrofulose und Nervenleiden. Auch in der Verdünnung D_2–D_1
Thymian Thymus Serpyllum Thymus vulgaris	Juni–August auf trockenen Wiesen und Böschungen	Ätherisches Öl, Bitter-, Gerbstoff und ein Flavon im blühenden Kraut	2–4 g als Tee bei Magen-, Leber-, Gallenleiden und Bronchitis, schleimfördernd, harntreibend. Äußerlich wird die antiseptische Wirkung des Thymian zu Wundverbänden, Umschlägen, zum Gurgeln u. als Badezusatz ausgenutzt. Homöopathisch zur Nervenstärkung und bei Pollutionen
Tollkirsche Atropa belladonna	In Bergwäldern und auf Kahlschlägen	Alkaloide, vor allem Atropin, Glykoside und Gerbstoffe	Stark giftig! Wird vom Arzt bei Augenleiden, Krämpfen, Koliken und schweren Nervenkrankhei-

Pflanze	Vorkommen	Wirkstoffe	Anwendung
			ten verordnet. Homöopathisch D_4–D_{12} auch bei Neuralgien, Meningitis, Masern, Scharlach und Entzündungen
Tomate Solanum Lycopersicum	Kulturpflanze	Solanin, Saponin, Carotin, Vitamin C, Oxal-, Apfel- und andere organ. Säuren	Magenstärkend. Homöopathisch bei Kopfschmerzen, Katarrhen der Luftwege und Augenleiden
Torfbeere s. Moosbeere			
Tormentille Potentilla Tormentilla	März–August in Wäldern und Mooren	Gerbstoffe, Tormentillrot, Tormentol und ätherisches Öl in der Wurzel	2–5 g leicht angekocht zur Stärkung der Schleimhäute bei Neigung zu Blutungen, bei Durchfall, Ruhr, Cholera und Typhus. Äußerlich zum Gurgeln bei Munderkrankungen und zum Pinseln von Wunden
Ulme Ulmus campestris	Weitverbreiteter Straßenbaum	Gerb-, Bitter-, Schleimstoffe, Phlobaphene und Kieselsäure im Bast	2–5 g, bis 15 g täglich, leicht abgekocht bei Skrofulose, Flechten, Ausschlägen, Geschwüren, Gicht und Wassersucht; abführend. Auch homöopathisch D_2–D_1
Vanille Vanilla fragrans	Heimat Mittelamerika	Vanillin, Vanillinsäure, Schleim- u. Gerbstoffe	Nervenstärkend, bei Hysterie und Menstruationsstörungen. Aphrodisiakum. In der Verdünnung D_1
Veilchen Viola odorata	Gartenpflanze und häufig an geschützten Grasstellen	Ätherisches Öl, Saponine und Schleimstoff in Blüten u. Blättern	3–5 g als Tee bei Husten, Angina und allen Katarrhen der Luftwege. Homöopathisch bei Augenleiden und Ohrenschmerzen
Vogelbeere s. Eberesche			

Pflanze	Vorkommen	Wirkstoffe	Anwendung
Vogelknöterich Polygonum aviculare	Juli–Sept. auf Wegen und Ödland	Kieselsäure, Gerb-, Schleimstoff und ätherisches Öl im blühenden Kraut	2–4 g leicht abgekocht bei Blasen- und Nierenleiden (Steine, Grieß). Fördert die Verdauung und treibt den Harn. Bei Blasen-, Darm-, Nierenblutungen und Ruhr. In der Verdünnung D_1
Vogelmiere Stellaria media	Mai-Oktober auf Feldern und Ödland	Saponin im blühenden Kraut	Homöopathisch bei Rheuma, Gicht und Gelenkleiden
Wacholder Juniperus communis	Im Herbst in Wäldern und auf sandigem Boden	Ätherisches Öl, Flavonglykosid. Gerbstoff und Fruchtzucker in Beeren, Rinde und Kraut	Wacholderbeeren oder 3–5 g des Muses als Tee bei Leber-, Nieren-, Blasenleiden, Bauchwassersucht, Gicht und Rheuma; schweiß- und harntreibend. Bei Lungenerkrankungen und Hautleiden. Homöopathisch bei Harnverhaltung, Entzündungen und Migräne
Waldmeister Asperula odorata	Mai–Juni in Laub-, vor allem Buchenwäldern	Cumaringlykosid, Gerb-, Bitterstoff und verschiedene Säuren	3–5 g als Tee bei Unterleibs-, Leberleiden und Gelbsucht. In der Verdünnung D_1–D_2 bei Entzündungen der Gebärmutter
Waldrebe Clematis recta	Mai–Juni auf Wiesen, auch gepflanzt	Protoanemonin im Kraut, Saponine	Homöopathisch D_4 bis D_8 bei Ausschlägen, Drüsenschwellungen u. rheum. Beschwerden
Walnuß Juglans regia	In Deutschland vielfach gepflanzt	Gerb-, Bitterstoffe und ätherisches Öl in den Blättern sowie organische Säuren und Vitamine C, K in den Früchten	2–3 g der Blätter als Tee bei Magen-Darmverschleimung, Rachitis, Gicht, als Blutreinigungstee (Skrofulose) und Wurmmittel. Homöopathisch D_2–D_1 bei Augenkatarrhen

Pflanze	Vorkommen	Wirkstoffe	Anwendung
Wasserdost Eupatorium cannabinum	Juli–August an Flußläufen	Bitter-, Gerbstoff und ätherisches Öl im blühenden Kraut	Bei Leber-, Milz-, Gallen-, Hautleiden u. verzögerter Menstruation. In der Verdünnung D_1
Wasserfenchel Phellandrium aquaticum	Im Herbst in Tälern und Sümpfen	Ätherisches Öl und Kieselsäure in den Früchten	Bis 1 g als Tee bei Verschleimungen der Brust u. Niere, Bronchitis und Lungenschwindsucht. Homöopathisch D_3 bei Harndrang und Schmerzen beim Stillen
Wasserschierling Cicuta virosa	Juli-August in Sümpfen	Cicutoxin und ätherisches Öl in der Wurzel	Stark giftig! Vom Arzt bei Neuralgien. In der Verdünnung D_4–D_8 bei Entzündungen der Kopfhaut, (Zahn-) Krämpfen und Psychosen
Wegerich, Großer Plantago maior s. auch Spitzwegerich			Wird in der Homöopathie bei Kopf-, Ohren- u. Zahnschmerzen verwendet
Wegwarte Cichorium intybus	Juli-September an Wegrändern und angebaut	Intybin, Lactucerol und Inulin in der Wurzel sowie Zichoriin in der Blüte	2–4 g der Blüten oder der Wurzel als Tee leicht abgekocht reinigen Leber u. Milz, regeln die Gallen- u. Magentätigkeit. In der Verdünnung D_2
Weide Salix alba	An Flußläufen weit verbreitet	Salicin und Gerbstoffe in Rinde und Blättern	5–10 g der Rinde leicht abgekocht bei chronischen Magenkatarrhen, Gicht, Rheuma und allgemein bei Fieber. Harn- und schweißtreibend, schmerzstillend. Äußerlich zum Waschen gegen Schuppen und als Badezusatz

Pflanze	Vorkommen	Wirkstoffe	Anwendung
Weihrauch Boswellia Carteri	Orient	Ätherisches Öl, Harzsäure, Bitterstoff und Bassorin	Bei Durchfällen und Katarrhen
Weinstock Vitis vinifera	Kulturpflanze	Wein-, Apfelsäure, Pectin, Pentosane, Fruchtzucker, weinsaure Salze, Xanthophyll, Carotin, Vitamine A, B_1, B_2, C in der Frucht, sowie in der Schale Quercitrin, Oenin, im Samen Gerbstoff und Vanillin	Zur Förderung der Verdauung und zur allgemeinen Stärkung werden zahlreiche Medizinalweine oder Traubenkuren verwendet. Weitere Anwendungsgebiete: Blutarmut, Ausschläge, Leber- und Gallenerkrankungen
Weißdorn Crataegus oxyacantha	Mai–Juni an Hecken und Waldrändern	Crataegussäure, Triterpensäuren, Flavone, ätherisches Öl, Gerbstoff und Glykoside in den Blüten	1–2 g als Tee bei Herzerweiterung, Herzklappenfehler, Fettherz, Herzklopfen, -schwäche, -krämpfen, Angina pectoris, Arteriosklerose u. Herzneurose; blutdrucksenkend. Ebenfalls in der Verdünnung D_4 bis D_8
Weizen Triticum sativum	Kulturpflanze	Stärke, Schleimstoffe und zahlreiche organische und anorganische Wirkstoffe	Weizen-, Hafer- und Gerstenschleim bei Magen-Darmerkrankungen
Wermut Artemisia Absinthium	Mai–Juni in Weinbergen und auf Wiesen	Ätherisches Öl, Bitterstoffe, Gerbstoff, Vitamin C, B_6 u. Kieselsäure	Giftig! Wermut sollte nur vom Arzt zur Anregung der Leber-Gallentätigkeit, bei Sodbrennen, Zuckerkrankheit, Skrofulose, Blutarmut und zur Förderung der Menstruation verordnet werden. Als «Eufoliat» bei Schnupfen

Pflanze	Vorkommen	Wirkstoffe	Anwendung
Wiesengeißbart Spiraea ulmaria	Juni–August in Wäldern und an feuchten Stellen	Gaultherin, ätherisches Öl u. Glykoside in den Blüten	2–3 g als Tee bei Masern, Scharlach, Wassersucht, schweiß- und harntreibend, schmerzlindernd
Wiesenknopf Sanguisorba officinalis Sanguisorba minor	Juni–Juli auf Wiesen	Gerbstoffe, Saponin und Flavon im blühenden Kraut	Der kleine junge Wiesenknopf als Salat zu Blutreinigungskuren. Homöopathisch bei Darmstörungen und Lungentuberkulose; blutstillend
Wolfstrapp s.Herzgespann			
Wollblume s. Königskerze			
Wurmfarn s. Farnkraut			
Ysop Hyssopus officinalis	Mai–Juli gepflanzt	Ätherisches Öl, Flavonglykoside und Gerbstoff im Kraut	1–3 g, bis zu 20 g täglich, als Wurmtee bei Magen-Darmkatarrhen und Katarrhen der Luftwege, auch Asthma; schleimfördernd, (nacht)-schweißhemmend
Zaunrübe Bryonia dioica Bryonia alba	Frühjahr bis Herbst an Zäunen und Hecken	Harzglykosid, Gerb- u. Schleimstoff, ätherisches Öl und Alkaloid in der Wurzel	Stark giftig! Nur vom Arzt bei Wassersucht, Gicht, Rheuma zu verordnen. Homöopathisch D_4–D_{12} bei Erkältungen, Ischias und Magen-Darmentzündungen
Zichorie s. Wegwarte			
Zimt, Cinnamomum Cassia Cinnamomum ceylanicum Cinnamomum chinensis	Ostasien	Ätherisches Öl, Gerb- und Schleimstoff	Zimt(öl) ist magenstärkend bei Darmkatarrh u. Erbrechen; homöopathisch als blutstillendes Mittel (Frauenleiden)

Pflanze	Vorkommen	Wirkstoffe	Anwendung
Zinnkraut Equisetum arvense	Mai–Juli auf Feldern und an Wegrändern	Kieselsäure, Flavonglykoside, Saponin und Bitterstoff in den Stengeln	1–4g, bis zu 10g täglich, leicht abgekocht (auch Preßsaft) bei Nieren-, Blasenleiden, Gicht, Wassersucht, Erkrankungen der Leber und Lunge. Bei Lungentuberkulose und Infektionskrankheiten sowie Blasen-, Lungen-, Magen-, Nasen- und Gebärmutterblutungen. Gegen Grieß- und Steinleiden. Ebenfalls homöopathisch D_3. Äußerlich zum Gurgeln bei Mandelentzündung, Zahnfäule, Schnupfen und als Badezusatz
Zitrone Citrus media	Mittelmeergebiet	Frucht- und anorganische Säuren, Vitamine (C), Gerb-, Bitter- und Schleimstoffe	Bei Erkältungs- und rheumatischen Krankheiten, gegen Halsschmerzen u. Fettleibigkeit; verdauungsanregend
Zitronenmelisse s. Melisse			
Zwergholunder s. Attich			
Zwergkiefer s. Legföhre			
Zwiebel Allium Cepa	Kulturpflanze	Ätherisches Öl (aus Schwefelverbindungen bestehend), Flavonglykosid, Fermente, Vitamine (C), Fructosane, Inulin u. Pectin	Zwiebeln und Preßsaft als Magen-Darmregulator, bei Harnverhaltung, Nierengrieß (bei Nierenentzündung keine Zwiebeln!), Heiserkeit, Entzündungen der Luftwege und Blutarmut; schleimfördernd, blutzuckersenkend,

Pflanze	Vorkommen	Wirkstoffe	Anwendung
			blutreinigend. Homöopathisch auch bei Schnupfen und Gesichtsneuralgien. Äußerlich als Hautreizmittel (bei Angina, Furunkeln, Frostbeulen) und zu Einläufen bei Madenwürmern
Zypresse Cupressus sempervirens	Mittelmeerländer	Ätherisches Öl und Harz	Zypressenöl gegen Keuchhusten, homöopathisch bei Magen-Darmstörungen und Lungenleiden

Bei homöopathischen Mitteln bezeichnet der Buchstabe D (Dezimalpotenz) mit zugesetzter Ziffer den Grad der Verdünnung, z. B. D_1 = zehnfache, D_2 = hundertfache Verdünnung usw.

Zubereitung von Tee

Bei Blätter-, Blüten- und Kräutertee übergieße man die angegebene Menge (1 Teelöffel gestrichen voll entspricht etwa 2 g) mit einer Tasse (etwa 1/4 l) kochendem Wasser und lasse 5–10 Minuten ziehen. Danach ist der Tee durch ein Sieb zu gießen und warm zu trinken.

Früchte und Wurzeln (beide zerkleinert) sollen in der angegebenen Menge mit 1/4 l Wasser mehrmals aufgekocht werden. Man lasse 5 bis 10 Minuten ziehen, gieße den Tee durch ein Sieb und trinke ihn warm.

REGISTER

Fettgedruckte Zahlen verweisen auf die Stelle, an der das betreffende Stichwort ausführlicher behandelt ist.

Schräggestellte Zahlen verweisen auf eine Seite, auf der die betreffende Krankheit zwar nicht genau benannt, aber dem Inhalt nach behandelt wird (Beispiel: Augenlidentzündung *144* verweist auf «entzündete Augenlider»).

A

B

C

D

E

F

G

H

I/J

K

VERZEICHNIS DER ABBILDUNGEN